脳神経、骨・関節、内科系のリハビリを図解

ぜんぶわかる

高齢者のリハビリ事典

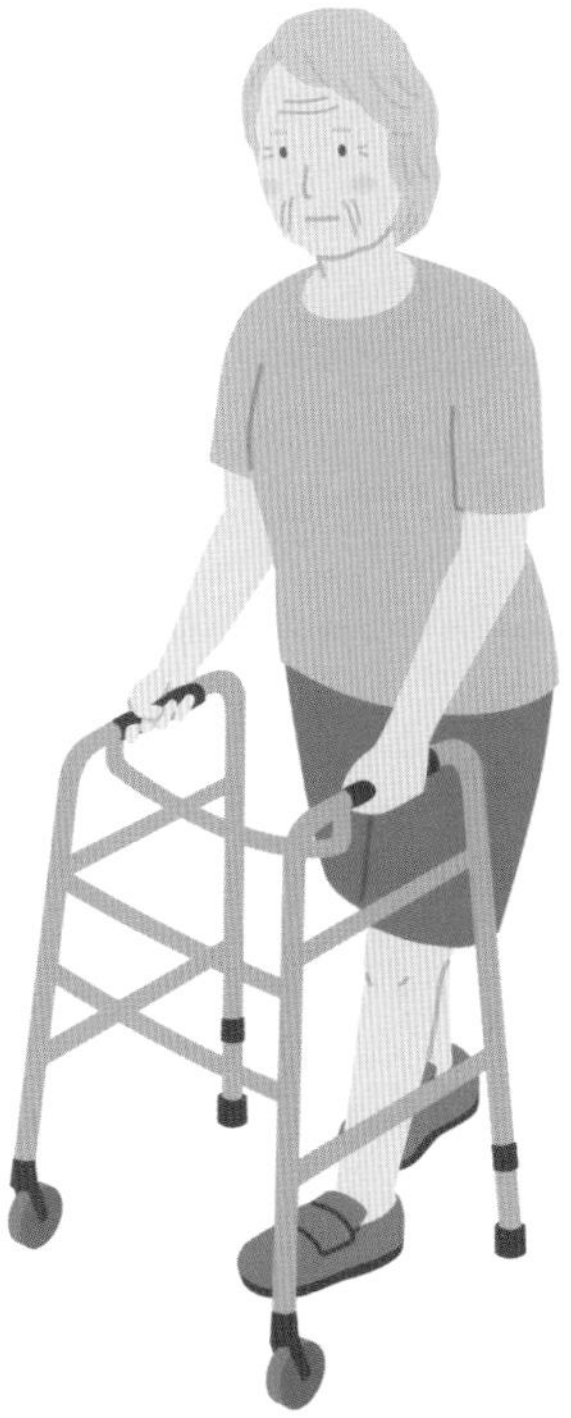

成美堂出版

CONTENTS

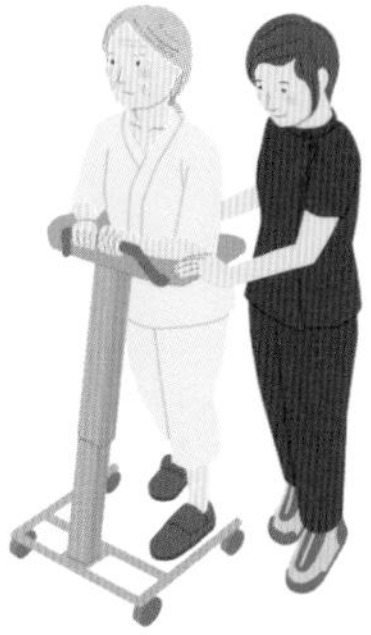

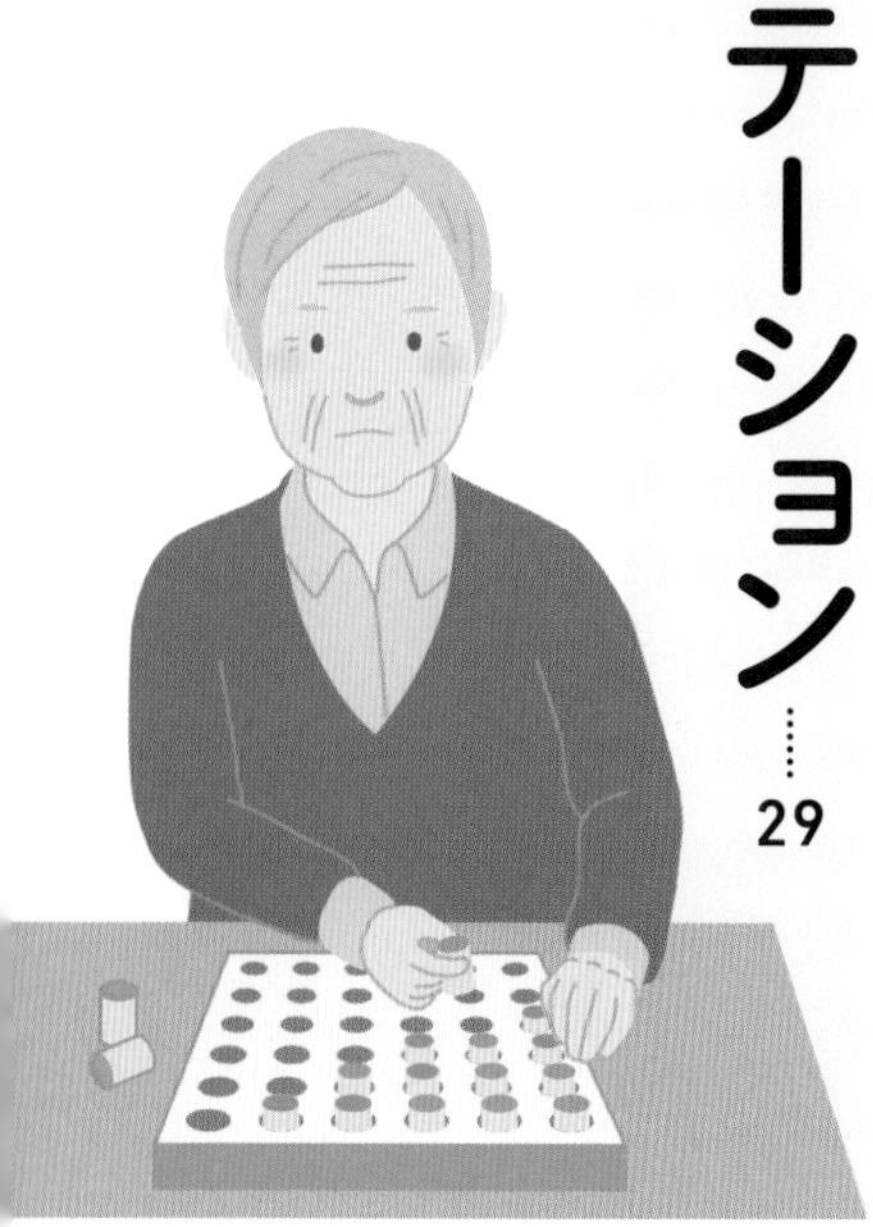

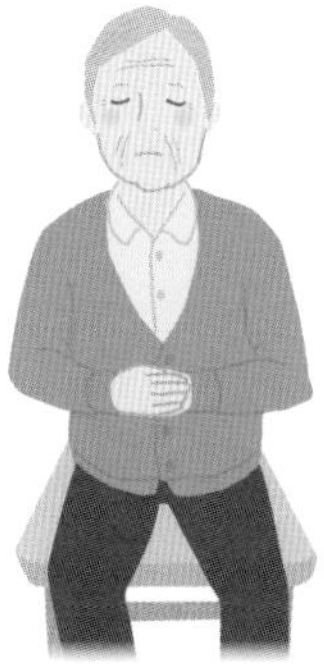

認知症

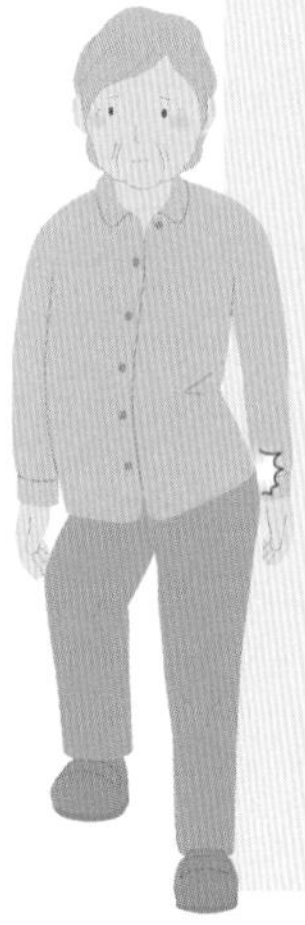

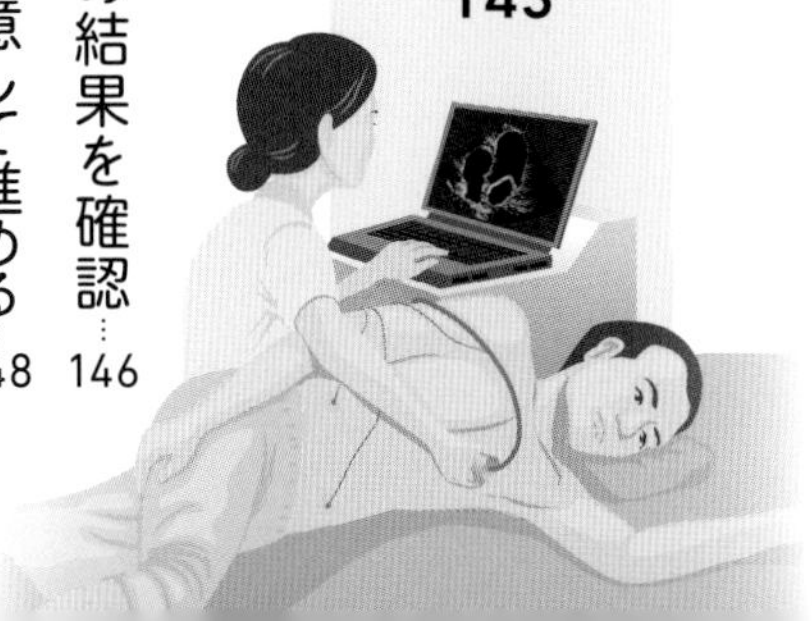

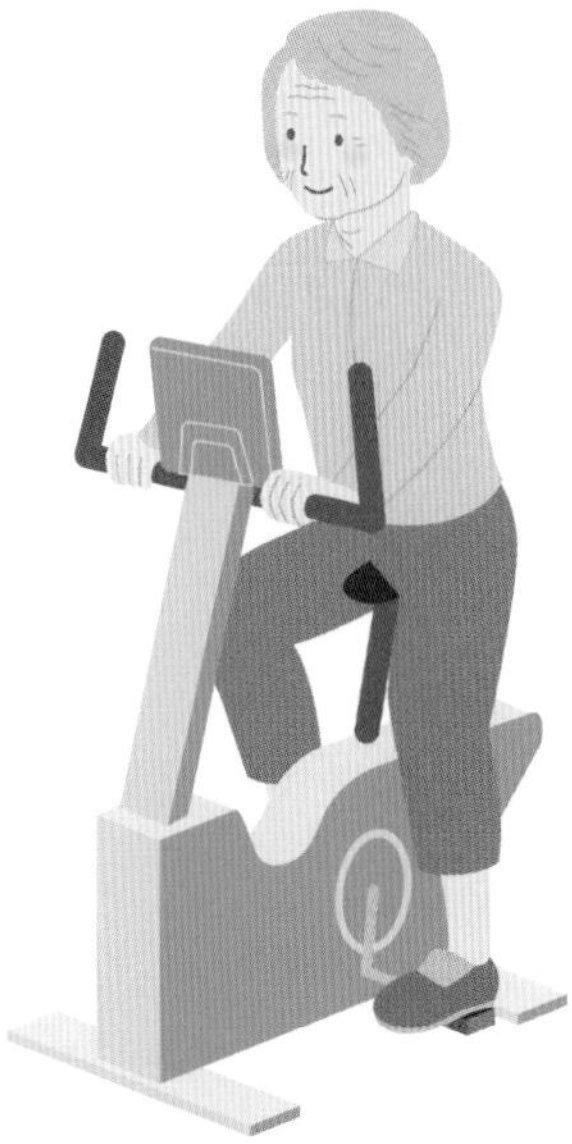

※本書の内容は原則として2024年2月のものです。
治療とリハビリの内容は、必ず医師に確認、相談のうえで実施してください。

本書を参考にすることで生じた損傷、不具合等について、監修者、出版社、制作者は責任を負うことができません。

Part 1

病棟&自宅でできる!

回復期からの高齢者リハビリテーション

リハビリのゴールは、生活の質を高め、日常生活や社会での活動範囲を広げること。
高齢者では全身機能の低下など、リハビリをむずかしくする要因もありますが、
積極的にリハビリにとり組むことで、自分らしい生活を送ることができます。

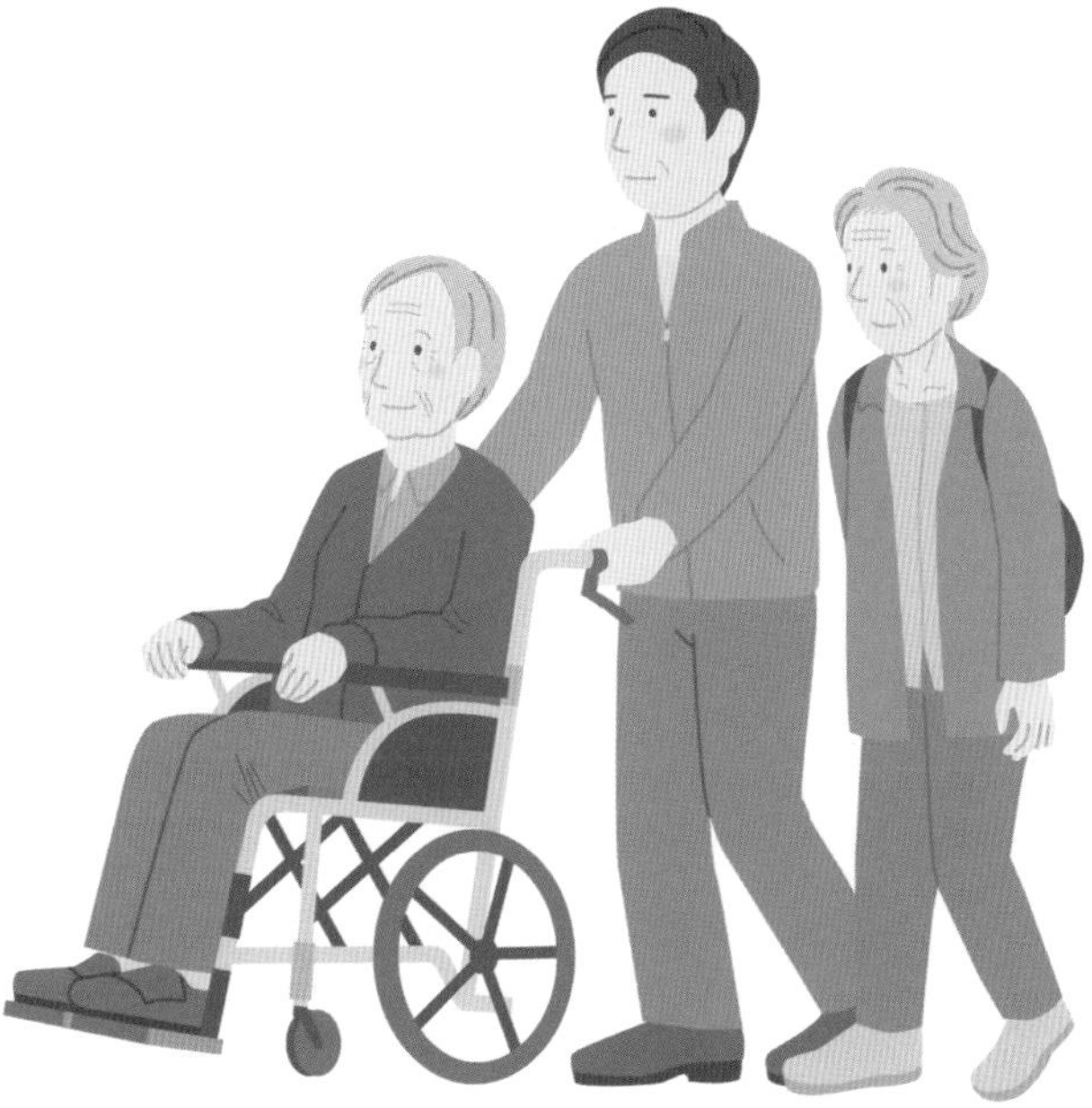

目標は〝自分らしい生活〟。生活機能も大事

よりよいADL、QOLをめざして、リハビリをおこなう

日常生活での活動から始め、より幅広い活動ができることをめざす。

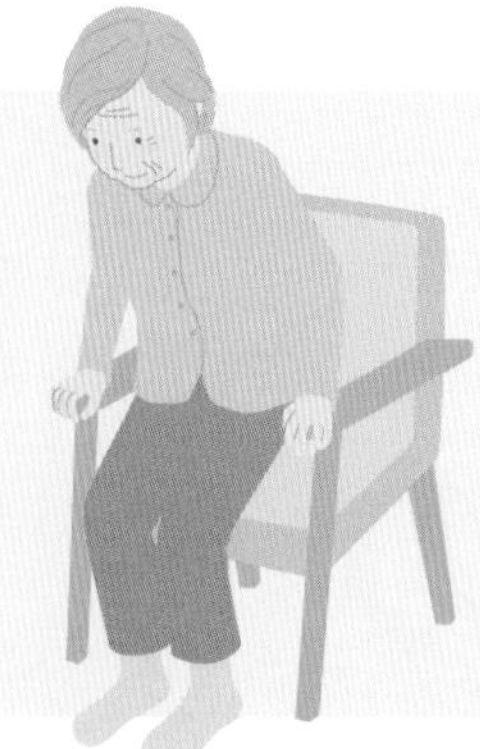

日常での活動

起き上がる　座る　立つ　歩く　手を使う　見る　聞く　話す　考える　服を着る　食事をする　排泄する　寝る　など

寝返り、起き上がりなどの起居動作、身のまわりのセルフケア、周囲とのコミュニケーションなど。

↓

家庭での活動

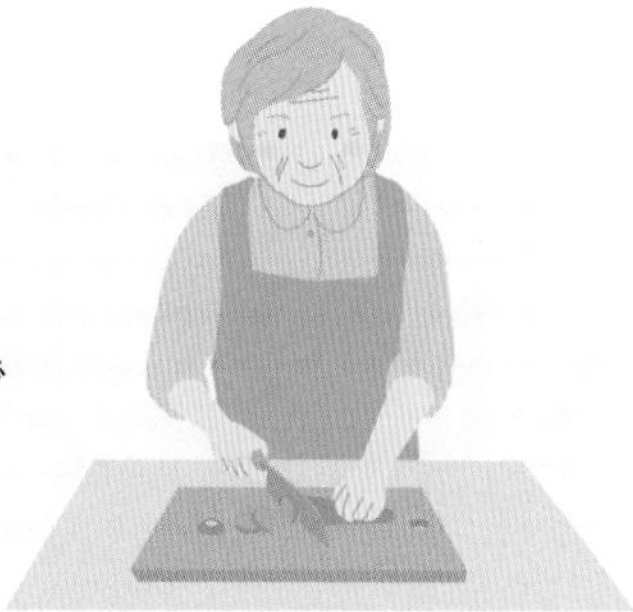

料理　掃除　洗濯　買いもの　など

認知機能を使い、段取りなどを考えてはじめて実行できる。手指のこまかい動きができる「巧《こう》緻《ち》性《せい》」も必要。

↓

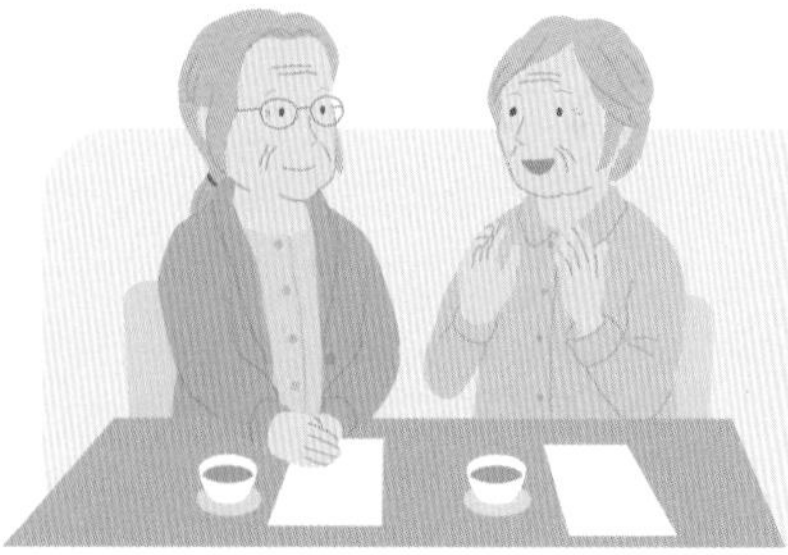

社会での活動

就労　地域行事・スポーツ活動　など

最近は就労している高齢者も多い。社会生活の維持は、心の健康を保つためにも重要な目標。

「機能」「能力」「生活」の3つのレベルで障害を捉える

リハビリテーション（以下リハビリ）の概念は、以前と比べて大きく変化しています。**病気やケガで低下した〝機能〟〝能力〟を回復させ、克服するというのが、かつてのリハビリの考えかた。**骨折の治癒《ちゆ》・歩行訓練で再び歩けるようになるなどが、その典型です。

しかしここには、生活者としての視点が欠けていました。私たち生活者にとって大切なのは、生活機能をいかに保ち、よりよい社会生活を送れるかです。**そこで従来のリハビリテーション医学の定義に、〝活動を育む医学〟という新たな定義が加わることに。**この3つの視点で障害を捉え、よりよいADL（日常生活動作）と、QOL（生活の質）をめざします。

個人差の大きさなど、高齢者の特徴を理解して

個人差が大きく、若年者以上にオーダーメイドの計画が求められる。

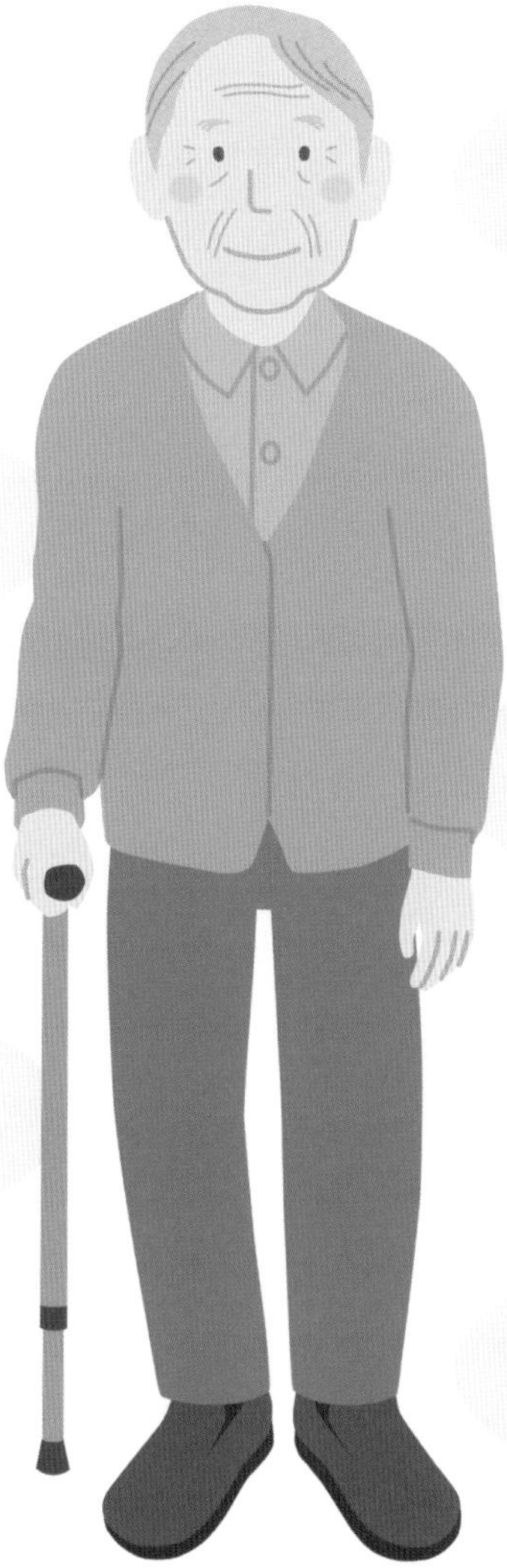

1 個人差が大きい

これまでの活動量や持病の有無などで、体力や全身機能に差がある。

2 複数の障害がある

整形外科系、内科系、脳神経系の複数の障害が影響しあい、複雑化。

3 複数の病気にかかっている

高齢になるほど複数の持病があり、障害の原因が特定しにくい。

4 診断未確定のことがある

身体的負担の大きい検査は避けるため、未診断のままの病気もある。

5 リハビリの阻害要因がある

複数の病気や障害のため、実践できるリハビリがかぎられてしまう。

6 治療効果を予測しにくい

薬の効きすぎ、手術の効果不十分など、予測困難な部分が大きい。

7 有害事象が起きやすい

合併症や事故などが起きやすく、その後の生活機能にも大きく影響。

8 廃用症候群に陥りやすい

少しの活動低下でも廃用症候群に陥りやすく、新たな障害も加わる。

9 予後予測がむずかしい

複雑な障害像と、原因特定の困難さで、今後の経過が予測しにくい。

脳血管障害、骨・関節の病気など多くの病気がリハビリの対象

リハビリの対象となる病気や障害は、ほぼすべての診療科にかかわるほど、多岐にわたります。**骨・関節の病気やケガはもちろん、脳血管障害や認知症などの脳神経系疾患、心臓病や糖尿病などの内科系疾患も対象です。**病気を完治できなくても、生活機能を高めることができます。

ただ高齢者のリハビリには、若年者とは異なるむずかしさがあります。加齢による身体機能の低下に加え、複数の病気や障害をもっていることが多く、たがいに悪影響を与え合っているためです。

治療に対する反応もさまざま。そのため治療経過の予測が困難です。さらに高齢者は、活動量低下で心身の機能が低下する「廃用症候群」（→P17）に陥りやすく、障害が重度化・複雑化する傾向もあります。そのほかに、社会での居場所のなさによる意欲低下や、認知機能の低下、うつ傾向なども、高齢者のリハビリをむずかしくする要因となっています。

リハビリの進めかた

急性期から生活期まで、3段階に分けられる

専門的治療からリハビリ治療、そして実践へ

リハビリは3つの段階に分けられ、それぞれ異なる目的と特徴がある。

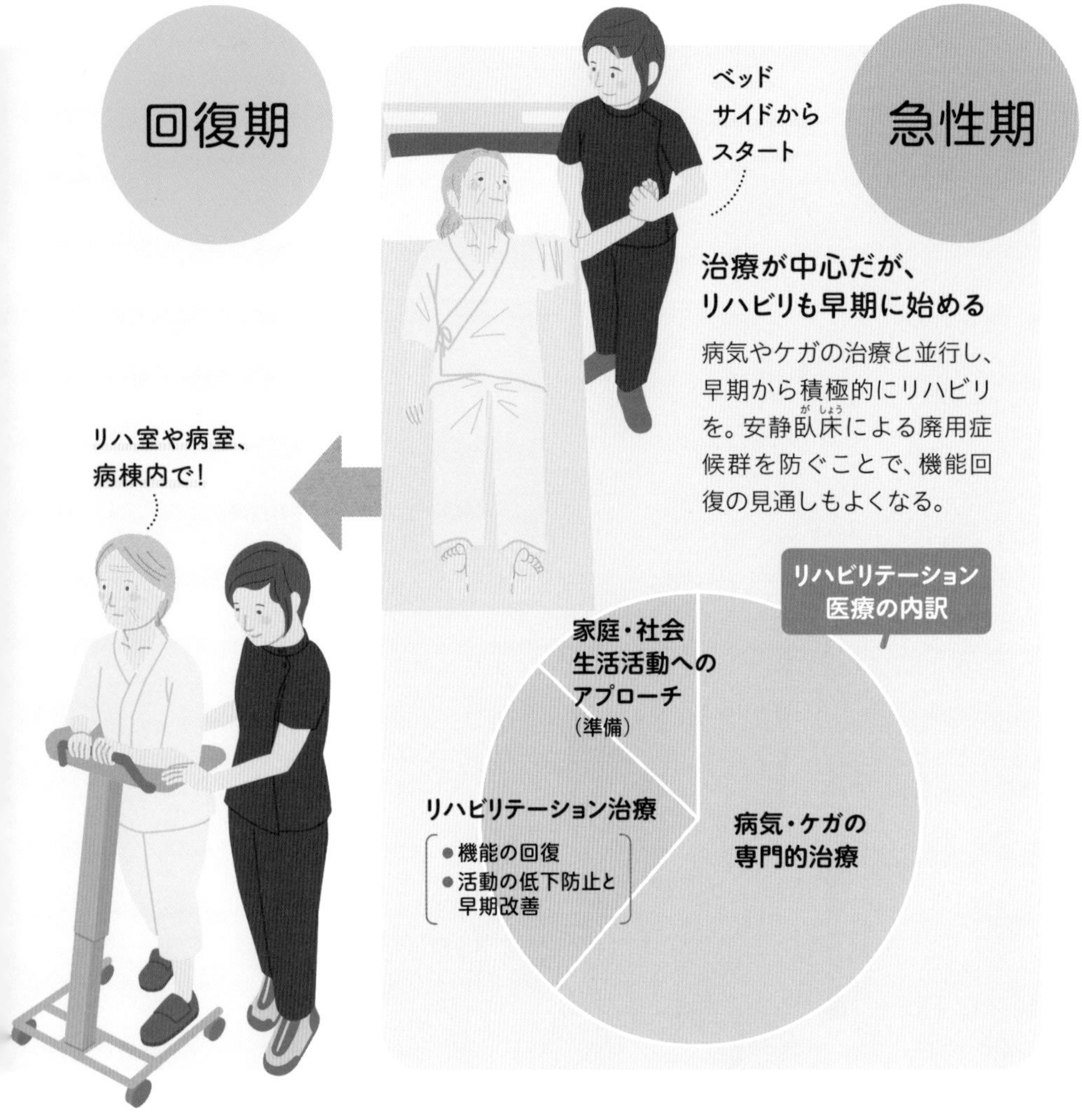

ICUでの治療中からリハビリを始める

リハビリを始めるのは、病気やケガが治ってからと考えている人が少なくありません。**しかし、リハビリは「急性期」「回復期」「生活期」の3段階に分けられ、急性期リハビリを始めるのは、病気やケガが発生した直後。**治療と並行して、できることを進めていきます。横になって安静に過ごすほど、全身機能が低下し、回復しにくくなるためです。

命にかかわる病気で、ICU（集中治療室）でケアを受けている場合も同じです。意識があれば、コミュニケーションを積極的にとり、日常生活に近い状態をめざします。薬で鎮静されている状態でも、理学療法士やナースがベッド上で手足を動かすなどの他動的訓練をします。

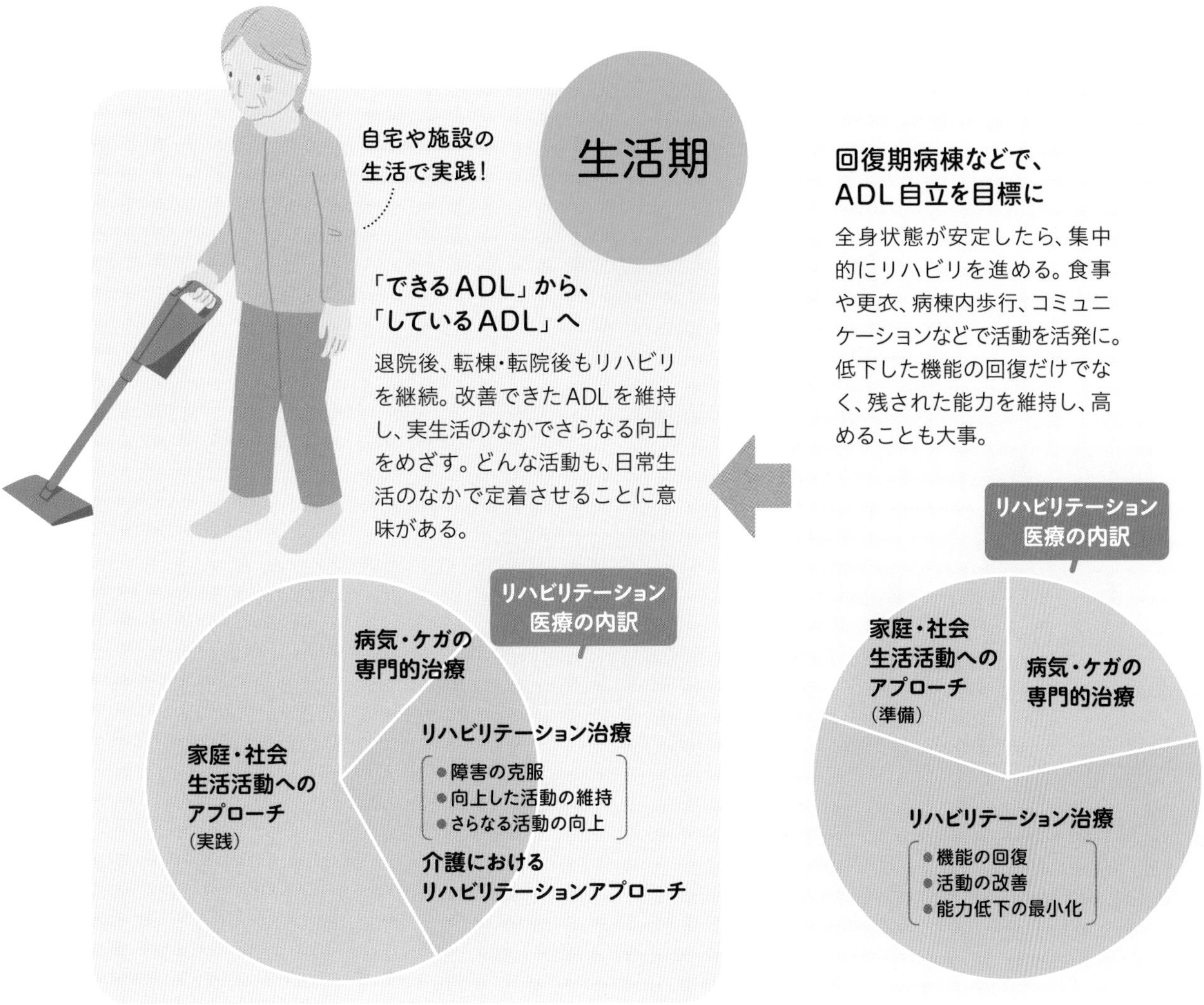

病前のADLをめざすほか、ADL維持を目標にすることも

リハビリ開始にあたっては、急性期からの目標設定が重要です。原疾患の治癒《ちゆ》可能性はどうか、期待する治療効果は得られているか。予後予測をして、実現可能性の高い目標を決めます（→P14）。

若年者の多くは、リハビリにより、低下したADL（日常生活動作）が右肩上がりに上昇します。しかし高齢者では、もとの全身機能にも回復力にも差があります。リハビリしてもさほど変わらない人、徐々に低下していく人、時期ごとに大きく上下する人もいて、一様ではありません。

高齢者であっても、ADLの向上が期待できる場合には、病前のADLを目標とします。しかし多くの場合は、複数の病気を抱えていて、ADLの向上が期待できません。このような場合には、ADLの維持を目標に。**リハビリを早期に始めて廃用症候群（→P17）を防ぐことと、合併症を予防することが、ADL維持につながります。**

リハビリテーション職、医師、看護師など、チームで進める

リハビリテーション医療チーム全員で、連携して支える

多様な専門職が連携し、必要時はカンファレンスで話し合う。

公認心理師／臨床心理士
心理検査や心理療法、精神症状に対するケアや助言が専門。

臨床検査技師
血液などの検体検査、X線やCTなどの画像検査を担う。

臨床工学技士
ICUや手術室で、生命維持に必要な人工呼吸器などを扱う。

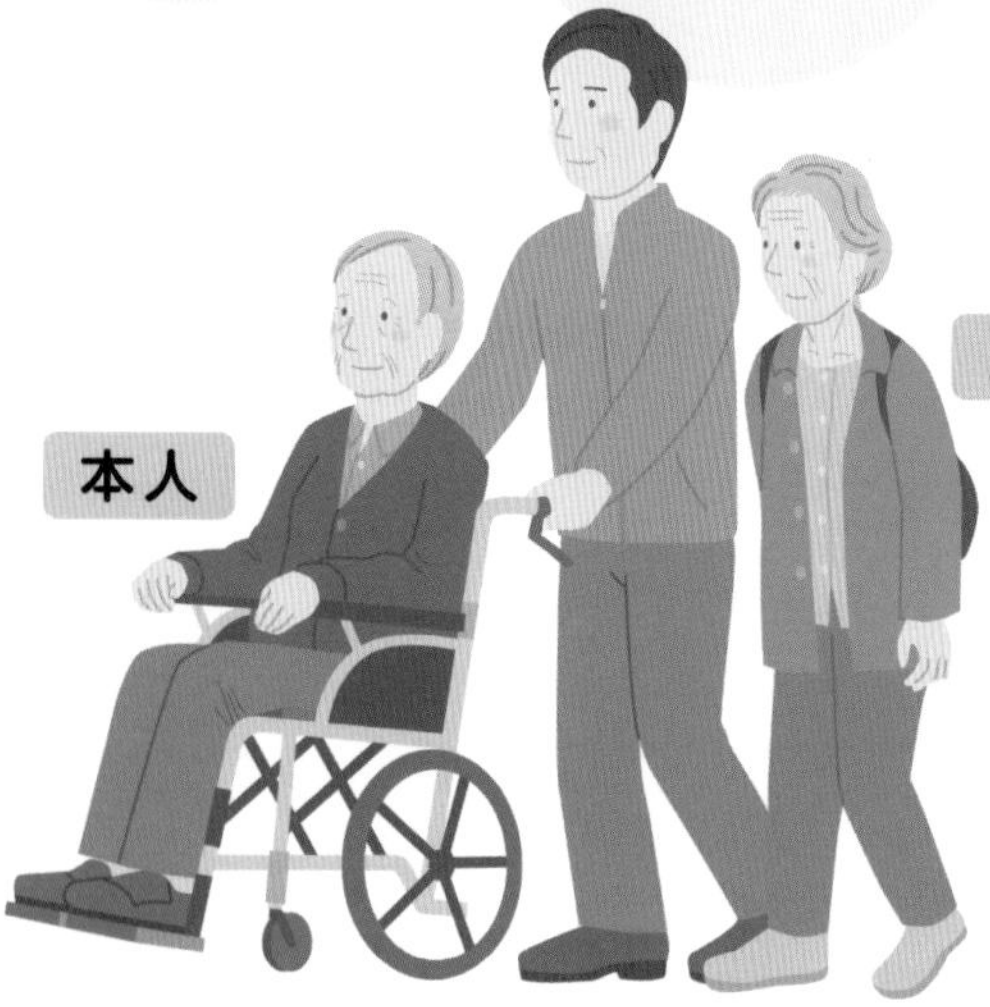

社会福祉士／医療ソーシャルワーカー
経済的・心理的・社会的問題に介入し、今後の生活を支える。

介護支援専門員（ケアマネジャー）
介護支援計画を作成し、関連職種の業務を調整する。

介護福祉士
要介助者が安全に暮らせるよう支援。福祉の相談にものる。

歯科衛生士など その他の職種
その他の専門職も活躍。行政職員、民生委員なども含まれる。

理学療法だけじゃない。多方面でのアプローチが必要

リハビリは、多くの専門職で構成されたチームによって進めます。一般的には、関節可動域訓練や歩行訓練などの理学療法をイメージする人が多いかもしれません。しかし、それはリハビリのほんの一部。**実際には、上に示したような多くの職種が連携し、チームとしてリハビリをおこなっています。**

たとえば認知症リハビリでは、言語聴覚士が介入し、低下した嚥下《えんげ》機能の改善を図ります。作業療法士は、手指の動きと脳神経系の連動をよくするアプローチを実践。低栄養に陥っていれば、管理栄養士が栄養療法のメニューを考案します。**各職種のプロフェッショナルの協働により、はじめてゴールをめざせるのです。**

各診療科の医師
リハビリが必要となった病気やケガの専門的治療をおこなう。

理学療法士
基本的動作能力の回復のため、運動療法や物理療法をおこなう。

作業療法士
セルフケアや家事、仕事などに役立つ作業療法を実施する。

言語聴覚士
音声・言語機能の検査と訓練のプロ。摂食嚥《えん》下《げ》訓練も担当。

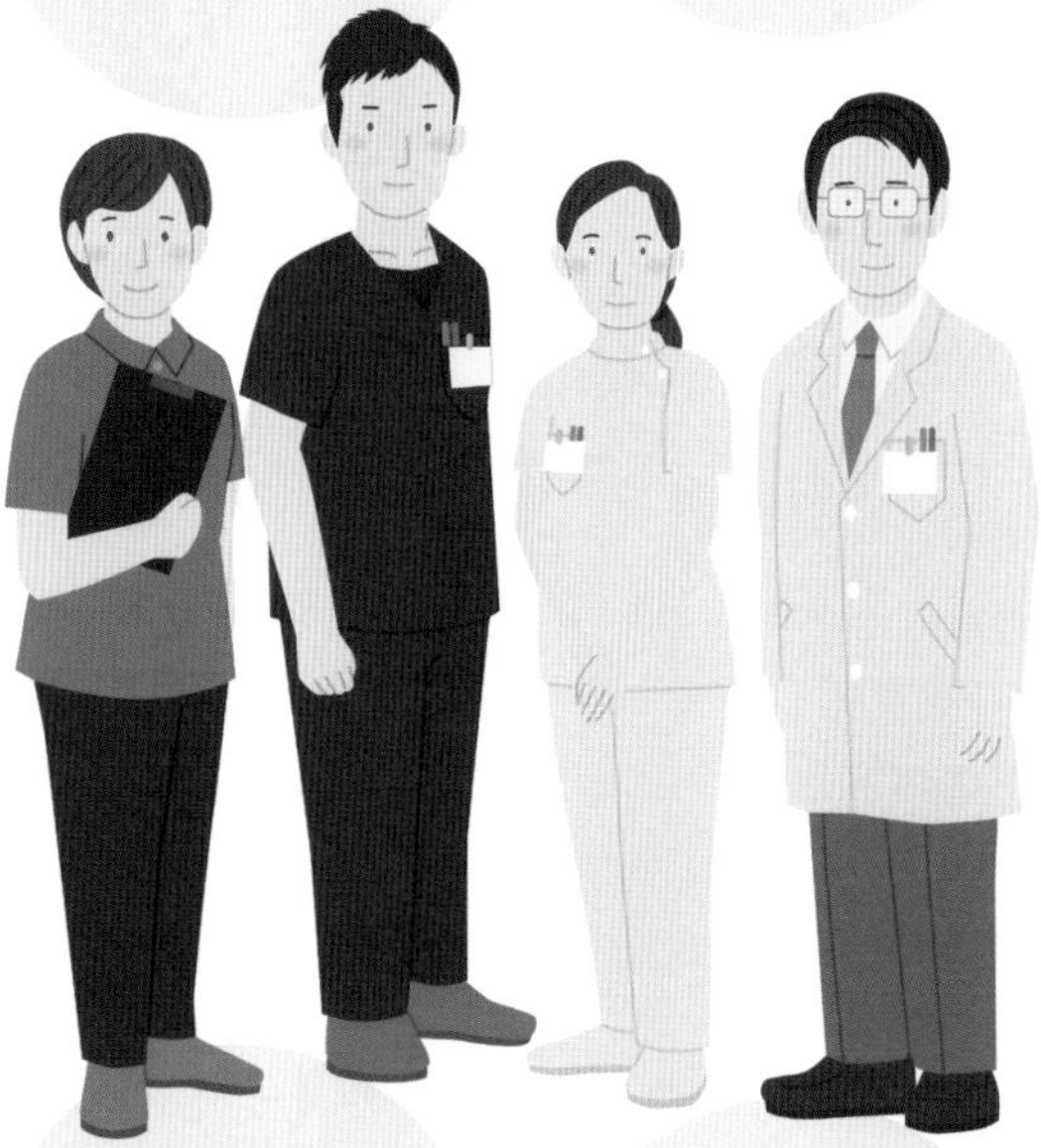

リハビリテーション医
診察をもとに全体のリハビリ計画を作成し、各職種に指示や調整をする、チームの要。

義肢装具士
義手や義足、装具を作製。車いすや杖の調整もおこなう。

看護師
日々のケアを担い、治療だけでなく精神面もサポートする。

薬剤師
薬歴確認、薬剤管理に加え、医師への情報提供や提案もする。

管理栄養士
栄養障害に対する栄養療法計画を作成し、メニューも考える。

歯科医
摂食嚥下障害に対して、歯科治療や口腔《こうくう》ケアなどをおこなう。

生活期以降は、介護保険のもとでチームでアプローチ

リハビリには医療保険によるリハビリと、介護保険によるリハビリがあります。

医療保険のリハビリは、可能なかぎりの機能回復をめざし、医療チームが集中的におこなうもの。実施できる期間がかぎられています。一方、介護保険によるリハビリは、残された能力に応じて自立した生活を送れるように支援するもの。施設サービス、通所リハビリテーション、居宅サービスがあり、長期間にわたって受けられるのが特徴です。

急性期・回復期は、病気や障害ごとに決められた日数に沿って、医療保険でリハビリを進めます。**生活期に移行する段階で、医療から介護へと橋渡しされ、介護保険によるリハビリに変更します。**

介護保険のリハビリでも、介護支援専門員、介護福祉士をはじめとする多様な専門職が連携。一人一人の生活様式もよく理解したうえで、チームで生活を支えていきます。

予後を予測して目標を決める。リハビリへの意欲も重要

高齢者では、全身状態も意欲も個人差が大きい

目標設定のために予後予測が必要だが、
高齢者特有のむずかしさもある。

経過と現状は？

予後予測

リハビリによりどの程度の機能回復が見込めるか、
現状の機能を維持したりできるかを予測する。

その後の経過

全身状態の変化
バイタルサインのほか、体重、食事摂取状況、その他自覚症状など。

機能障害の変化
麻痺《まひ》、筋力、関節可動域、感覚障害、高次脳機能障害などの変化。

能力障害の変化
歩行能力や移動・移乗能力、食事・更衣・排泄などの基本的ADL。

＋

初診時の情報

病前のADL（日常生活動作）
どの程度自立した生活だったか。歩行や排泄動作の情報も不可欠。

全身状態
各種検査でわかる全身機能、筋力、認知機能などから回復力を予測。

病気・ケガの重症度
今回の主訴である病気、ケガの重症度により、回復ラインは異なる。

意欲の指標（バイタリティ・インデックス）

1 起床 Wake up	●いつも定時に起床している	2
	●起こさないと起床しないことがある	1
	●自分から起床することはない	0
2 意思疎通 Communication	●自分から挨拶する、話しかける	2
	●挨拶、呼びかけに対して返事や笑顔が見られる	1
	●反応がない	0
3 食事 Feeding	●自分から進んで食べようとする	2
	●促されると食べようとする	1
	●食事に関心がない、まったく食べようとしない	0
4 排泄 On and Off Toilet	●いつも自ら便意尿意を伝える、あるいは自分で排尿、排便をおこなう	2
	●ときどき、便意尿意を伝える	1
	●排泄にまったく関心がない	0
5 リハビリ・活動 Rehabilitation, Activity	●自らリハビリに向かう、活動を求める	2
	●促されて向かう	1
	●拒否、無関心	0

（「Vitality Index as a useful tool to assess elderly with dementia.」K Toba et al., Geriatrics & Gerontology International vol.2(1)：23-29, 2002より引用）

回復をめざしてリハビリにとり組む意欲がどの程度あるかも、予後に大きく影響する。

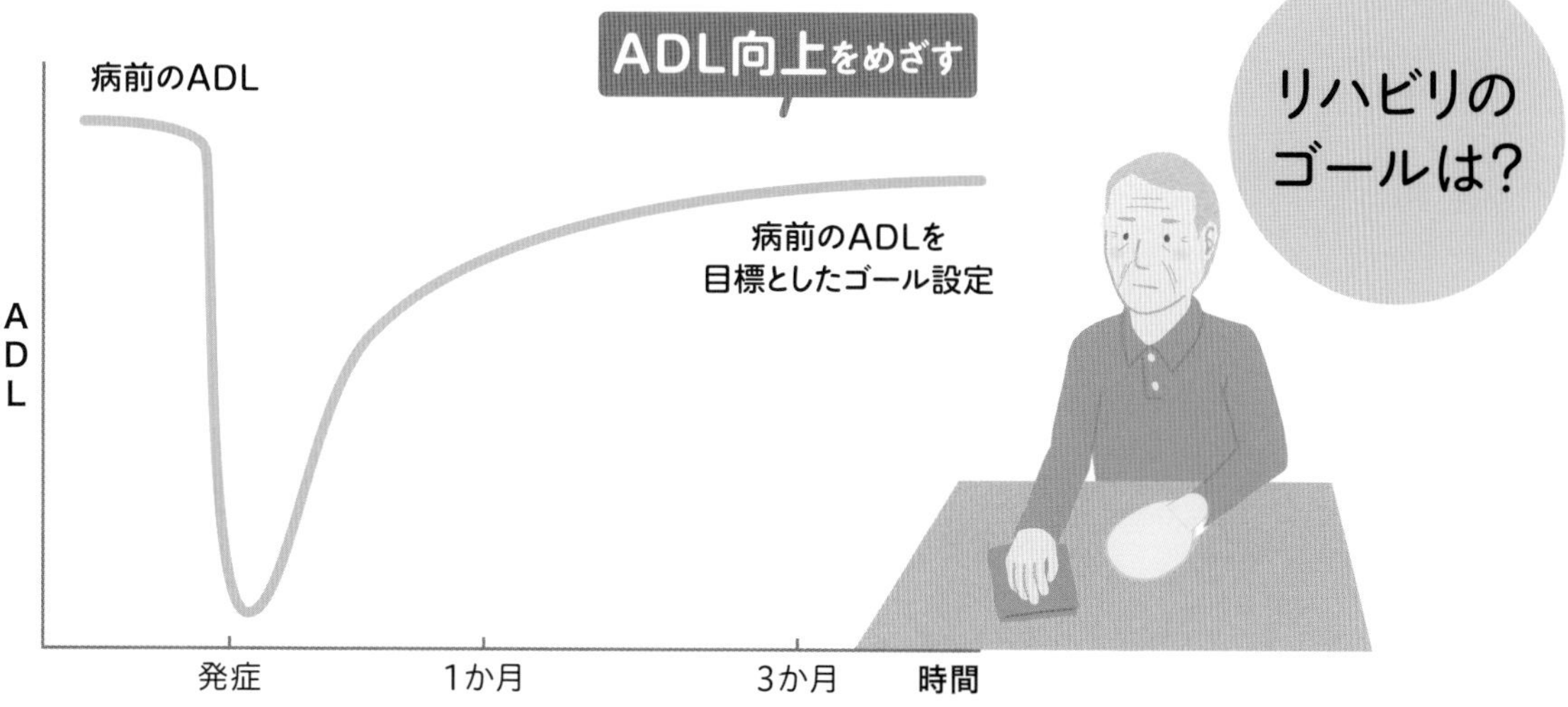

病前のADLも全身状態も良好で、意欲も高い場合などは、病前のADLをゴールに設定。

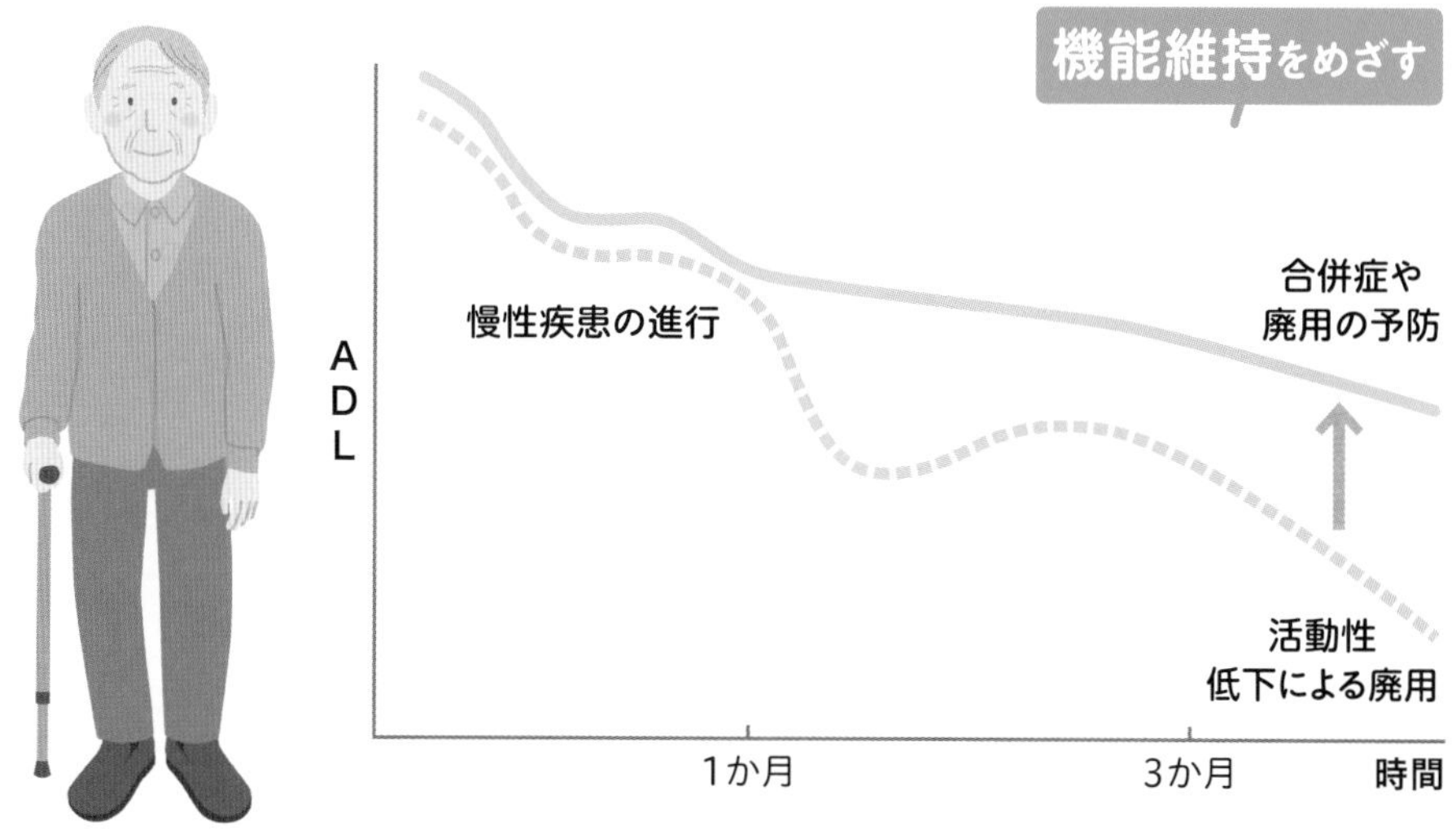

もとのADLが低下した高齢者では、ADLをできるだけ保つことをゴールとする場合も多い。

ライフスタイルもよく理解し、めざすゴールを話し合う

リハビリを始める際には、予後予測を十分におこない、それにもとづいたリハビリ計画を作成する必要があります。**ところが高齢者の場合、予後予測は容易ではありません。**高齢者は機能の個人差が大きく、予後に影響する因子をいくつももっているからです。

リハビリへの意欲も予後に大きく影響し、やる気のある人ほど回復が見込めます。ところが高齢者では、先への希望をもてずにいることも。とくに独居の高齢者は、意欲が低い傾向に。動機づけを高めることも大切ですが、高すぎる期待をかけると実現可能性が下がります。

ライフスタイルを考えたゴール設定も重要です。これまでどんな生活を送ってきたか、今後の生活に何を望むかなどをよく話し合います。ライフスタイルが変わったときは、ゴールの調整を。**設定・調整したゴールは、本人・家族と共有し、期待値にズレが生じないようにします。**

リハビリの注意点

複数の病気をもつ人が多く、合併症などのリスクもある

加齢とともに、全身の機能が低下する

老年症候群の症状・徴候は50種以上。「生理的老化」「病的老化」の両方がある。

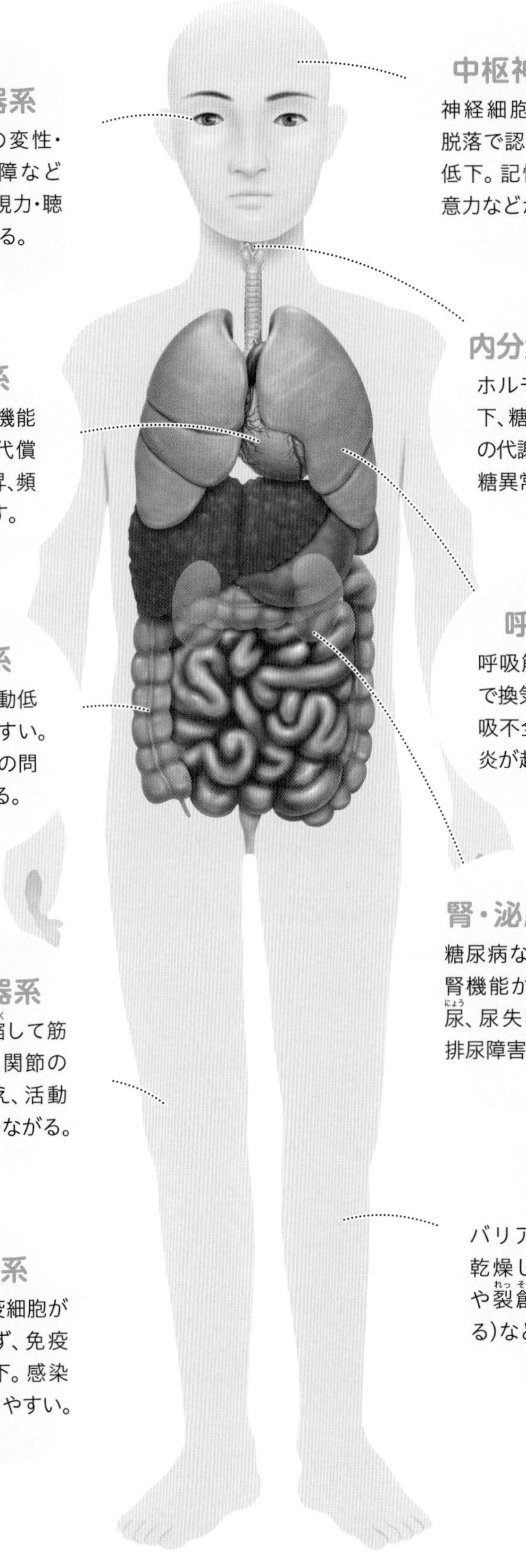

感覚器系
神経細胞の変性・脱落、白内障などの病気で、視力・聴力が低下する。

中枢神経系
神経細胞の変性・脱落で認知機能が低下。記憶力や注意力などが落ちる。

循環器系
心臓のポンプ機能が低下。その代償として血圧上昇、頻脈などをきたす。

内分泌・代謝系
ホルモン分泌量低下、糖やエネルギーの代謝能低下で、血糖異常が起きる。

消化器系
腸管の蠕動《ぜんどう》運動低下で便秘しやすい。食欲不振などの問題にもつながる。

呼吸器系
呼吸筋の衰えなどで換気量が減る。呼吸不全や誤《ご》嚥《えん》性《せい》肺炎が起きやすい。

腎・泌尿器系
糖尿病などにより腎機能が低下。頻《ひん》尿《にょう》、尿失禁などの排尿障害も多い。

運動器系
筋肉が萎縮《いしゅく》して筋力が低下。関節の変形も増え、活動量低下につながる。

皮膚
バリア機能が低下。乾燥しやすく、外傷や裂創《れっそう》（皮膚が裂ける）なども生じやすい。

免《めん》疫《えき》系
新たな免疫細胞がつくられず、免疫機能が低下。感染症にかかりやすい。

廃用症候群も起きやすく、合併症や寝たきりにつながる

廃用症候群は運動器だけでなく、全身のさまざまな部位で生じる。

呼吸器の廃用

肺活量が減り、酸素を十分とり込めない。せき込む力が低下し、痰《たん》や異物を喀出《かくしゅつ》しにくい。

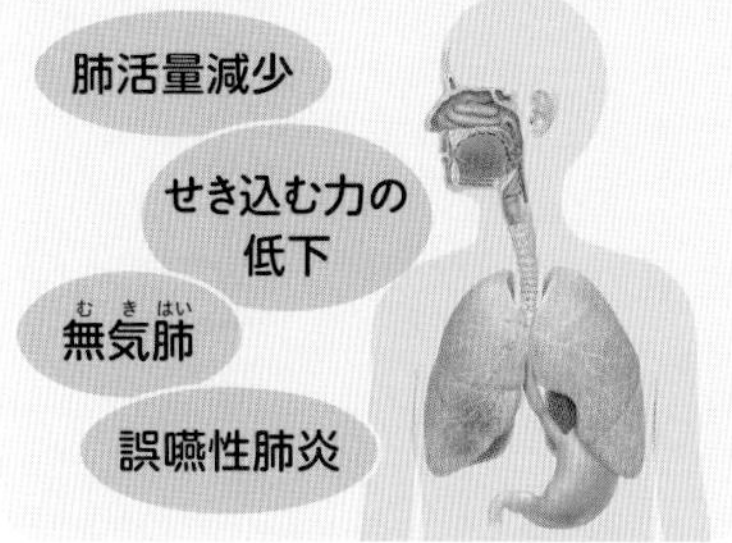

心臓・血管の廃用

心臓の働きの低下で循環が悪くなり、起立時の低血圧、静脈内での血液凝固が起こりやすい。

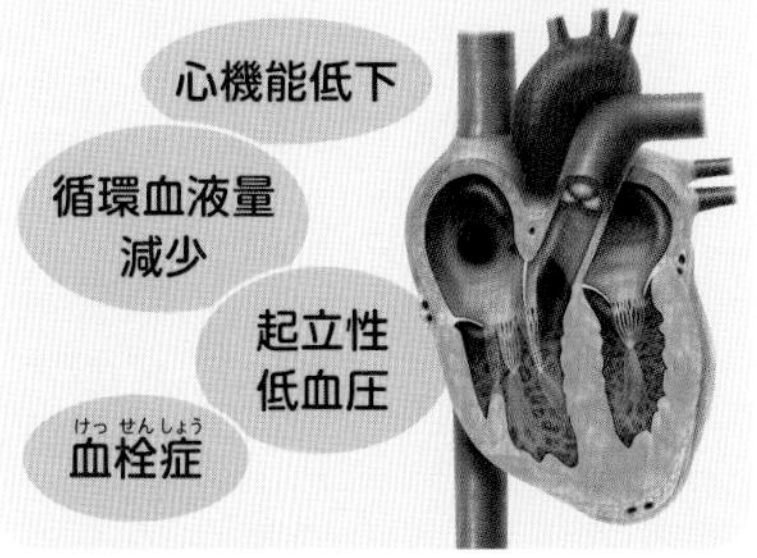

骨・関節の廃用

筋肉が減って筋力が低下。関節は固まって動かなくなる。骨はもろくなり、折れやすい。

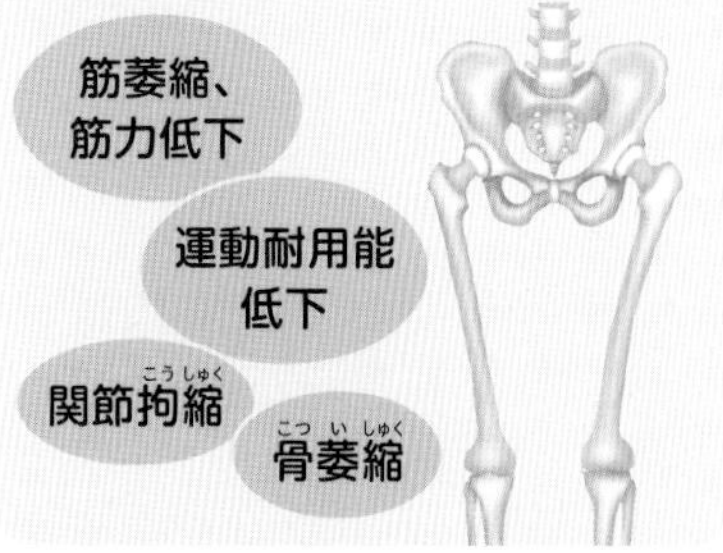

腎・泌尿器系の廃用

膀胱《ぼうこう》に尿を十分ためられず、尿失禁をきたす。膀胱炎などの尿路感染症も起こしやすくなる。

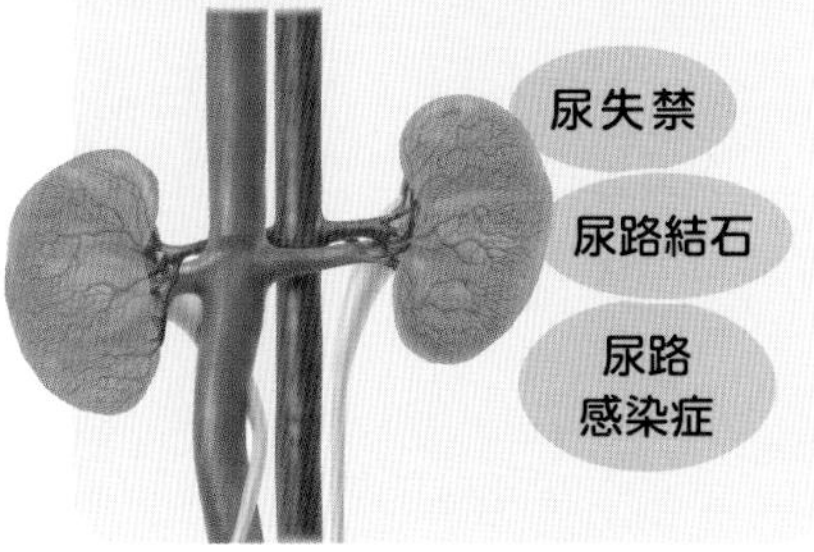

消化器の廃用

全身の活動量が減るほど、腸管の蠕動運動が低下し、便秘しやすい。食欲低下にもつながる。

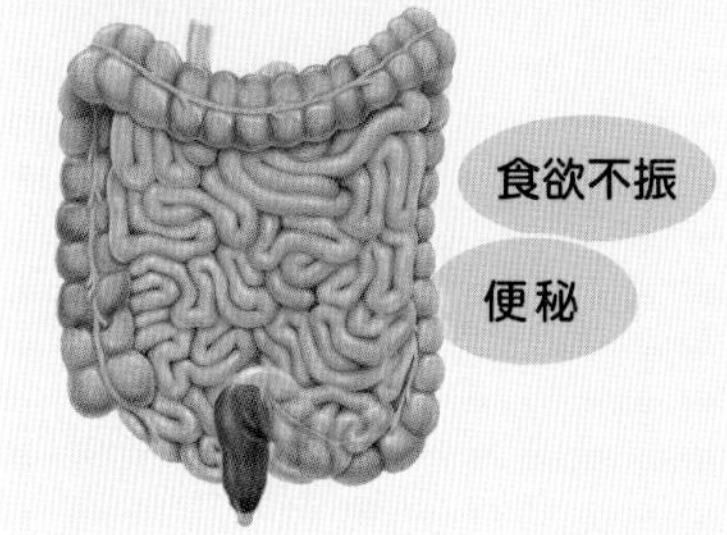

中枢神経系の廃用

無気力やうつ状態に陥りやすい。認知機能低下や、意識障害の一種であるせん妄《もう》も起こしやすい。

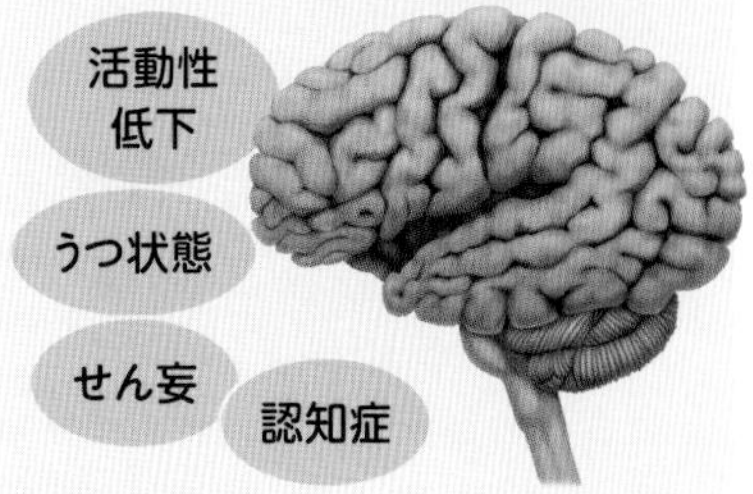

早期からのリハビリで機能を低下させないことも大事

高齢になると、全身の臓器や骨・関節の機能が低下します。高齢者特有の症状や障害が現れ、医療・介護が必要となる「老年症候群」が多く見られます（右図参照）。**加齢とともに、数多くの老年症候群を抱えることに。**リハビリ中に合併症を起こすリスクが高く、合併症が起きたときの影響も大きくなりがちです。運動療法中に転倒し、骨折するなどが、その典型です。

だからといって、安静にしていればいいわけではありません。筋肉がやせ衰え、全身機能が低下する「廃用症候群」に陥り（上図参照）、寝たきりや要介護のリスクが著しく高まります。

廃用症候群を防ぐには、十分なリスク管理をしながら、早期から積極的にリハビリにとり組むことです。患者ごとに適切なリハビリ計画を作成し、運動負荷に細心の注意を払いながら進めることで、全身機能を低下させないようにします。

バイタルサインを確認し、合併症を予防する

合併症のパターンは4つ。リスクを事前に評価する

リハビリの対象疾患による合併症

- 脳血管障害後のけいれん、水頭症《すいとうしょう》[*1]、肺炎
- 麻痺《まひ》やギプス固定による血栓症《けっせんしょう》　など

リハビリの対象疾患の悪化

- 脳血管障害の再発
- 心筋梗塞《しんきんこうそく》・狭心症の再発　など

新たに生じる合併症

- 狭心症《きょうしんしょう》、心筋梗塞
- 心臓弁膜症《べんまくしょう》[*3]
- 血栓症
- 心不全
- 肺炎　など

別の基礎疾患による合併症

- 糖尿病の人の低血糖、高血糖、網膜症《もうまくしょう》の悪化、心筋梗塞
- 心房細動《しんぼうさいどう》[*2]がある人の頻脈・徐脈、脳塞栓《のうそくせん》　など

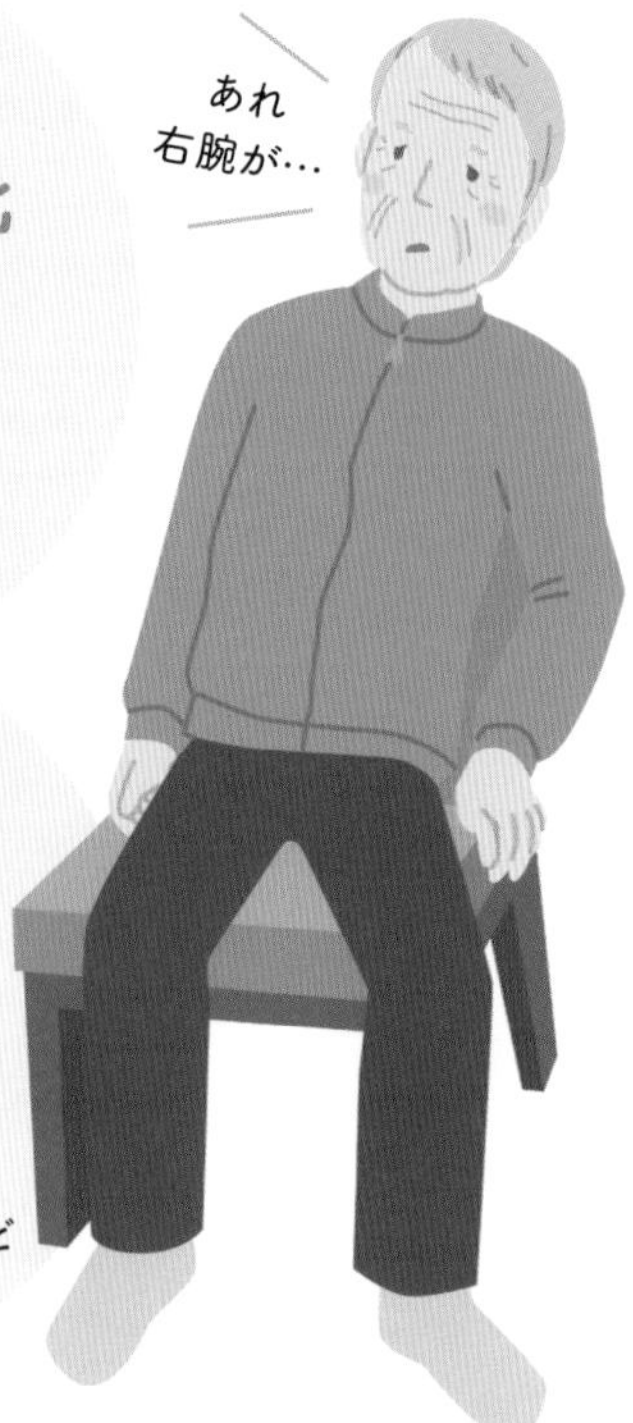

高リスクかどうかをあらかじめチェック。合併症が起きにくいプログラムを医師が考える

リハビリ中の合併症には上記の4パターンがある。事前のリスク評価と、基礎疾患への適切な治療で防げる可能性が高い。

*1 水頭症…脳室(脳内の空間)に、脳脊髄液が過剰にたまった状態　*2 心房細動…心房(心臓の上部の部屋)が不規則にガタガタ震え、血液を全身に送るポンプ機能を果たせない状態　*3 心臓弁膜症…心房・大動脈・肺動脈と、心室のあいだを区切る弁が、正常に機能しなくなる病気

リスク評価とともに、急変への備えも万全に

リハビリ中の合併症は、生命予後や機能予後に悪影響を及ぼします。事前のリスク評価を徹底し、合併症の予防に努めましょう。さらに重要なのが、リハビリ中の合併症や事故に備えることです。

リハビリ中に何かおかしいと感じたら、リハビリを中断し、医師や看護師をすぐ呼びます。**とくに緊急性が高いのは、胸痛や呼吸困難、意識障害、不整脈など。**分単位で状態が悪化し、場合によっては心肺停止に陥り、命を落とす危険もあります。**在宅の場合には救急車を要請し、到着までの間にBLS（一次救命処置）を実施します。**脈拍がなければ、心臓マッサージで対応します。介護職の人も研修を受け、方法を覚えておきましょう。

リハビリ前に、バイタルサインや全身状態を見る

意識レベル、血圧、呼吸、脈拍、体温のチェックは、開始前に必ずおこなう。

バイタルサインは?

意識レベル

呼びかけへの反応などをよく見ておく

呼びかけに対し、普段どおり反応できれば問題ない。専門職はJCS(ジャパン・コーマ・スケール)などで評価。

JCS

項目	点数	反応
Ⅲ 刺激をしても覚醒しない状態	300	痛み刺激にまったく反応しない
	200	痛み刺激で少し四肢を動かしたり、顔をしかめる
	100	痛み刺激に払いのけるような動作をする
Ⅱ 刺激をすると覚醒する状態	30	痛み刺激を加えつつ呼びかけをくり返すと、かろうじて開眼する
	20	大きな声、あるいは体を揺さぶることで開眼する。開眼できないときは、簡単な命令に応じる
	10	普通の呼びかけで容易に開眼する
Ⅰ 刺激なしでも覚醒している状態	3	自分の名前・生年月日が言えない
	2	見当識障害がある
	1	意識清明とはいえない

血圧

高すぎも低すぎも、合併症のリスクに

収縮期血圧(上の血圧)の値が、リハビリ実施の判断基準に。高すぎる場合、低すぎる場合は中止を検討。普段の数値との違いも重要。

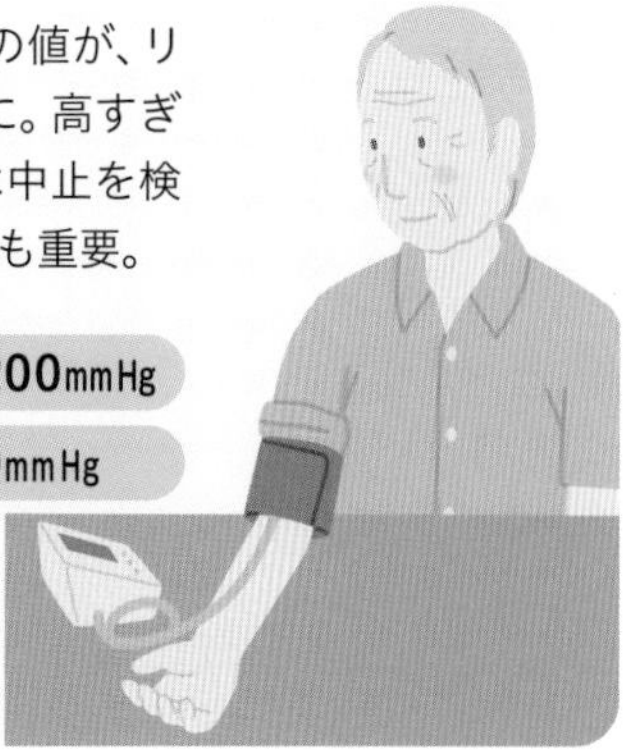

収縮期血圧>180〜200mmHg

収縮期血圧<70〜90mmHg

↓

リハビリの中止を検討

呼吸

頻《ひん》呼《こ》吸《きゅう》のときは肺炎などの可能性も

胸の動きを見て呼吸数を計測。15秒間の回数に4をかける。正常回数は12〜20回。感染症などでは頻呼吸になりやすい。

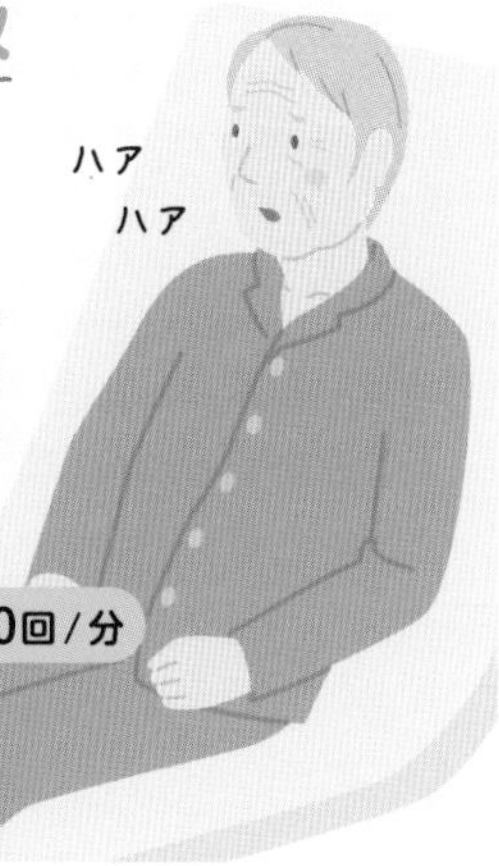

<5〜8回/分 または >30〜40回/分

↓

リハビリの中止を検討

脈拍

血圧計でも出るが、手首にふれて測定を

自動血圧計にも表示されるが、急変時のためにも手で測定する方法を覚える。手首の橈骨動脈に3指をあて、15秒間の拍動数に4をかける方法が一般的。

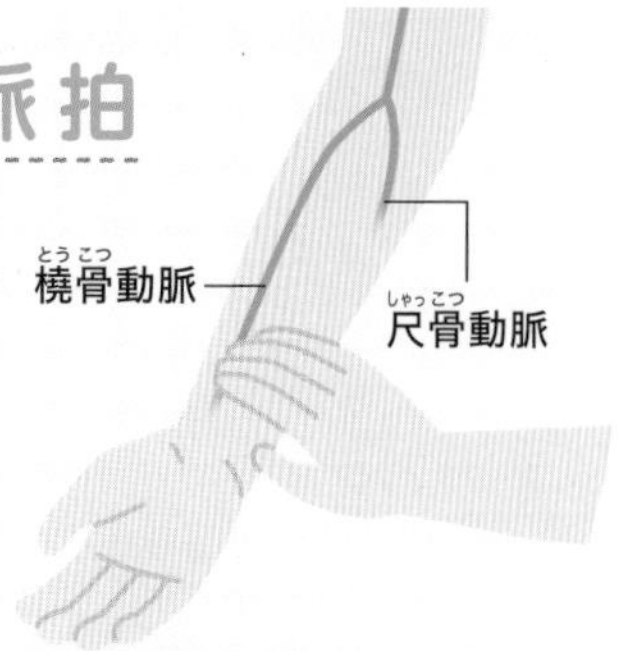

<40 または >120〜150

↓

リハビリの中止を検討

身体所見は?

医療職でなくても、「なんか変」には気づける

顔色や表情、冷《れい》汗《かん》の有無、呼吸状態などを観察。高齢者では顕著な症状が出にくいこともあり、「いつもと違う」という直感が、早期対応に役立つ。

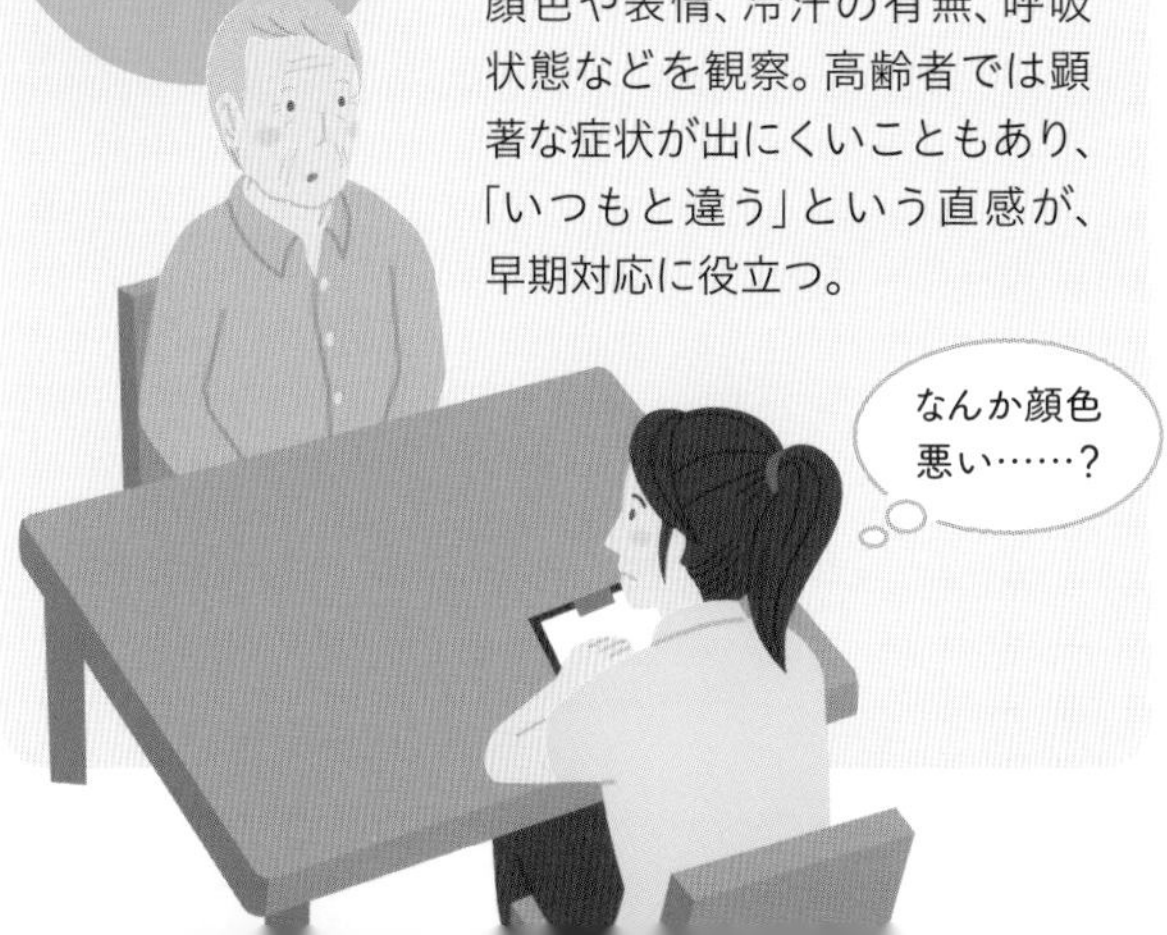

症状は?

痛みや呼吸困難の度合いを、スケールでチェック

病気やケガによる痛みの強さは、「10段階でいくつ?」と尋ねて評価。呼吸困難の重症度は下のスケールで。

修正MRCグレード

グレード0	はげしい運動をしたときだけ息切れがある
グレード1	平坦な道を早足で歩いたり、ゆるやかな上り坂を歩いたりするときに息切れがある
グレード2	息切れがあるので、同年代の人よりも平坦な道を歩くのが遅い。あるいは平坦な道を自分のペースで歩いているとき、息切れのために立ち止まることがある
グレード3	平坦な道を約100mまたは数分間歩くと、息切れのために立ち止まる
グレード4	息切れがひどく家から出られない。あるいは衣服の着替えをするときにも息切れがある

リハビリの注意点

薬の多剤併用も多い。副作用に注意して進める

5、6剤以上の併用で、副作用がはっきり増える

多剤併用で副作用が起きやすくなることを「ポリファーマシー」という。

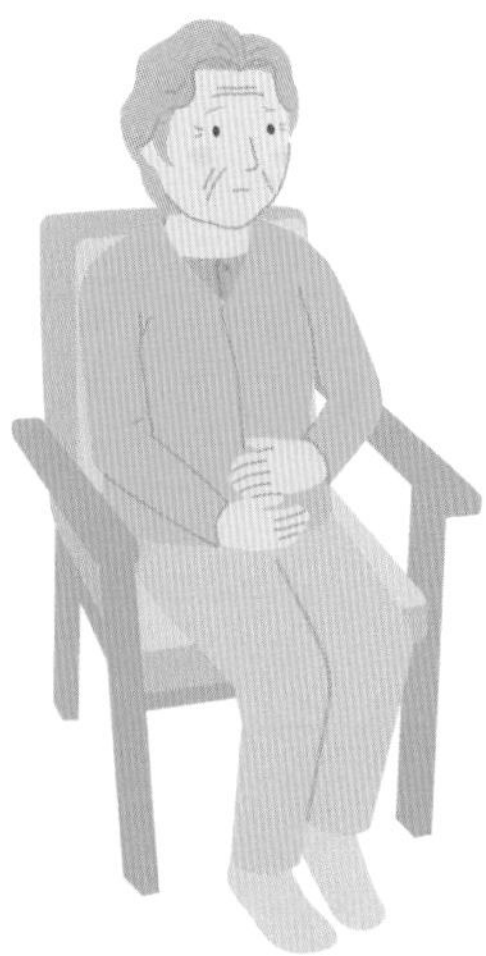

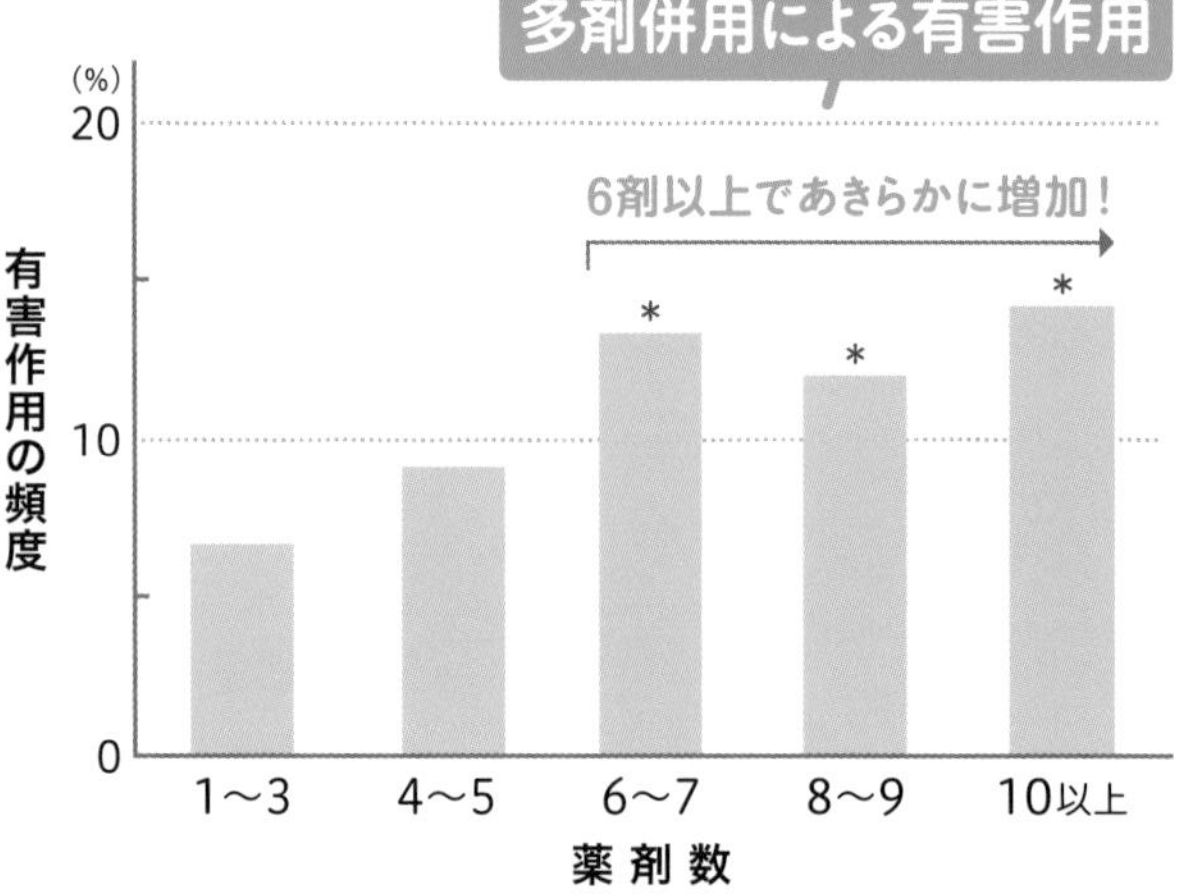

2412人の高齢者を対象とした調査。6剤以上で、有害作用の頻度が有意に高まる（＊印部分）。

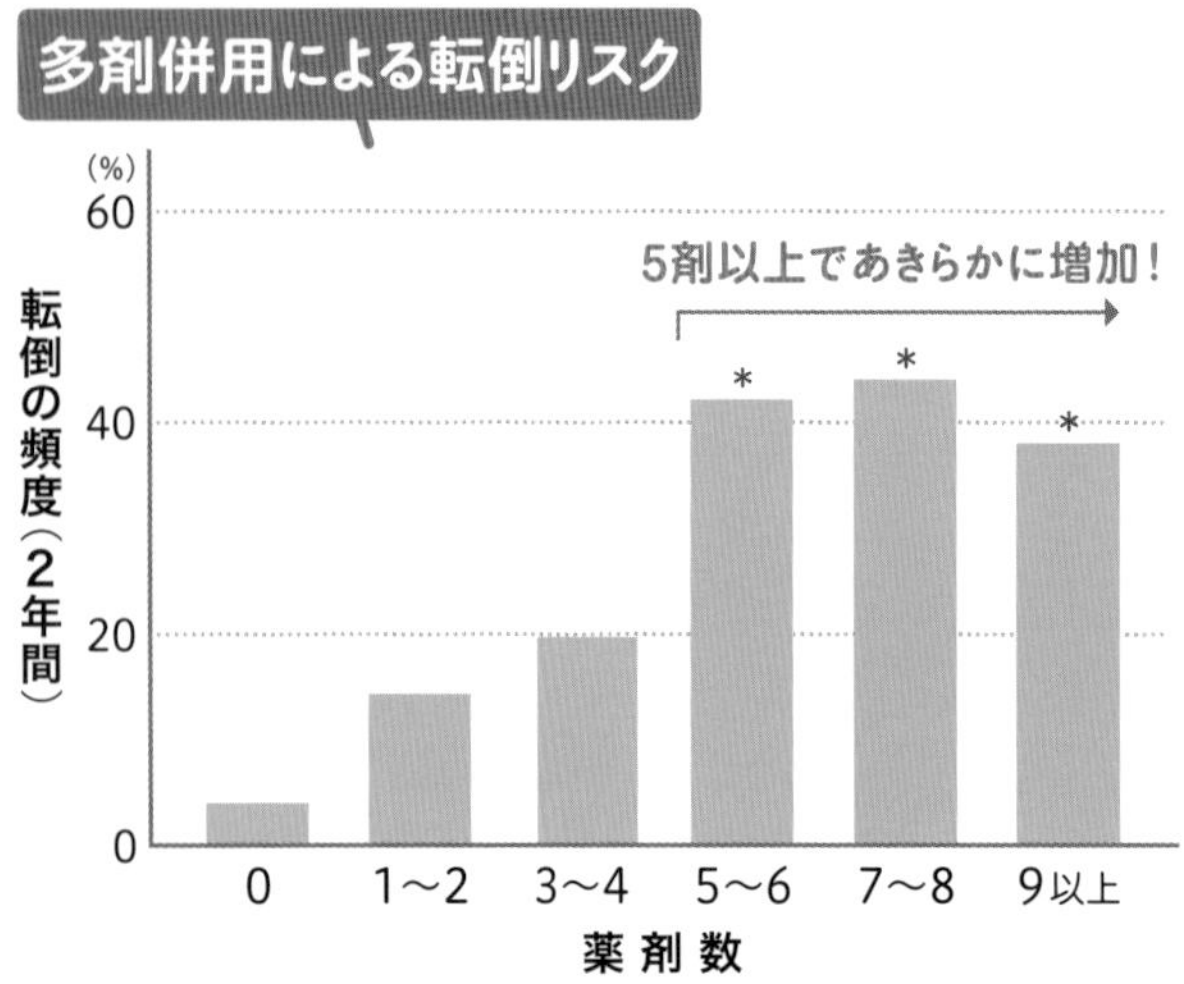

東京都内の診療所に通院する高齢者への調査。5剤以上で転倒リスクが有意に増加。

（「High risk of adverse drug reactions in elderly patients taking six or more drugs：Analysis of inpatient database.」Kojima T et al., Geriatrics &Gerontology International vol.12 (4)：761-762, 2012より引用）

加齢とともに代謝機能が落ち、副作用が出やすくなる

高齢者は複数の病気をもっていることが多く、使用する薬の種類も多くなりがち。さらに高齢になると肝臓、腎臓の代謝機能が低下しているため、若い人より副作用が出やすくなります。

高齢者の多剤併用は、リハビリを進めるうえで大きなリスクとなります。**眠気やふらつきなど、転倒などにつながる副作用がある薬を使用している場合には、とくに注意が必要です。**

治療のために薬を服用することは大切ですが、服用薬が5〜6剤以上の場合は、見直しの余地あり。薬を減らせないか主治医に相談します。**なくてもよい薬を減らす、副作用が出にくい新しい薬に変えるなどして、リスクを減らしましょう。**

眠気やふらつきなど、リハビリの妨げとなる薬に注意

代表的なのは以下の薬。可能なら、別の薬に変えるなどの対策を。

＊商は薬剤の商品名を表しています

胃腸薬（H_2ブロッカー）

抗コリン作用があり、高齢者ではせん妄や認知機能低下のリスクが高まるので、使用を極力控える。腎機能が低下している人ではとくに注意。

- ファモチジン（商ガスター）
- ラフチジン（商プロテカジン）
- ラニチジン（商ザンタック）
- シメチジン（商タガメット）
- ニザチジン（商アシノン）
- ロキサチジン（商アルタット）

抗てんかん薬

脳卒中後の症候性てんかんにも使われる。神経細胞の興奮を抑制するため、眠気、もうろう状態、自発性の低下などが現れることがある。

- カルバマゼピン（商テグレトール）
- クロバザム（商マイスタン）
- クロナゼパム（商リボトリール）
- ジアゼパム（商セルシン、ホリゾン、ダイアップ）
- エトスクシミド（商エピレオプチマル）
- フェノバルビタール（商フェノバール）
- フェニトイン（商アレビアチン）
- プリミドン（商プリミドン） など

抗コリン薬

アセチルコリンという神経伝達物質の働きを抑える、下記のような薬。口渇《こうかつ》、吐き気、便秘・下痢、排尿障害、せん妄などの副作用が出やすい。

パーキンソン病治療薬
- トリヘキシフェニジル（商アーテン）
- ビペリデン（商アキネトン）

過《か》活《かつ》動《どう》膀《ぼう》胱《こう》治療薬
- オキシブチニン（商ポラキス）
- プロピベリン（商バップフォー）
- ソリフェナシン（商ベシケア）

制吐薬
- プロクロルペラジン（商ノバミン）
- メトクロプラミド（商プリンペラン） など

抗不安薬・睡眠薬

とくにベンゾジアゼピン系の薬剤で、傾眠やふらつきが起きやすい。午前中は薬の効果が遷延《せんえん》しやすく、転倒の危険が高まる。誤嚥《ごえん》にも注意して。

× ベンゾジアゼピン系

〔短時間作用型～中間型〕
- ブロチゾラム（商レンドルミン）
- フルニトラゼパム（商サイレース）
- ニトラゼパム（商ネルボン） など

〔超短時間作用型〕
- ゾルピデム（商マイスリー）
- ゾピクロン（商アモバン） など

○ メラトニン受容体作動薬
- ラメルテオン（商ロゼレム）

○ オレキシン受容体拮抗薬《きっこうやく》
- スボレキサント（商ベルソムラ）

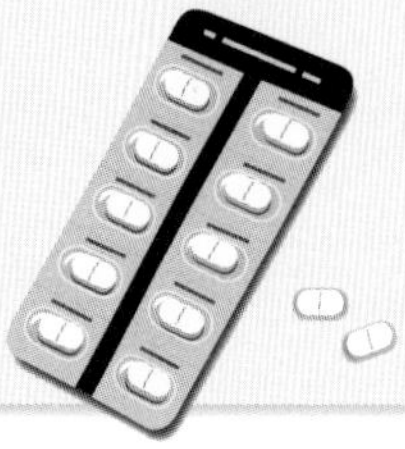

抗精神病薬

精神疾患のほか、せん妄《もう》や認知症による幻覚・妄想の治療にも使われる。起立性低血圧や傾眠の副作用があり、転倒や嚥下《えんげ》障害を起こしやすい。

× 定型抗精神病薬
- ハロペリドール（商セレネース）
- クロルプロマジン（商コントミンなど） など

△ 非定型抗精神病薬
- リスペリドン（商リスパダール）
- オランザピン（商ジプレキサ）
- アリピプラゾール（商エビリファイ）
- クエチアピン（商セロクエル） など

抗うつ薬

脳卒中後の抑うつ症状にも使われる。高頻度の副作用として、吐き気や食欲不振、眠気、尿閉《にょうへい》（尿が出ない）、起立性低血圧などがある。

× 三環系《さんかんけい》抗うつ薬
- アミトリプチリン（商トリプタノール）
- アモキサピン（商アモキサン） など

○ SNRI
- デュロキセチン（商サインバルタ）
- ミルナシプラン（商トレドミン） など

○ NaSSA
- ミルタザピン（商レメロン、リフレックス）

リハビリの注意点

転倒リスクをチェック。危険な事故を防ぐ

定期的なリスク評価で、転倒予防策を

リハビリ計画段階で全員におこない、リスクの高い人には予防策を講じる。

亀田転倒・転落予測スコア

A 判断力低下

- ☐ **0点**：問題なく会話可能、もの忘れもない
- ☐ **2点**：軽度から重度の精神機能低下（認知症、精神障害）

Check! 麻酔や鎮静下での手術や処置を受けた後も、2点とする。

B 下肢《かし》筋力低下

- ☐ **0点**：歩行補助具なしで自力歩行ができる
- ☐ **2点**：介助が必要、あるいは歩けない

Check! 杖を使えば自立歩行ができるという場合も、2点。

C 転倒転落の既往

- ☐ **0点**：ない
- ☐ **3点**：ある

Check! 過去1年以内に転倒転落を経験したかどうかで評価。

D 神経精神用薬服用またはアルコール飲用

- ☐ **0点**：ない
- ☐ **1点**：ある

Check! 神経精神用薬は、睡眠薬や抗不安薬、その他精神疾患の薬をさす。

E 頻尿《ひんにょう》・尿失禁（日中8回以上、夜間2回以上を頻尿とする）

- ☐ **0点**：ない（または膀胱《ぼうこう》留置カテーテル挿入中）
- ☐ **1点**：ある

Check! トイレに行く回数が多いと、転倒のリスクが高まる。

F 日常生活に影響する視覚障害

- ☐ **0点**：ない
- ☐ **1点**：ある

Check! 眼科手術後、眼帯使用時、散瞳《さんどう》後などは1点とする。

5点以上は高リスク。転倒予防策を徹底して

転倒を恐れてリハビリしないのは、かえって危険！

高齢者は転倒しやすく、それによって骨折や頭部外傷などが生じることもあります。**リハビリ中の転倒を防ぐには、事前に転倒リスクをチェックすることが大切。**高リスクなら、見守りや介助など十分な対策をとるようにします。

転倒リスクが高いという理由で、リハビリをやめてしまうのはよくありません。一度転倒を経験すると、恐怖から歩くのをやめてしまう人がいますが、これでは体力が低下して合併症のリスクも高まります。

大切なのは、安全に配慮してリハビリを続けること。**一人暮らしでも、手すりのある場所でおこなうなど、安全に配慮してリハビリを続けます。**

離床や歩行時など、転びやすい状況を知っておく

転倒の原因と発生しやすい場面を
理解し、予防策につなげよう。

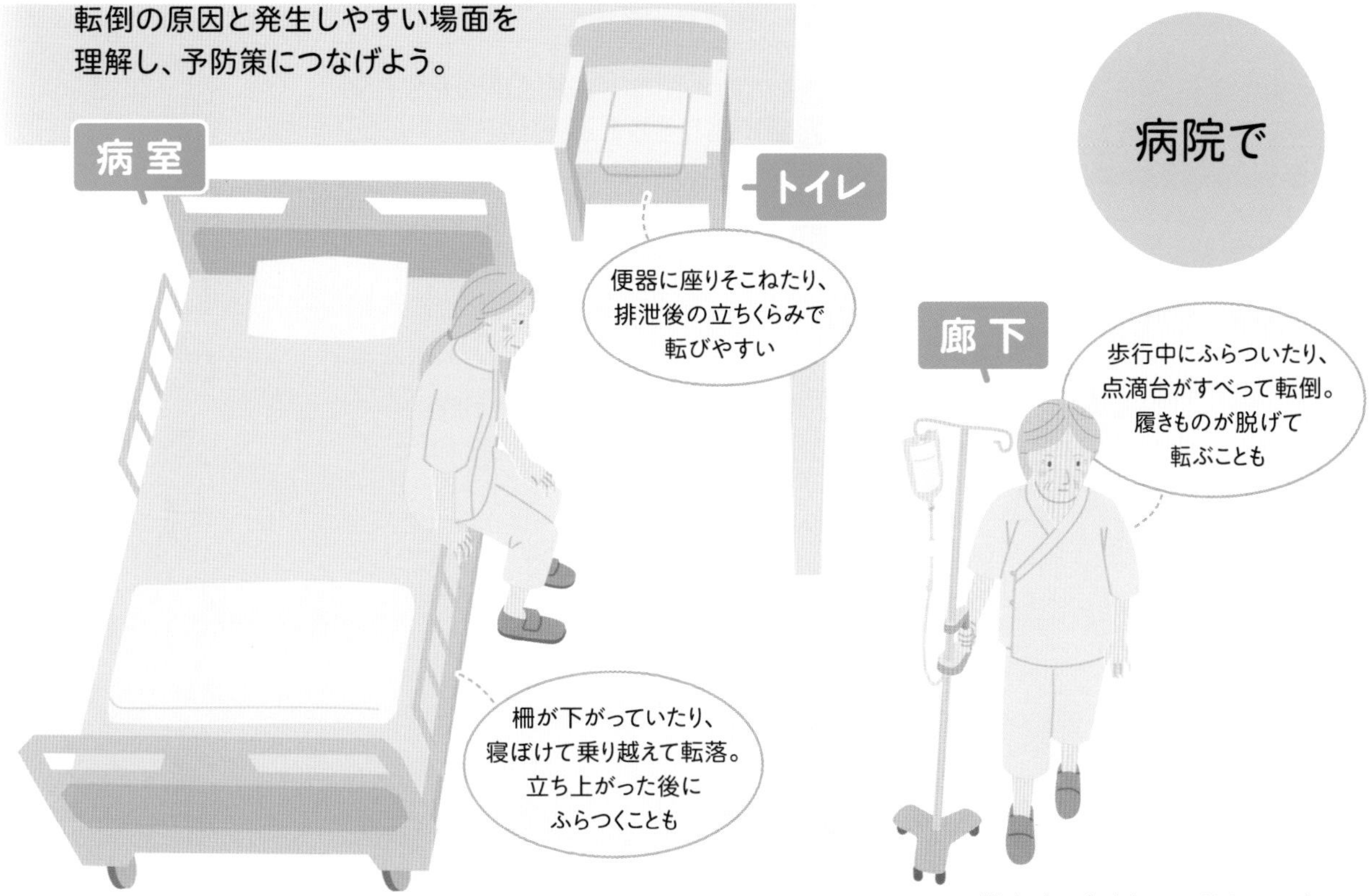

離床時の転倒、ベッドからの転落が多い。トイレへの移動や排泄動作で転ぶこともある。
だからといって安静にはせず、環境調整や見守り、介助で対策。

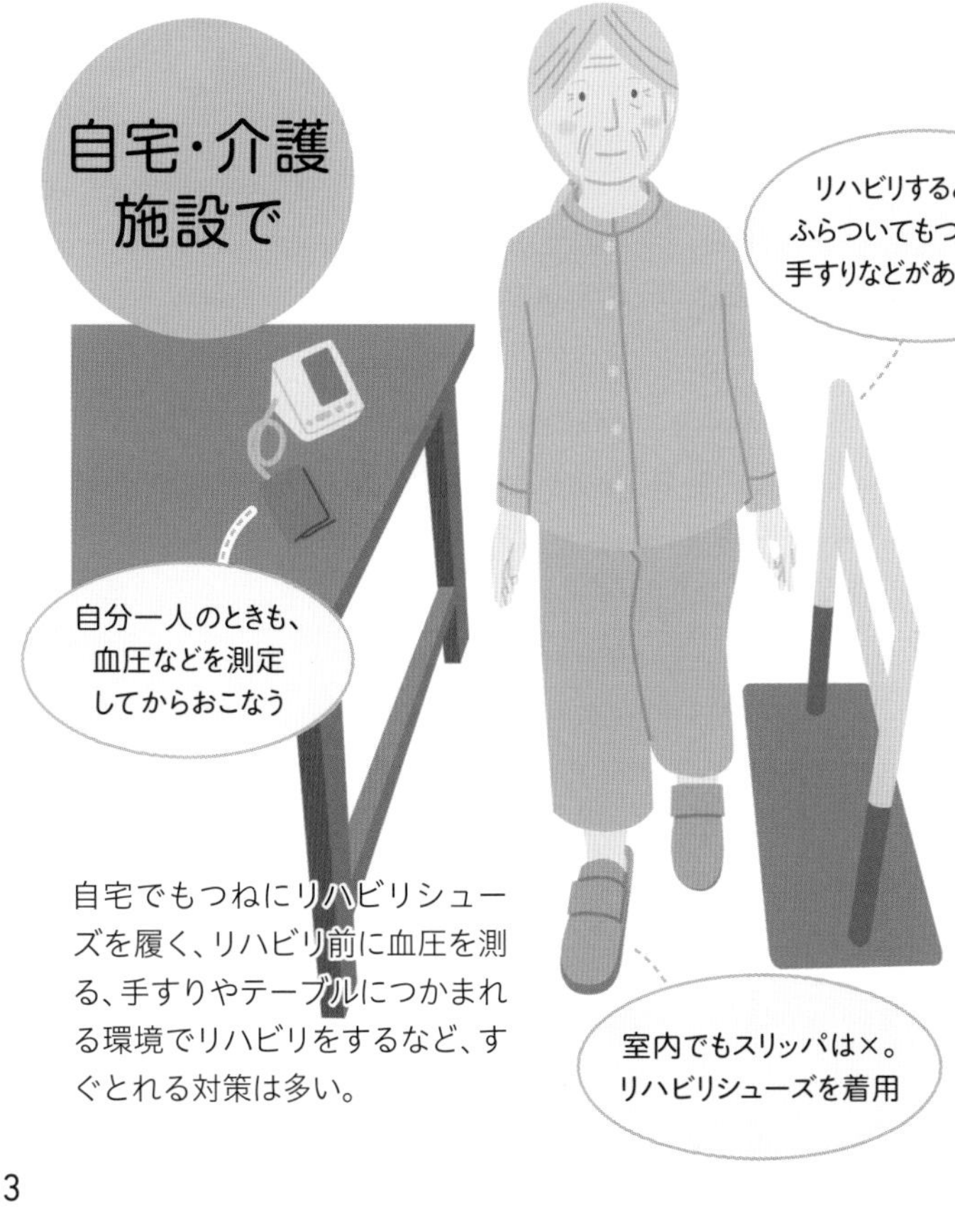

自宅でもつねにリハビリシューズを履く、リハビリ前に血圧を測る、手すりやテーブルにつかまれる環境でリハビリをするなど、すぐとれる対策は多い。

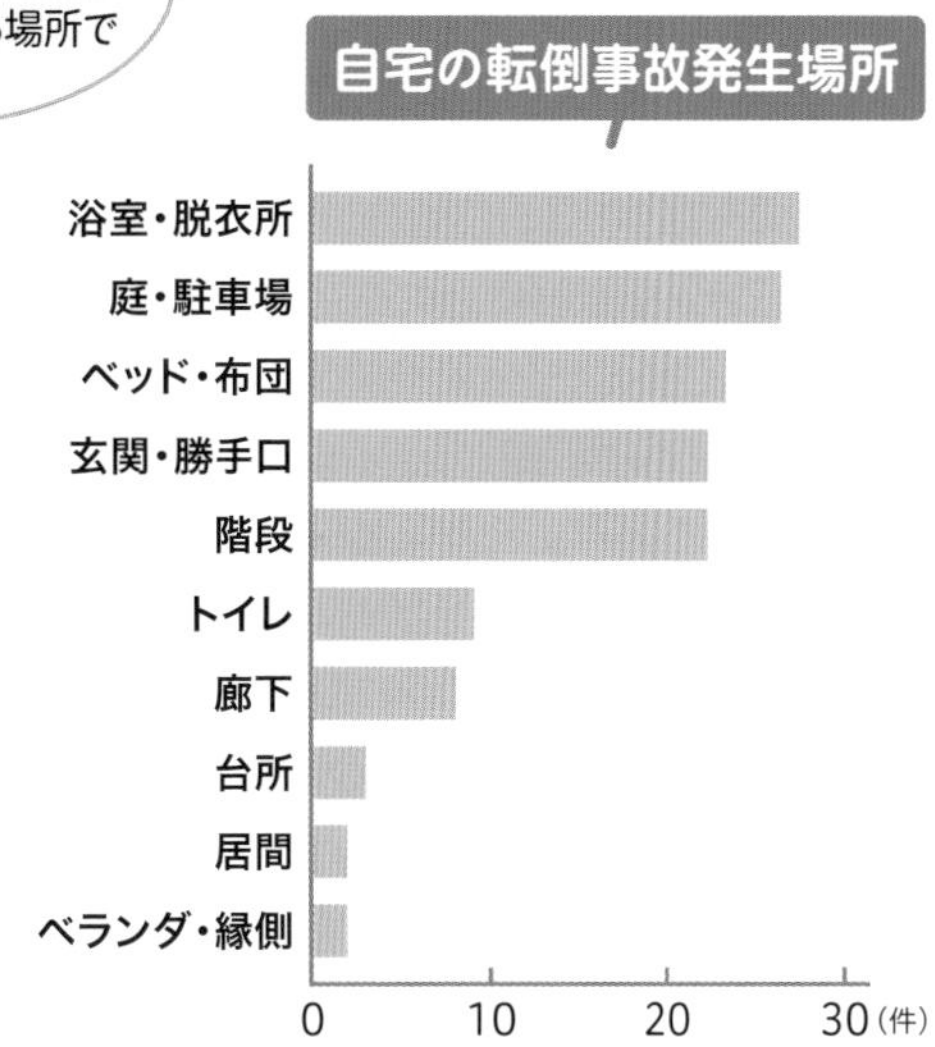

高齢者の自宅における転倒事故について調べたデータ。日常生活での転倒にも注意。

(消費者庁ニュースリリース、2020より作成)

リハビリの注意点

せん妄は予防が重要。昼夜のメリハリをつける

高齢者に多く、環境の変化や薬などで発症しやすい

入院や施設への入所など、環境が変化したときに、せん妄《もう》が起こることが多い。

発症のしくみ

直接因子

- 脳血管障害、外傷、感染症などの急性疾患
- 薬剤〔P21の薬剤、抗ヒスタミン薬、オピオイド、ステロイド など〕

など

準備因子

- 高齢
- 認知症
- 脳血管障害の既往
- せん妄の既往 など

促進因子

- 入院などの環境の変化
- 騒音、照明など、睡眠を妨げる環境
- 不安などの心理的ストレス
- 痛み、かゆみ、頻尿《ひんにょう》その他の身体的ストレス

など

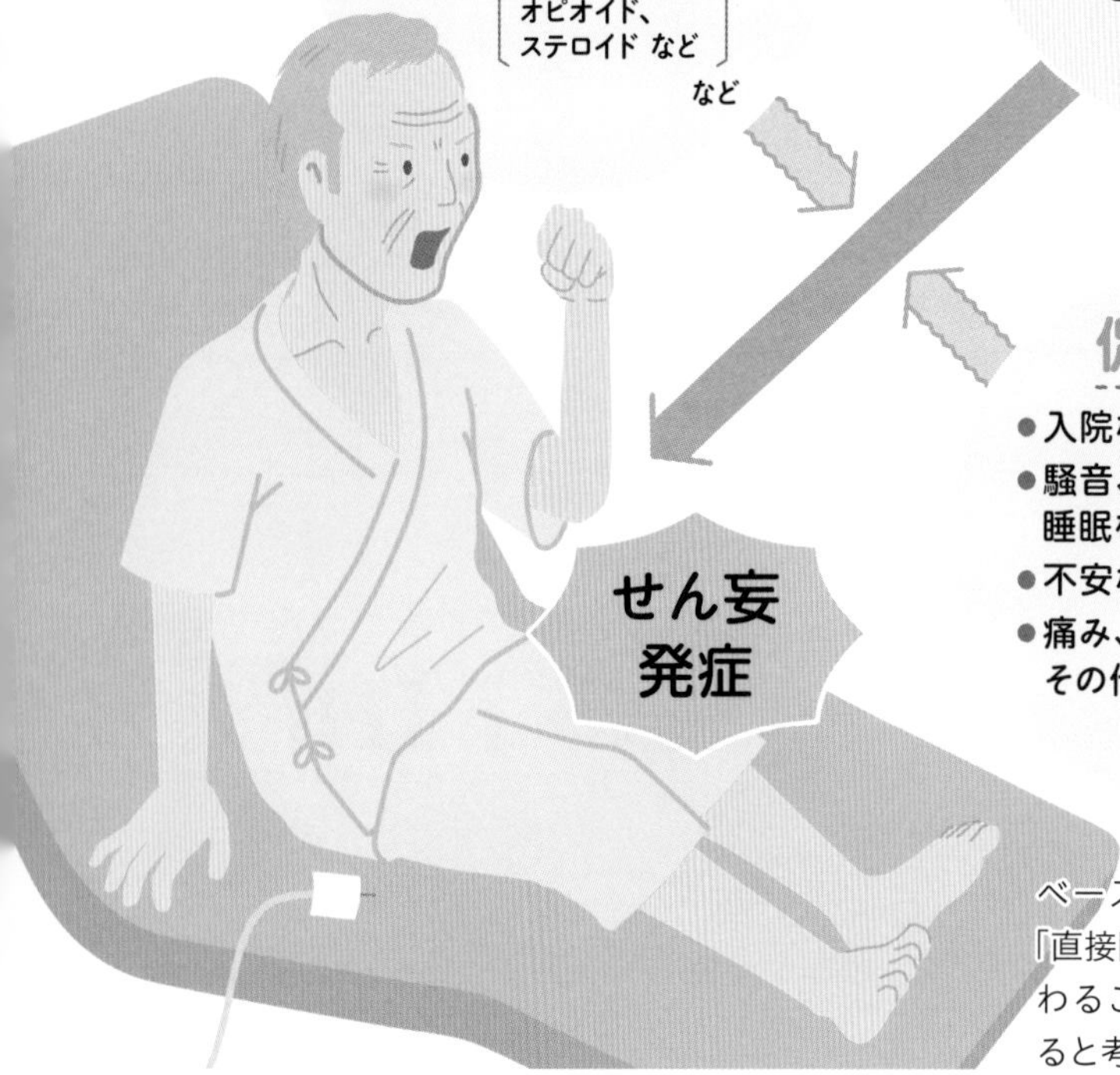

せん妄発症

ベースとなる「準備因子」に、「直接因子」と「促進因子」が加わることで、せん妄を発症すると考えられている。

せん妄のタイプ

低活動型

- ☑ 活動量の低下
- ☑ 状況認識の低下
- ☑ 行動速度の低下
- ☑ 会話量の低下
- ☑ 会話速度の低下　☑ 無気力
- ☑ 覚醒の低下／引きこもり

▼

24時間以内に2つ以上に該当

中間型

24時間以内に、過活動型ならびに低活動型両方の症状が認められた場合

過活動型

- ☑ 運動活動性の量的増加
- ☑ 活動性の制御喪失
- ☑ 不穏《ふおん》
- ☑ 徘徊《はいかい》

▼

24時間以内に2つ以上に該当

低 ← 活動量 → 高

低活動型は見落とされやすい。「いつもと違って会話に反応しない」などの変化に注意。

（「重篤副作用疾患別対応マニュアル　薬剤性せん妄」厚生労働省, 2022より引用）

環境と活動量の調整で、概日リズムを保てるように

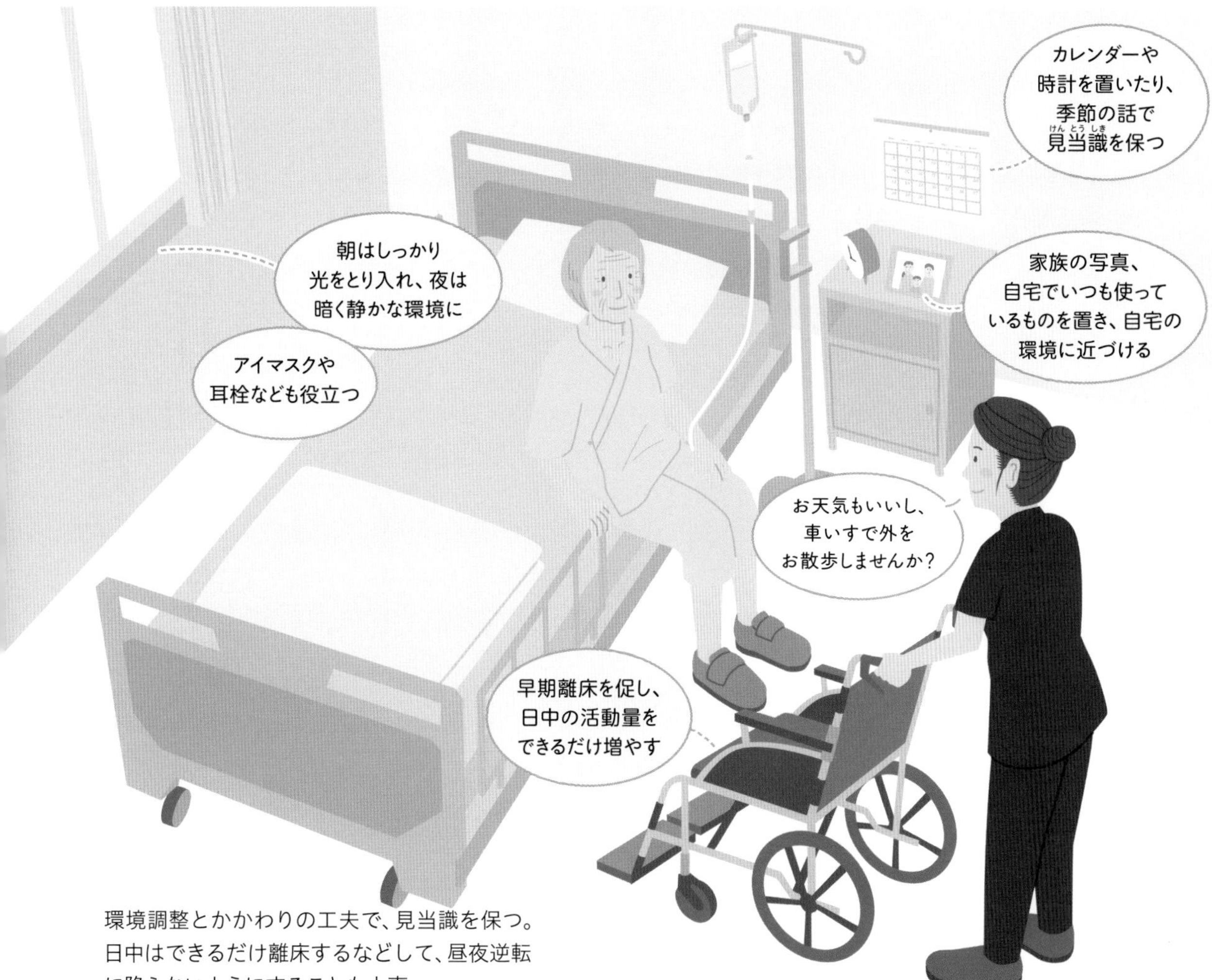

環境調整とかかわりの工夫で、見当識を保つ。日中はできるだけ離床するなどして、昼夜逆転に陥らないようにすることも大事。

一度発症してしまうと、リハビリがむずかしくなる

せん妄《もう》とは、脳が一時的に機能不全を起こした状態。意識の障害や認知の障害が現れ、時間や場所などがわからなくなる「見当識《けんとうしき》障害」をきたします。入院や施設入所で環境が急に変わったときに起こりやすく、高齢入院患者の約3割に発生するともいわれています。手術で体に侵襲を受けたときや、脳卒中の発症後などは、とくにリスクが高まります。

急に発症することと、1日のなかで症状が変化するのが特徴です。**症状は数時間〜数日持続し、ひとたび発症すると、治療にも悪影響を及ぼします。**興奮などの精神症状で暴れていれば、個室などでの安全対策が必要に。低活動型の場合も、状況理解が困難になるため、リハビリを中断せざるをえなくなります。

せん妄を防ぐには、早期離床で日中の活動量を増やし、昼夜のメリハリをつけることです。夜眠れない場合も、せん妄を起こしにくい睡眠薬を使用します。

栄養状態を改善し、リハビリ効果を高める

スクリーニングテストで、栄養状態を見てみよう

MNA-SF

A 食事量減少
0＝著しい食事量の減少
1＝中等度の食事量の減少
2＝食事量の減少なし

B 体重減少
0＝3kg以上の減少
1＝わからない
2＝1～3kgの減少
3＝体重減少なし

C 歩行能力
0＝寝たきりまたは車いすを常時使用
1＝ベッドや車いすを離れられるが、歩いて外出はできない
2＝自由に歩いて外出できる

D 精神的ストレス、急性疾患
0＝あり　2＝なし

E 神経・精神的問題
0＝強度認知症またはうつ状態
1＝中等度の認知症
2＝精神的問題なし

F1 BMI
0＝BMIが19未満
1＝BMIが19以上、21未満
2＝BMIが21以上、23未満
3＝BMIが23以上

測定困難な場合

F2 ふくらはぎの周囲長
0＝31㎝未満
3＝31㎝以上

合計
0～7点 ＝ 低栄養
8～11点 ＝ 低栄養リスクあり
12～14点 ＝ 栄養状態良好

医療職以外でも評価できる。過去3か月間の状態を振り返り、「低栄養リスクあり」「低栄養」なら、筋肉量の減少度合いなどもくわしく調べる。

（「Validation of the Mini Nutritional Assessment short-form（MNA-SF）: A practical tool for identification of nutritional status.」Kaiser MJ et al., The journal of nutrition, health & aging vol.13(9)：782-788, 2009より引用）

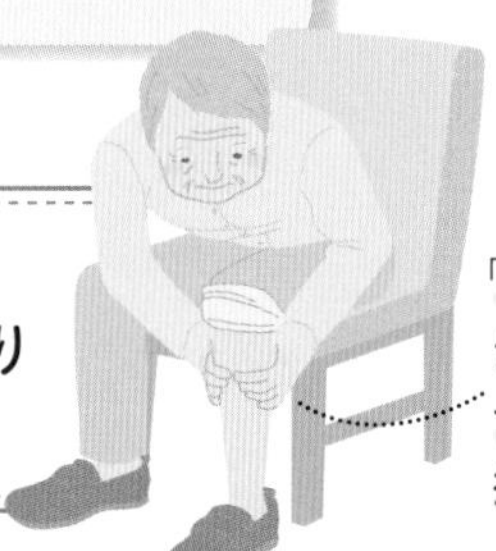

全身機能の低下だけでなく心理的・社会的要因も大きい

高齢者は低栄養になるリスクが高く、要介護の高齢者では、20～40％が低栄養に陥っているといわれます。

高齢者の低栄養には、身体的要因のほかに、**心理的要因や社会的要因も関係します。**身体的要因としてあげられるのは、加齢にともなう消化吸収力の低下、嚥下《えんげ》機能の低下、活動量が減ることによる食事量減少など。心理的要因では、孤独や抑うつなどによる食欲低下があげられます。社会的要因には、独居や社会的孤立でサポートがないこと、経済的困窮《こんきゅう》、家事能力の低下などがあります。

低栄養になると、**筋肉が減少してサルコペニアに陥りやすく、身体機能やADL（日常生活動作）が低下します。**

＊指輪っかテスト…両手の親指と人さし指で輪っかをつくり、下腿をつかむテスト。すき間ができる場合はサルコペニアを疑う

全身状態からエネルギー量を決め、栄養療法を始める

低栄養と診断されれば、管理栄養士の指導のもとで栄養療法を進める。

目標とするエネルギー量

エネルギー消費量(kcal) ＝ 基礎代謝量 × 活動係数 × ストレス係数

基礎代謝量

〔簡易式による推定法〕
男性：
14.1×体重+620
女性：
10.8×体重+620

活動係数

〔ベッド上安静〕
1.2
〔ベッド外の活動あり〕
1.3以上

ストレス係数

- 飢餓：0.84
- ストレスなし：1.0
- 手術：（軽度）1.1 （中等度）1.2 （高度）1.8
- 外傷：（骨折）1.35 （頭部外傷+ステロイド使用）1.6
- 感染症：（軽度）1.2 （中等度）1.5
- がん：1.1〜1.3

基礎代謝・活動量・身体的ストレスからエネルギー消費量を計算し、1日の摂取目標値を算出。

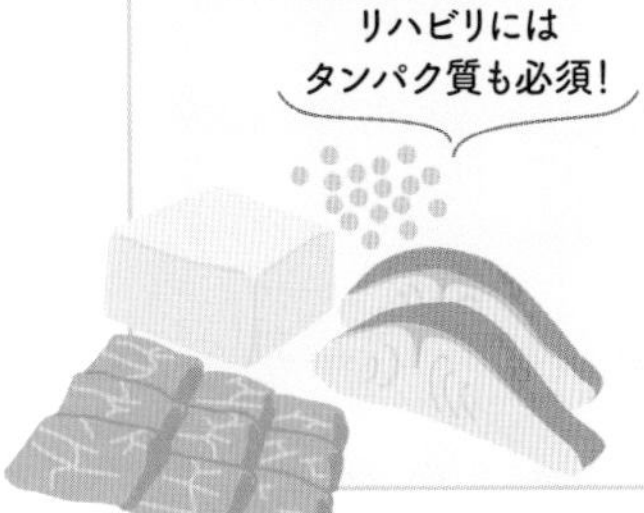

栄養療法の進めかた

Step 1 投与経路を決める

経口摂取が最善だが、できなければ腸管や静脈に栄養剤を送り込む。

Step 2 エネルギー量を決定

体重1kgあたり25〜30kcal程度で、1日の摂取エネルギー量を決める。

Step 3 タンパク質量を決める

体重1kgあたり1.0〜1.2g が標準だが、病態によっては1.2〜1.4g 摂取する。

Step 4 栄養製品を選ぶ

通常の食事で目標に達しない場合は、液体の栄養補助食品などを毎日とる。

Step 5 リフィーディング症候群対策を講じる

重度の低栄養の場合、急激なエネルギー量増加による意識障害などに注意して進める。

必要なら栄養剤も使い、エネルギーとタンパク質を補給

低栄養の状態だと、リハビリをおこなっても筋肉が増えないため、期待した効果がなかなか得られません。それどころか、リハビリをおこなうことで運動量が増え、代謝が亢《こう》進《しん》して、筋肉量の減少につながることも。これではリハビリをおこなう意味がありません。

最低でも、1日のエネルギー消費量を上回るだけのエネルギーを摂取している必要があります。これを下回っていると、リハビリの効果は期待できません。

骨格筋の材料となるタンパク質も、必要性の高い栄養素です。とくに低栄養状態に陥っている高齢者は、多めのタンパク質が必要となります。

経口摂取が可能な人でも、高齢になると食事量が減少してしまい、通常の食事では必要な栄養を摂取できないこともあります。**現在は、医薬品または食品としてさまざまな栄養補助食品が開発されているので、積極的に利用しましょう。**

重大疾患にかかる前から、予防的リハビリを始めよう

早めに始めた人ほど寝たきりのリスクを減らせる！

高齢者のリハビリでは、今後予想される廃用症候群、そして要介護状態を防ぐ「予防的リハビリテーション」の視点も重要です。いまは自立して活動できている高齢者、残存機能が一定程度保たれている高齢者も、今後何らかの病気で身体機能が低下する可能性があります。手術で入院し、病気が治《ち》癒《ゆ》した場合も、安静に過ごしたことで身体機能が低下するかもしれません。

まずは現在の生活機能を、下のリストでチェック。合計得点が8点以上なら、3年以内に要介護になったり、死亡する危険が高いとされます。地域包括支援センターなどに相談し、適切な支援を受けましょう。

8点未満の場合は、いまから予防的リハビリを。スクワットなどのレジスタンス運動（↓P166～）で、移動能力の要となる下肢・体幹の筋力を鍛えます。ウォーキングなどの有酸素運動も習慣にすると、全身機能を高く維持でき、廃用症候群の予防につながります。動けるうちに積極的に動いておくことが、健康寿命を延ばす秘訣です。

基本チェックリスト

No.	質問事項	回答（いずれかに○をお付けください）	
1	バスや電車でひとりで外出していますか	0.はい	1.いいえ
2	日用品の買い物をしていますか	0.はい	1.いいえ
3	預貯金の出し入れをしていますか	0.はい	1.いいえ
4	友人の家を訪ねていますか	0.はい	1.いいえ
5	家族や友人の相談に乗っていますか	0.はい	1.いいえ
6	階段を手すりや壁をつたわずに昇っていますか	0.はい	1.いいえ
7	椅子に座った状態から何にもつかまらずに立ち上がっていますか	0.はい	1.いいえ
8	15分くらい続けて歩いていますか	0.はい	1.いいえ
9	この1年間に転んだことがありますか	1.はい	0.いいえ
10	転倒に対する不安は大きいですか	1.はい	0.いいえ
11	6か月間で2～3kg以上の体重減少がありましたか	1.はい	0.いいえ
12	身長　　　cm　体重　　　kg（BMI=　　　）（注）		
13	半年前に比べて硬いものが食べにくくなりましたか	1.はい	0.いいえ
14	お茶や汁物等でむせることがありますか	1.はい	0.いいえ
15	口の渇きが気になりますか	1.はい	0.いいえ
16	週に1回以上は外出していますか	0.はい	1.いいえ
17	去年と比べて外出の回数が減っていますか	1.はい	0.いいえ
18	まわりの人から「いつも同じことを聞く」などのもの忘れがあると言われますか	1.はい	0.いいえ
19	自分で電話番号を調べて、電話をかけることをしていますか	0.はい	1.いいえ
20	今日が何月何日かわからないときがありますか	1.はい	0.いいえ
21	（ここ2週間）毎日の生活に充実感がない	1.はい	0.いいえ
22	（ここ2週間）これまで楽しんでやれていたことが楽しめなくなった	1.はい	0.いいえ
23	（ここ2週間）以前は楽にできていたことが今ではおっくうに感じられる	1.はい	0.いいえ
24	（ここ2週間）自分が役に立つ人間だと思えない	1.はい	0.いいえ
25	（ここ2週間）わけもなく疲れたような感じがする	1.はい	0.いいえ
		合計	点

（注）BMI（=体重［kg］÷（身長［m］×身長［m］））が18.5未満の場合に該当とする。

（「介護予防のための生活機能評価に関するマニュアル（改訂版）」「介護予防のための生活機能評価に関するマニュアル」分担研究班，厚生労働省，2009より引用）

Part 2

脳神経の病気のリハビリテーション

介護が必要となる原因のトップは認知症、次が脳血管障害（脳卒中）です。

神経細胞の損傷で高次脳機能が障害されたり、運動機能の障害が残ることも。

認知機能トレーニング、歩行訓練、手指の訓練など、リハビリ内容は多岐にわたります。

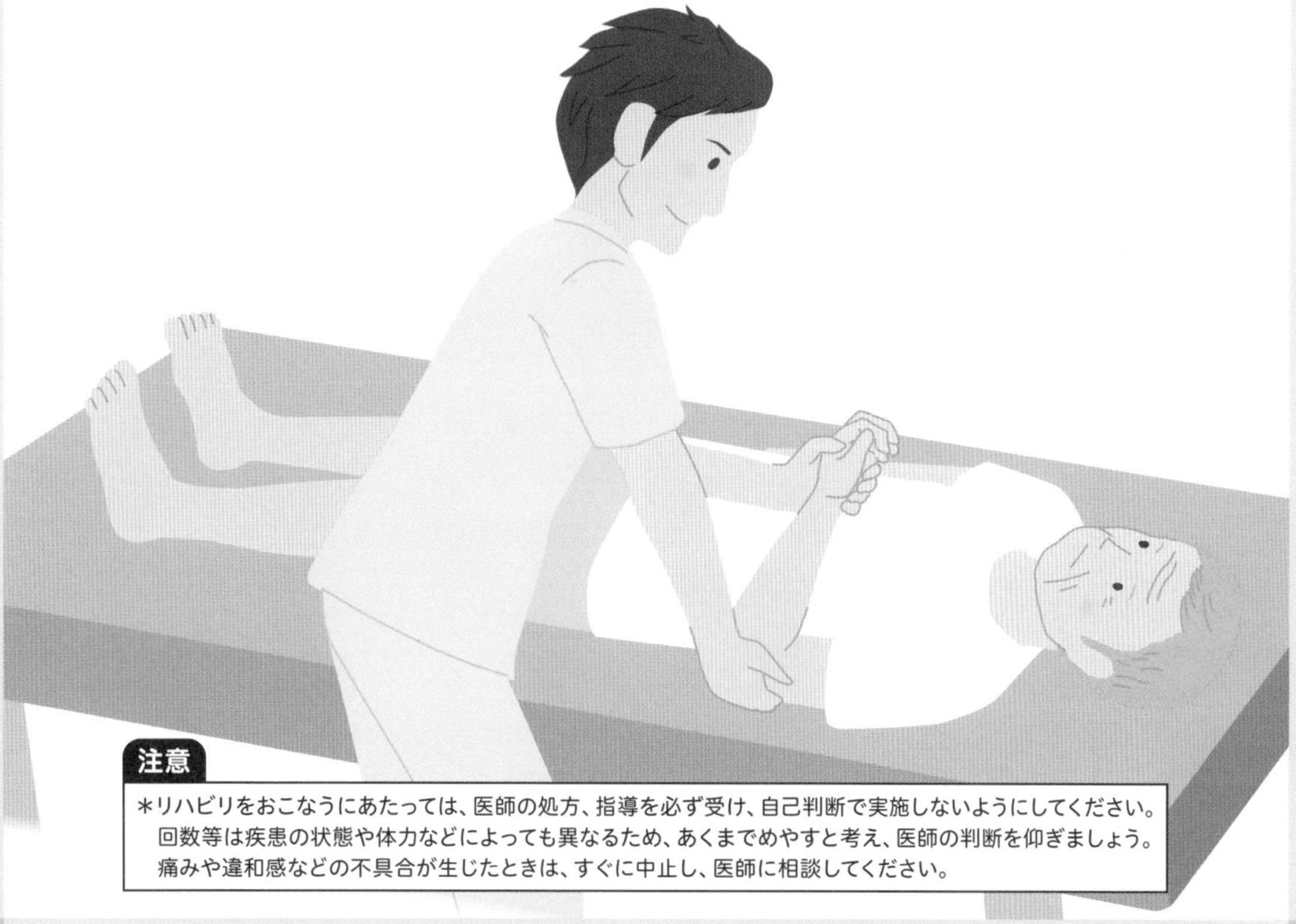

注意

＊リハビリをおこなうにあたっては、医師の処方、指導を必ず受け、自己判断で実施しないようにしてください。回数等は疾患の状態や体力などによっても異なるため、あくまでめやすと考え、医師の判断を仰ぎましょう。痛みや違和感などの不具合が生じたときは、すぐに中止し、医師に相談してください。

脳血管障害

リハビリの基本▽どんな病気？

多くは脳梗塞。後遺症が残りやすい

血管が詰まったりやぶれたりして、脳が損傷される

救急搬送し、一刻も早く治療すれば、後遺症も小さく抑えられる。

脳梗塞《のうこうそく》

アテローム血《けっ》栓《せん》性《せい》脳梗塞

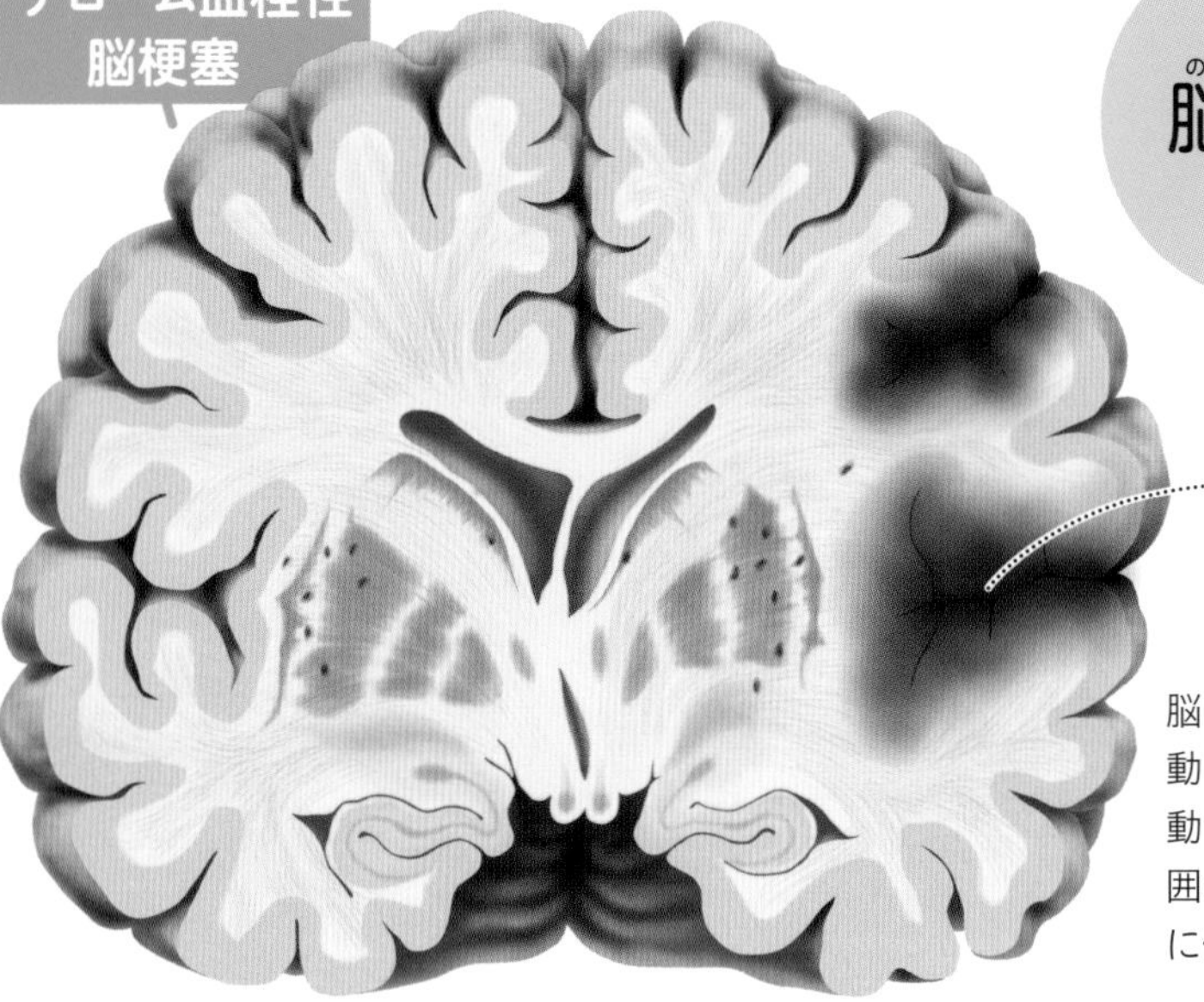

脳に血液を届ける動脈のうち、太い動脈が詰まり、周囲の組織が広範囲に傷害される。

心原性脳梗塞

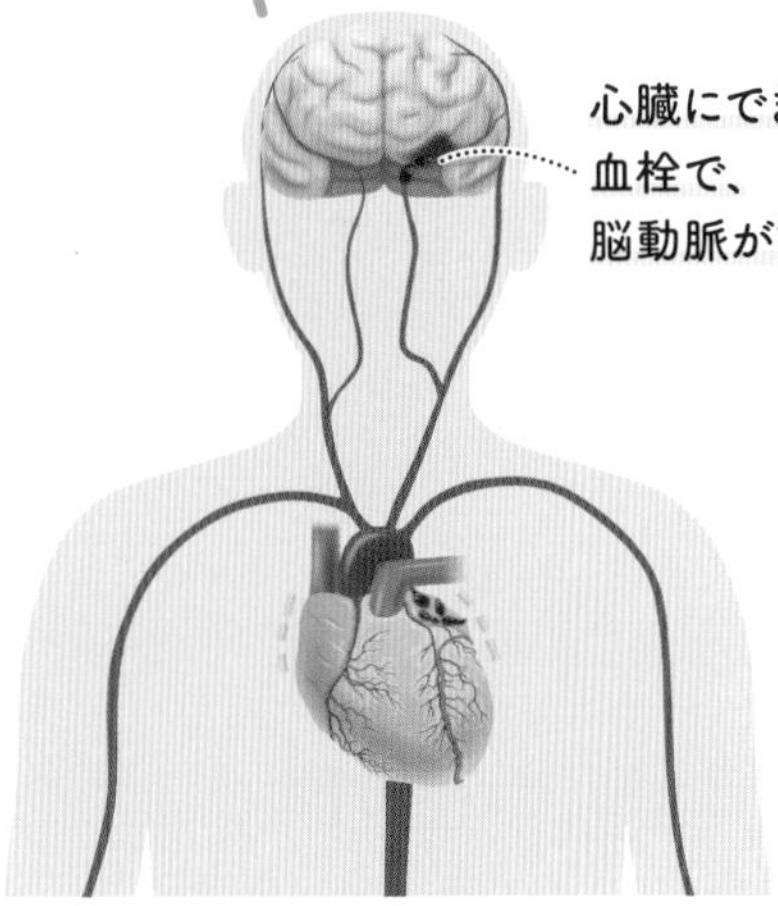

「心房細動《しんぼうさいどう》」という不整脈が原因。心臓でできた血栓が脳の動脈を閉塞させ、広範囲の梗塞を生じやすい。

ラクナ梗塞

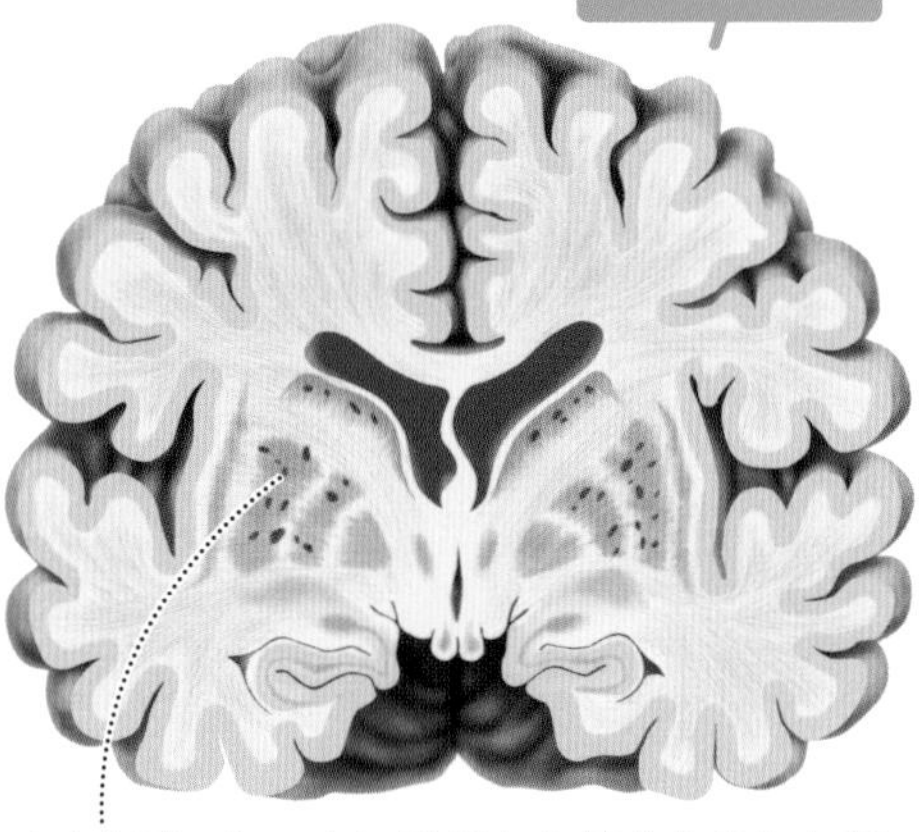

太い動脈から枝分かれした細い動脈が詰まる。病巣がいくつもできていることが多い。

rt-PA療法か、血栓回収療法で治療

発症後4.5時間以内に、アルテプラーゼという薬で血栓を溶かす「rt-PA療法」をおこなう。または発症後8時間以内に、カテーテルで血栓をとり除く「血栓回収療法」を実施。

くも膜《まく》下《か》出血

動脈瘤《どうみゃくりゅう》の破裂などで、くも膜と軟《なん》膜《まく》のあいだで出血。頭蓋内圧が上がり、脳血流が阻害される。

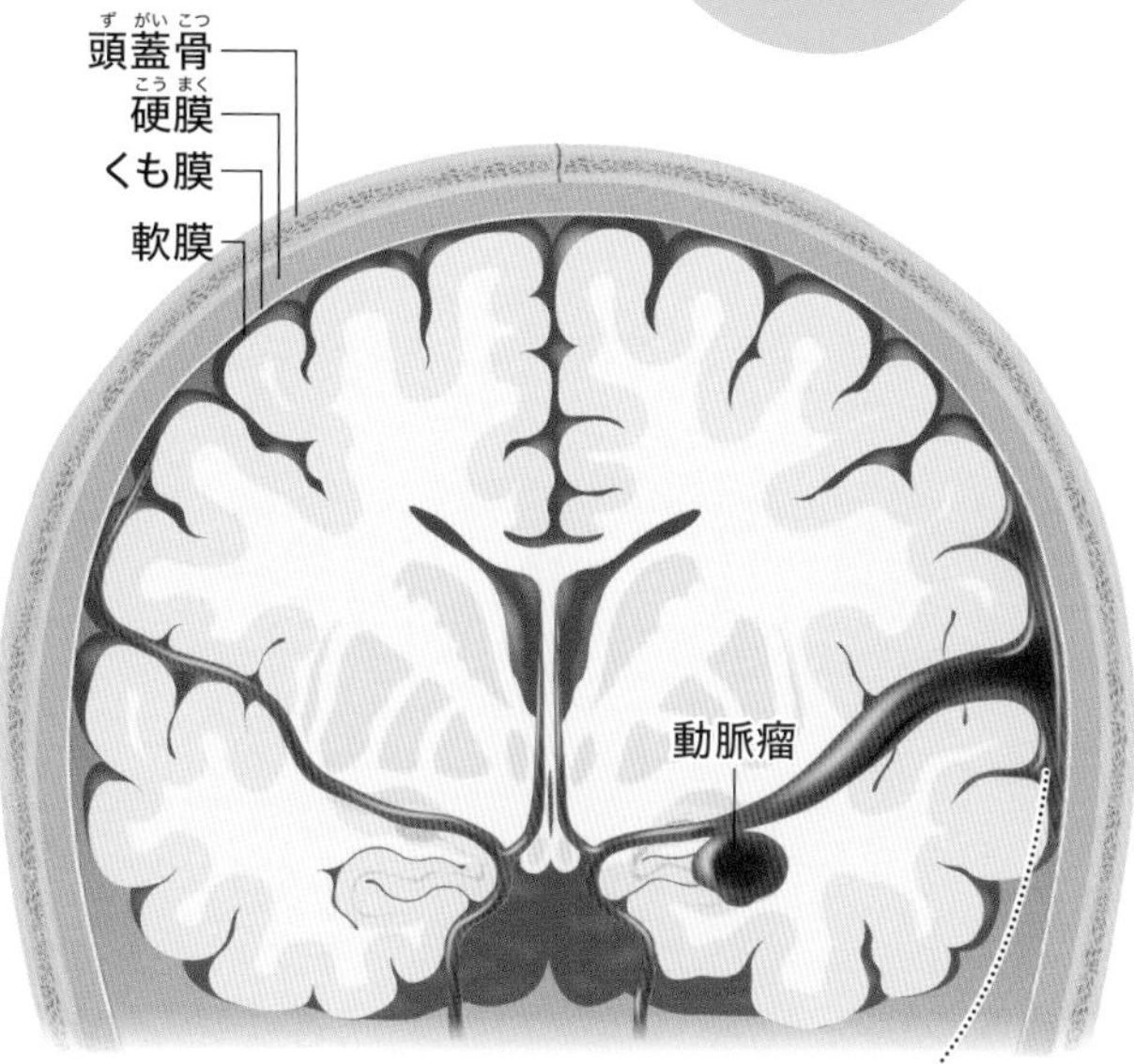

手術で止血し、脳のダメージを最小限に

開頭手術で、破裂した動脈瘤を止血する「開頭クリッピング術」か、カテーテル経由でコイルを留置し、脳動脈瘤を閉塞させる「コイル塞栓《そくせん》術」で治療。

脳出血

血管がやぶれるなどして脳内で出血し、脳組織が破壊される。くも膜下出血の次に致死率が高い。

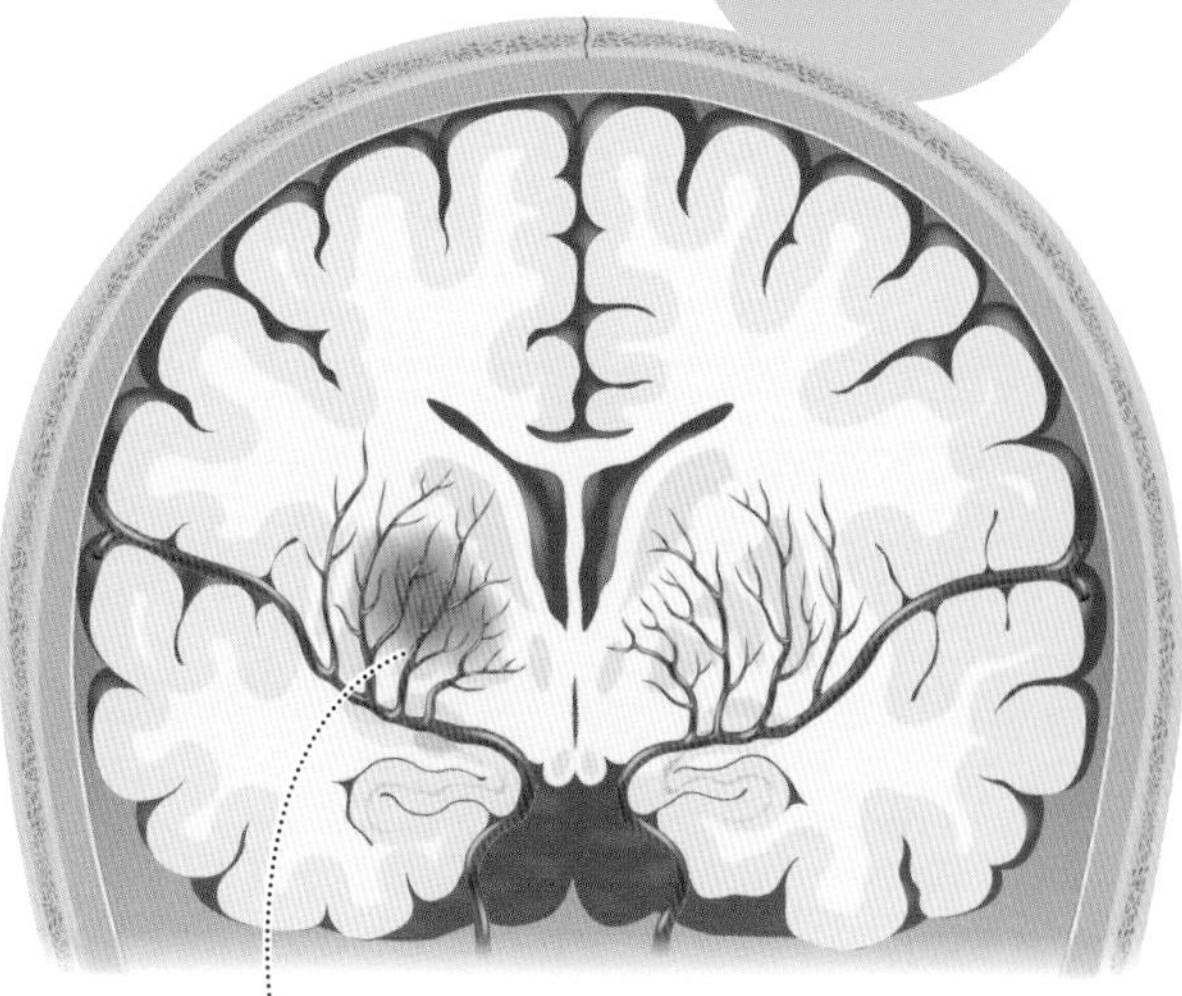

上がりすぎた血圧を下げ、脳を守る

薬でダメージを抑える「保存療法」が基本。降圧薬で、上がりすぎた血圧を下げる。脳の腫《は》れによるダメージを防ぐため、抗脳浮腫薬《こうのうふしゅやく》も併用する。

脳へのダメージが後遺症として残りやすい

脳血管障害（脳卒中）とは、脳の血管が詰まったりやぶれたりして、神経細胞が傷害される病気です。日本人の死因第4位であり、寝たきりの原因疾患としてはトップです（厚生労働省、2021）。

もっとも多いのは、脳の動脈が詰まる「脳梗塞《のうこうそく》」。全体の71・6％を占めます（日本脳卒中データバンク、2021）。「アテローム血栓性《けっせんせい》脳梗塞」「ラクナ梗塞」「心原性脳梗塞」の3タイプがあり、70歳代ではアテローム血栓性が最多です。80～90歳代になると、心原性脳梗塞を高率で発症します。ほかには「脳出血」「くも膜《まく》下《か》出血」もあり、これらはより致死率が高い危険な病態です。

脳血管障害が怖いのは、脳機能の一部が損なわれてしまうところ。**脳梗塞発症者の約3人に2人が、半身が麻痺する「片《へん》麻痺《まひ》」を発症します。**判断力などが低下する「高次脳機能障害」も、生活機能を著しく低下させます。

早期の予後予測をもとに、計画を立てる

発症後24時間以内に、NIHSSで評価

NIHSSは脳血管障害の重症度評価スケールで、点数が高いほど重症。
リハビリの目標設定のためにも、重症度を正確に評価する必要がある。

		スコア					
1a 意識水準	0:完全覚醒　1:簡単な刺激で覚醒 2:くり返し刺激、強い刺激で覚醒　3:完全に無反応	0	1	2	3		
1b 意識障害ー質問 (今月の月名および年齢)	0:両方正解　1:片方正解　2:両方不正解	0	1	2			
1c 意識障害ー従命 (開閉眼、「手を握る・開く」)	0:両方可　1:片方可　2:両方不可	0	1	2			
2 最良の注視	0:正常　1:部分的注視麻痺《まひ》　2:完全注視麻痺	0	1	2			
3 視野	0:視野欠損なし　1:部分的半盲 2:完全半盲　3:両側性半盲	0	1	2	3		
4 顔面麻痺	0:正常　1:軽度の麻痺 2:部分的麻痺　3:完全麻痺	0	1	2	3		
5 上肢の運動(左) *仰臥位のときは45°左上肢 N:切断、関節癒合	0:90°を10秒間保持可能(下垂なし) 1:90°を保持できるが、10秒以内に下垂 2:90°の挙上または保持ができない 3:重力に抗して動かない　4:まったく動きが見られない	0	1	2	3	4	N
上肢の運動(右) *仰臥位のときは45°右上肢 N:切断、関節癒合	0:90°を10秒間保持可能(下垂なし) 1:90°を保持できるが、10秒以内に下垂 2:90°の挙上または保持ができない 3:重力に抗して動かない　4:まったく動きが見られない	0	1	2	3	4	N
6 下肢の運動(左) N:切断、関節癒合	0:30°を5秒間保持できる(下垂なし) 1:30°を保持できるが、5秒以内に下垂 2:重力に抗して動きが見られる 3:重力に抗して動かない　4:まったく動きが見られない	0	1	2	3	4	N
下肢の運動(右) N:切断、関節癒合	0:30°を5秒間保持できる(下垂なし) 1:30°を保持できるが、5秒以内に下垂 2:重力に抗して動きが見られる 3:重力に抗して動かない　4:まったく動きが見られない	0	1	2	3	4	N
7 運動失調 N:切断、関節癒合	0:なし　1:1肢　2:2肢	0	1	2			N
8 感覚	0:障害なし　1:軽度から中等度　2:重度から完全	0	1	2			
9 最良の言語	0:失語なし　1:軽度から中等度 2:重度の失語　3:無言、全失語	0	1	2	3		
10 構音障害 N:挿管または身体的障壁	0:正常　1:軽度から中等度　2:重度	0	1	2			N
11 消去現象と注意障害	0:異常なし 1:視覚、触覚、聴覚、視空間、または自己身体に対する不注意、あるいは1つの感覚様式で2点同時刺激に対する消去現象 2:重度の半側《はんそく》不注意あるいは2つ以上の感覚様式に対する半側不注意	0	1	2			
スコア×個数			1×　個	2×　個	3×　個	4×　個	
スコア小計							
	スコア合計／						

3か月後の予測

≦6点…良好な回復　7〜10点…46%が良好な帰結
11〜15点…23%が良好な帰結　≧16点…多くは死亡か重度の障害

(「Reliability of the National Institutes of Health Stroke Scale. Extension to non-neurologists in the context of a clinical trial.」Goldstein LB & Samsa GP, Stroke vol.28(2):307-310, 1997より引用)

病状以外の要因も、リハビリ成果に影響する

NIHSSなどのスケールで残された機能を評価し、どの程度の機能回復が見込めるかの予後予測につなげる。経過観察にも有用。

予後に影響する要因

予後に影響する要因はおもに3つ。もとの生活機能が低ければ、回復も限定的になる。

環境因子
- 施設の特性
- 家族
- 住まい
- 社会資源

疾患因子
- 病気の種類&重症度
- 全身状態
- 医学的処置内容

患者因子
- 年齢
- 性別
- 併存疾患
- 入院前の身体状況

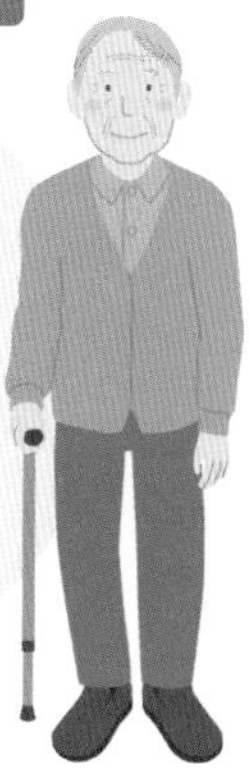

生活自立度の指標（mRS）

	modified Rankin Scale	参考にすべき点
0	**まったく症候がない**	自覚症状および他覚徴候がともにない状態である
1	**症候はあってもあきらかな障害はない：** 日常の勤めや活動はおこなえる	自覚症状あるいは他覚徴候はあるが、発症以前からおこなっていた仕事や活動に制限はない状態である
2	**軽度の障害：** 発症以前の活動がすべておこなえるわけではないが、自分の身の回りのことは介助なしにおこなえる	発症以前からおこなっていた仕事や活動に制限はあるが、日常生活は自立している状態である
3	**中等度の障害：** 何らかの介助を必要とするが、歩行は介助なしにおこなえる	買いものや公共交通機関を利用した外出などには介助を必要とするが、通常歩行、食事、身だしなみの維持、トイレなどには介助を必要としない状態である
4	**中等度から重度の障害：** 歩行や身体的要求には介助が必要である	通常歩行、食事、身だしなみの維持、トイレなどには介助を必要とするが、持続的な介護は必要としない状態である
5	**重度の障害：** 寝たきり、失禁状態、つねに介護と見守りを必要とする	つねに誰かの介助を必要とする状態である
6	**死亡**	

脳血管障害患者の神経運動機能を評価するスケール。点数が高いほど障害が重い。

（「Interobserver agreement for the assessment of handicap in stroke patients.」van Swieten JC et al., Stroke vol.19(5)：604-607, 1988／「modified Rankin Scaleの信頼性に関する研究—日本語版判定基準書および問診票の紹介」篠原幸人ほか, 脳卒中vol.29(1)：6-13, 2007より引用）

どこまで回復が見込めるか、患者や家族も知っておきたい

リハビリを始めるにあたっては、しっかりと予後予測をおこない、それにもとづいた治療計画を作成することが大切です。**歩行は可能になるのか、上肢《じょうし》は使用できるようになるのか、排泄は自立できるのか。**こういった情報は、リハビリにかかわる医療者はもちろん、患者本人や家族にとってもきわめて重要です。

機能回復は、早期ほど良好ですが、時間の経過とともに緩徐になり、いずれプラトー（停滞期）に。これ以上の機能回復が見込めない状態です。脳血管障害では6か月程度のことが多いのですが、軽度でなら比較的早期にプラトーに達することが多く、中等度以上ではプラトーに達するまでの期間が長い傾向にあります。

リハビリ開始後も、効果を定期的に評価します。機能回復が上昇傾向なら、今後も上昇が予測できます。一方、機能回復が横ばいの場合には、これ以上の向上は見込めないと判断できます。

再発や血栓症などに注意して進める

急性期は合併症、それ以降は再発が起きやすい

合併症や再発を起こすと、リハビリで期待できる機能回復の度合いも大きく低下する。

急性期

急性期治療中に起きやすい合併症。せん妄《もう》や肺炎、転倒などが起きると、リハビリも困難になってしまう。

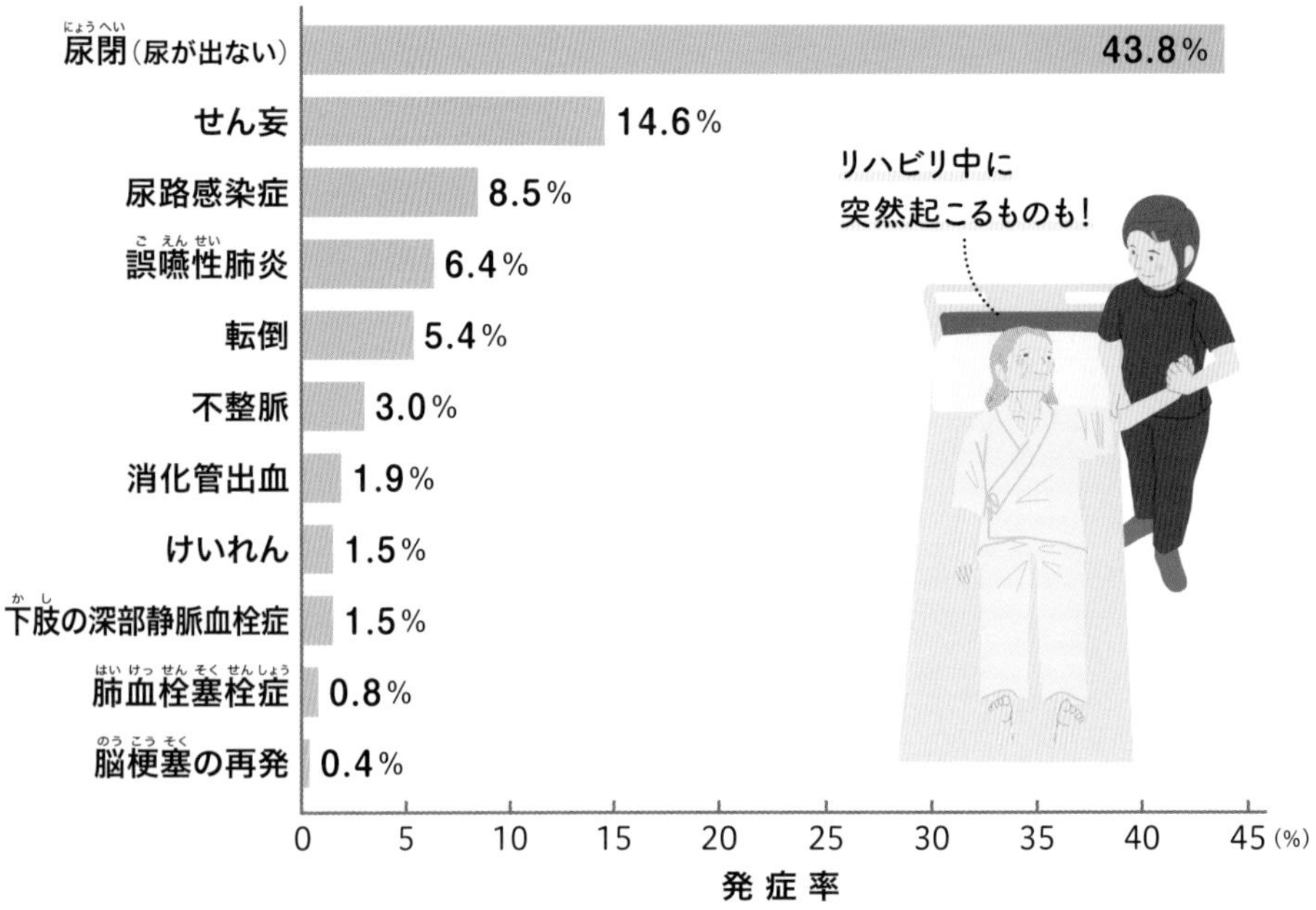

(『脳卒中治療ガイドライン2015』日本脳卒中学会 脳卒中ガイドライン委員会編、協和企画、2015より作成)

回復期～生活期

発症後何年経過しても再発のリスクは続き、10年で半数近くが再発を経験する。年齢が高いほど、再発率も高い。

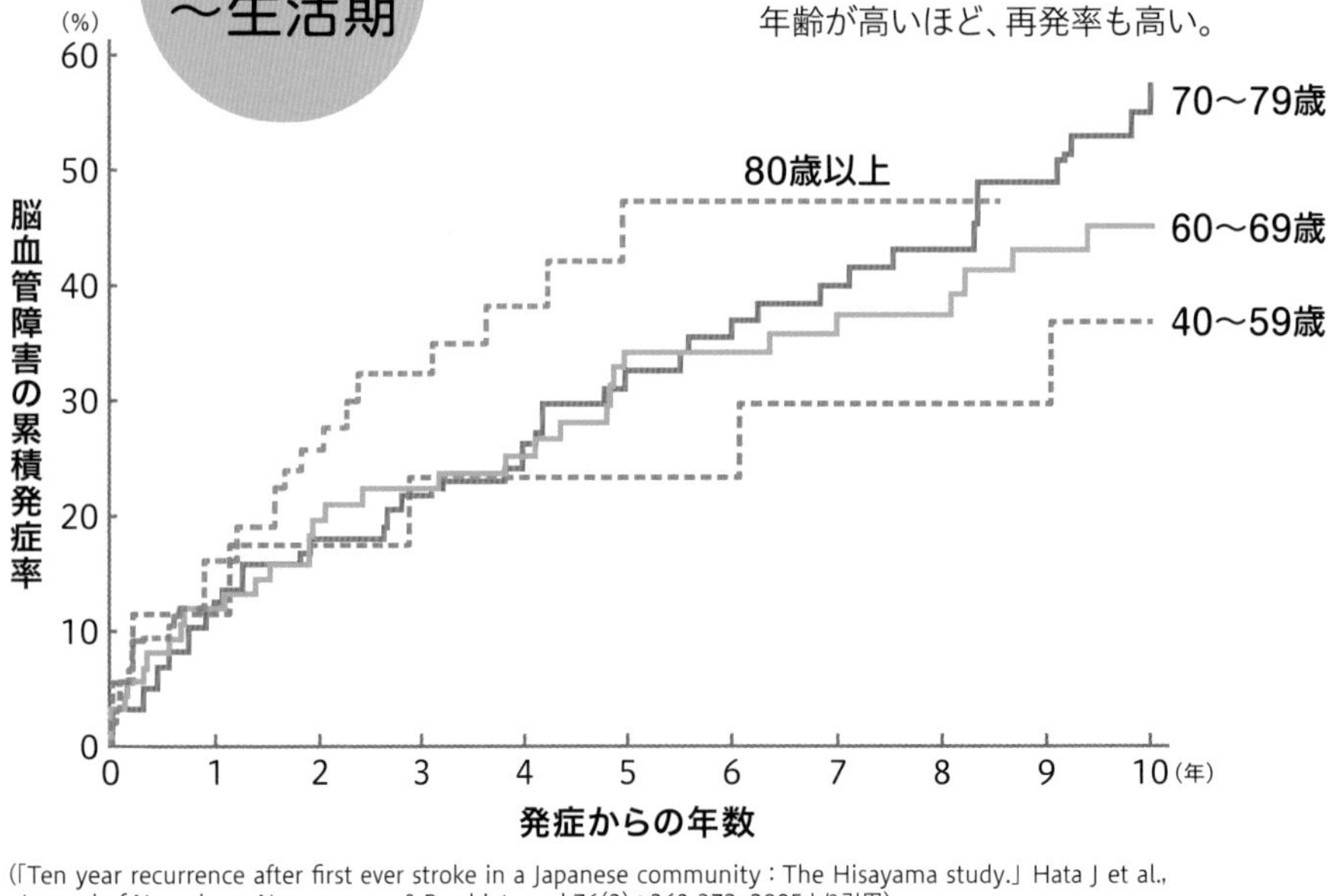

(「Ten year recurrence after first ever stroke in a Japanese community : The Hisayama study.」Hata J et al., Journal of Neurology, Neurosurgery & Psychiatry vol.76(3) : 368-372, 2005より引用)

時期ごとに多い合併症、再発に注意して進める

発症からの時期に応じたリハビリがおこなわれるが、それぞれに注意すべきポイントがある。

超早期〜急性期

尿路感染症や肺炎の頻度も高い

発症直後から、理学療法士らの支援のもとで座位や立位を練習。この時期に起きやすい感染症などの予防も大事。

- 座位《ざい》保持訓練
- 立位《りつい》訓練
- 可動域訓練
- リハビリテーション室への移動
- 下肢装具を使った歩行訓練

回復期

- ADL（日常生活動作）訓練 例 寝返り→起き上がり→立ち上がり→トイレ など
- 歩行器や杖を使った歩行訓練
- 階段昇降訓練
- 機能訓練 例 書字、ブロック並べ など

立ち上がり時の血栓症などに注意して

急性期病棟から回復期リハビリテーション病棟などに移り、集中的にリハビリを。退院後の生活に向けてADLを再獲得していく。

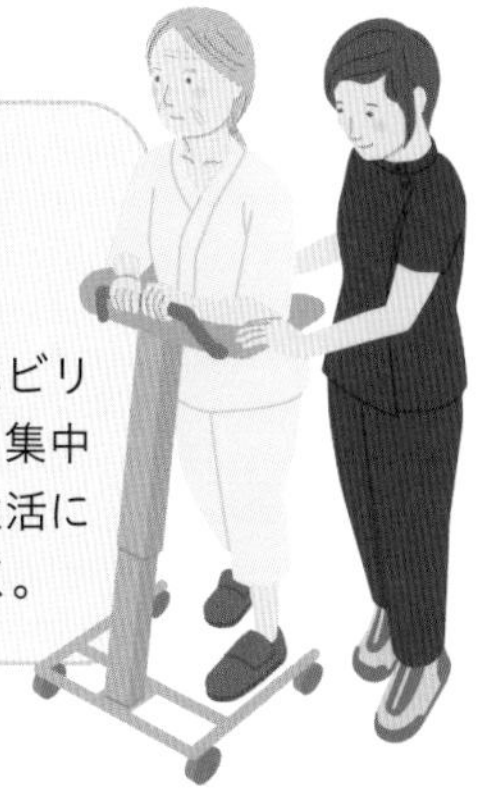

生活期

痙縮《けいしゅく》などは、時間がたってから起きやすい

退院後も、生活のなかでリハビリを進める。筋肉の過緊張で手足が動かしにくくなる「痙縮」がこの時期に現れることも少なくない。

- 高次脳機能障害のリハビリ 例 注意障害、記憶障害、遂行機能障害 など
- 嚥下《えんげ》リハビリ
- 排尿障害のリハビリ
- 痙縮のリハビリ
- パーキンソン症状のリハビリ

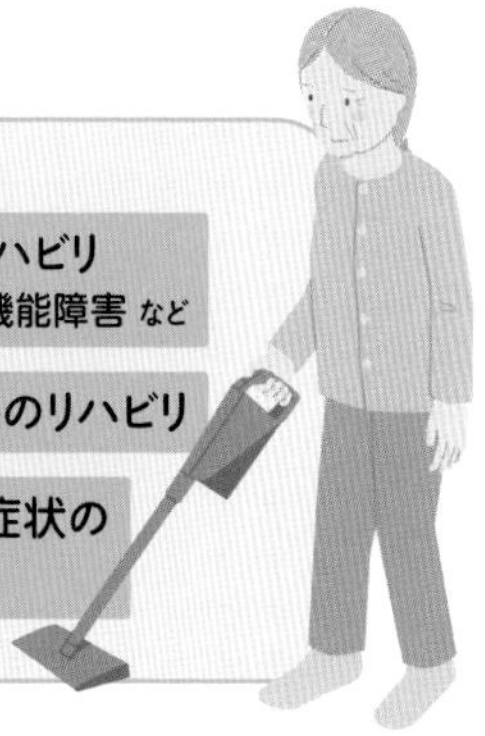

発症後1年で10%、以降は毎年5%で再発する

脳血管障害のリハビリは、機能回復のためにも、廃用症候群予防のためにも、超早期から始める必要があります。ただし、超早期〜急性期にはさまざまな合併症が起きやすく、それによって予後が悪化することがあります。

とくに多いのが、肺炎や尿路感染症などの感染症、せん妄《もう》、転倒などです。離床のタイミングでは、静脈で血栓《けっせん》ができる「深部静脈血栓症」、血栓が肺動脈を詰まらせる「肺塞栓症《はいそくせんしょう》」のリスクも高まります。片脚の腫《は》れや色調変化、痛み、呼吸困難、突然の胸痛などが見られたら、すぐ医師を呼ばなくてはなりません。

もう一つ注意すべきなのが、脳血管障害の再発です。脳血管障害は高血圧などの慢性疾患を背景に発症することが多く、再発リスクが高いのです。**最初の1年で約10%が再発し、2年目以降は毎年5%ほどが再発するといわれ、再発予防のための薬物治療継続が重要です。**

上肢のリハビリ ▽ 巧緻動作訓練

簡単な動作から始めて、書字なども練習

麻痺が軽度の人は、小さな物品を扱う練習を

麻痺の程度にあわせて簡単なものから開始。
手指のこまかい動きをよくする。

小豆つまみ訓練

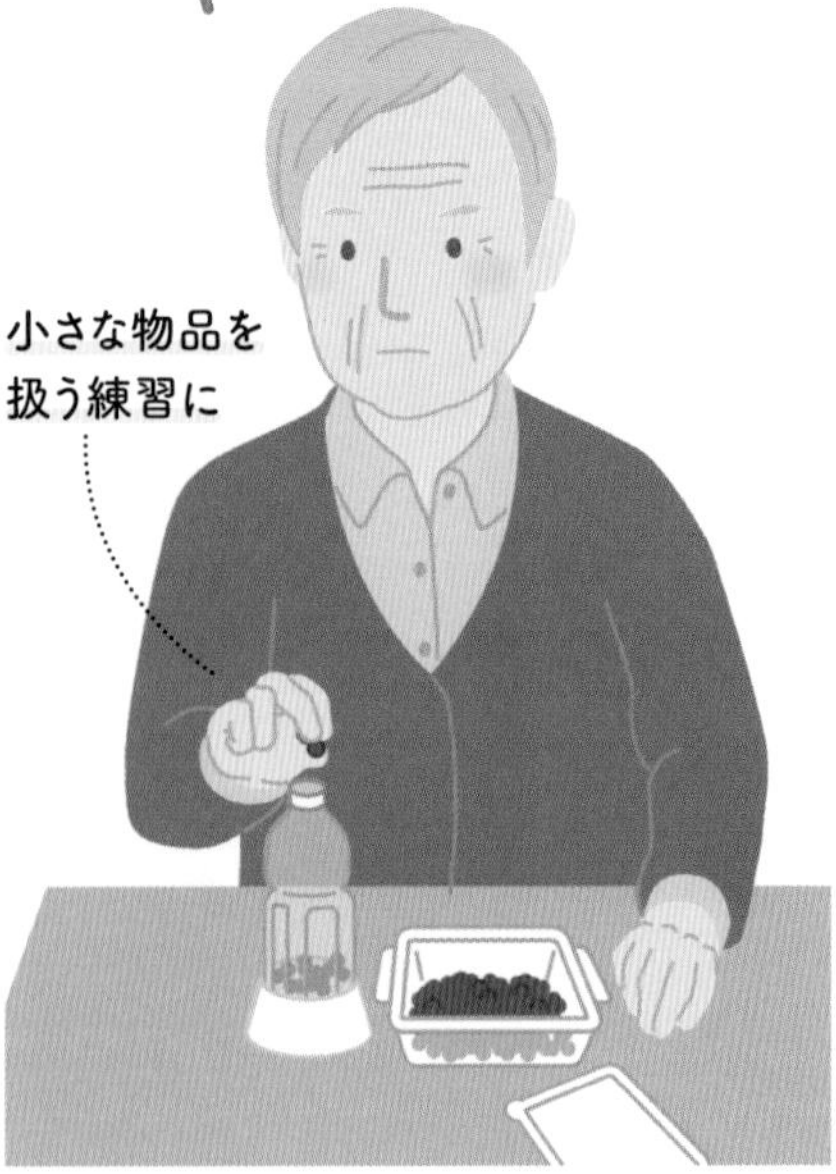

小豆を一粒ずつつまみ、ペットボトルの小さな口に入れていく。指先の精緻な動きの練習になり、食事の訓練にも役立つ。

ペグ反転訓練

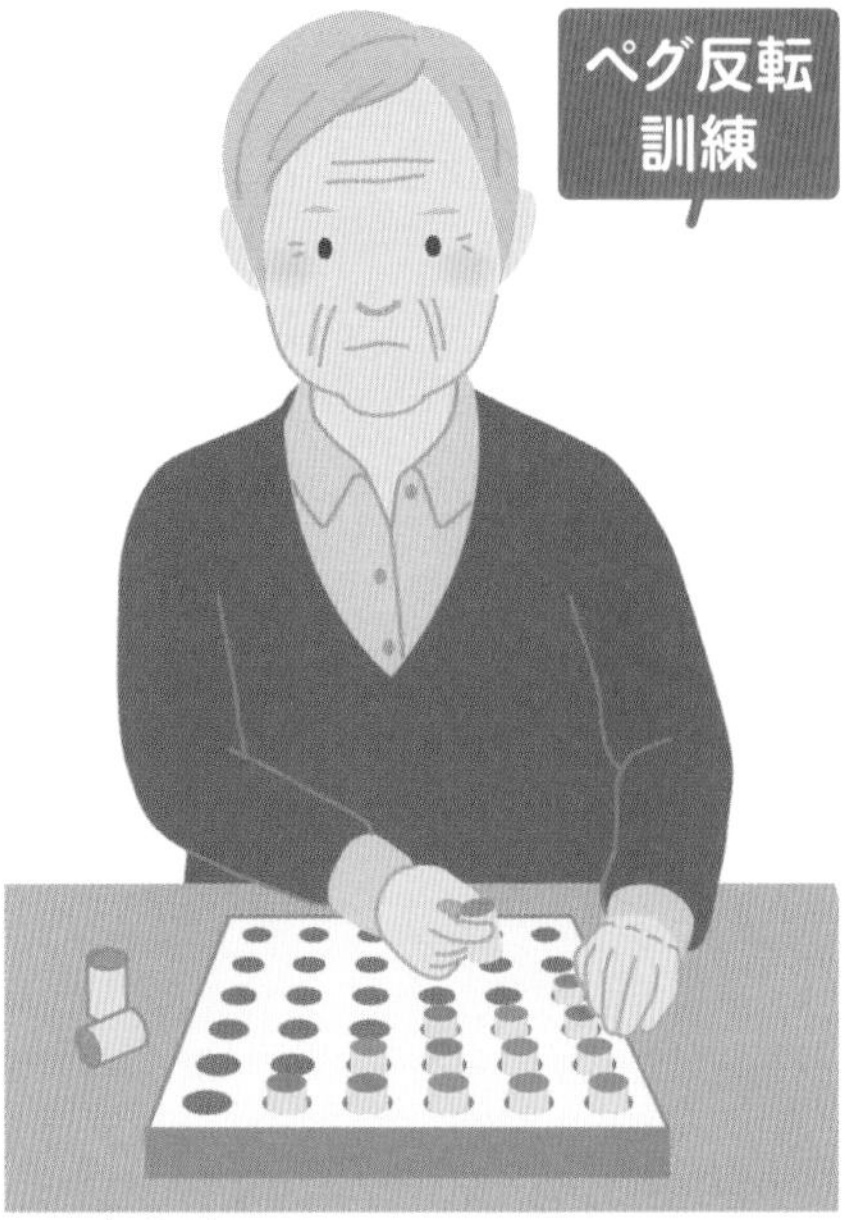

麻痺側《まひそく》の親指、人さし指、中指で、穴の開いた板にはめ込まれたペグ（木釘）をつかみ、一つずつ反転させる。

書字動作訓練

文字を書く練習。文字の大きさ・複雑さ・書く速さなどで難易度を調整。生活や仕事に直結する実用的訓練。

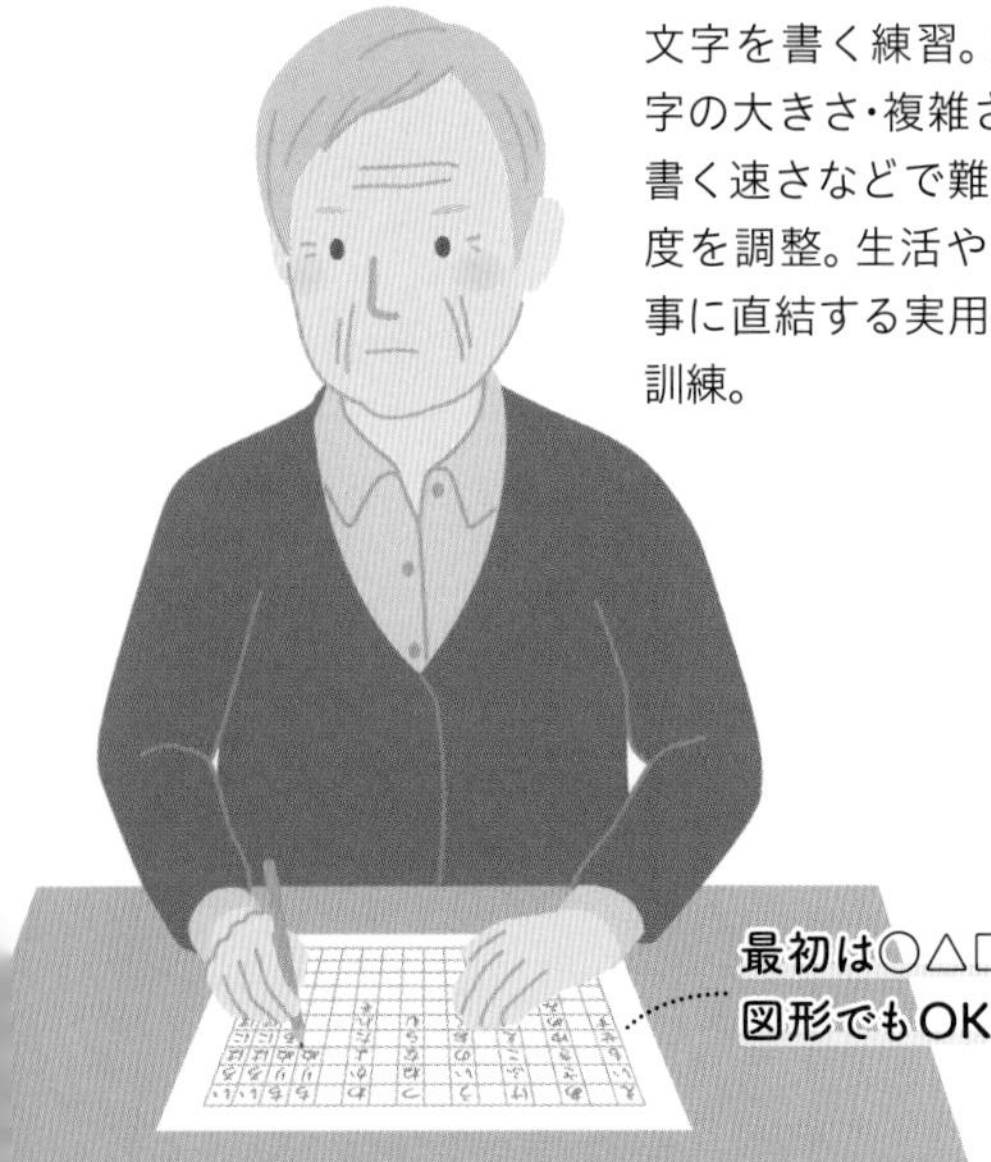

ブロック並べ訓練

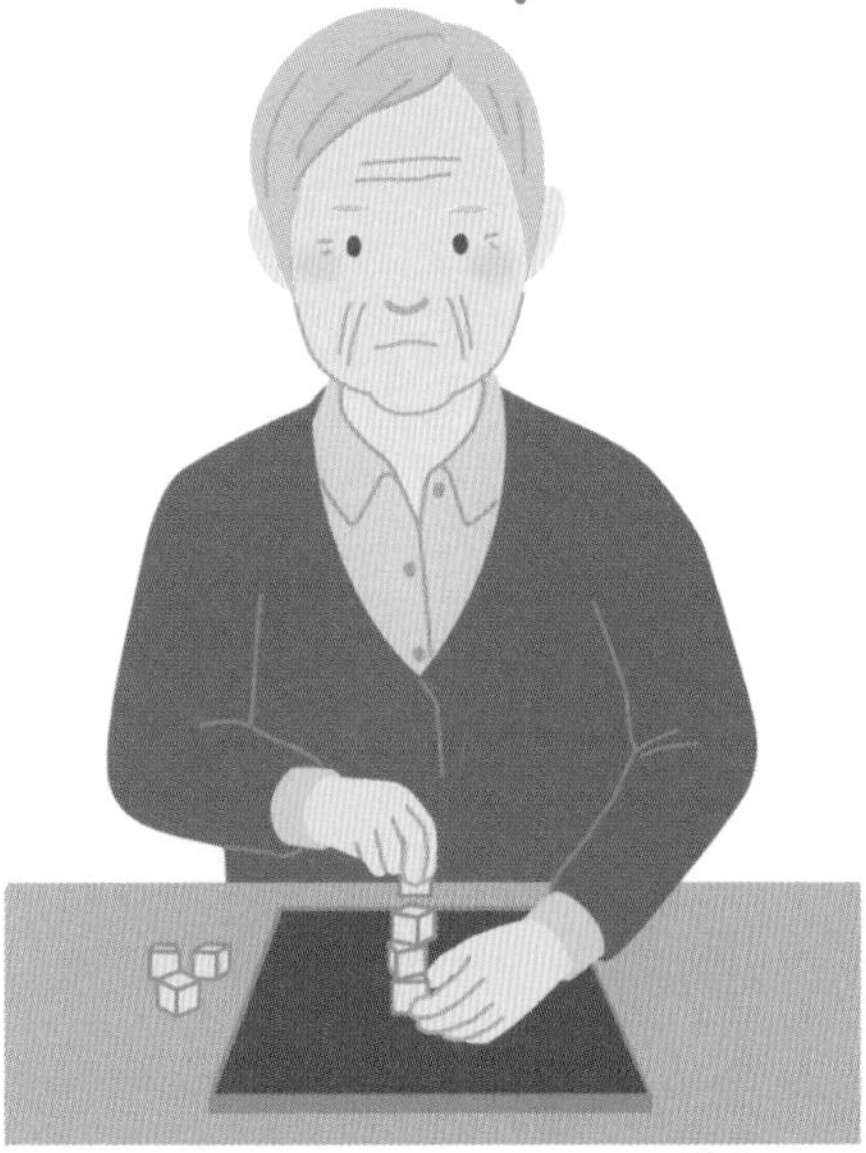

ブロックを並べる練習で巧緻《こうち》性《せい》を向上させる。ブロックの形状・素材・重さなどの組み合わせで難易度を調整。

中等度～重度の麻痺では、より大きな動作から

筋力が乏しく、意図したとおりに指先を動かすことも困難なため、必要に応じてサポートを。

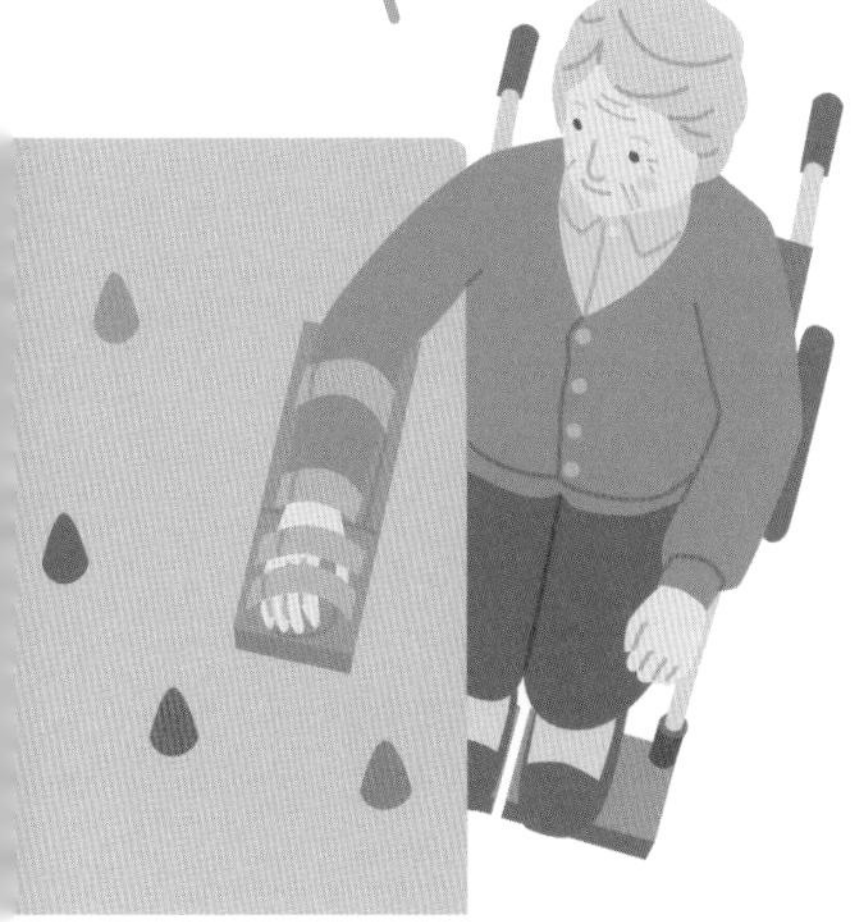

ボードに麻痺側の腕を乗せ、テーブル上をすべらせて動かす。上肢の重力がかかりにくく、重症でも動かしやすい。

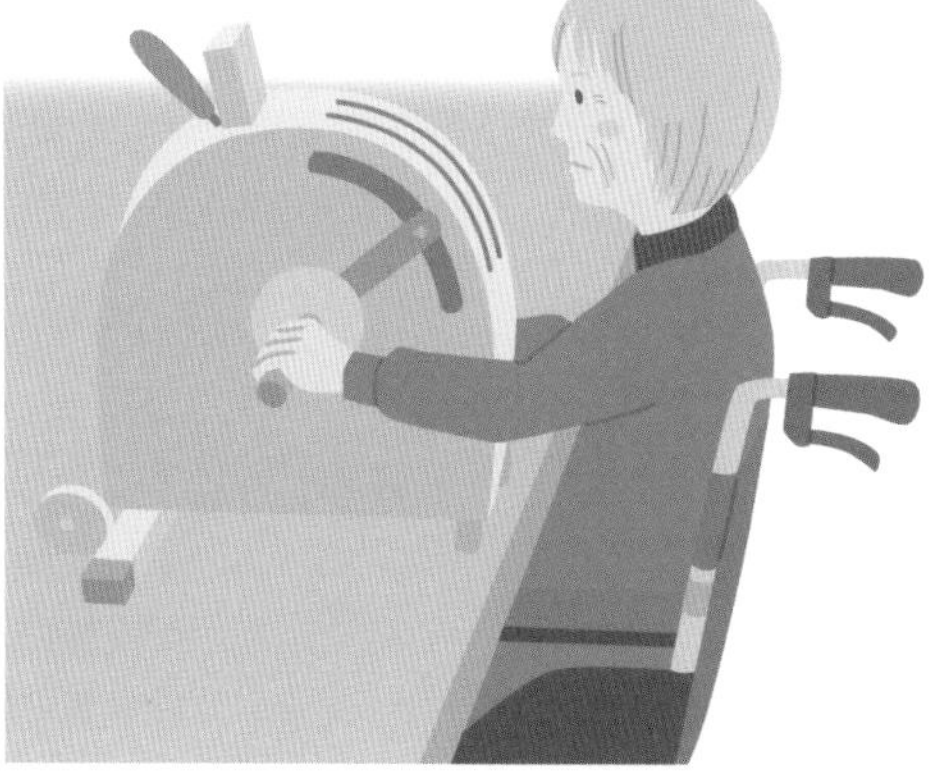

ハンドルを前後に回す練習。腕～指先だけでなく、肩甲骨《けんこうこつ》周囲や体幹の筋力強化にもなる。

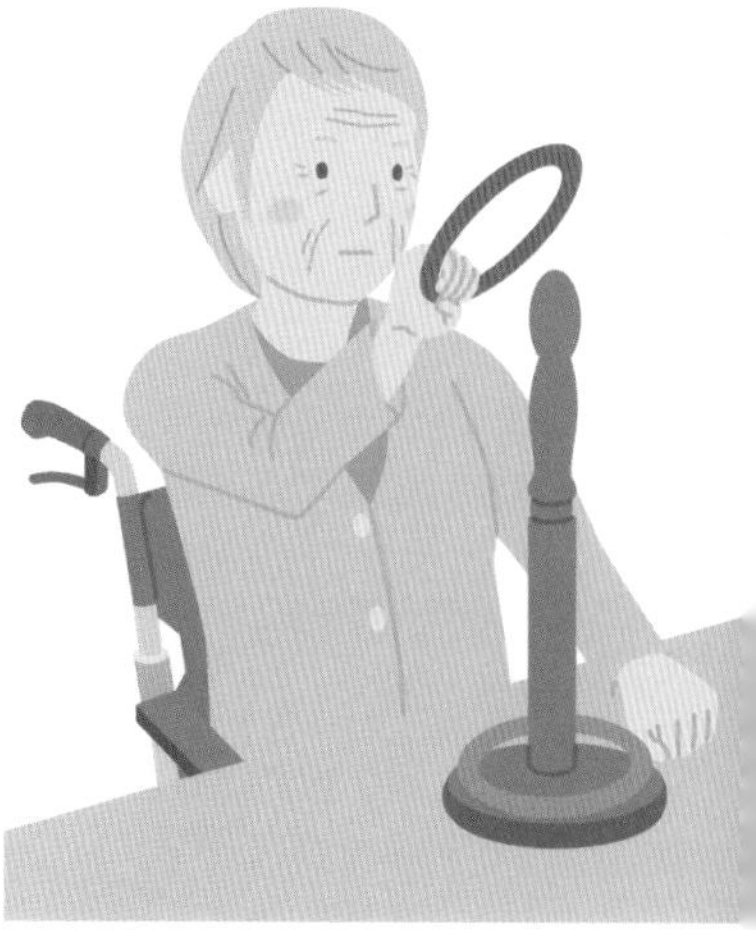

上肢《じょうし》を目的の場所に伸ばす「リーチ運動」の練習に。重症度に応じて、輪の大きさやポールの位置を変える。

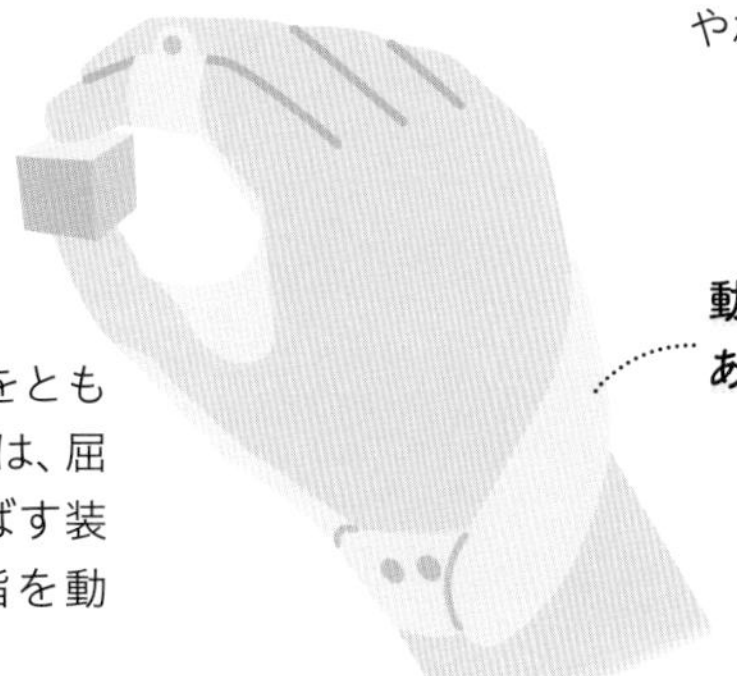

重度の筋力低下をともなう麻痺などでは、屈曲した手指を伸ばす装具をつくり、手指を動かしやすくする。

ADL向上には、手指のこまかい動きが欠かせない

上肢《じょうし》のリハビリでは麻痺《まひ》側《そく》を使う訓練がとても重要です。脳血管障害で壊死《えし》した神経細胞があっても、脳への刺激がくり返されると、損傷していない神経細胞が代替的に機能することで運動機能の回復が見られます。そのため、麻痺側の運動で脳を刺激することが重要なのです。

ADL（日常生活動作）回復のためには関節可動域や筋力の向上と並んで、巧《こう》緻《ち》性《せい》を向上させることも重要です。手首やひじの動きと連動させながら、手指をこまかく動かせるようにします。**こうした巧緻性が、食事、更衣、排泄、整容など、日常生活に必要な動作につながっています。**患者本人にとっても、とりわけ早く回復したい機能です。

巧緻性の訓練は、その人にとっての簡単な動作から始め、徐々にこまかく複雑な動作に進むようにします。麻痺が軽い人は、右ページのように難易度の高い動作から訓練を始めることができます。

上肢のリハビリ ▽ 課題特異的訓練

更衣、食事、排泄などの動作を練習

日常的に練習しつつ、できない動作は何度もとり組む

できない動作を最初に確認。動作を容易にする介助や物品使用も大事。

食事

ここをCheck

利き手の麻痺《まひ》の場合

- ☑ 箸やスプーンを持って、食物を口に運べる？

非利き手の麻痺の場合

- ☑ 茶碗を持ってキープできる？
- ☑ 茶碗や皿を押さえておくことができる？

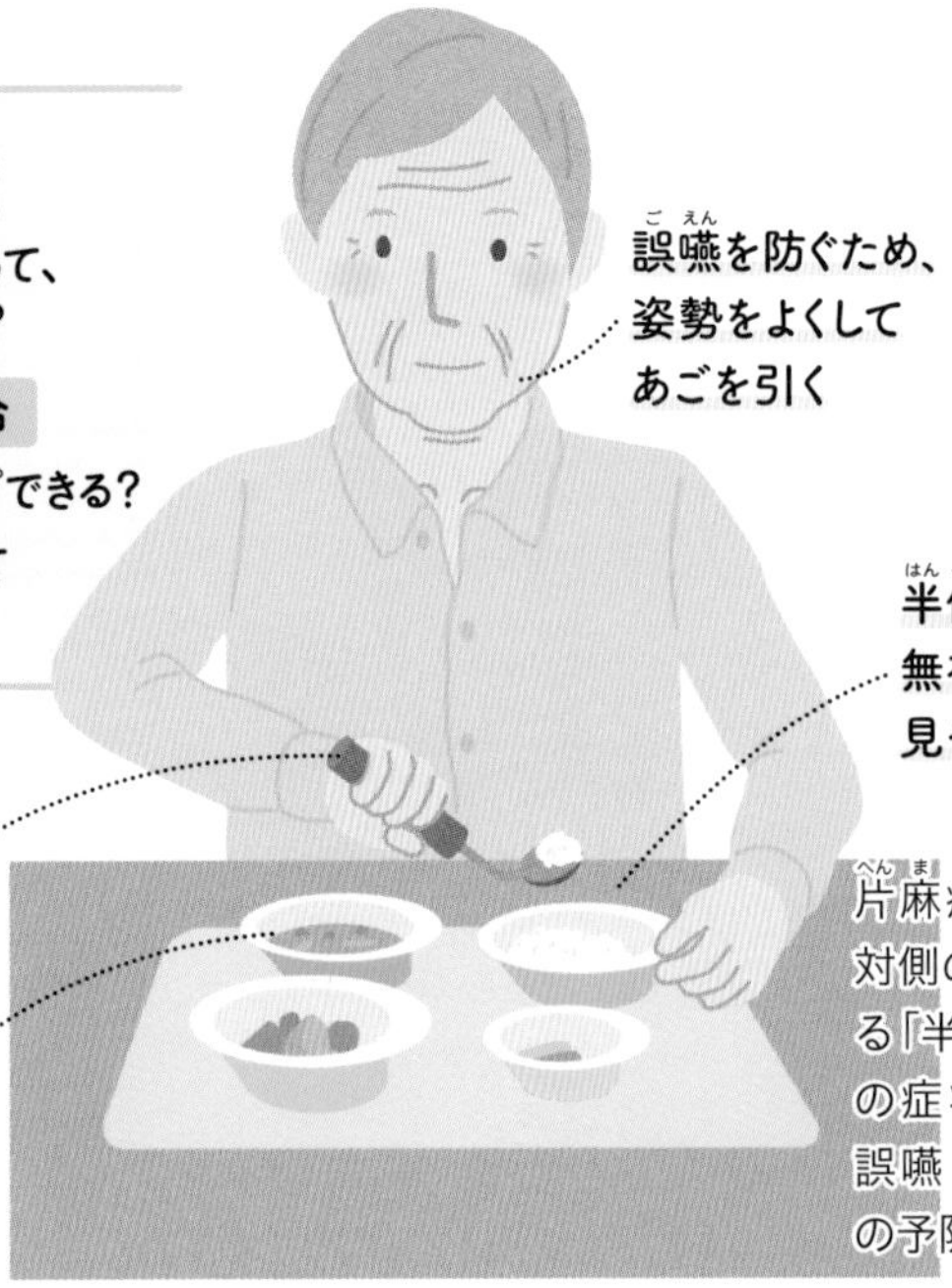

片麻痺《へんまひ》や、麻痺側《まひそく》の反対側の視野が障害される「半側空間無視」などの症状に応じて実施。誤嚥しやすいため、その予防も重要。

更衣

ここをCheck

- ☑ 上衣（かぶり、開き）を着脱できる？
- ☑ ボタン、ファスナーを操作できる？
- ☑ 座位《ざい》を保てる？（手すり、背もたれ、介助など）
- ☑ 下衣を着脱できる？
- ☑ 靴下、装具を着脱できる？

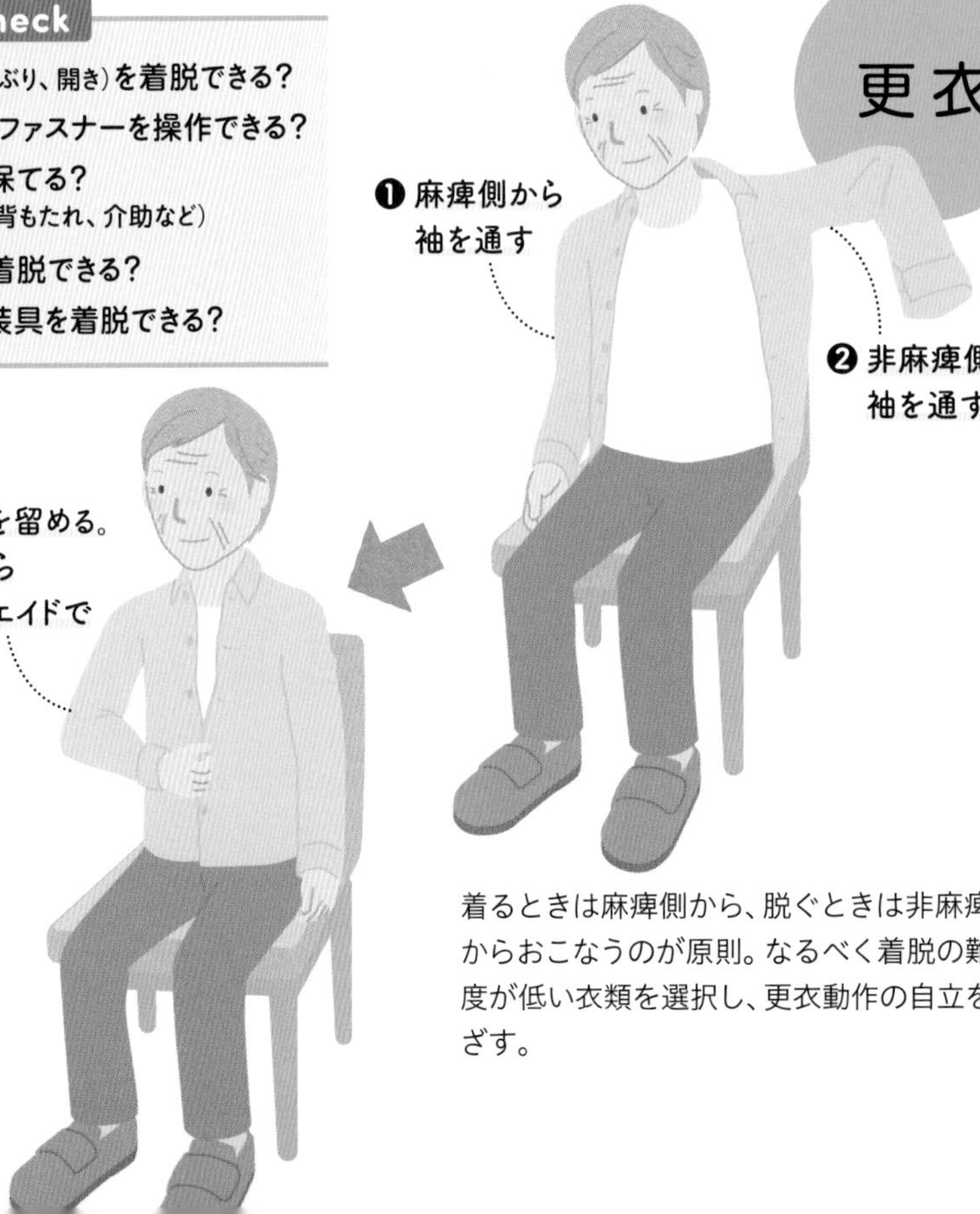

着るときは麻痺側から、脱ぐときは非麻痺側からおこなうのが原則。なるべく着脱の難易度が低い衣類を選択し、更衣動作の自立をめざす。

排泄

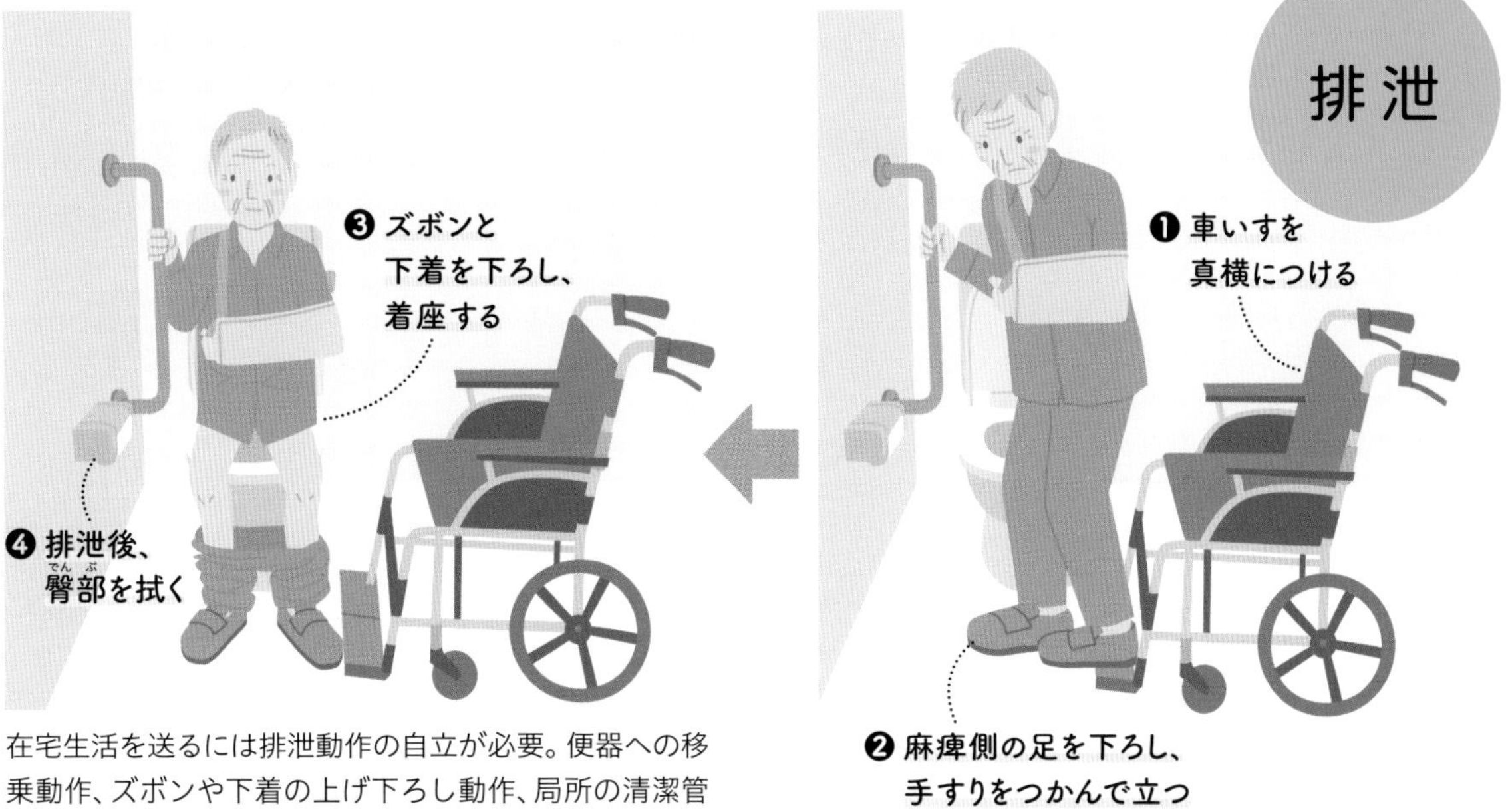

在宅生活を送るには排泄動作の自立が必要。便器への移乗動作、ズボンや下着の上げ下ろし動作、局所の清潔管理など、一つ一つの動作をチェックして練習を。

ここをCheck

- ☑ 下衣を上げ下げできる?
- ☑ トイレットペーパーで臀部を拭ける?
- ☑ 車いすからトイレに移乗できる?
- ☑ 便意をコントロールできる?

整容

生活リズムを整え、社会生活に戻って他者と交流するためにも重要。口腔《こうくう》ケアは誤嚥性《ごえんせい》肺炎予防のためにも欠かせない。

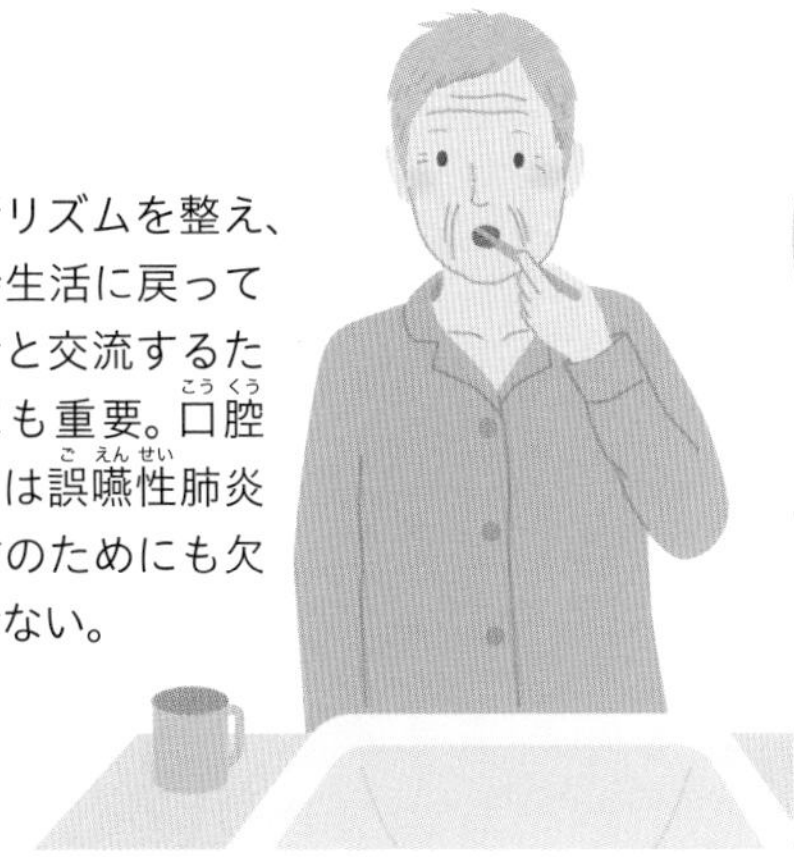

ここをCheck

歯磨き	☑ 歯ブラシに歯磨き粉をつけられる?
	☑ 口の感覚障害による磨き残しはない?
洗顔	☑ 洗面台の前に立ったまま洗える?

「できないADL」から、「しているADL」をめざす

ADLとは、日々の生活を送るために必要となる日常生活動作のこと。脳血管障害による麻痺《まひ》によって、「できないADL」が生じているので、リハビリをおこなうことで、「できないADL」を「できるADL」へと改善させていきます。

しかし、ここがゴールではありません。**ADLは「できるADL」と「しているADL」に分けて評価します。**「できるADL」は、おこなおうとすれば何とかできるADLのこと。「しているADL」は、日常生活のなかで実際におこなっているADLをさします。このレベルを目標に、リハビリを進めていきます。

病院ではできるだけ自宅に近い環境で、退院後は日常生活のなかで実際の動作を練習し、再獲得をめざします。このようなリハビリを課題指向性訓練といいます。動作を遂行するのに必要な課題をさらに細分化し、実施していく訓練方法は、課題特異的訓練とよばれています。

上肢のリハビリ ▽ CI療法
非麻痺側を固定して、麻痺側を動かす

麻痺した上肢の動きの質を短期集中リハビリで改善

片麻痺《へんまひ》があると、麻痺側《まひそく》がうまく動かせず、ちょっとした動作でも失敗します。そのためつい、非麻痺側ばかり使うことに。これを「学習性不使用」といいます。しかしこのままでは、麻痺側の機能回復は見込めません。

そこでCI療法では、非麻痺側の上肢《じょうし》をミトンやアームスリングで固定するなどして、麻痺側を強制的に使わせます。その結果、動作が徐々に上手になり、麻痺側上肢の動きにかかわる神経ネットワークの再構築も期待できます。

実施期間は2週間程度。短期集中でおこなうことで、高い効果が得られます。理学療法士の指導のもと、病院のリハビリ室や病室、自宅でおこないます。

歩行可能で、麻痺側の腕を動かせる人に

自立歩行ができ、麻痺側がある程度動く人で、効果が期待できる。

適応となるのはこんな人!

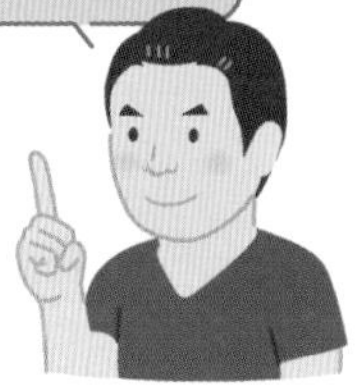

脳機能障害が軽度
認知機能検査(MMSE)20点以上で、失語《しつご》などの症状がない。

麻痺側《まひそく》を動かせる
麻痺側の上肢《じょうし》を自分で動かせる(手関節の背屈《はいくつ》20°以上などが条件)。

ADL(日常生活動作)自立
歩行や日常生活動作がある程度できる。杖などの使用も可。

こんなときは避けて!

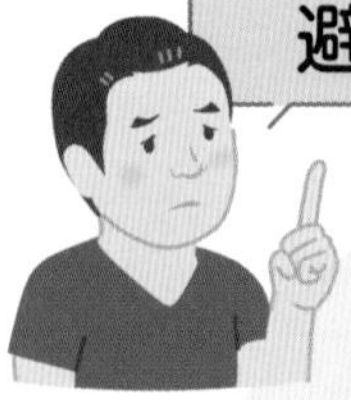

炎症性の痛みがある
関節リウマチ、関節炎などの痛みが悪化するおそれがある。

併存疾患がコントロール不良
心臓病や糖尿病、けいれん発作、動脈瘤《どうみゃくりゅう》などがある人は、自主練習中の合併症が問題となることも。

転倒リスクが高い
自主トレを長時間おこなうことになるので、転倒に注意が必要。

2週間のうち10日間、1日6時間で実施

最適なのは急性期だが、回復期も可能。標準プログラムでは、ホームエクササイズを含めて2週間のうち10日間、1日6時間おこなう。

作業療法士の指導、フィードバックを受けながらおこなう

CI療法は、以下の3つのアプローチで成り立つ。これに沿って、作業療法士が計画。

Ⅰ 量的訓練

麻痺側の使用時間をとにかく増やすことが大事。身じたくや片づけなどのちょっとした動作も、麻痺側で。

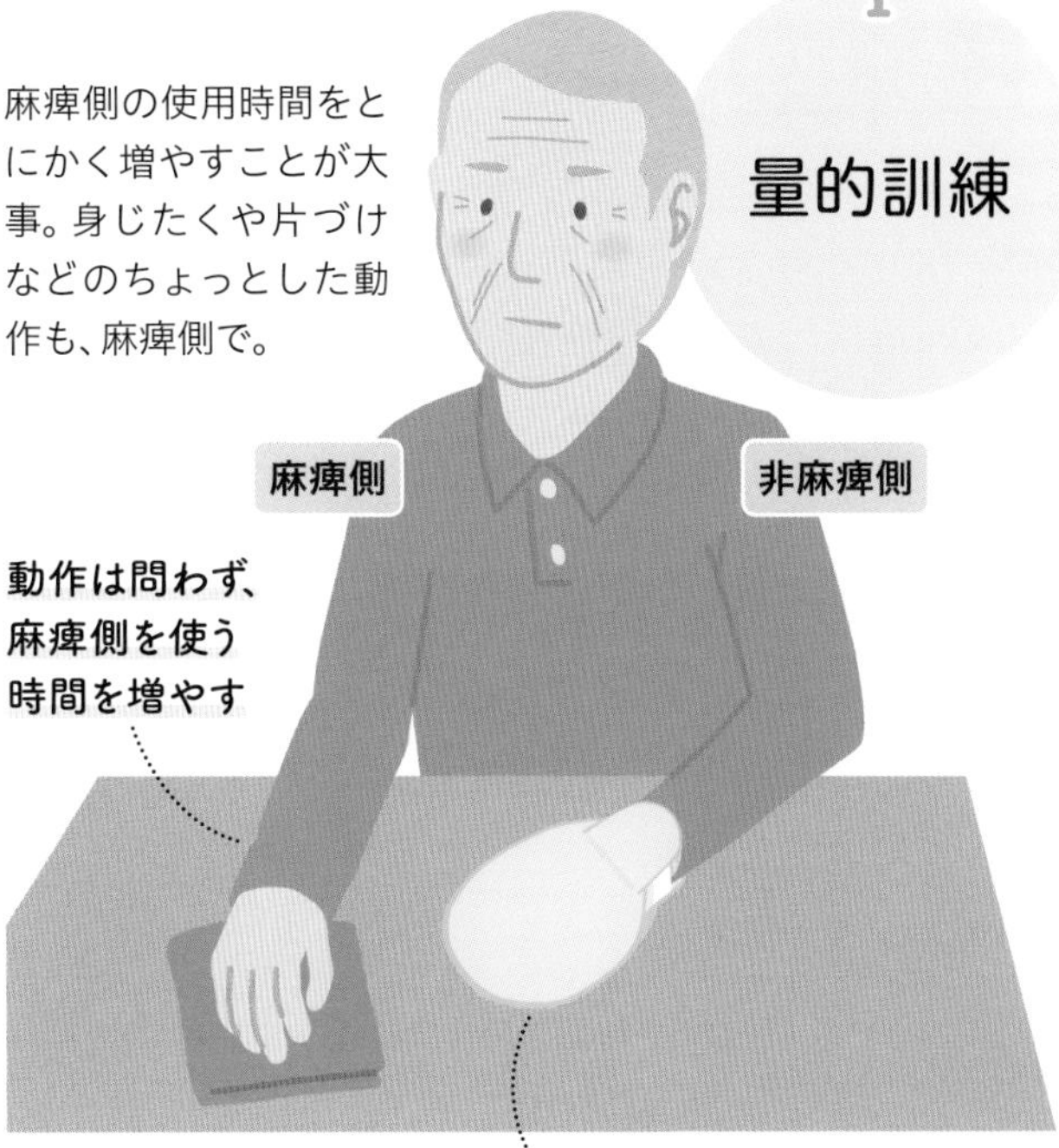

Ⅱ 反復的課題志向型アプローチ

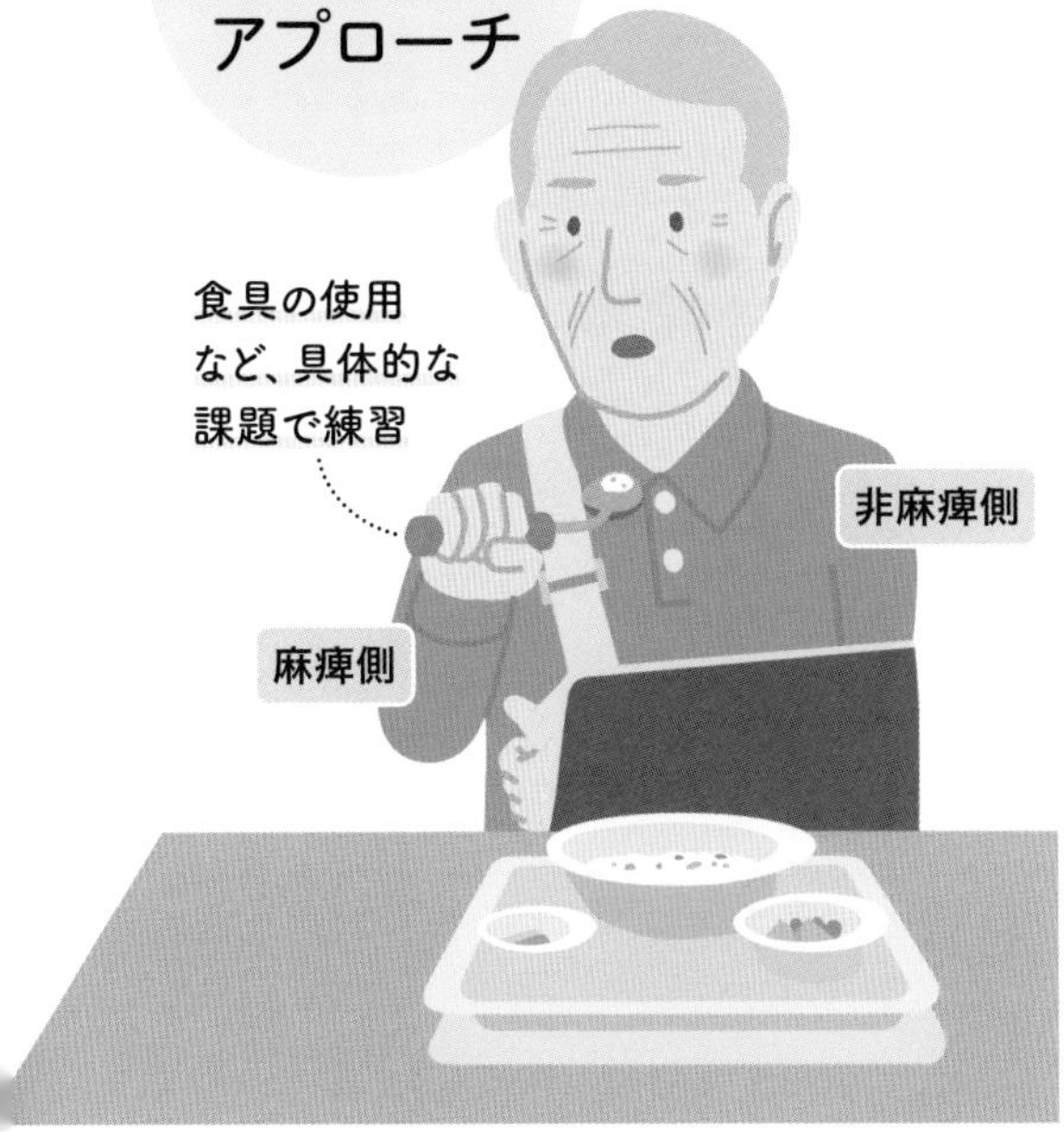

特定の動作課題に集中してとり組む。正しい動作にこだわらなくてOK。課題を達成し、達成感を得られるように。

Ⅲ 行動学的戦略

麻痺側の動作を作業療法士が観察し、フィードバックする。毎日の生活に定着させるためのアドバイスが重要。

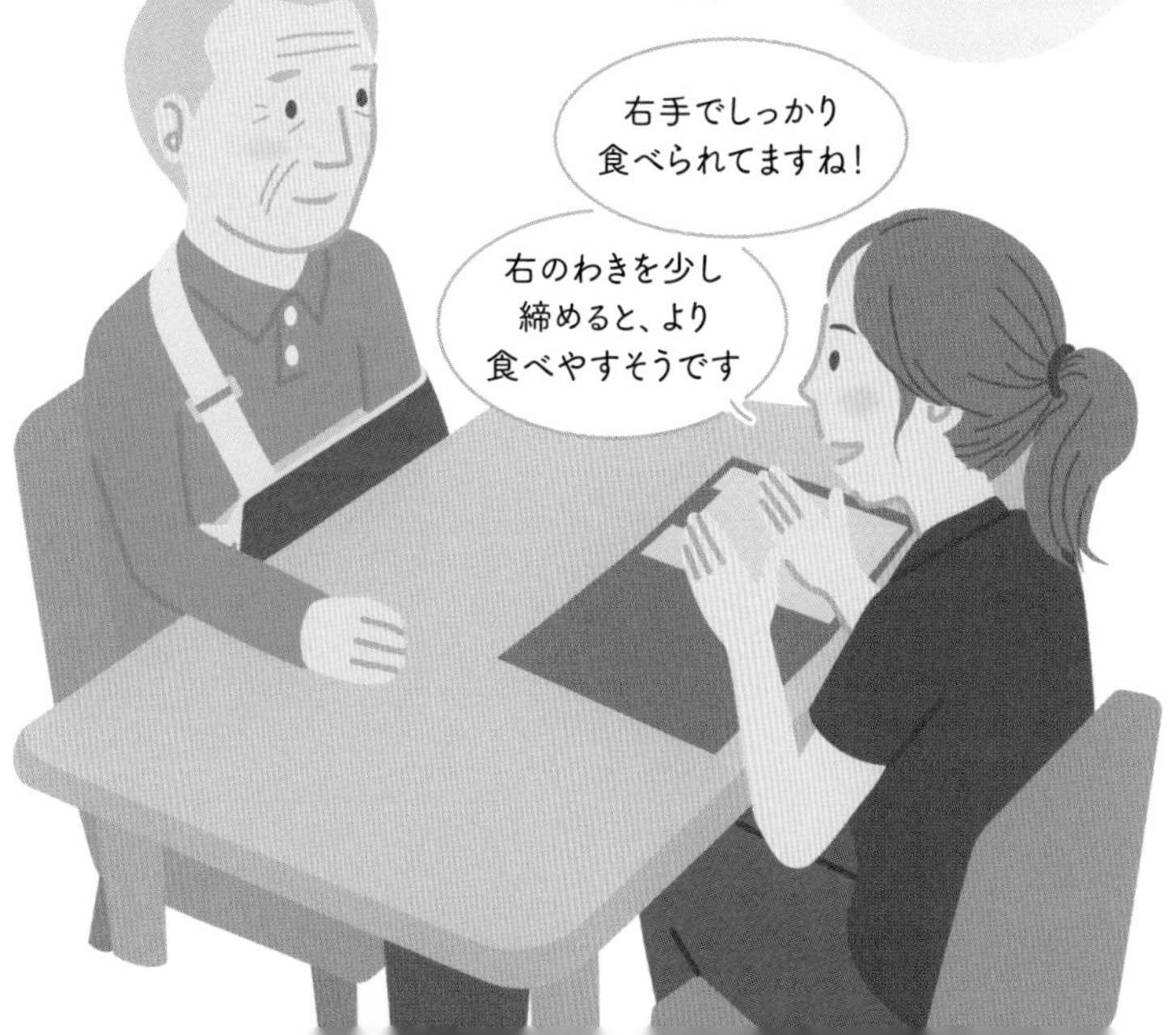

Column

脳の錯覚を利用する「ミラーセラピー」もある

左右の上肢を使うときは、同時に、左右対称に動かすのがいちばんスムーズ。そこに着目したのが、「ミラーセラピー」だ。非麻痺側の上肢だけを鏡に映した状態で、両上肢を左右対称に動かす。麻痺側はうまく動いていなくても、非麻痺側のスムーズな動きを鏡で見ることで、うまく動かせていると錯覚。実際に機能が高まっていく。

上肢のリハビリ ▽ 可動域訓練

肩〜手を動かし、拘縮を防ぐ

他動運動、自動運動の両方をおこなう

自分で動かせなければ他動運動。動かせる場合は自分でも動かす。

肩の可動域訓練

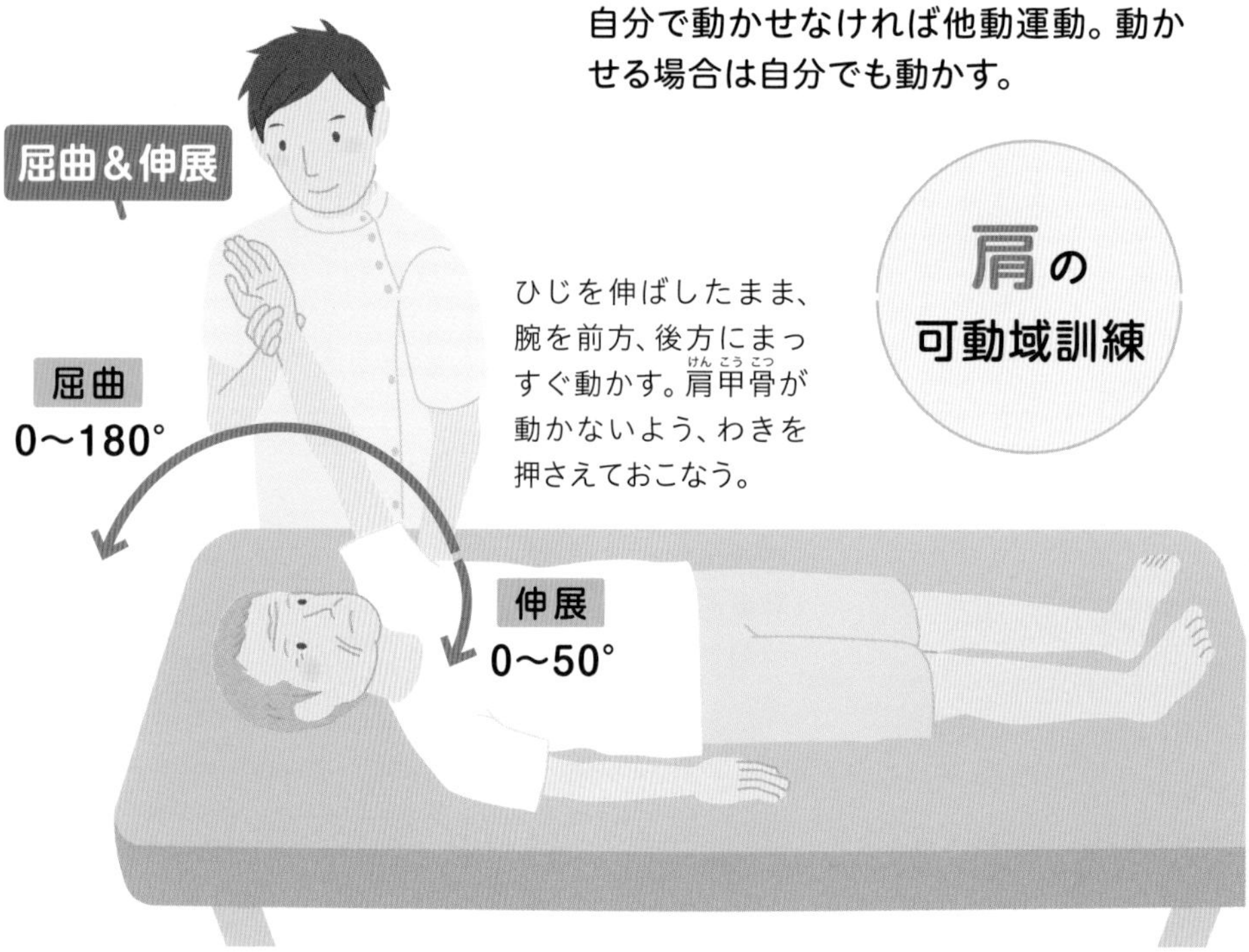

ひじを伸ばしたまま、腕を前方、後方にまっすぐ動かす。肩甲骨《けんこうこつ》が動かないよう、わきを押さえておこなう。

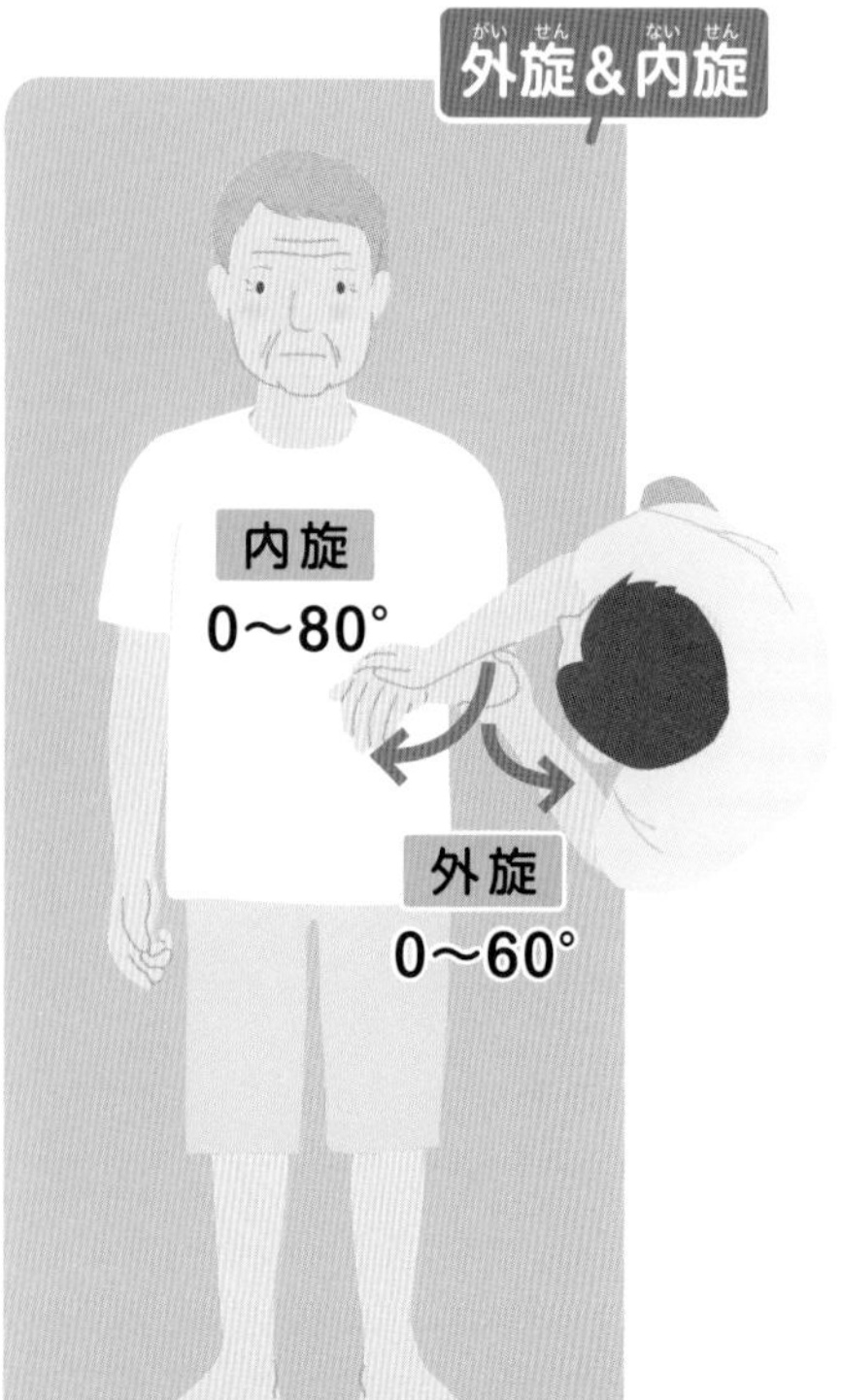

ひじを90°に曲げて体側につけ、前腕を外側に倒すのが外旋、内側に倒すのが内旋。ひじを固定しておこなう。

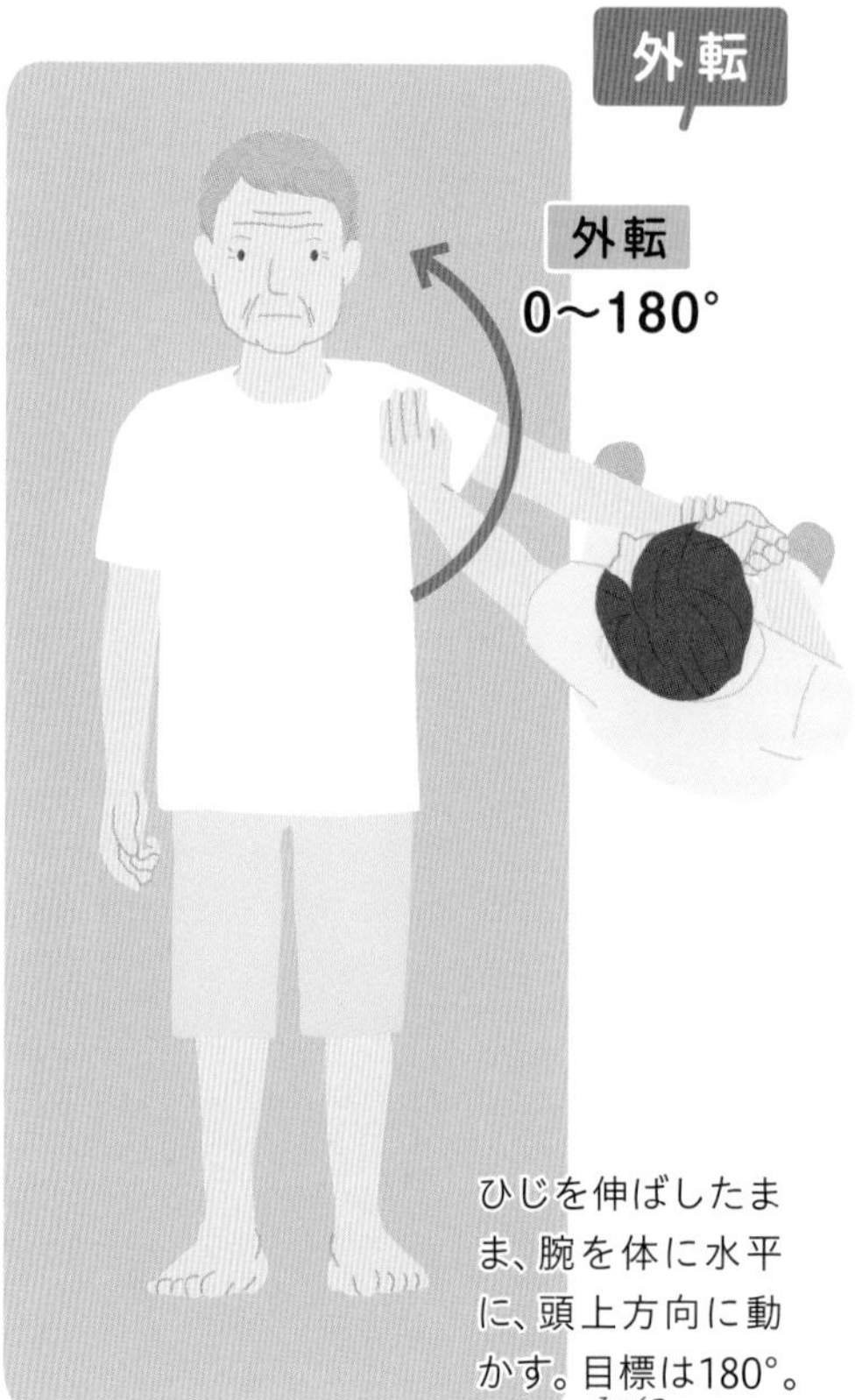

ひじを伸ばしたまま、腕を体に水平に、頭上方向に動かす。目標は180°。体幹が側屈《そっくつ》しないように注意して。

ひじの他動運動

ひじを伸ばして体側につけた姿勢から、ひじを曲げたり伸ばしたりする。

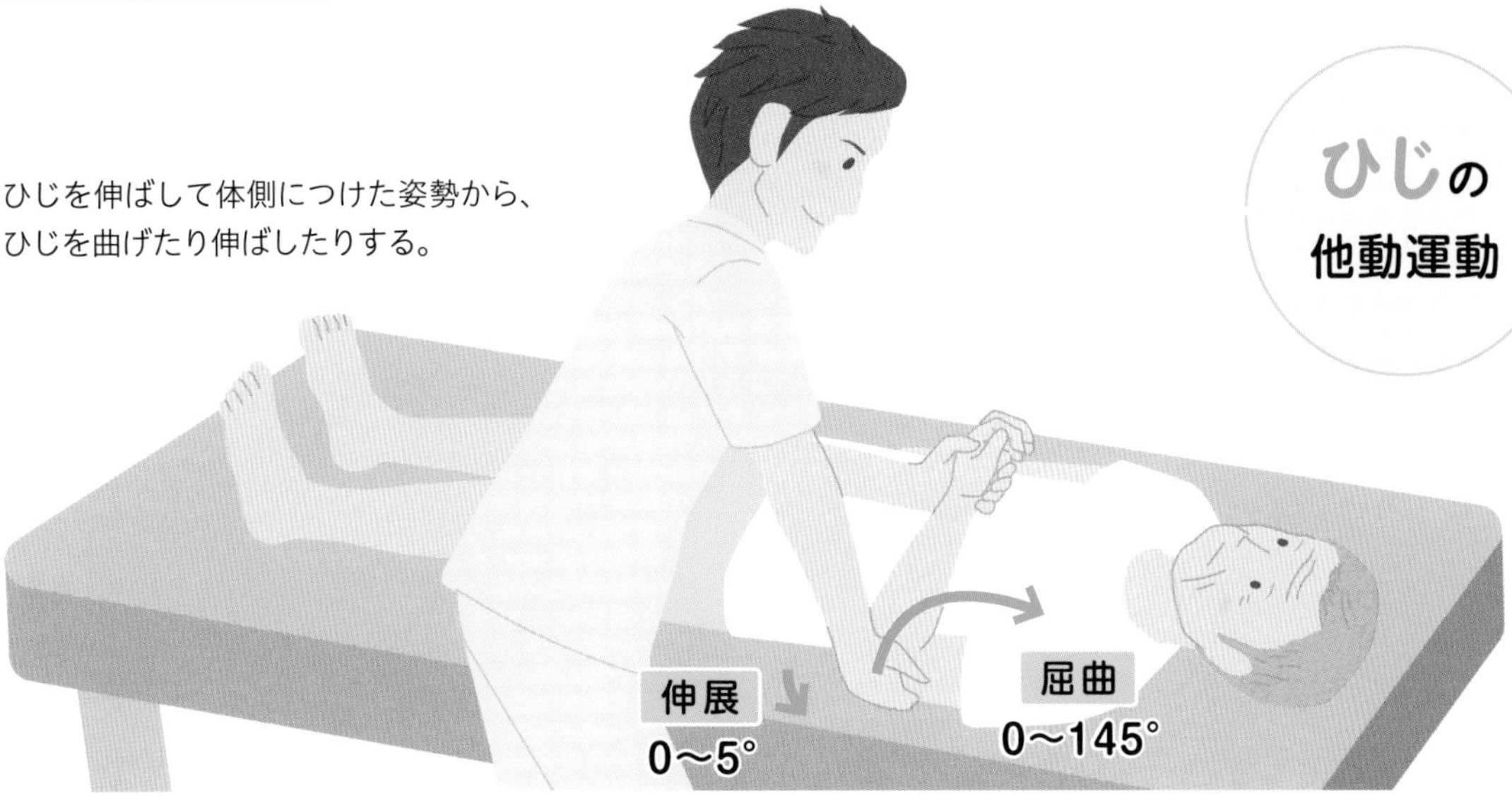

手の他動運動

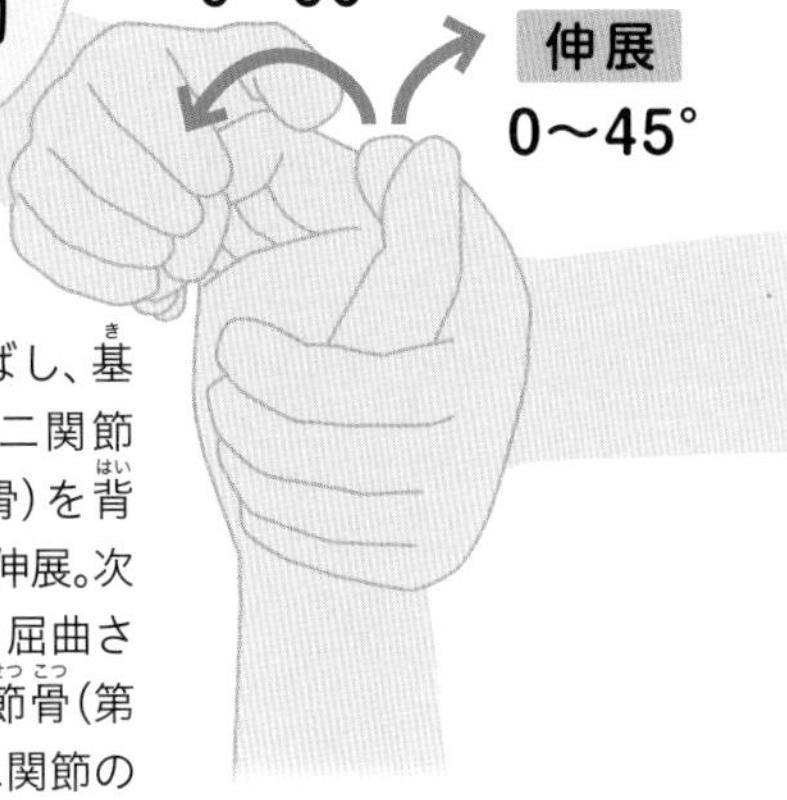

指関節を伸ばし、基《き》節骨《せつこつ》(指の第二関節〜つけ根の骨)を背《はい》屈《くつ》させるのが伸展。次に基節骨から屈曲させ、さらに中節骨《ちゅうせつこつ》(第一関節〜第二関節の骨)も屈曲させる。

前腕の他動運動

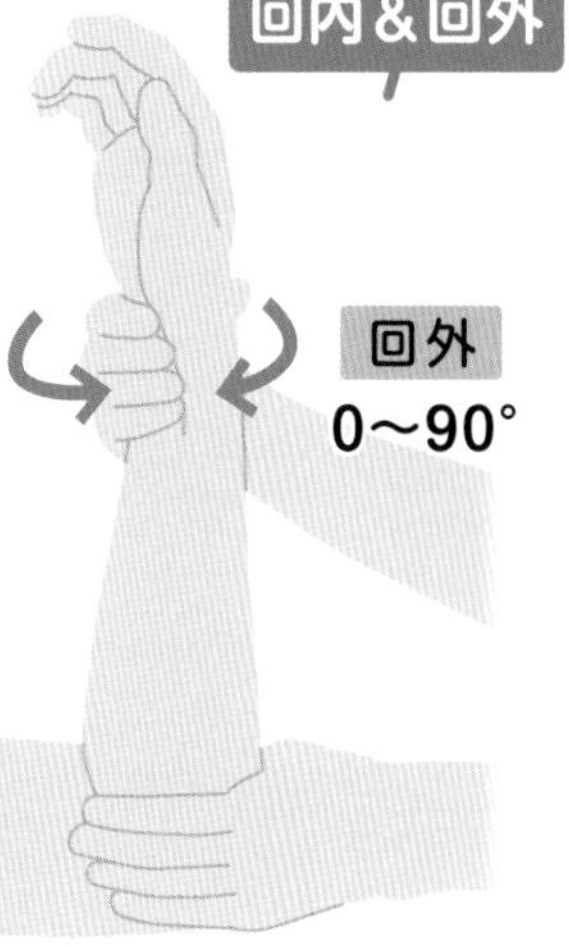

ひじを90°屈曲で固定。手首を回転させて手のひらを体側に倒すのが回内。反対側に倒すのが回外。脳血管障害では回内で拘《こう》縮《しゅく》が起きやすい。

痛みをともなう拘縮や肩手症候群、伸張痛を予防

関節可動域とは、関節を自動的または他動的に動かせる範囲のこと。基本肢位《しい》(ほぼ直立姿勢)の関節の状態を0度として、そこから動かせる範囲を角度で示します。体の前後への動きが屈曲と伸展、内外への動きが内転と外転、垂直軸を中心とした動きが内旋《ないせん》と外旋《がいせん》です。

可動域訓練は、関節の可動域を維持・拡大する訓練です。**麻痺《まひ》などのために関節を動かさずにいると、わずか数日で、関節が動きにくくなる「拘縮《こうしゅく》」をきたします。**拘縮があると痛みが生じますし、上《じょう》肢《し》に腫《は》れや熱感、痛みが生じる「肩手《かたて》症候群」や、筋肉を伸ばすと痛む「伸張痛」も起きてきます。これらの予防のためにも、脳血管障害の発症早期からの可動域訓練が必要です。

発症早期には病室やリハビリ室で理学療法士が実施しますが、できる範囲で自動運動もおこないます。退院後も自分で続けることで、関節可動域を保てます。

体幹・下肢のリハビリ ▽ 座位保持訓練

体幹バランスをよくして、座位をキープ

座位バランスがどの程度とれるか、確かめる

座《ざ》位《い》は生活に不可欠の姿勢。自力で座位をとれるかどうかをまず確認。

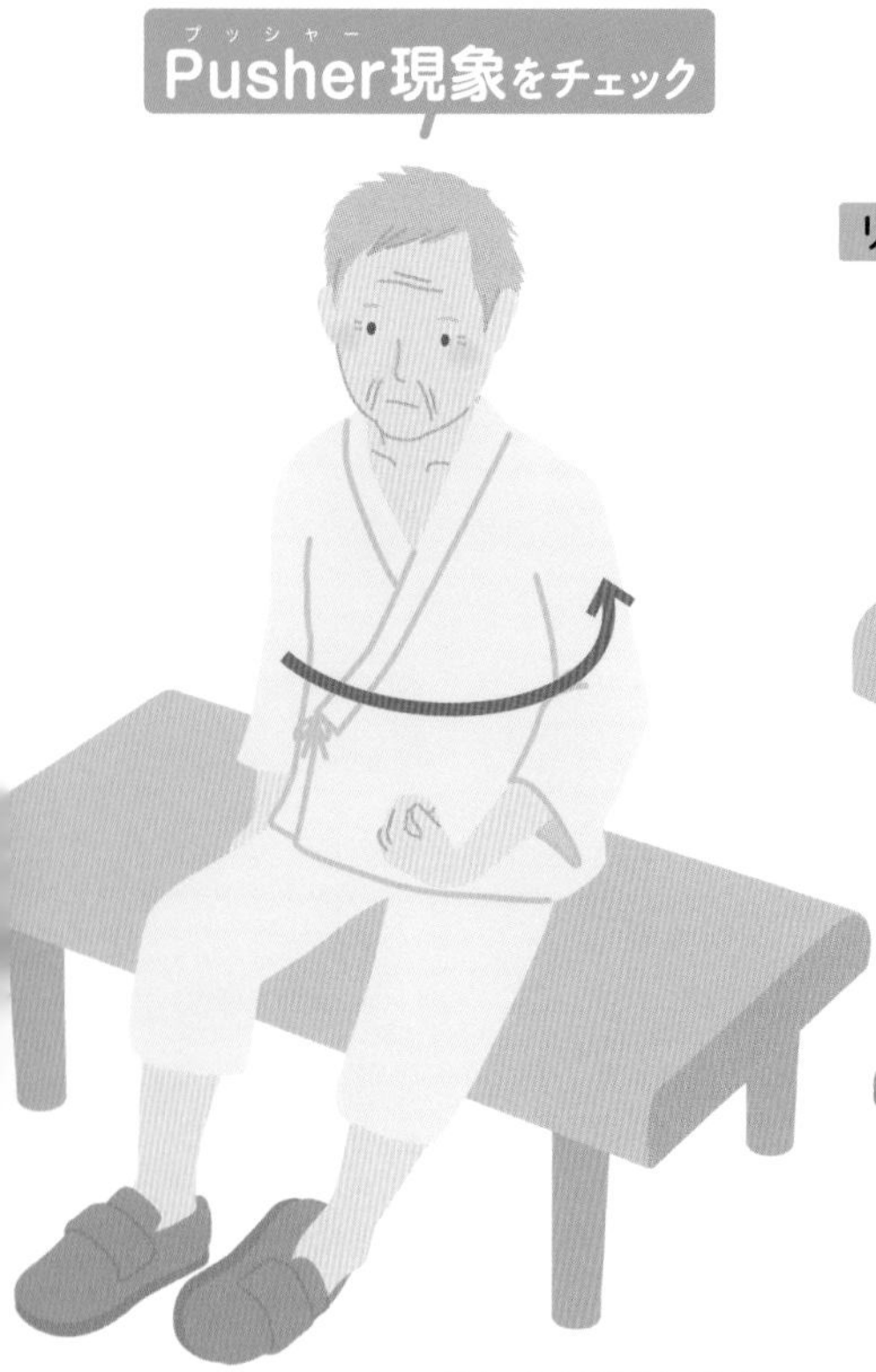

Pusher現象は空間認知障害の一種。どちらが垂直方向かを正しく認識できず、座位の際に麻痺側後方に体が倒れる。

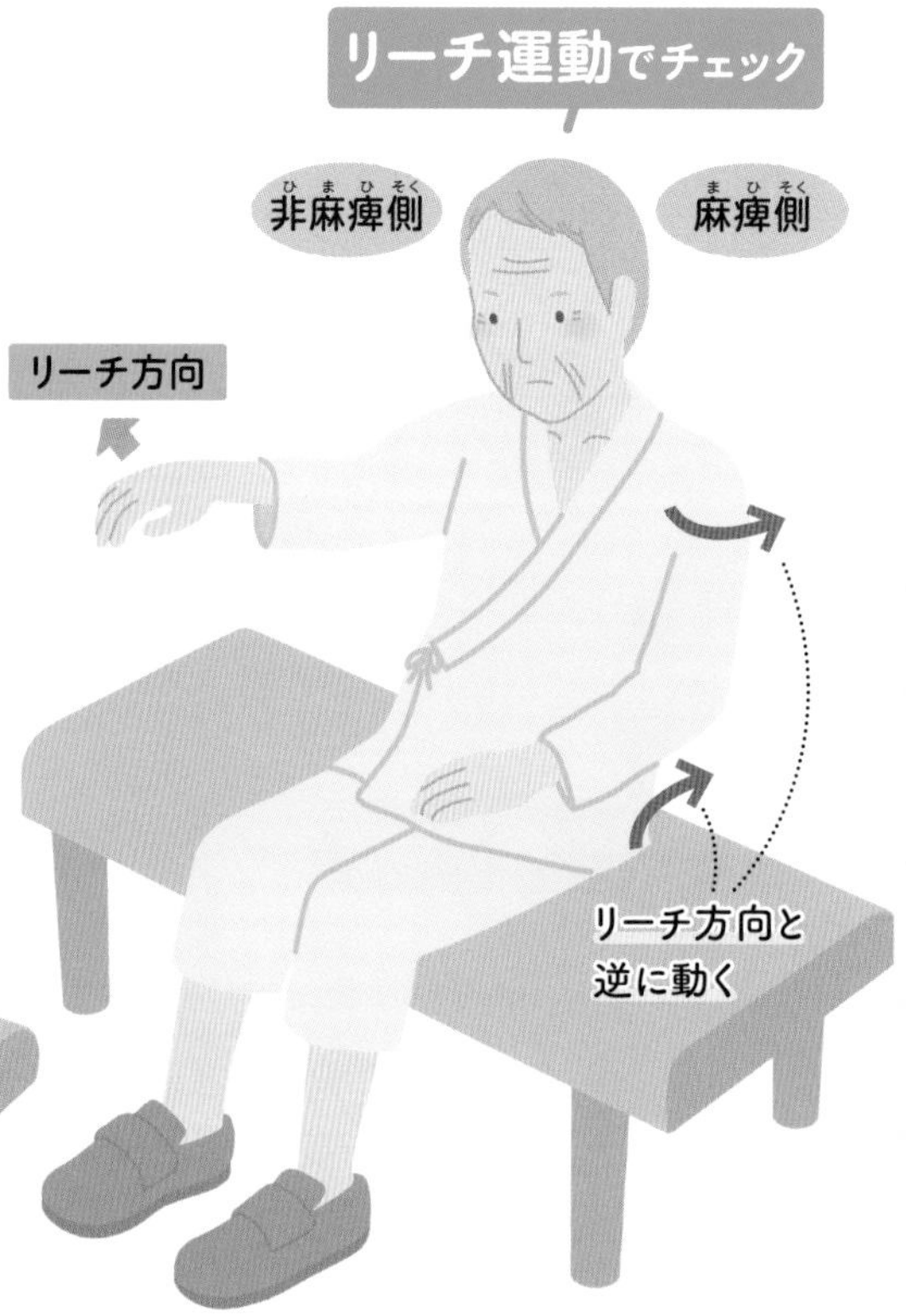

座位困難な人は、骨盤が後傾し、体幹は前弯《ぜんわん》（ねこ背）になっている。腕を前に伸ばすリーチ運動時はとくに、リーチ運動と逆方向に体が傾く。

麻痺側に体が傾き、座位を保てない人が多い

座《ざ》位《い》は、食事や書字のほか、さまざまな作業に必要な姿勢です。**早期離床で呼吸機能や消化機能を高め、回復を促進するためにも、座位保持訓練は欠かせません。**

脳血管障害発症後はバランスをとりにくく、体が自然と麻痺側《まひそく》に傾いてしまいます。そのため、座位を保つことがむずかしくなります。上図のリーチ運動を試すと、その傾向が顕著に認められます。

急性期には、上図のPusher《プッシャー》現象もよく見られます。空間認知障害の一種のため、鏡を見ながら座位をとり、空間認知と体の動きのズレを正すのが有効。非麻痺側の空間認識ができなくなる「半《はん》側《そく》空間無視」もあれば、注意機能訓練（→P52）で改善をめざします。

麻痺側から介助。慣れたら自立での端座位に

段階を踏み、安定した座位姿勢をめざす。
長時間の端《たん》座《ざ》位《い》を保てることが目標。

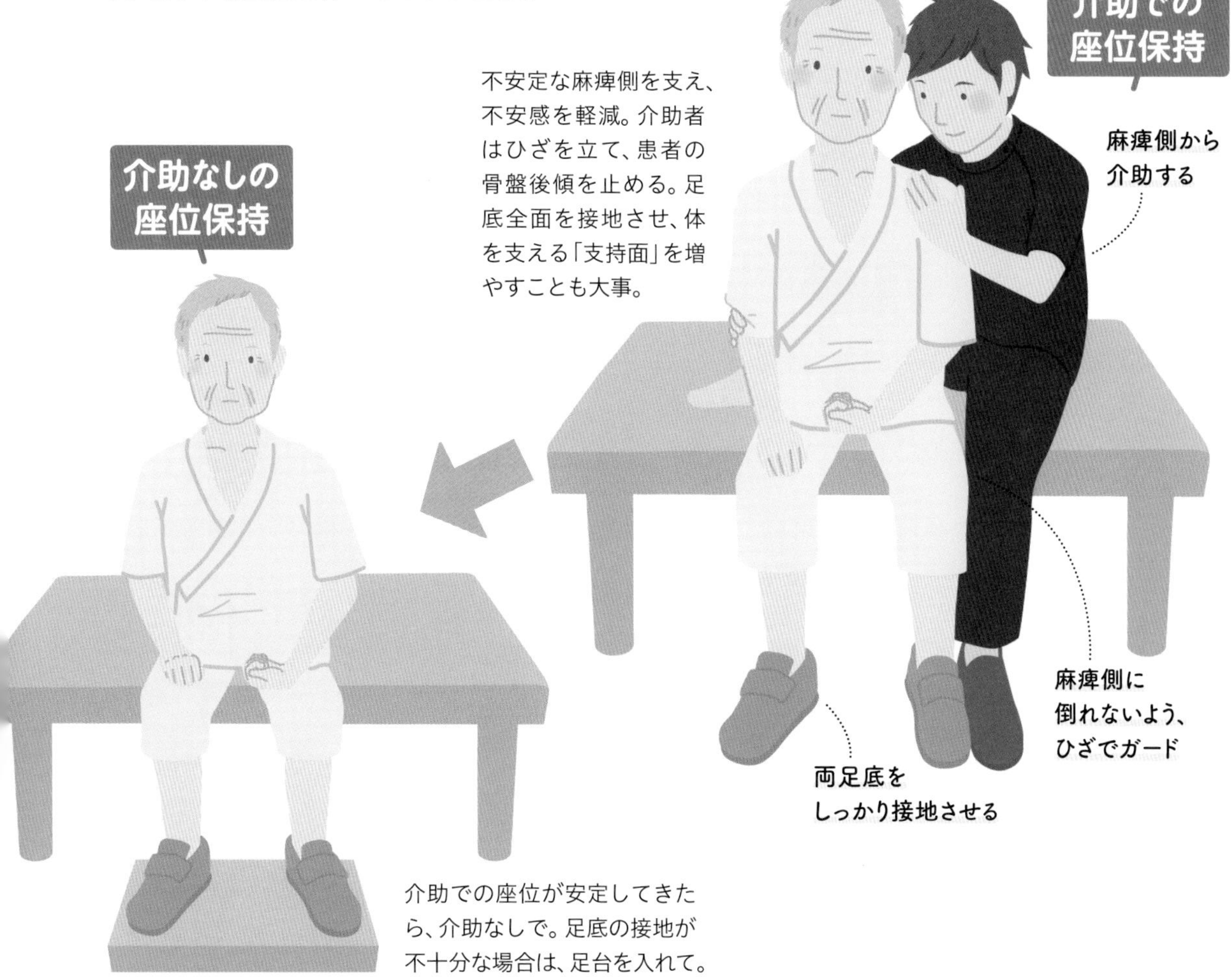

急性期から始め、座位保持時間を延ばしていく

座位保持訓練は、段階を踏んでおこないます。**最初は、ベッドの上半身部分を上げるギャッチアップから。**角度を徐々に上げていき、安定して座っていられるか確認しながら進めます。急性期には、血圧変動にともない脳血流量も変動しやすいため、角度を上げるたびに血圧を測定しましょう。

ギャッチアップによる「長座位《ちょうざい》」が可能になったら、支えなしで座位を保つ「端《たん》座《ざ》位《い》」訓練に入ります。端座位をわずかでも保てるなら、その時間が徐々に長くなるよう、くり返し練習します。

端座位が保てず、体が倒れてしまうなら、理学療法士が麻痺側を支え、他動的におこないます。車いすやいすを使うときには、麻痺側にクッションを入れ、安定性を高めます。**座位困難な人は骨盤が後傾し、体幹が前方に弯曲《わんきょく》しているため、胸を張っておへそを前に出すよう指示すると、座位を保ちやすくなります。**

体幹・下肢のリハビリ ▽ 立ち上がり訓練

上体を思いきり倒すと、立ちやすい

支持基底面内に、重心を移すのがコツ

座《ざ》位《い》の次は立ち上がりの練習。上体を思いきり前に倒すのがポイント。

1 両足を手前に引く

脚は肩幅に広げ、かかとがひざより少し後ろにくるように足を引く。

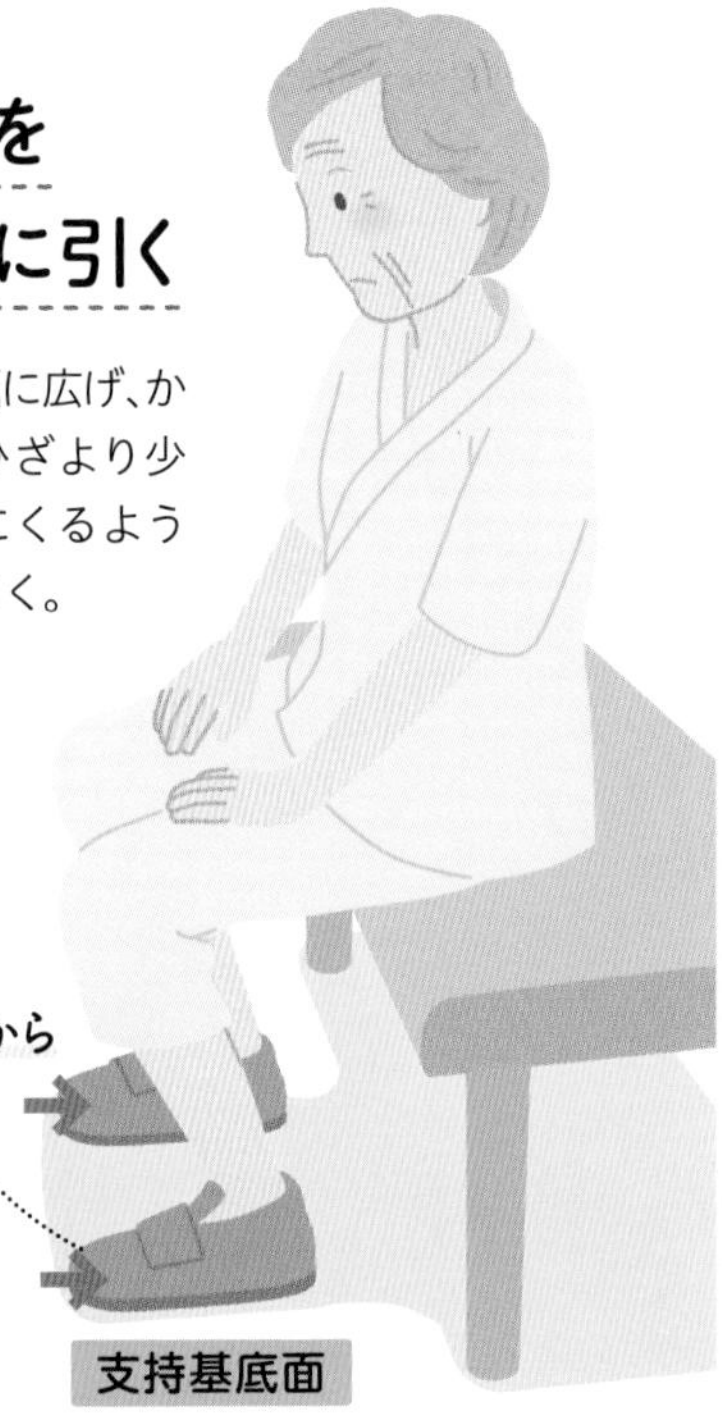

2 上体を前に倒す

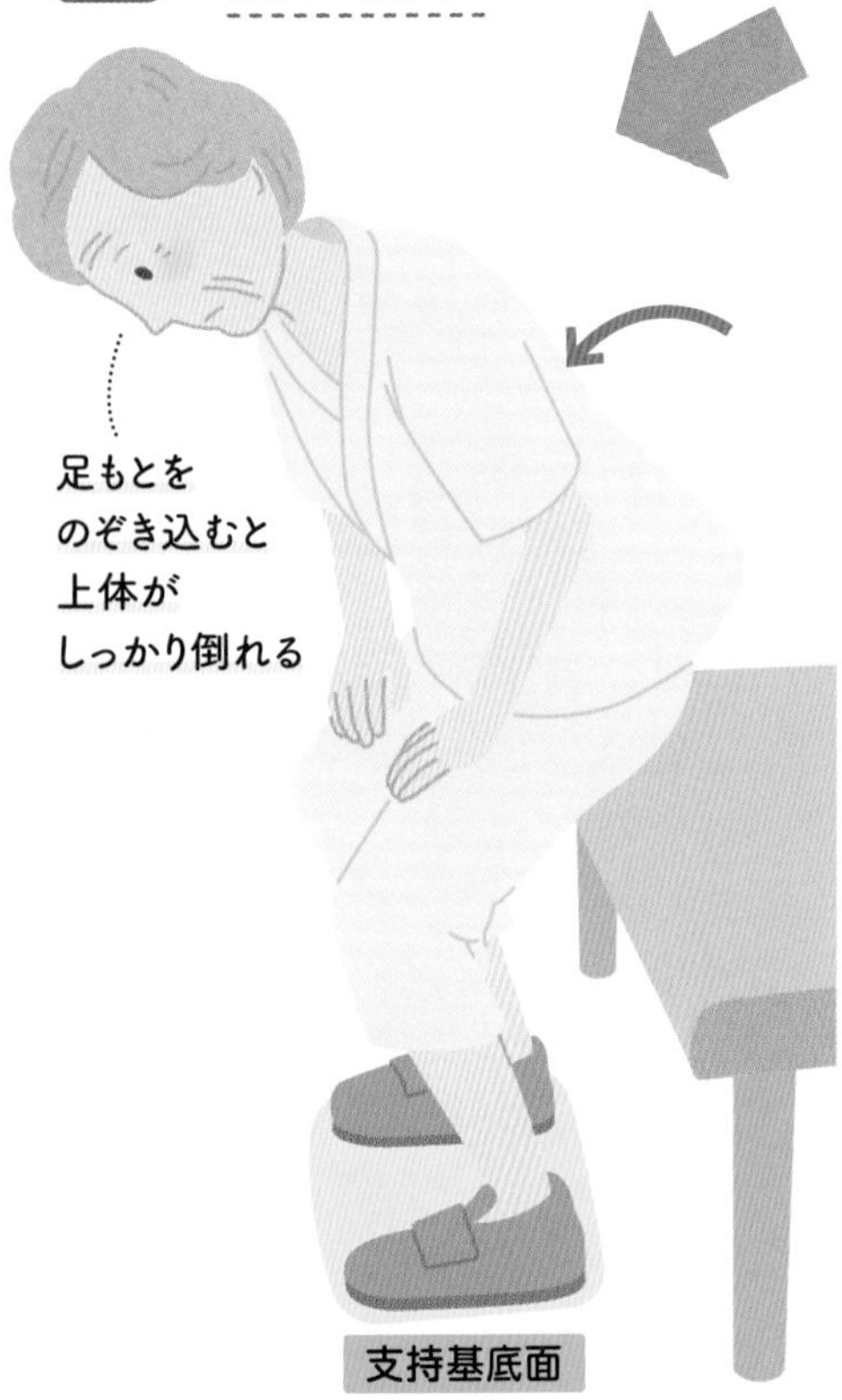

「足もとをのぞき込んでください」と指示。上体が前に傾き、おしりが自然と浮く。横から見て、重心が支持基底面に入っているかを確認。

3 上体を起こす

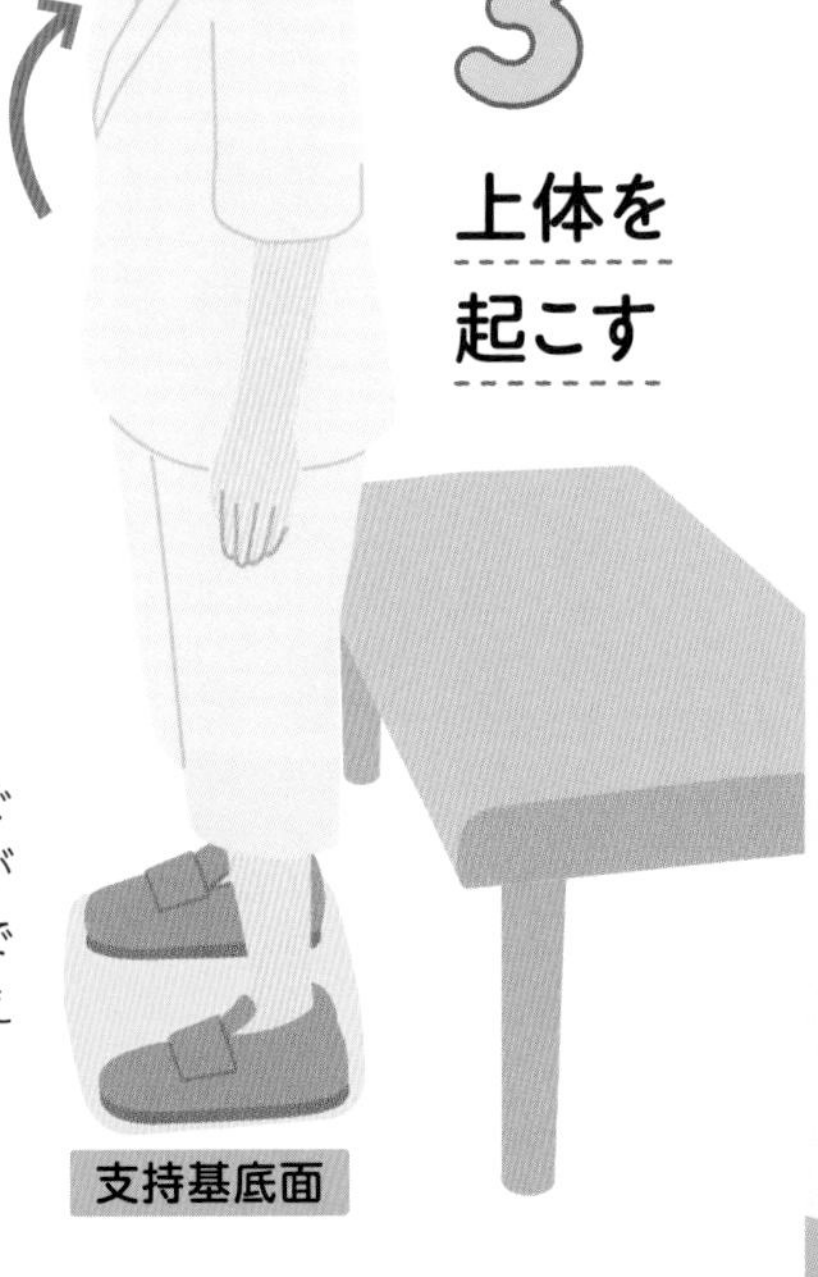

上体を起こしてまっすぐ立ってもらう。片麻痺があれば介助者が麻痺側でスタンバイし、体を支えられるようにしておく。

歩行の前に、車いす移乗を練習しておく

立ち上がりができれば、車いすへの移乗も可能に。
車いすからベッドへの移乗は、以下と逆の手順で。

1 麻痺側の足を出して、立つ

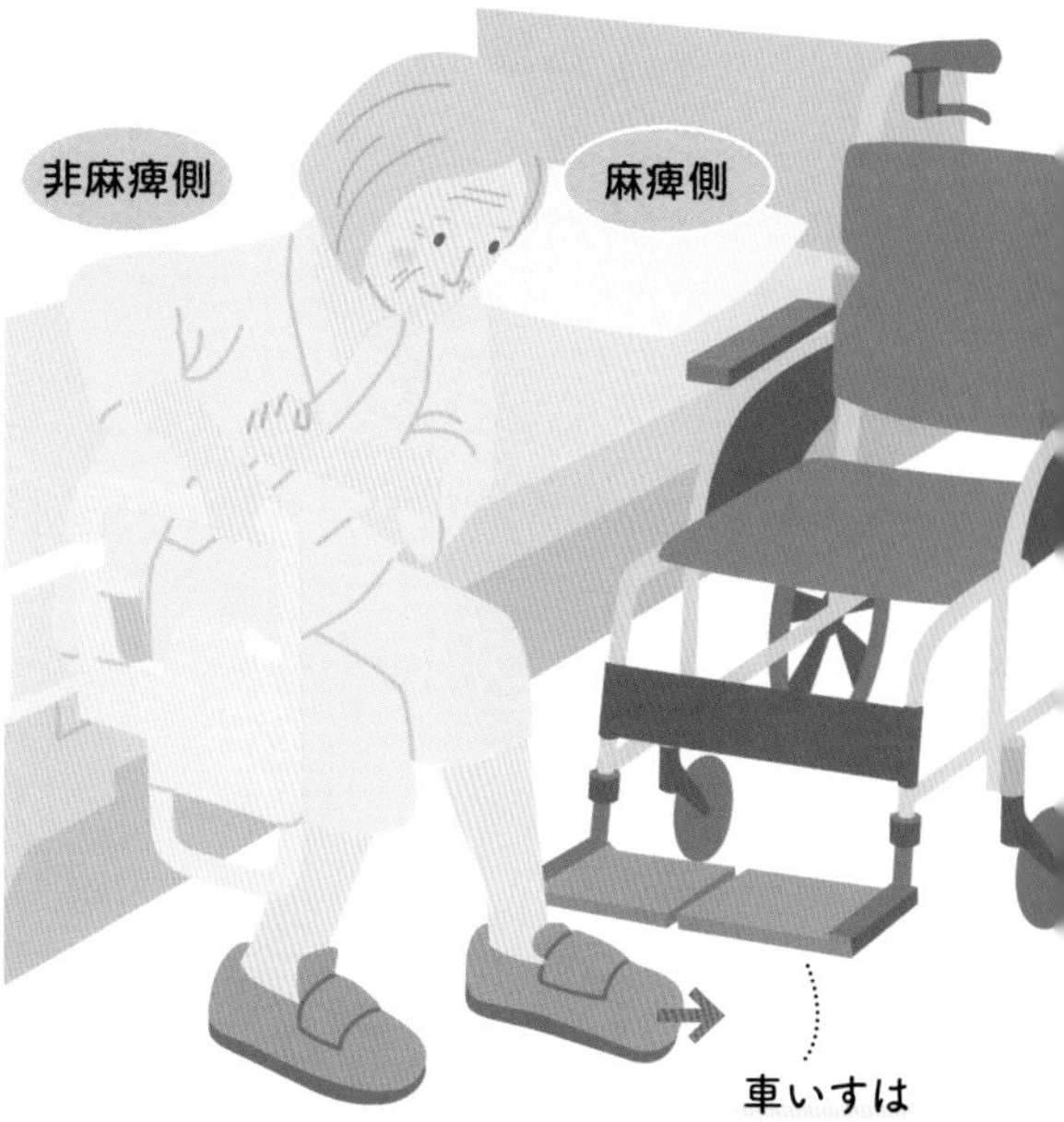

非麻痺側で手すりをつかみ、麻痺側の足を半歩前に出してから、上体を前に倒して立ち上がる。

2 非麻痺側の脚を軸に、向きを変える

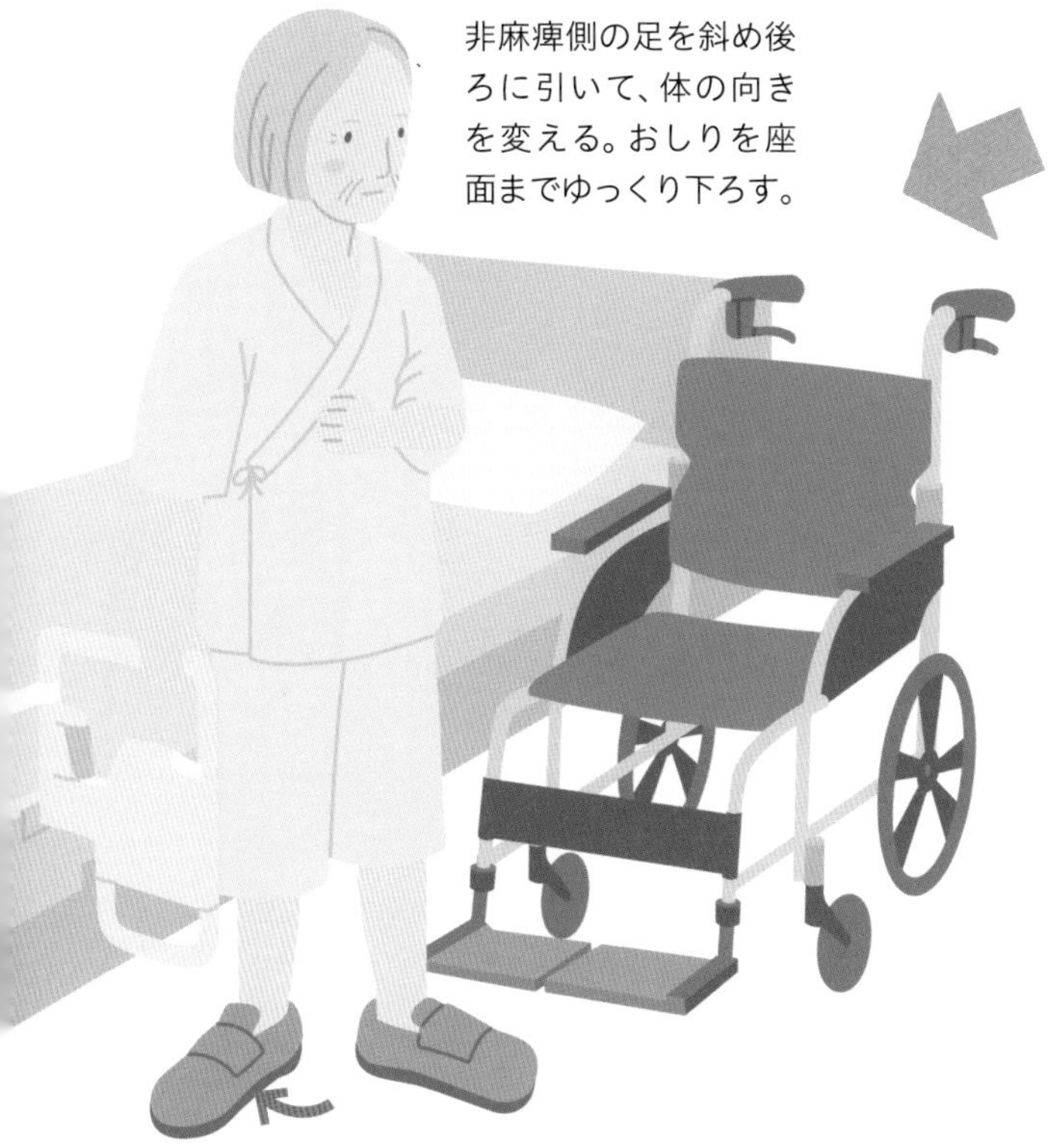

非麻痺側の足を斜め後ろに引いて、体の向きを変える。おしりを座面までゆっくり下ろす。

自立歩行やADLのためにも立ち上がり動作は必須

座位《ざい》の次にめざすのは立位《りつい》。そのためには、立ち上がり練習が不可欠です。

座位と立位では、支持基底面の広さが大きく異なります。座位では、いすの四脚が床と接する範囲すべてが支持基底面。しかし立位では、両足とそのあいだのせまい範囲のみです。**体を思いきり前に傾け、せまい支持基底面に重心を移すのが、立ち上がり練習のポイントです。**

ベッドと車いす間の移乗も、活動範囲を広げるために欠かせないリハビリです。これができると、トイレに移動して排泄することも可能になります。

ときには重度の麻痺《まひ》や意識障害で、立ち上がりが困難なことも。その場合も、早期回復のための離床は必要です。**臥位《がい》（寝た姿勢）から傾斜をつけ、立位に近づけていく「ティルトテーブル」などを使い、体を起こしていきます。**ひざを固定したベルトをゆるめることで、筋肉の活動を引き出すこともできます。

装具を正しく使い、二次障害を防ぐ

片麻痺によって、ひざに過度の負担がかかる

片麻痺《へんまひ》がある状態で歩行すると、麻痺《まひ》側《そく》の下肢《かし》関節を傷めるおそれがある。

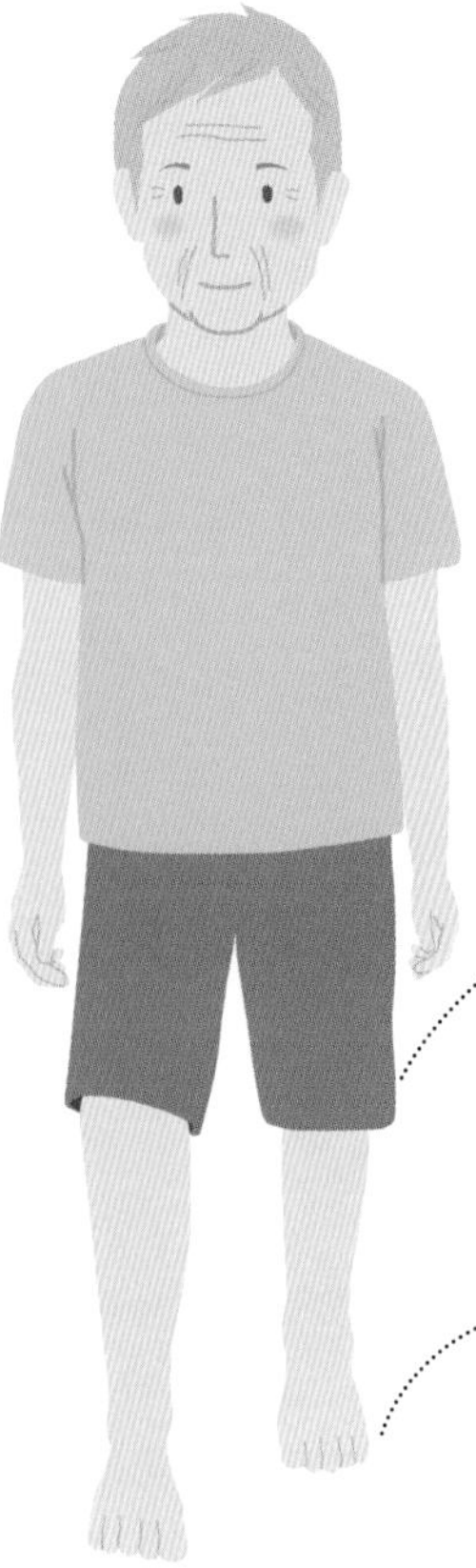

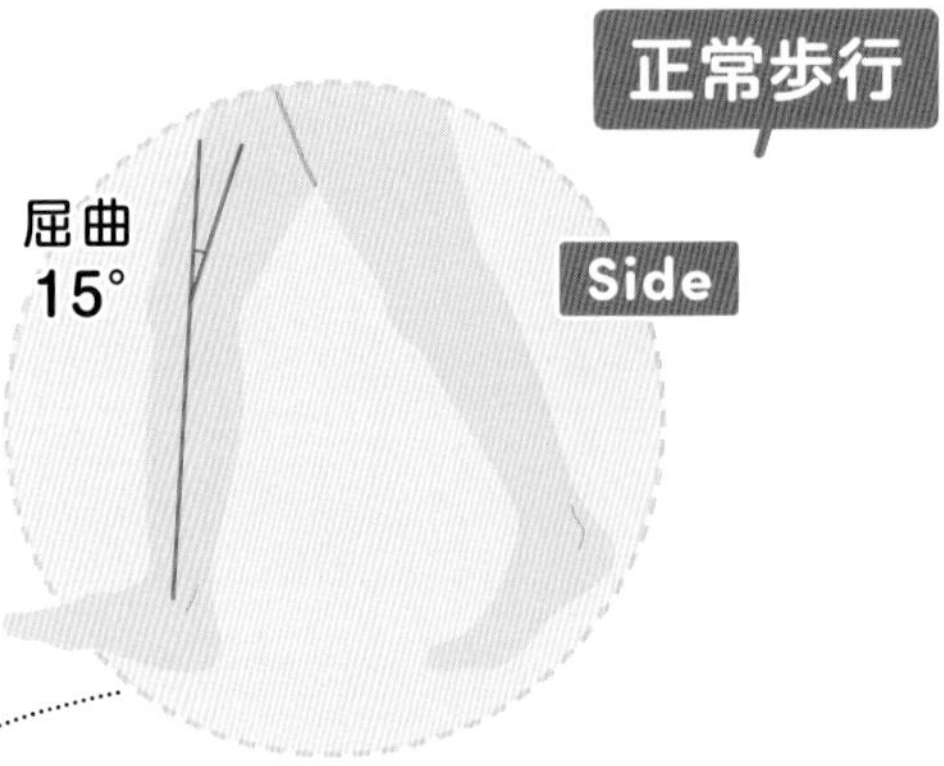

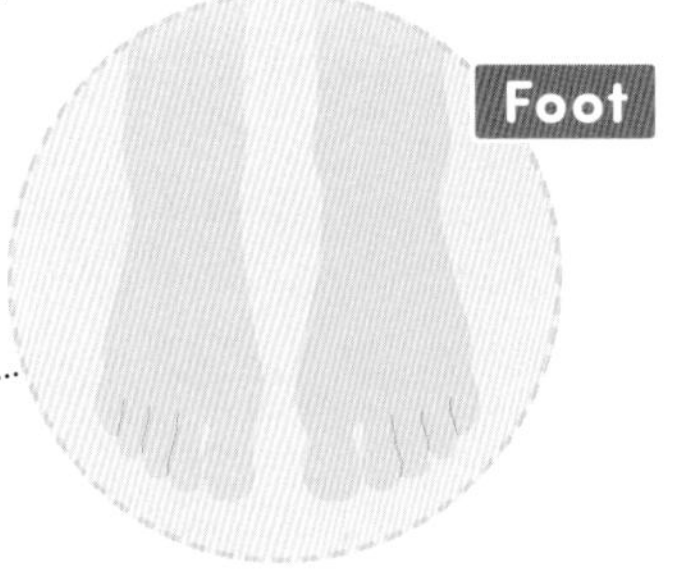

前に振り出した脚を下ろすとき、ひざ関節は軽く曲がっている。足は内反も外反もなく、足底全体が接地する。

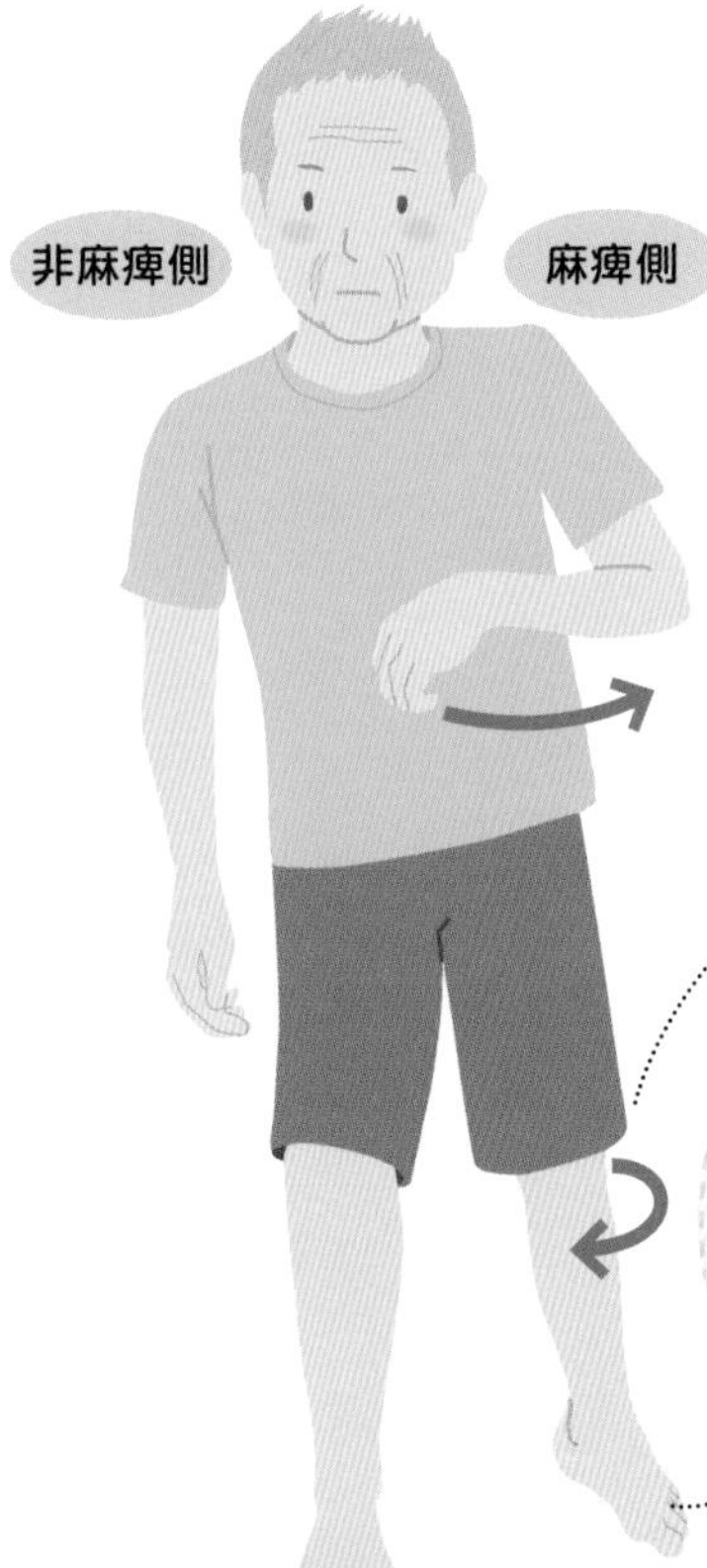

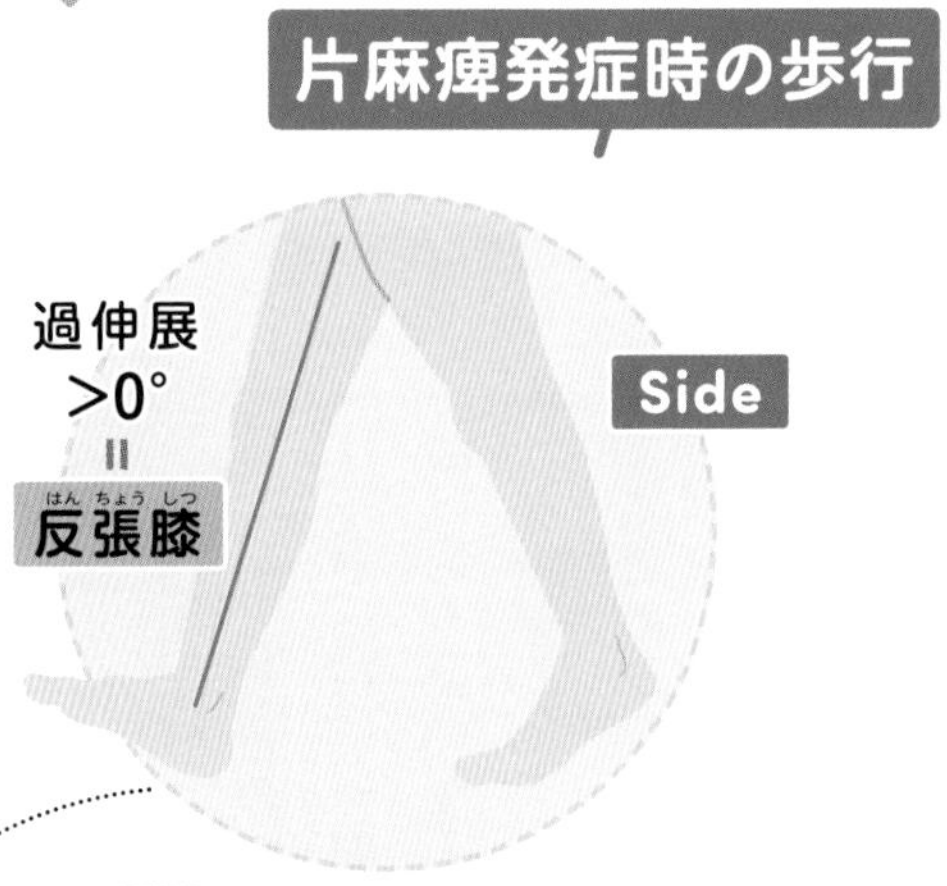

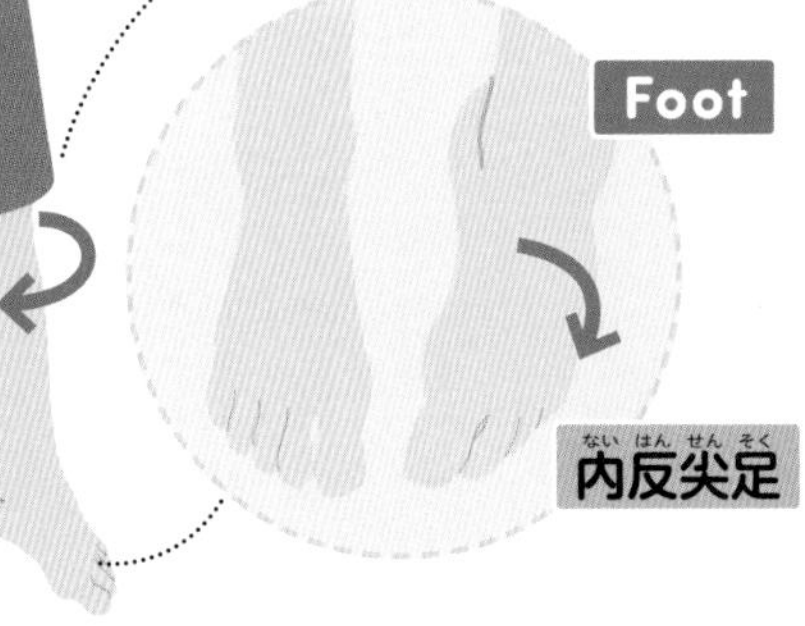

麻痺側の下肢が伸展しやすく、ひざ関節も過度に伸展した「反張膝」となる。つま先が屈曲し、足底が内反した「内反尖足」も大きな特徴。

装具をつけて過ごし、内反尖足や反張膝を改善

装具を使うことで、早期から適切な歩行訓練を進めることができる。

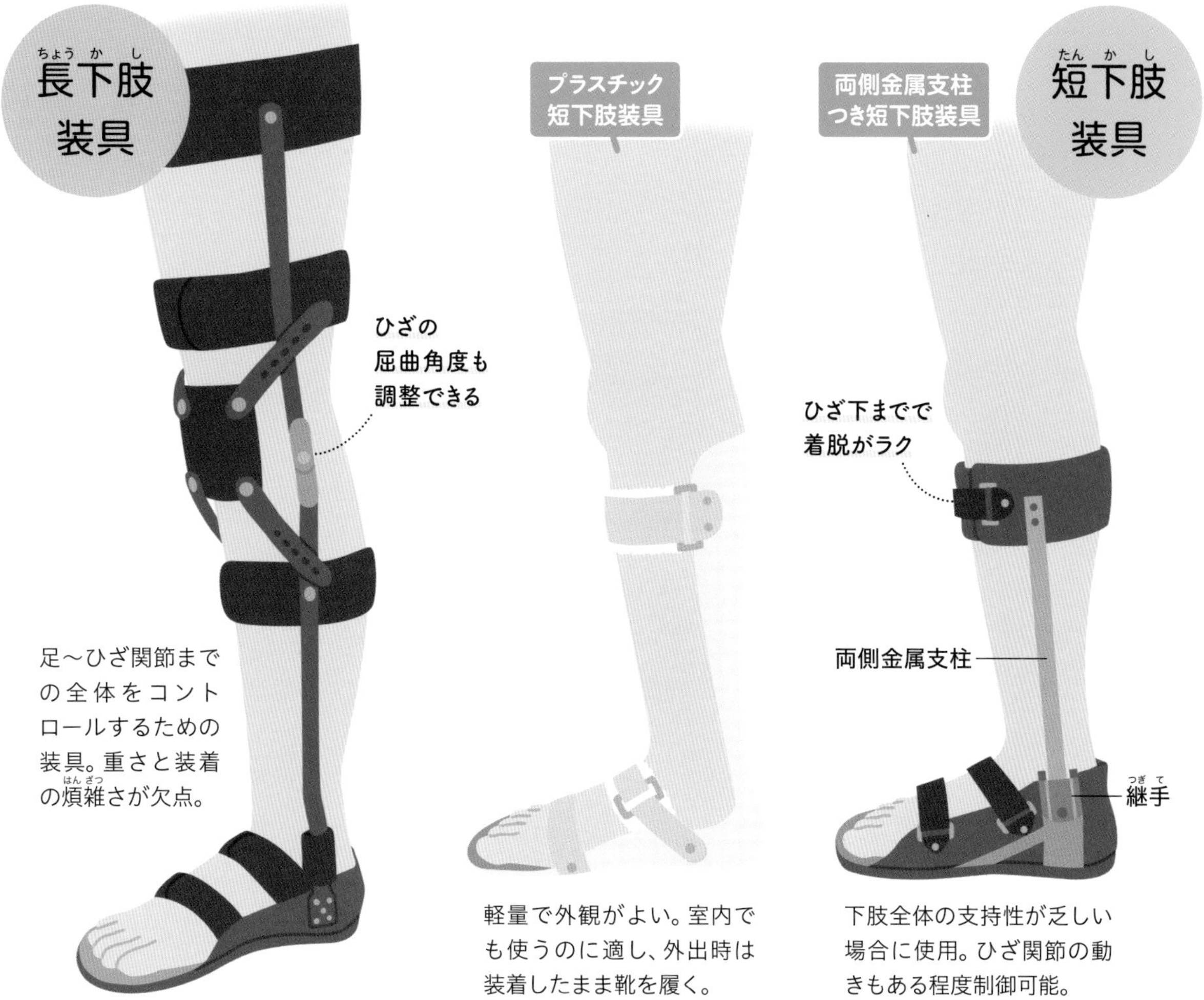

急性期から使用。ひざを守り、転倒も防げる

片麻痺《へんまひ》のある患者の歩行訓練を進めるうえで、下肢《かし》装具は重要な役割を果たします。**麻痺があると、歩行にあわせて麻《ま》痺《ひ》側《そく》の下肢を曲げられず、つねに伸展した状態に。**ひざにも力が入らず、カクッと折れてバランスをくずす「ひざ折れ」もよく見られます。**足は内反尖足《ないはんせんそく》に変形しやすく、足底全体を接地させられません。**この状態で立位《りつい》・歩行訓練を始めると、関節を痛めたり、転倒する危険があります。安全のためにも、下肢装具を適切に使用しましょう。

下肢装具を使用すると、足関節の動きが制限され、内反尖足があっても足底を接地することができます。また、下肢の振り出しも容易になります。

使用頻度が高いのは短下肢《たんかし》装具で、患者自身が容易に装着できるのが最大のメリット。入院中はもちろん、退院後の日常生活でも使用を続け、下肢の関節・筋肉を正しく使う習慣をつけます。

体幹・下肢のリハビリ▽歩行訓練

杖を正しく使い、左右のバランスを保つ

装具をつけた状態で、重心移動の練習を

麻痺していない側の下肢《かし》で、体を大きく前に押し出すのがコツ。

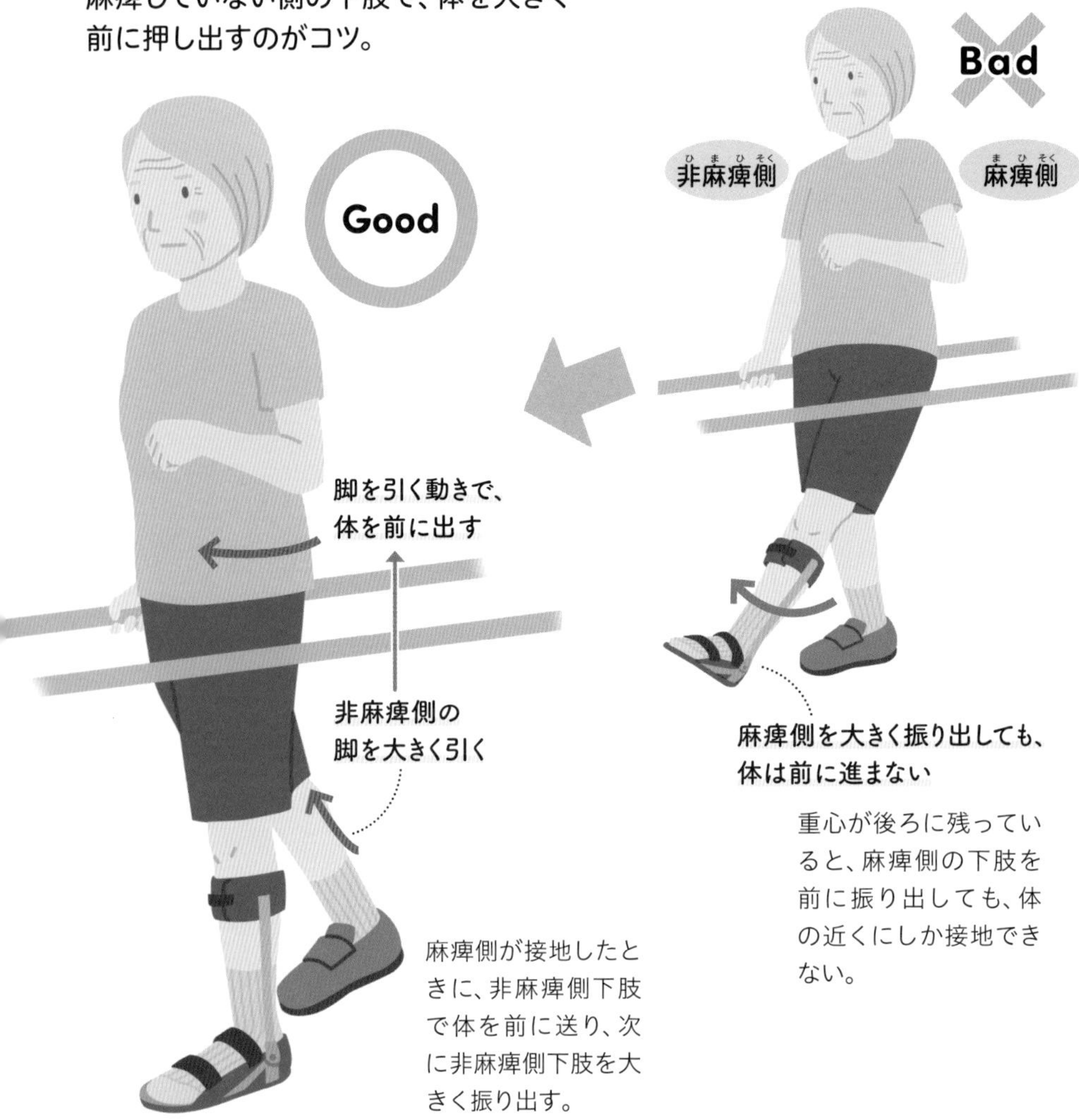

自己流になったり、使用をやめたりしないように

歩行訓練は通常、平行棒歩行から始め、杖や歩行器などを用いた歩行にシフトしていきます。重要なのは、正しい動きを何回もくり返すこと。とくに急性期〜回復期に誤った動きをすると、それを学習してしまう可能性があります。**杖の使用をやめたり、自己流の歩きかたになったりしないように、正しい歩きかたをくり返すことが大切です。**

杖歩行が可能になったら、階段昇降も練習します。昇りでは、上の段に「①杖→②非麻痺側《ひまひそく》→③麻痺側」の順に着いて上がります。降りるときは、下の段に「①杖→②麻痺側→③非麻痺側」の順に着きます。非麻痺側の下肢《かし》をつねに上段に置くことで、安全に昇り降りできます。

歩行能力にあわせて、杖や歩行器を使う

歩行用装具にはさまざまな種類があり、重症度や、もとのADL（日常生活動作）にあわせて選択。

杖

多点杖

脚部が分かれていて支持基底面が広く、安定性が高い。不整地や階段での使用には不向き。

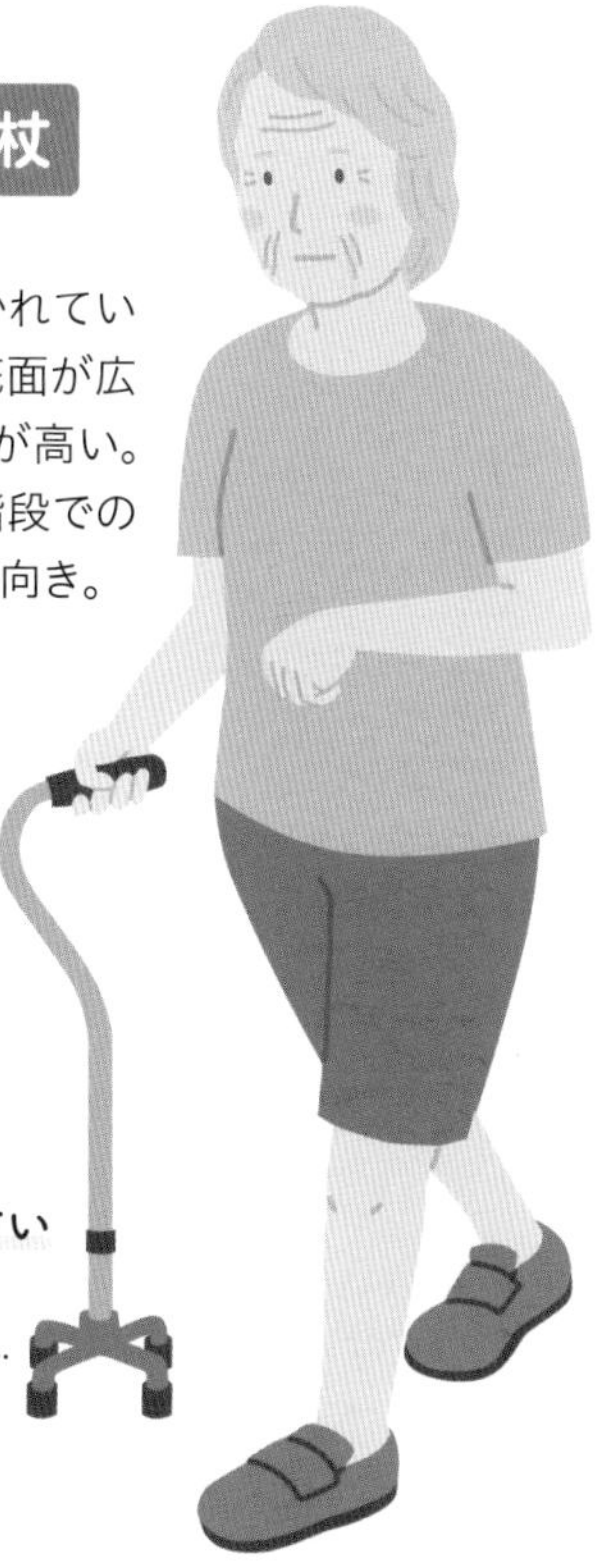

T字杖

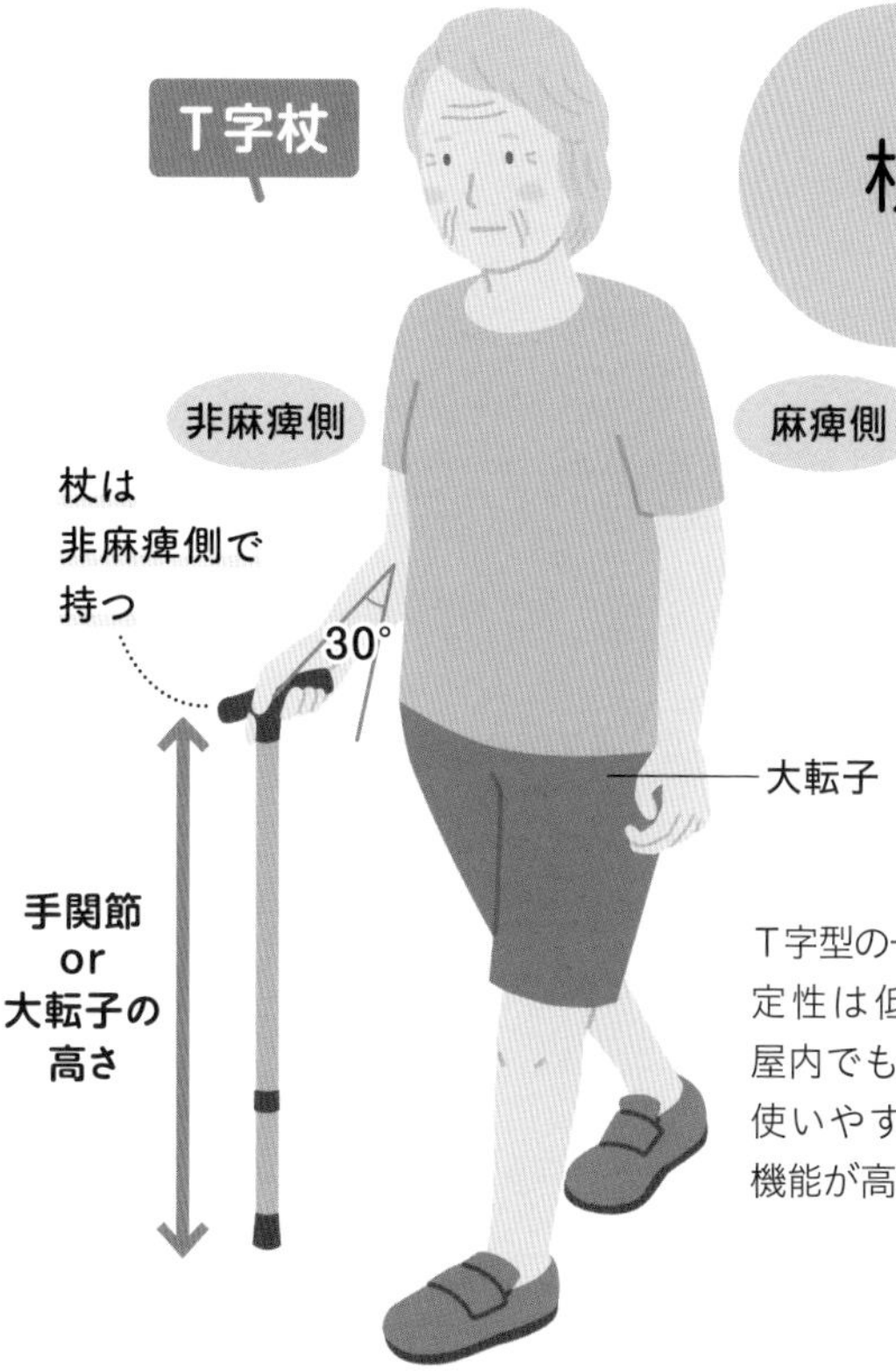

T字型の一本杖。安定性は低めだが、屋内でも屋外でも使いやすい。残存機能が高い人に。

歩行器

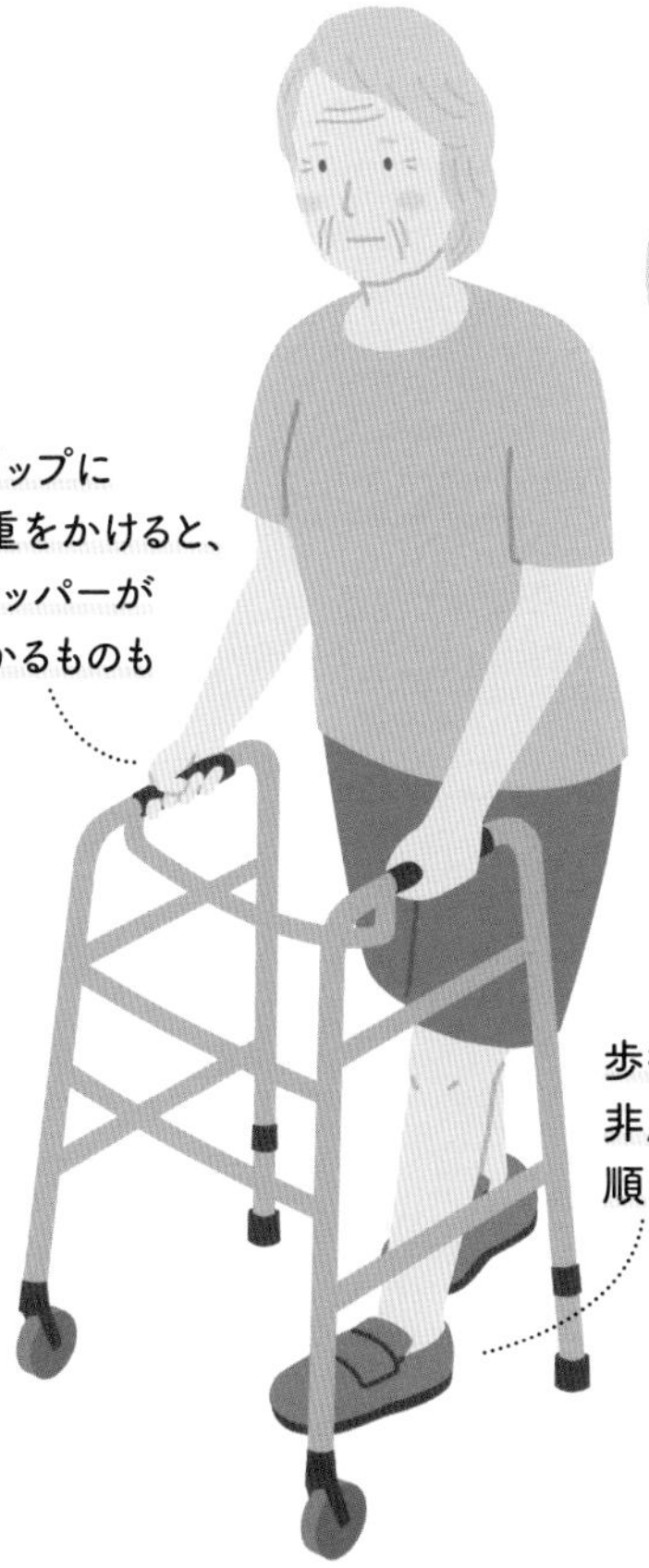

安定性が低い人は、杖の前に歩行器で練習を。屋内の平らな場所で使うのが前提。車輪がないタイプもある。

サイドケイン

支持基底面が広く、安定性はほかの杖よりもすぐれる。中等度～重度の片《へん》麻《ま》痺《ひ》の人向き。

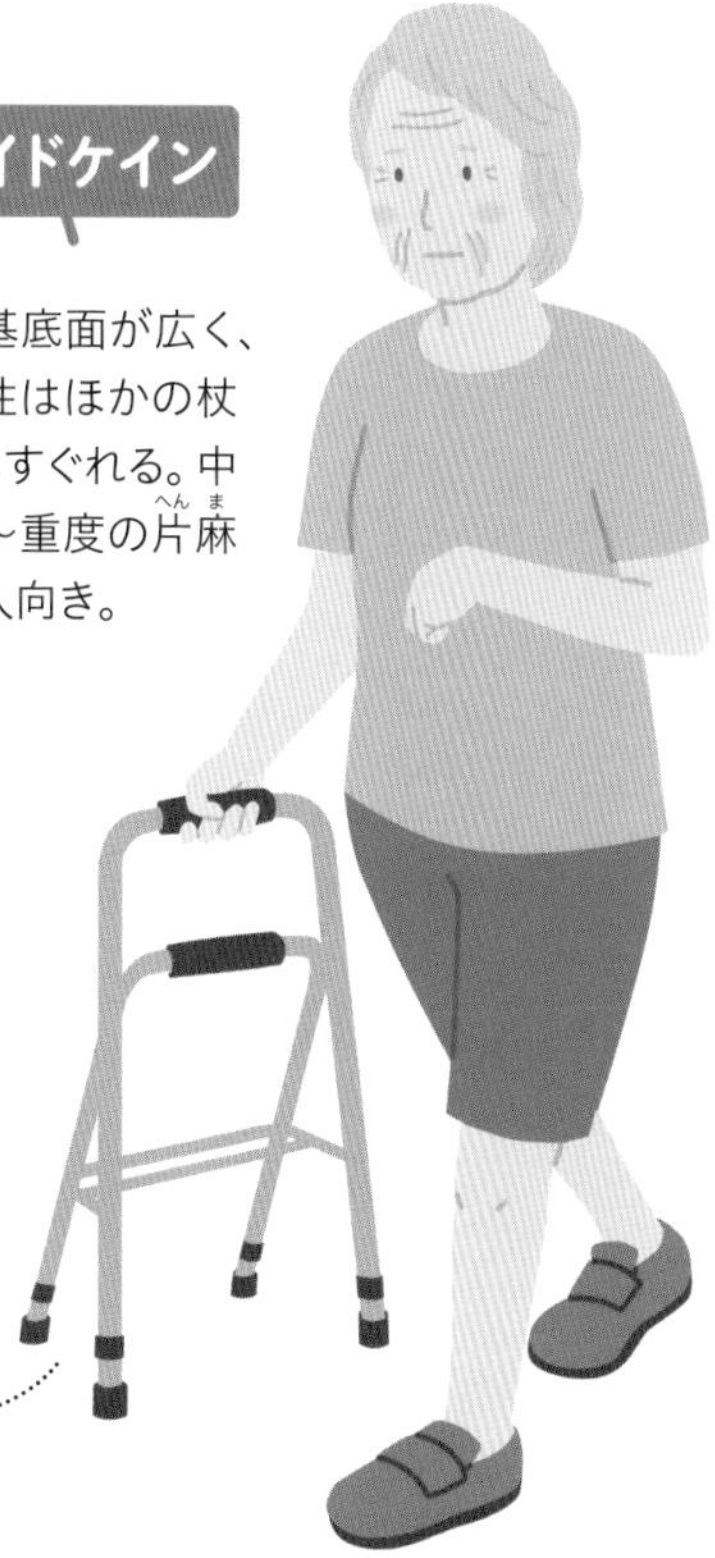

文字を探す課題で、注意力を高める

特定の対象や作業に、注意を持続できなくなる

高次脳機能障害の一つが注意障害で、下記のような機能に支障をきたす。

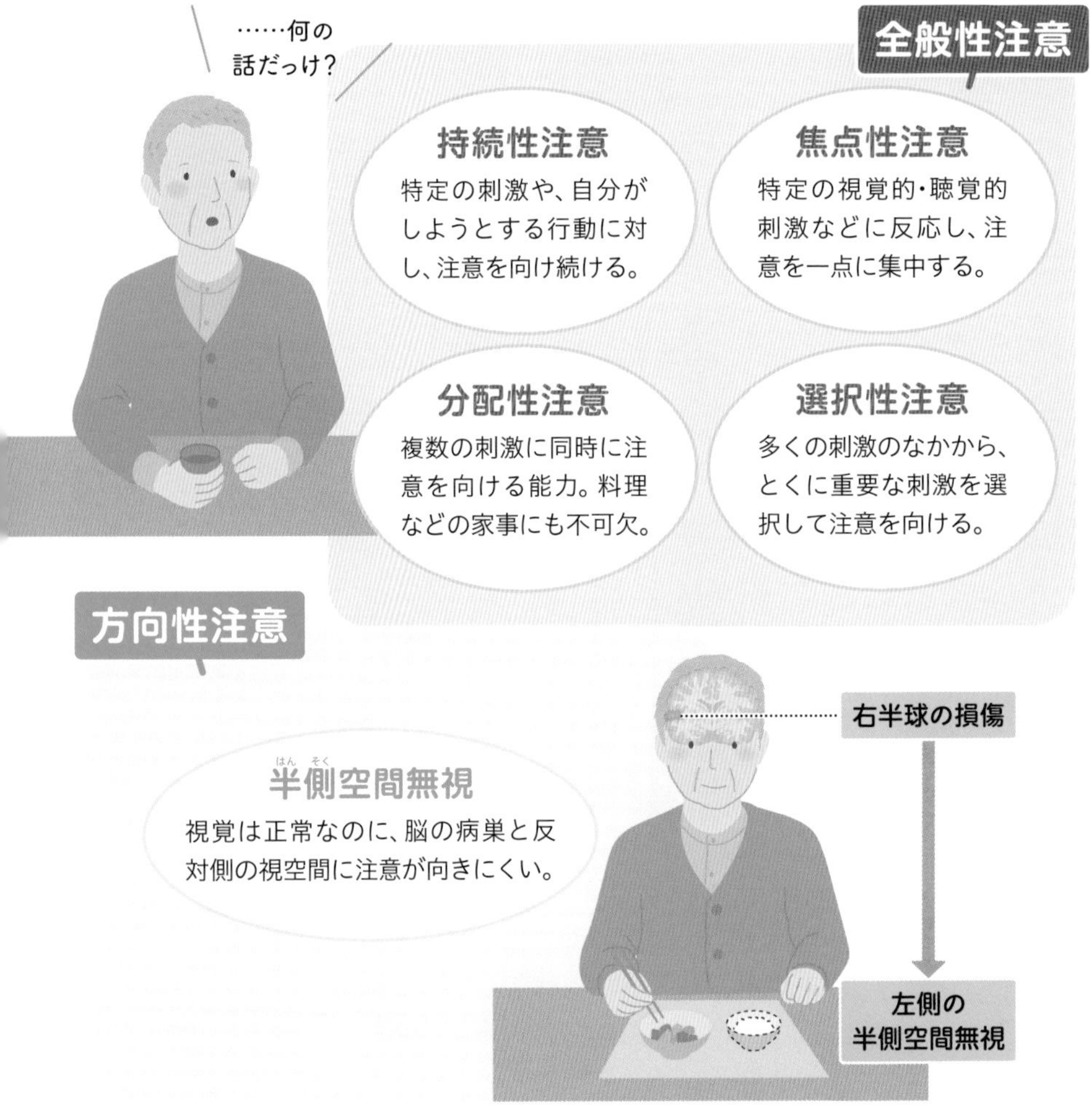

日常生活はもちろん、復職のためにも欠かせない

人は周囲の刺激すべてを捉え、脳内で処理することはできません。重要な刺激を選択し、情報処理をしています。これが注意機能です。**別の対象に気をとられず、いま見ているもの、しようとしていることに意識を向け続けるのも、注意機能の重要な役割です。**注意機能が適切に働くことで、ほかの高次脳機能も円滑に機能します。残された機能を保つためにも、注意障害のリハビリは重要です。

特定の数字や文字を見つける「TMT」「かなひろいテスト」は、検査としてもリハビリとしても有効です。方向性注意の障害には、注意が向きにくい側から声がけで刺激したり、めだつ物品を置いて注意を引くなどの方法が一般的です。

特定の文字に注意を向けるトレーニングが有効

録音テープから聞こえた単語を書面で探すなど、ほかにも多くの方法がある。

かなひろいテスト

母音の文字に印をつけながら、ひらがなの文章を読み、文全体の意味も読みとる。

練習問題
ももたろうは、きじといぬとさるをけらいにして、おにがしまへおにたいじにいきました。

本題
むかし　あるところに、ひとりぐらしのおばあさんがいて、としを　とって、びんぼうでしたが、いつも　ほがらかに　くらしていました。ちいさなこやに　すんでいて、きんじょの　ひとの　つかいはしりを　やっては、こちらで　ひとくち、あちらで　ひとのみ、おれいに　たべさせてもらって、やっと　そのひぐらしを　たてていましたが、それでも　いつも　げんきで　ようきで　なにひとつ　ふそくはないと　いうふうでした。……

TMT（Trail Making Test）

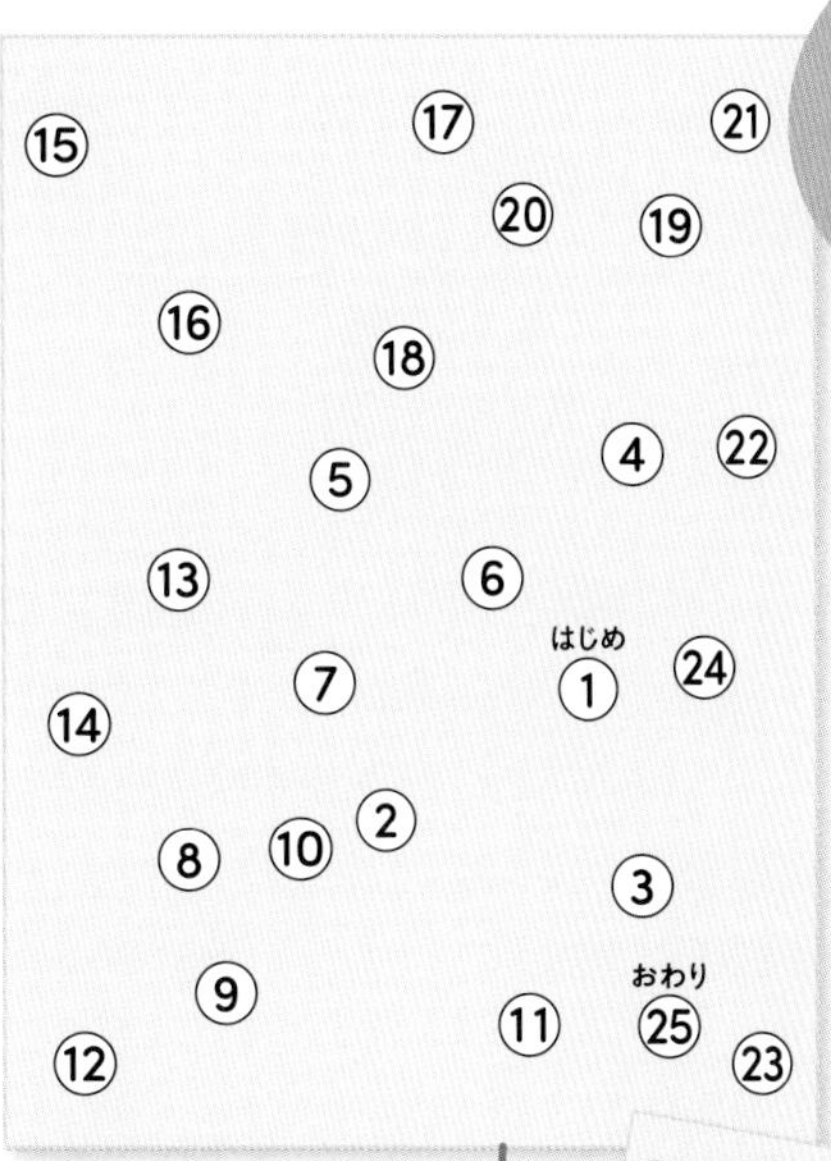

検査用紙にランダムに書かれた数字を、1から順番に線でつなぐ。早くできるほどよい。

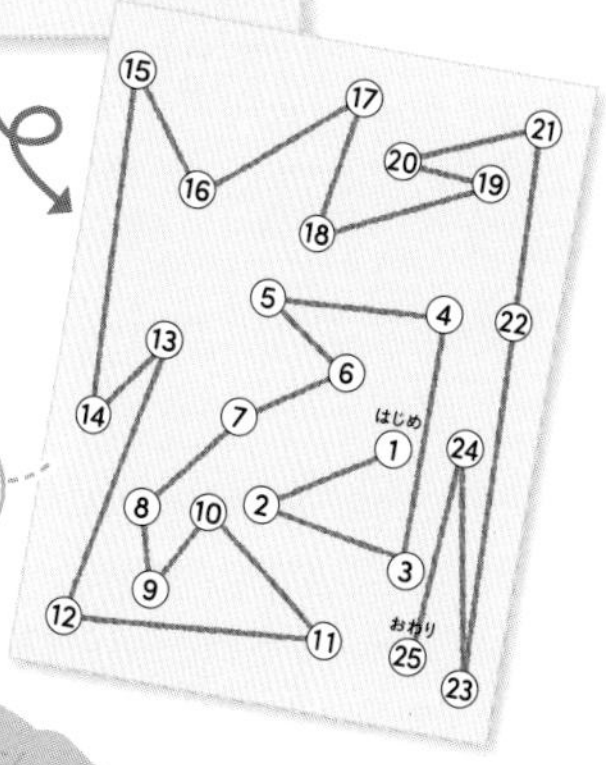

順番に線で結んでいく

作業中や日常生活での環境調整も大事

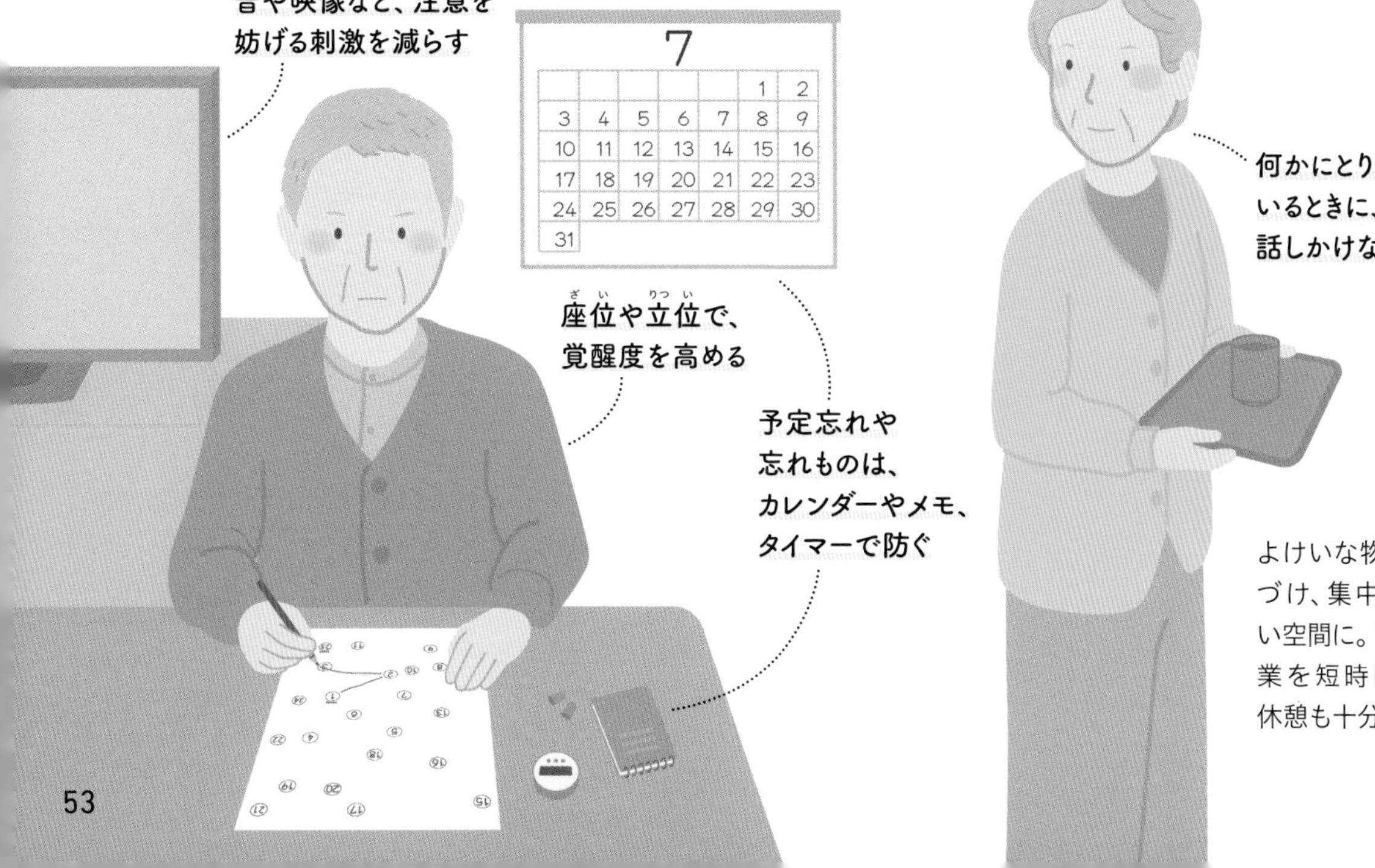

音や映像など、注意を妨げる刺激を減らす

座位《ざい》や立位《りつい》で、覚醒度を高める

予定忘れや忘れものは、カレンダーやメモ、タイマーで防ぐ

何かにとり組んでいるときに、話しかけない

よけいな物品は片づけ、集中しやすい空間に。1回の作業を短時間にし、休憩も十分にとる。

記憶訓練のほか、メモなども活用する

どのタイプの記憶が、どのように障害されている?

どのタイプの記憶が障害されているかを調べ、リハビリ計画につなげる。

記憶の種類

記憶される時間で3つに分けられ、長期記憶はさらに4つに分類されている。

- 記憶
  - 長期記憶：数分以上の記憶
    - 遠隔記憶：数日〜数十年の記憶
    - 近時記憶：数分〜数日の記憶
      - 非陳述記憶：言語で表せない記憶
        - プライミング記憶：前に記憶された情報が、後の思考や考えに影響
        - 手続き記憶：自転車の乗りかたなど、体で学習、獲得した記憶
      - 陳述記憶：言語で表せる記憶
        - 意味記憶：「自転車とは何か」などの知識
        - エピソード記憶：過去に経験したできごとの記憶
  - 短期記憶：1分以内の記憶

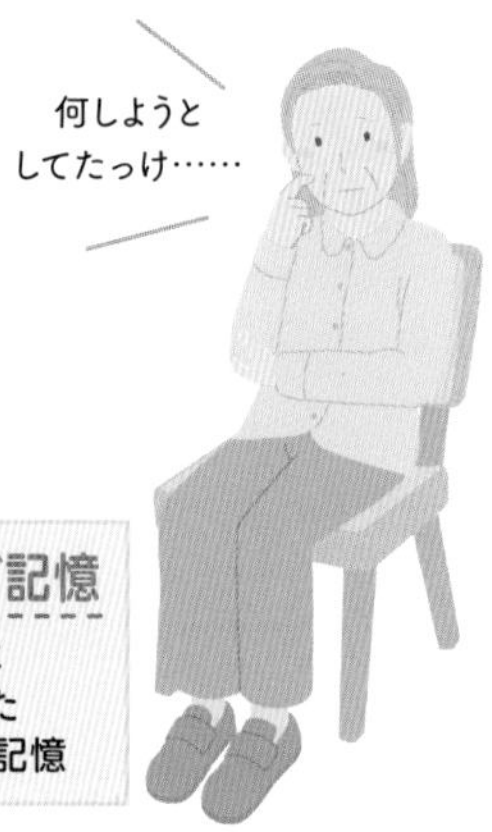

日常記憶チェックリスト

本人または家族が回答。本人の場合、自分の記憶障害をどう認識しているかもわかる。

		全くない	時々ある	よくある	常にある
1	昨日あるいは数日前に言われたことを忘れており、再度言われないと思い出せないことがありますか?	0	1	2	3
2	つい、その辺りに物を置き、置いた場所を忘れてしまったり、物を失くしたりすることがありますか?	0	1	2	3
3	物がいつもしまってある場所を忘れて、全く関係のない場所を探したりすることがありますか?	0	1	2	3
4	ある出来事が起こったのがいつだったかを忘れていることがありますか?(例:昨日だったのか、先週だったのか)	0	1	2	3
5	必要な物を持たずに出かけたり、どこかに置き忘れて帰ってきたりすることがありますか?	0	1	2	3
6	自分で「する」と言ったことを、し忘れることがありますか?	0	1	2	3
7	前日の出来事の中で、重要と思われることの内容を忘れていることがありますか?	0	1	2	3
8	以前に会ったことのある人たちの名前を忘れていることがありますか?	0	1	2	3
9	誰かが言ったことの細部を忘れたり、混乱して理解していることがありますか?	0	1	2	3
10	一度、話した話や冗談をまた言うことがありますか?	0	1	2	3
11	直前に言ったことを繰り返し話したり、「今、何を話していましたっけ」などと言うことがありますか?	0	1	2	3
12	以前、行ったことのある場所への行き方を忘れたり、よく知っている建物の中で迷うことがありますか?	0	1	2	3
13	何かしている最中に注意をそらす出来事があった後、自分が何をしていたかを忘れることがありますか?	0	1	2	3

合計　　　点

(「日本版日常記憶チェックリストの有用性の検討」数井裕光ほか, Brain and Nerve vol.55(4):317-325, 2003より引用)

記憶のトレーニングとともに、思い出すための工夫を

機能向上をめざす訓練と、生活に困らないための支援、どちらも大事。

補助具の活用

メモ

病院に行くときの持ちもの
- 財布
- 保険証
- 診察券
- おくすり手帳

スーパーへの行きかた

家を出て右に進む
↓
2つめの交差点を左へ
↓
1つ先の横断歩道を渡る

記憶の補助具としてメモを活用。記憶障害の自覚がある人向き。

メモリーノート

1月15日(月)
7:00 ●起床
●パジャマから服に着替える
7:30 ●朝食をとる
8:00 ●歯をみがく
●顔を洗う
8:30 ●新聞を読む
9:00 ●妻が外出する
⋮

その日の予定を書き込んでおき、決めておいた時刻に見る。

間隔伸張法

目標設定

例
歩くときは杖を持つ。持ちかたも正しく

コンビニへの道順を覚える

とくに困っていること、覚えたいことを選ぶ。

記憶

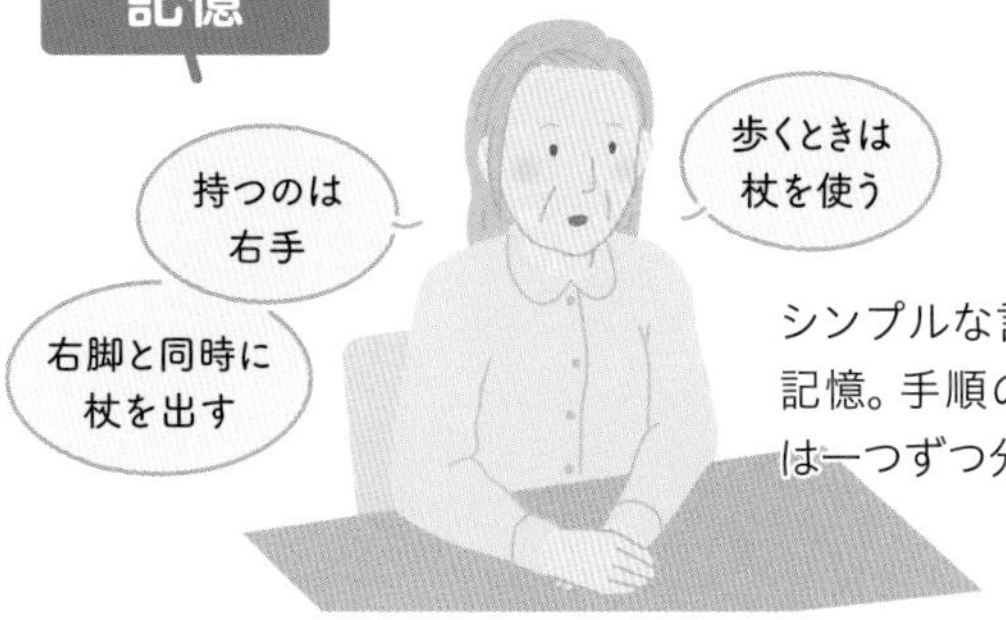

シンプルな言葉で記憶。手順の場合は一つずつ分ける。

遅延再生

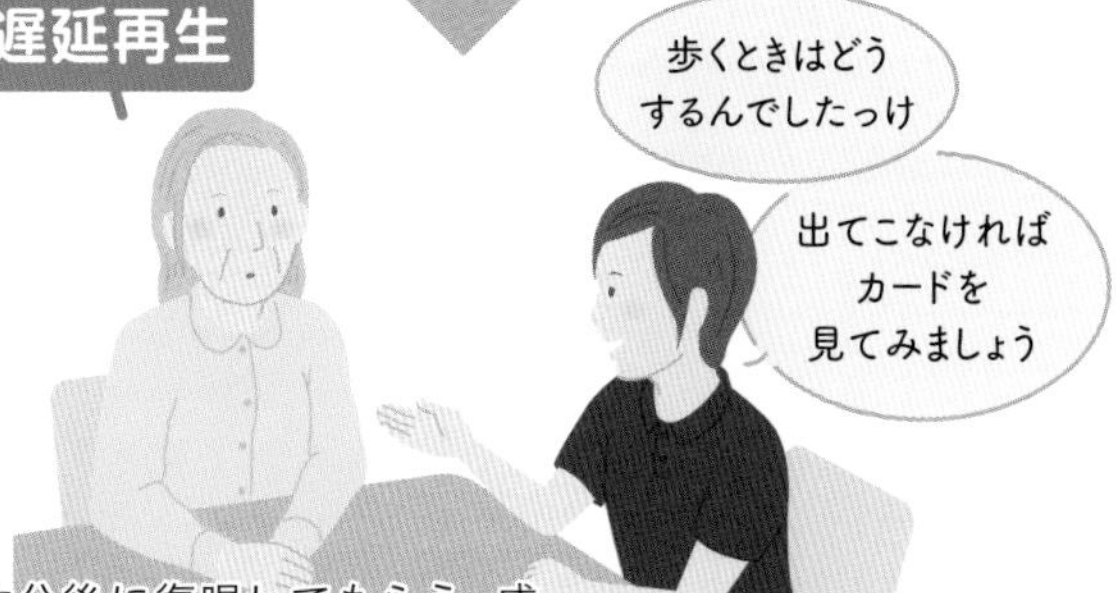

数分後に復唱してもらう。成功したら時間間隔を延ばす。

焦らせない、間違わせない。コツコツ気長にとり組んでいく

記憶障害があると何度も同じ間違いをしたり、約束を忘れるなど、日常生活に支障をきたします。リハビリでは、記憶障害のタイプや重症度に加え、具体的な困りごとに応じて目標を設定します。

軽度の障害に対しては、メモやメモリーノートなど、記憶障害を補う補助手段が役立ちます。中等度から重度の障害には、とくに必要な特定の技術や知識に特化し、それを獲得するための記憶訓練が勧められています。

記憶訓練の効果が現れるのには時間がかかります。何度もくり返すことで定着するので、コツコツ気長におこないましょう。**適切な難易度を設定し、間違わせないことも大切です。**間違えた内容ややりかたを一度記憶すると修正が困難になり、かえって混乱してしまうためです。上記の間隔伸張法でも、記憶再生がくり返しうまくいった段階で、記憶再生までの時間を延ばしていきます。

高次脳機能のリハビリ ▽ 遂行機能障害のリハビリ

行動を細分化し、実行しやすくする

前頭葉の障害で、段取りよく行動できなくなる

ものごとを計画し、手順に沿って
実行する機能が障害される。

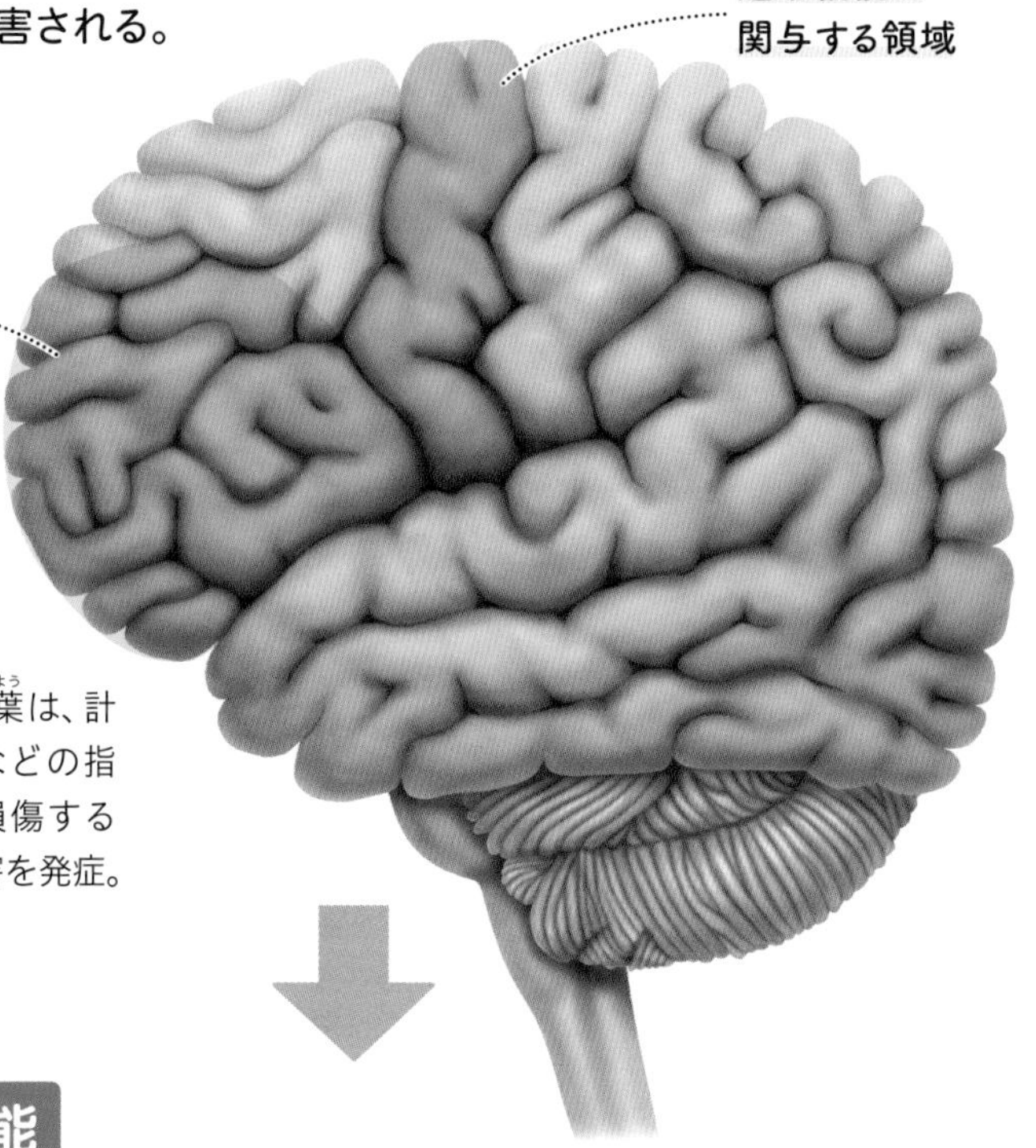

脳前方の前頭葉《ぜんとうよう》は、計画立案、思考などの指令部。ここを損傷すると遂行機能障害を発症。

4つの遂行機能

目標の設定	計画の立案	目標に向けた計画の実行	効果的な行動
やりたいこと、やるべきことを決定。たとえば夕飯のしたくなど。	夕飯のしたくなら、献立や買いものに行く時間、調理の順番など。	計画手順に沿って進める。米を炊き、食材を切って煮るなど。	正しく進められているか、自分でモニタリングしながら遂行。

料理や洗濯など、日常行動も意外と複雑

遂行機能とは、ものごとを計画して効率よく実行する機能のこと。障害されると、ものごとを論理的に考えられない、計画を立てられない、問題を解決できない、といった問題が生じます。

とくに問題となるのが、退院後に自立した生活を送ろうとするとき。**身のまわりのケアのほか、一見簡単に見える家事もすべて、遂行機能なしには進められません。**とくに料理などは、買いものに始まり、複雑な遂行機能を必要とします。

リハビリとしては、定型化されたプログラムである「問題解決訓練」「ゴールマネジメント訓練」があります。可能なら入院中から開始し、退院後の実生活でくり返し実践していくのが理想的です。

できない行動、やりたい行動を、まず明確に

動機づけを高く保つためにも、とくに再獲得したい行動に焦点をあてる。

ゴールマネジメント訓練

Ⅰ 課題の方向づけと気づき

注意があちこちにそれてしまわないよう、いま何をすべきかに意識を向ける。

↓

Ⅱ 主課題の定義

目標を明確に。ここでは、夕食の献立に肉じゃがをつくることを例に考える。

↓

Ⅲ 段階のリスト化

必要な材料を考える、買いものに行く、野菜の皮をむくなど、全手順をリストにする。

↓

Ⅳ 段階の学習

実際に肉じゃがをつくる。材料を揃え、手順どおりに切って、煮て、味つけをする。

No（→Ⅲへ）

↓ Yes

Ⅴ 確 認

目標行動が達成できたか、手順の間違いや混乱がなかったかを振り返り、次回にいかす。

Yes（→Ⅲへ）

No（→Ⅰへ）

問題解決訓練

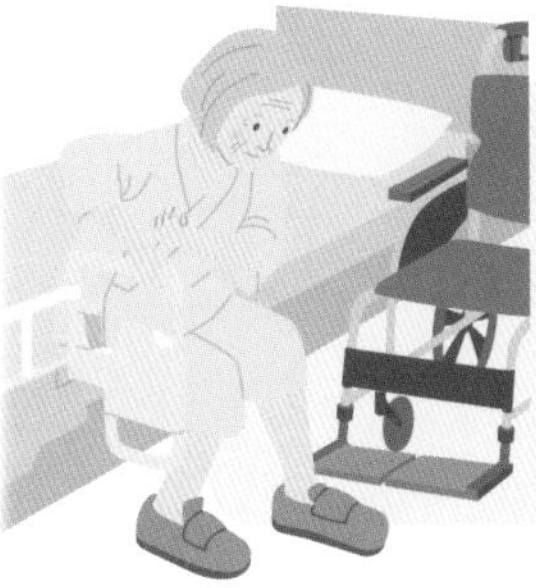

ステージⅠ 問題の分析

課題を理解して把握する段階。たとえばベッドから車いすへの移乗であれば、その目的と手順を理解。

▼

ステージⅡ 問題解決指向的行動

必要な行動を細分化し、一つずつ実行。移乗の例では、麻《ま》痺《ひ》側《そく》に車いすを設置することからスタート。

▼

ステージⅢ 評価と判定

結果を振り返り、改善点があれば修正。麻痺側の足をもっと前に出せば、体の向きを変えやすいなど。

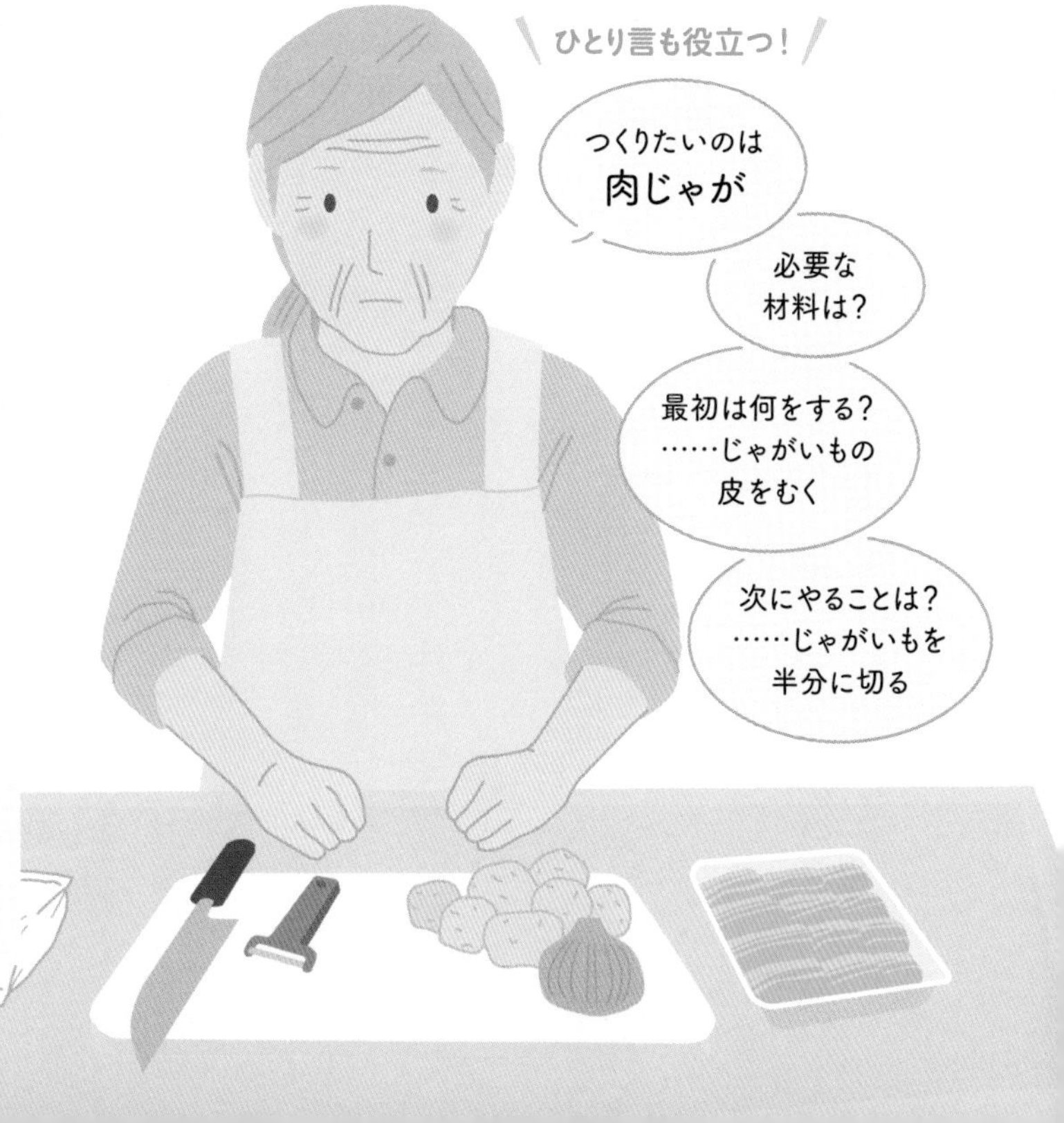

高次脳機能のリハビリ ▽ 社会的行動障害のリハビリ

感情のマネジメント法を覚える

前頭葉が傷害されると衝動的になりやすい

前《ぜん》頭《とう》葉《よう》は脳に入ってきた情報を統合・処理し、判断を下す中枢として働いています。**脳血管障害で前頭葉が損傷されると、感情や欲求のコントロールが困難になり、社会的に問題のある行動をとるように。すべてに無気力になることもあります。これが社会的行動障害です。**

リハビリでは、社会生活でとくに問題となる行動に焦点をあて、その変容をめざします。とくに効果的とされるのが、認知行動療法という心理療法のテクニック。自分の感情をとらえ、その背景にあるものの見かた（認知）に偏りがないかを見直します。**深呼吸などで心身をリラックスさせることも、感情と行動のコントロールに役立ちます。**

欲求や感情を抑えられず、子どもっぽくなることも

欲求や感情を制御し、社会のルールに沿って行動する力が障害される。

依存性・退行
自分でできることでも他人に頼ろうとする。子どもっぽくなる。

欲求コントロール低下
欲求をがまんできず、無制限にほしがり、やりたいようにする。

感情コントロール低下
ささいなできごとに対しても、喜怒哀楽の感情を過剰に表出する。

固執性
一つのものごとにこだわり、状況に応じて柔軟に変えられない。

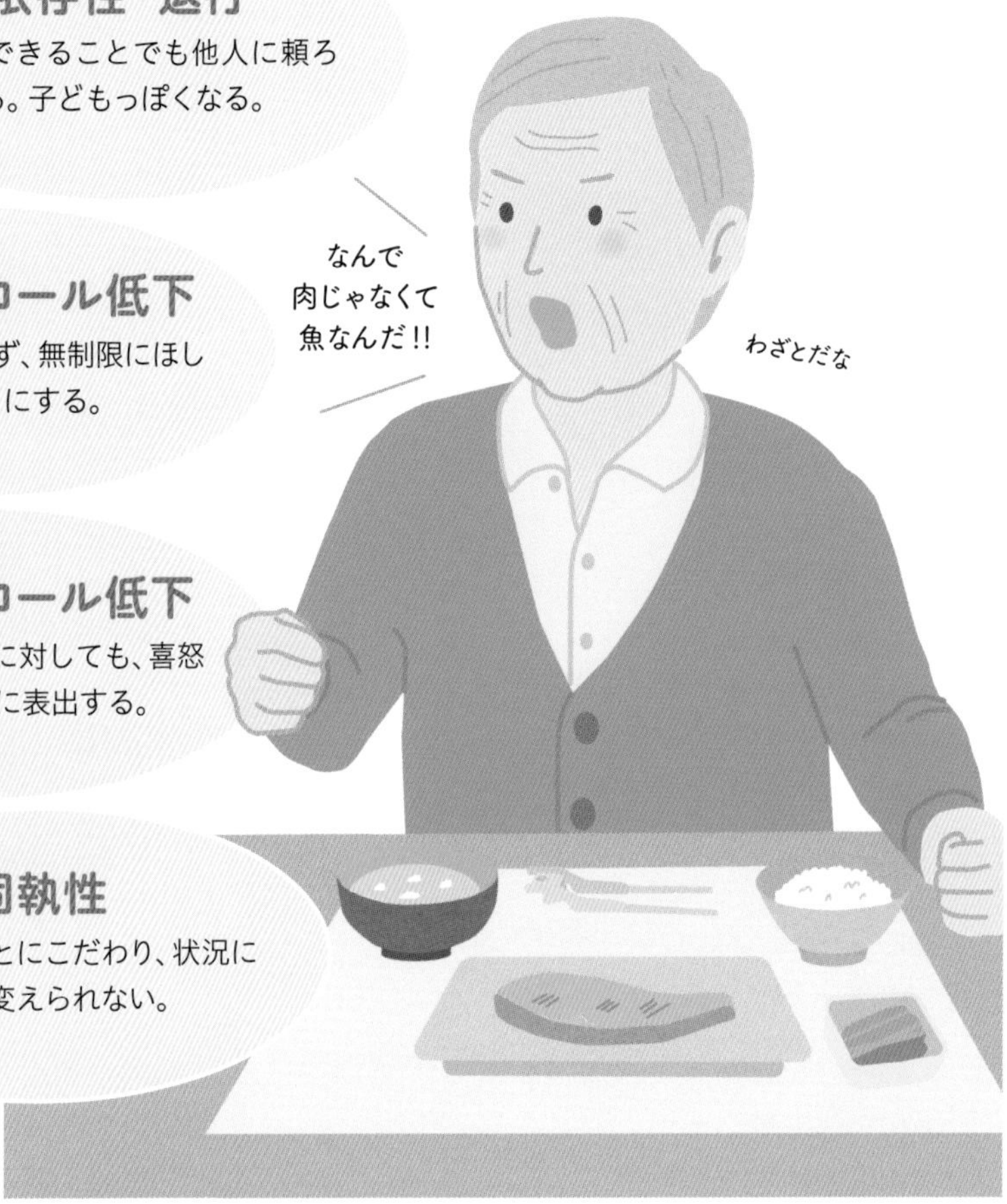

認知・感情・環境の調整で、適切な行動をめざす

認知を見直したり、体のこわばりをゆるめたりすることで、感情の波にのまれにくくなる。

認知的アプローチ

アンガー・マネジメント

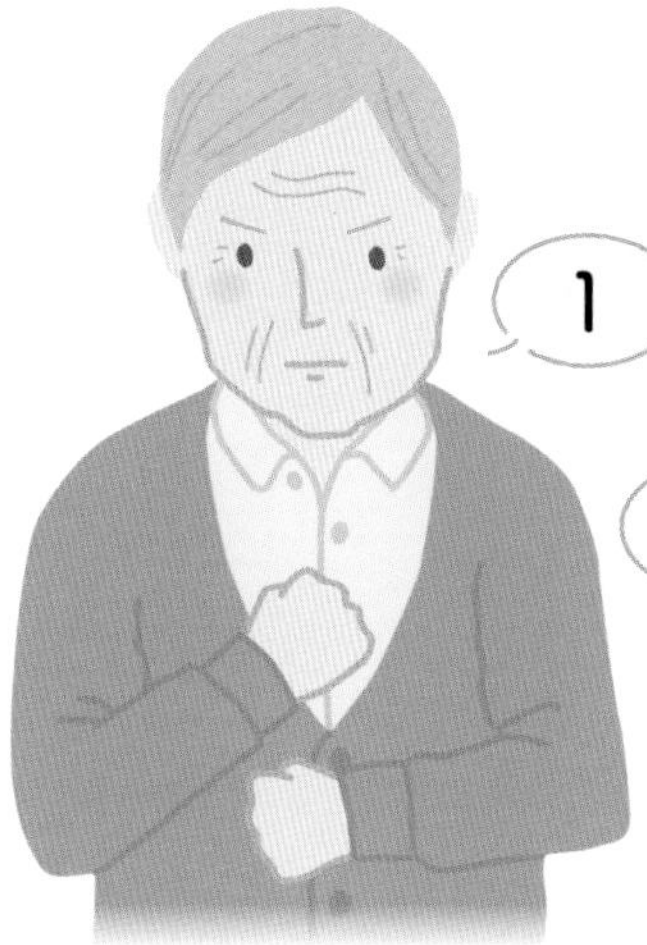

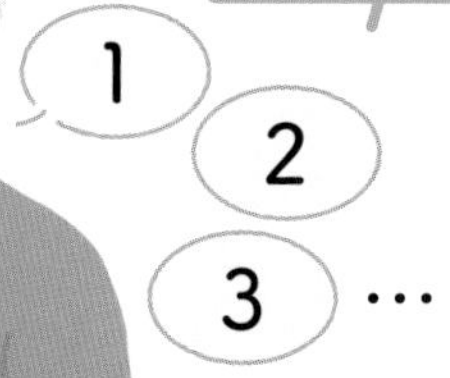

10数えたり、その場を離れたりするだけで、怒りにのみ込まれて暴言を吐くのを防げる。

セルフモニタリング法

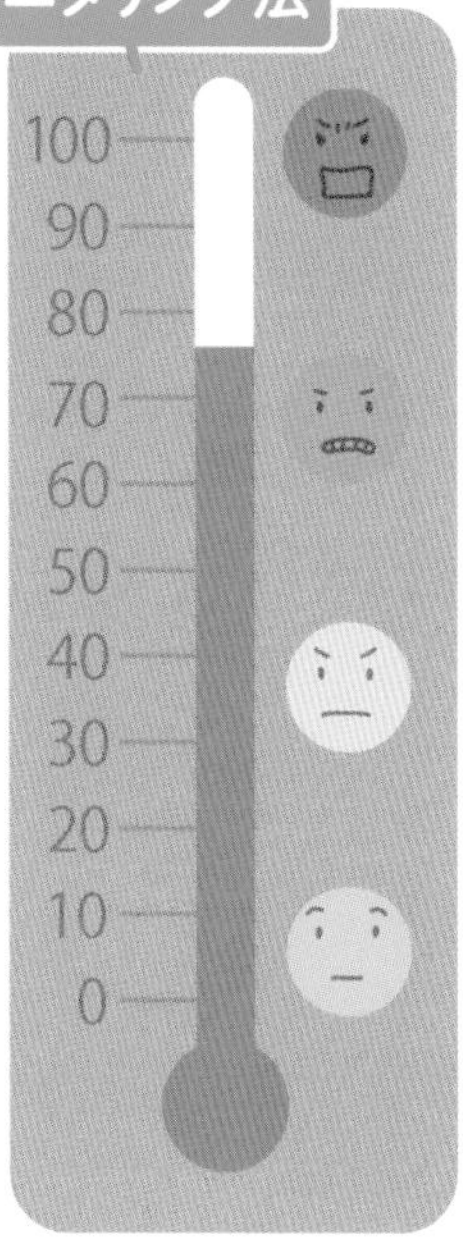

感情を温度で表すことを習慣に。自分の感情を認識し、対処しやすくなる。

アサーショントレーニング

× **You メッセージ**

お前がそういう言いかたするからイライラするんだよ

○ **I メッセージ**

その言いかたは傷つくから、別の言いかたにしてくれたらうれしい

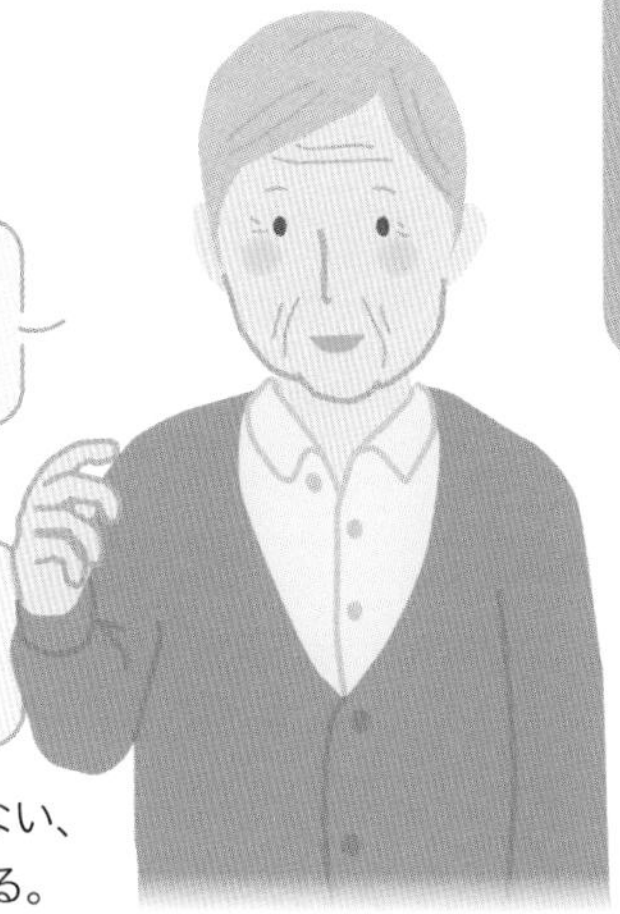

相手の言いなりでなく、攻撃的でもない、適切な自己主張のしかたを身につける。

深呼吸

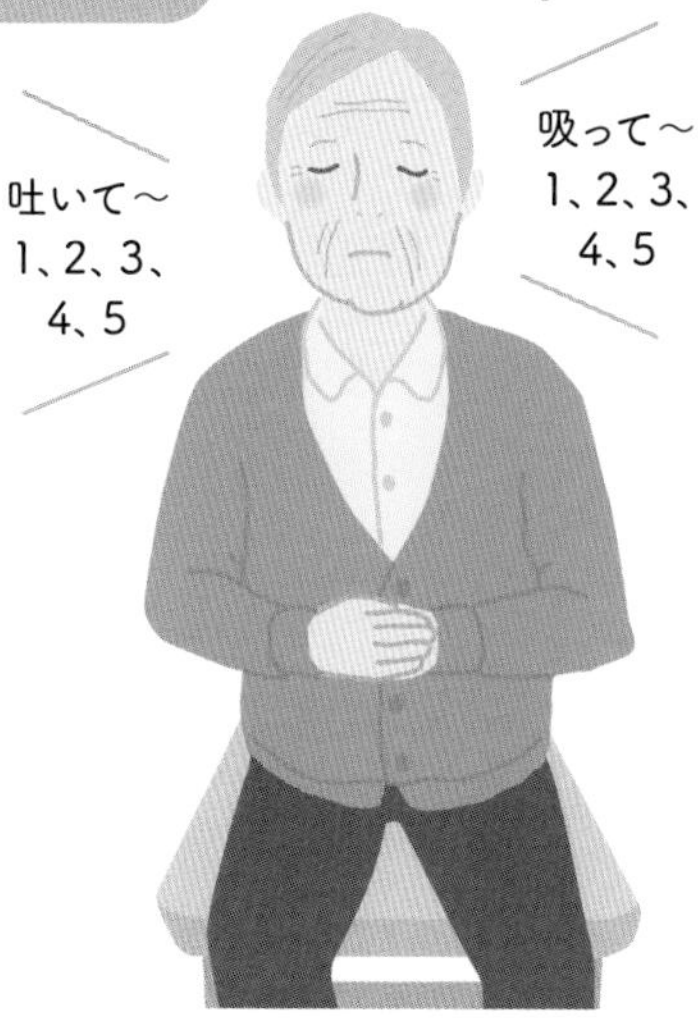

怒りや不安を軽減。5秒かけて鼻から息を吸い、同じく5秒かけて口から吐く。

環境面へのアプローチ

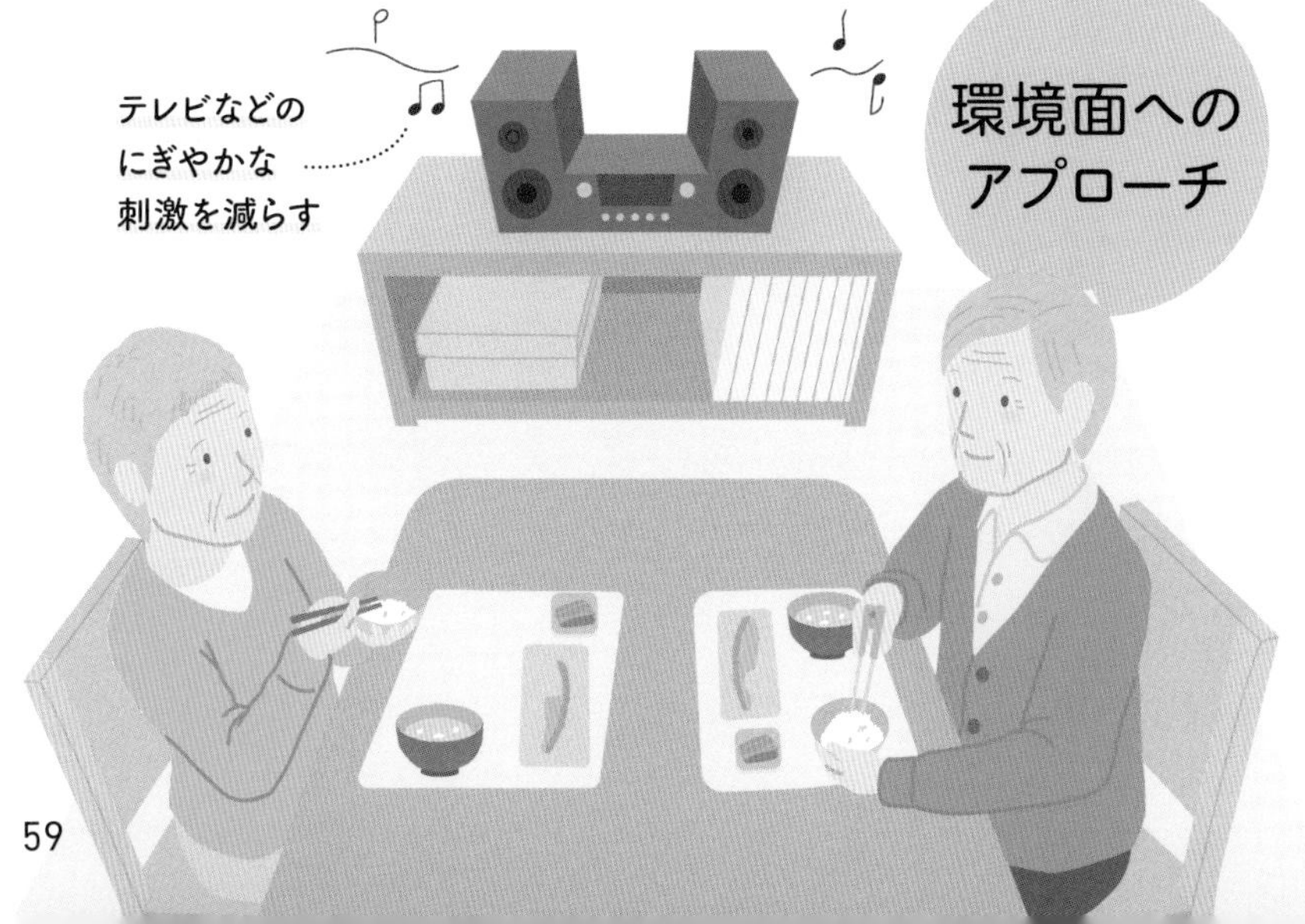

外的刺激が易怒性《いどせい》(怒りっぽさ)などの引き金となることも。食事中はテレビを消してリラックスできる音楽を流すなど、刺激を減らす。

脳梗塞再発時などに、障害が出やすい

偽性球麻痺や球麻痺で、嚥下障害が起きる

脳の障害で飲み込みに支障をきたす。脳幹《のうかん》の病変による「球麻痺」と、それより上の病変による「偽性球麻痺」がある。

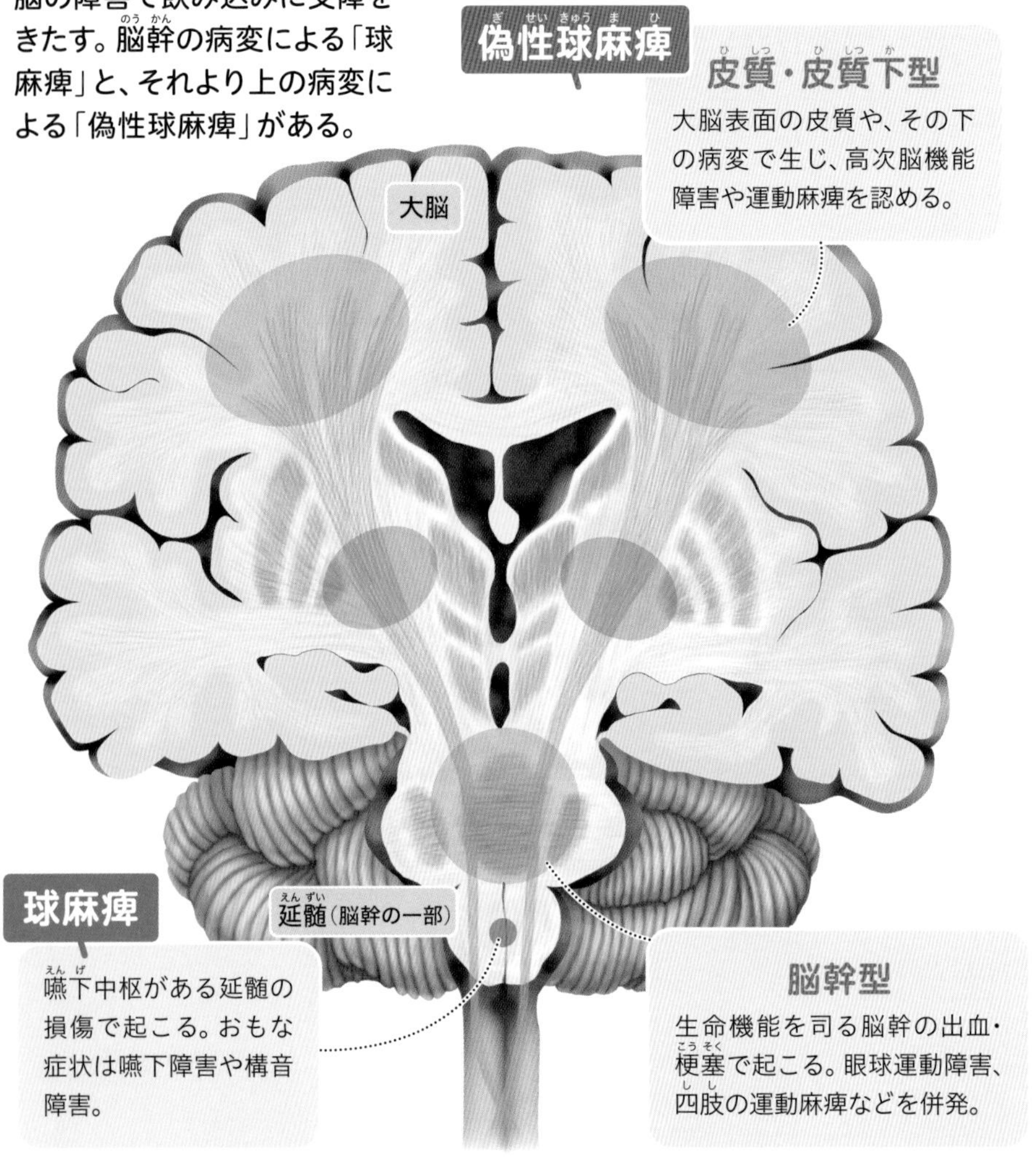

脳深部が傷害されると嚥下障害をきたしやすい

脳血管障害を起こした人は、嚥下《えんげ》障害を合併することが多く、急性期には30～60％の人に認められます。

嚥下機能の中枢があるのは、脳のいちばん下に位置する延髄《えんずい》（球《きゅう》）です。ここが損傷して球麻痺《きゅうまひ》が生じると、嚥下障害や構音障害を中心とした症状が現れてきます。ただ、延髄より上に生じた病変でも、球麻痺と同じような症状が現れることがあり、偽性《ぎせい》球麻痺とよばれます。

嚥下機能が障害されると、飲食物や唾液が誤って気管に入る「誤嚥《ごえん》」を起こしやすく、誤嚥性肺炎のリスクも高まります。早い時期から適切な嚥下リハビリにとり組む必要があります（具体的な嚥下リハビリはＰ178～）。

摂食嚥下には、5つの段階がある

摂食嚥下の5段階のうちどこかで障害が起き、誤嚥《ごえん》性《せい》肺炎のリスクが高まる。

I 先行期

飲食物を視覚的に認知。唾液の分泌など、食物摂取の準備が始まる。

II 準備期

飲食物を口に入れて咀嚼《そしゃく》し、唾液と混ぜ合わせて食塊《しょっかい》にする。

III 口腔《こうくう》期

舌の複雑な動きによって、咽頭に食塊を咽頭に送り込む。

IV 咽頭期

食塊を食道入り口に送る。喉頭蓋が気道を塞ぎ、誤嚥を防ぐ。

V 食道期

食道の筋肉が収縮。逆流を防ぎながら、食塊を胃に送る。

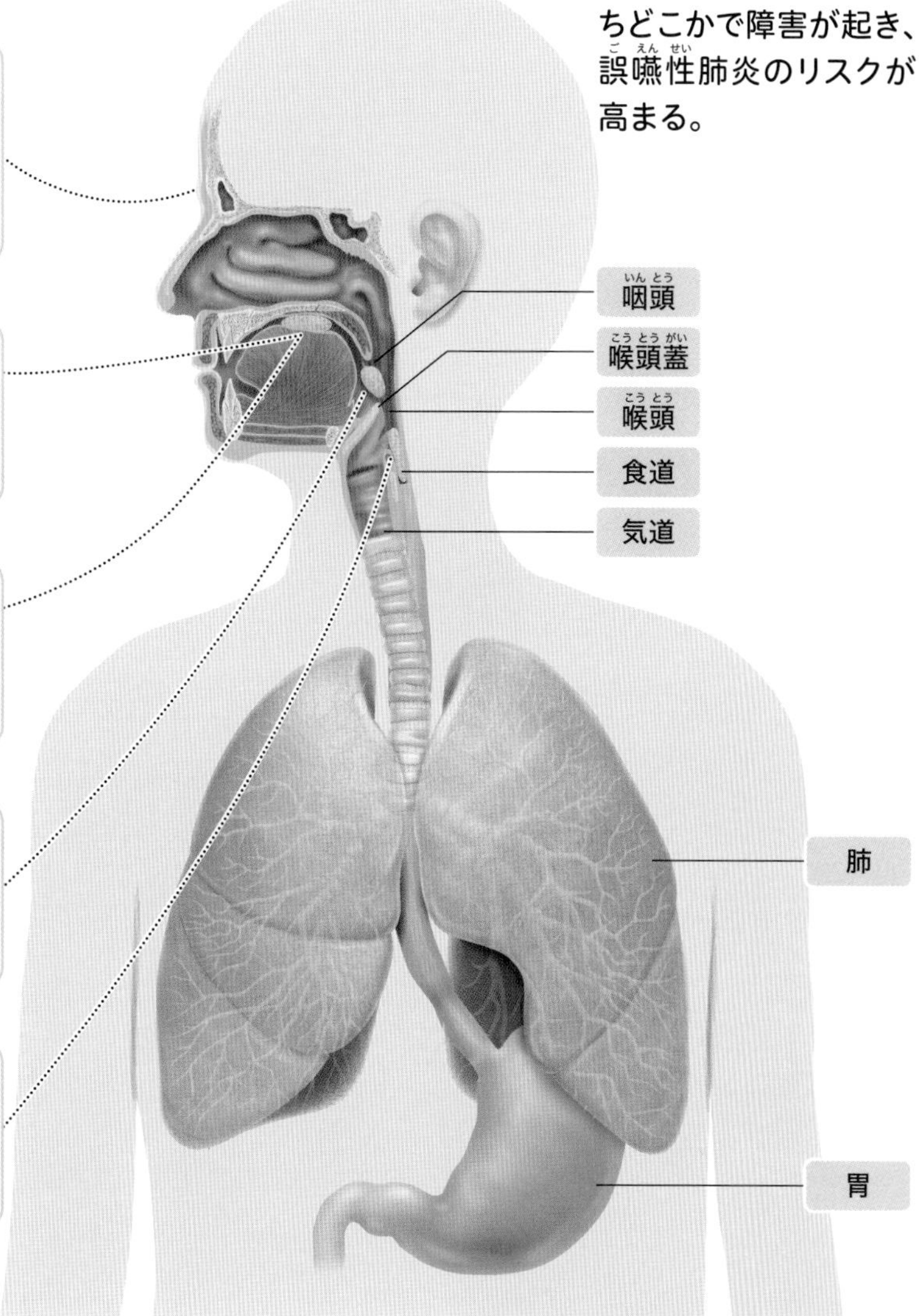

改訂水飲みテスト(MWST)で嚥下機能をチェック

嚥下機能は家庭でも簡単に評価できる。スポイトの冷水を口に入れ、むせずに飲み込めるかを見る(詳細はP175)。

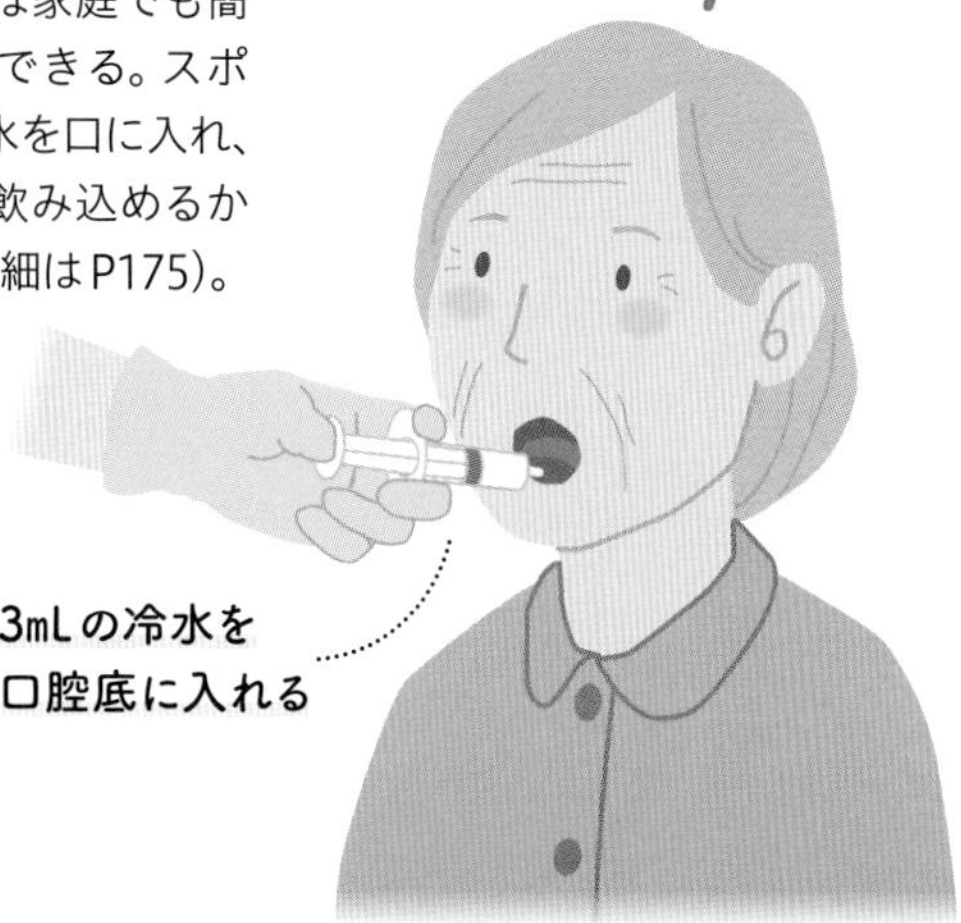

改訂水飲みテスト 評価表

1. 嚥下なし、むせる and/or 呼吸切迫
2. 嚥下あり、呼吸切迫(不顕性誤嚥《ふけんせいごえん》の疑い)
3. 嚥下あり、呼吸良好、むせる and/or 湿性嗄声《しっせいさせい》
4. 嚥下あり、呼吸良好、むせない
5. 4に加え、反復嚥下が30秒以内に2回可能

（4・5）→ 最大2回くり返す

(「Videofluorographyを用いない摂食・嚥下障害評価フローチャート」戸原 玄ほか, 日本摂食嚥下リハビリテーション学会誌 vol.6(2)：82-92, 2002より引用、一部改変)

排尿障害のリハビリ▽薬物療法

神経因性膀胱は、薬でも治療できる

畜尿障害と排出障害の2タイプに分けられる

神経系の障害による「ためておけない障害」と「うまく出せない障害」。

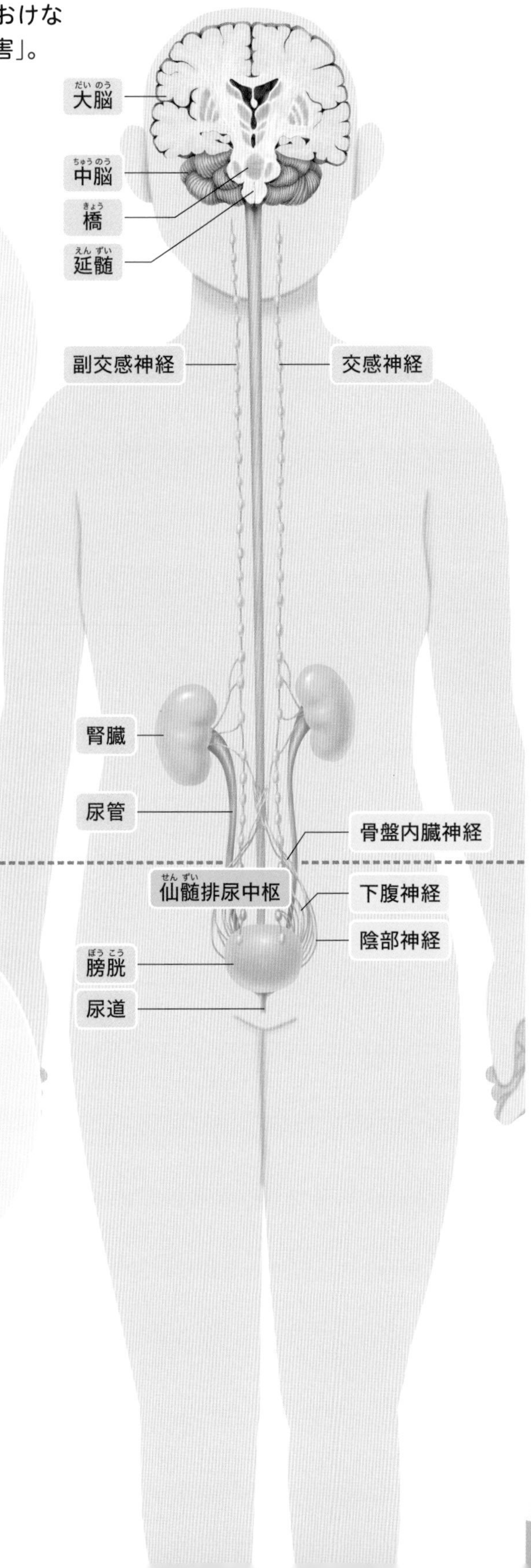

\ 蓄尿障害《ちくにょう》 /

中枢型 神経因性膀胱

尿をためておく機能が低下する

蓄尿時には、膀胱収縮筋が弛緩し、膀胱頸部《けいぶ》と尿道の筋肉が収縮する。この神経制御が障害されることで、尿をためておけなくなる。

治療

排尿筋の収縮を抑える	● 抗コリン薬 ● 膀胱平滑筋弛緩薬《ぼうこうへいかつきんしかんやく》
膀胱から出にくくする	● α《アルファ》$_1$受容体作動薬 ● β《ベータ》$_2$受容体作動薬
夜間の失禁を防ぐ	● 三環系《さんかんけい》抗うつ薬

\ 排出障害 /

末梢型 神経因性膀胱

タイミングよく尿を出せなくなる

排尿時には、交感神経と体性神経は抑制され、副交感神経は活性化される。それにより膀胱が収縮し、排出路が開いて、尿が排出される。

治療

排尿筋の収縮を強める	● コリンエステラーゼ阻害薬《そがいやく》
膀胱から出しやすくする	● α_1受容体遮断薬

ウロダイナミクス検査で、膀胱の機能をまず調べる

膀胱に少しずつ水を入れていき、膀胱の尿をためる機能を調べる検査。

カテーテル挿入

膀胱には水を入れるカテーテルを、直腸には腹圧(直腸圧)を測るカテーテルを挿入。

測定開始

水を注入し、膀胱内圧と腹圧を測定する。膀胱内圧から腹圧を引いた値が、排尿筋圧。

検査でわかること

膀胱の知覚

膀胱知覚増強、膀胱知覚低下、膀胱知覚欠如などの有無がわかる。

膀胱の機能

膀胱の容量、排尿筋の収縮、膀胱の広がりやすさなどがわかる。

尿失禁の原因

尿道括約筋不全によるものか、過活動膀胱によるものかがわかる。

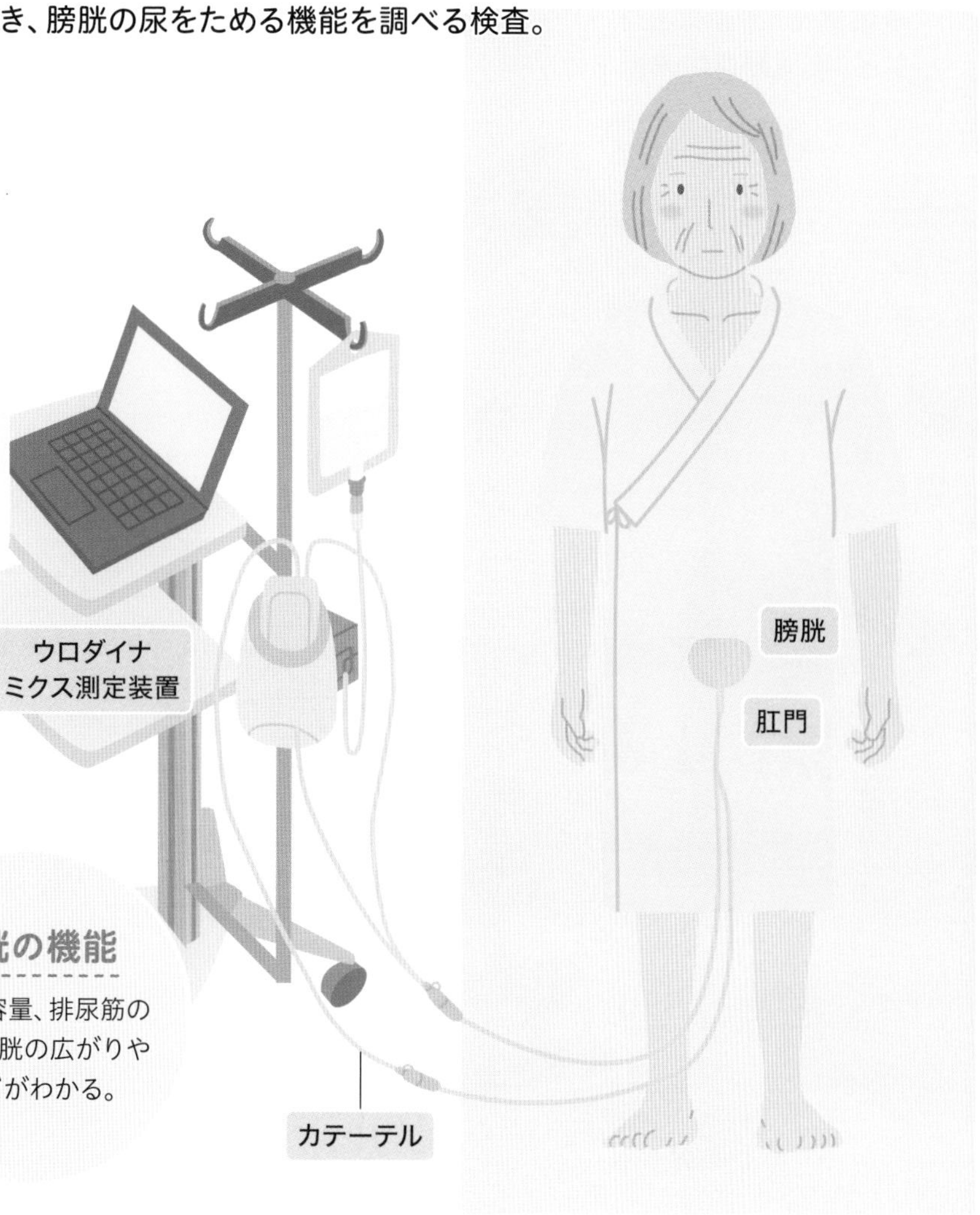

25〜45%が神経因性膀胱に。とくに頻尿や尿失禁が多い

神経系の異常で生じる膀胱《ぼうこう》・尿道の障害を「神経因性膀胱」といいます。脳血管障害を起こした人の25〜45%に、神経因性膀胱が生じるとされています。

脳血管障害急性期では、尿を出しにくくなる「尿閉《にょうへい》」が代表的です。対処としては、排尿時に尿道にカテーテルを入れる「間欠導尿」や、カテーテルを一定期間留置しておく方法があります。コリンエステラーゼ阻害薬《そがいやく》やα_1受容体遮断薬で治療することもあります。

そのほかの症状として、膀胱が勝手に収縮して頻繁にトイレに行きたくなる「過活動膀胱」もあります。尿を膀胱にためておけず、尿失禁を起こすこともあり、急性期を過ぎた後でよく見られる症状です。

過活動膀胱の場合も、抗コリン薬などの薬で治療できます。「後遺症だからしかたない」「歳のせいかな」と放置せず、適切な検査を受け、原因をあきらかにすることが大切です。

決めた時間どおりに、トイレに誘導

排尿動作障害は、理学療法で改善できる

便座移乗、下衣の上げ下げ、姿勢保持など、排尿動作の改善をめざす。

体幹・下肢《かし》の筋力強化

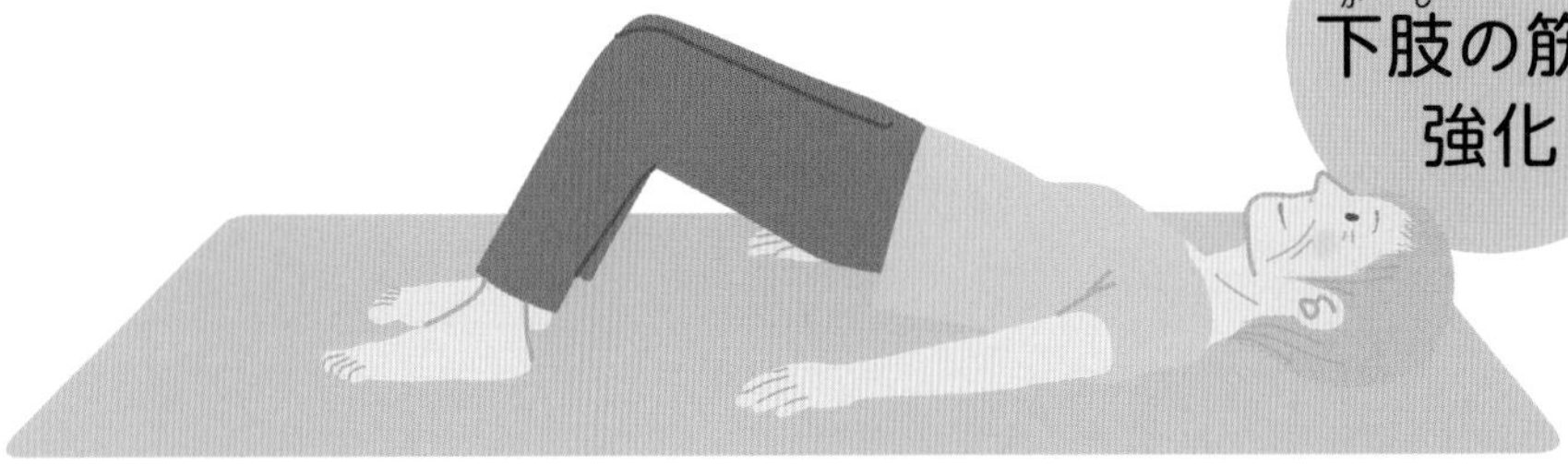

立位《りつい》の時間をなるべく増やし、腹筋（→P168）、大殿《だいでん》筋《きん》訓練（→P118〜）などを日常的におこなう。

基本動作練習

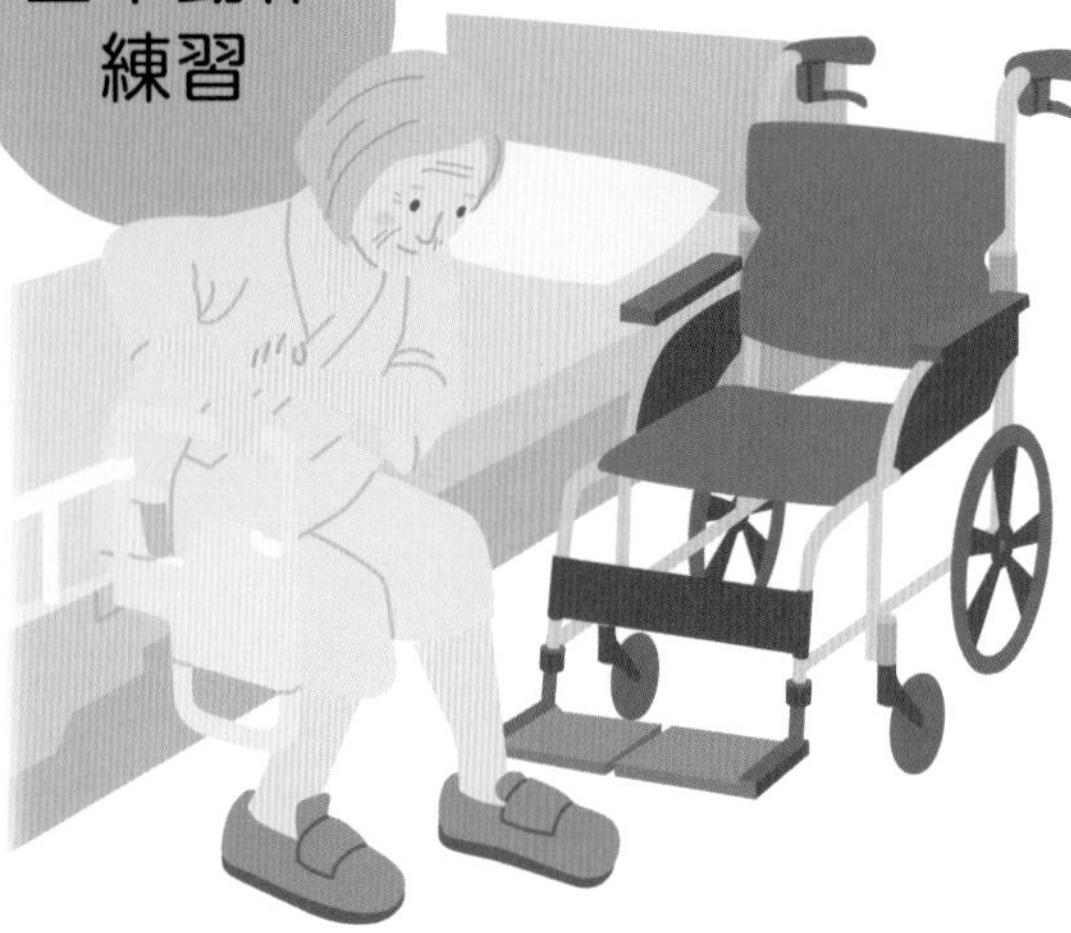

立ち上がりなどの起居動作のほか、おしり拭きなどの動作には手指の巧緻性《こうちせい》も求められる。

排泄のための基本動作

- 寝返り
- 起き上がり
- 端座位《たんざい》
- 立ち上がり
- 歩行練習（杖など）
- 車いすへの移乗　など

実際の場面で動作練習

左のようなスモールステップに分けて評価し、とくに苦手な動作を練習する。

どの動作が苦手か、よく見て

トイレへ移動
▼
ドアを開けて個室へ
▼
便器のフタを開ける
▼
下衣を下げる
▼
座って排尿する
▼
拭きとり&洗浄
▼
立って下衣を上げる
▼
トイレを出て手を洗う

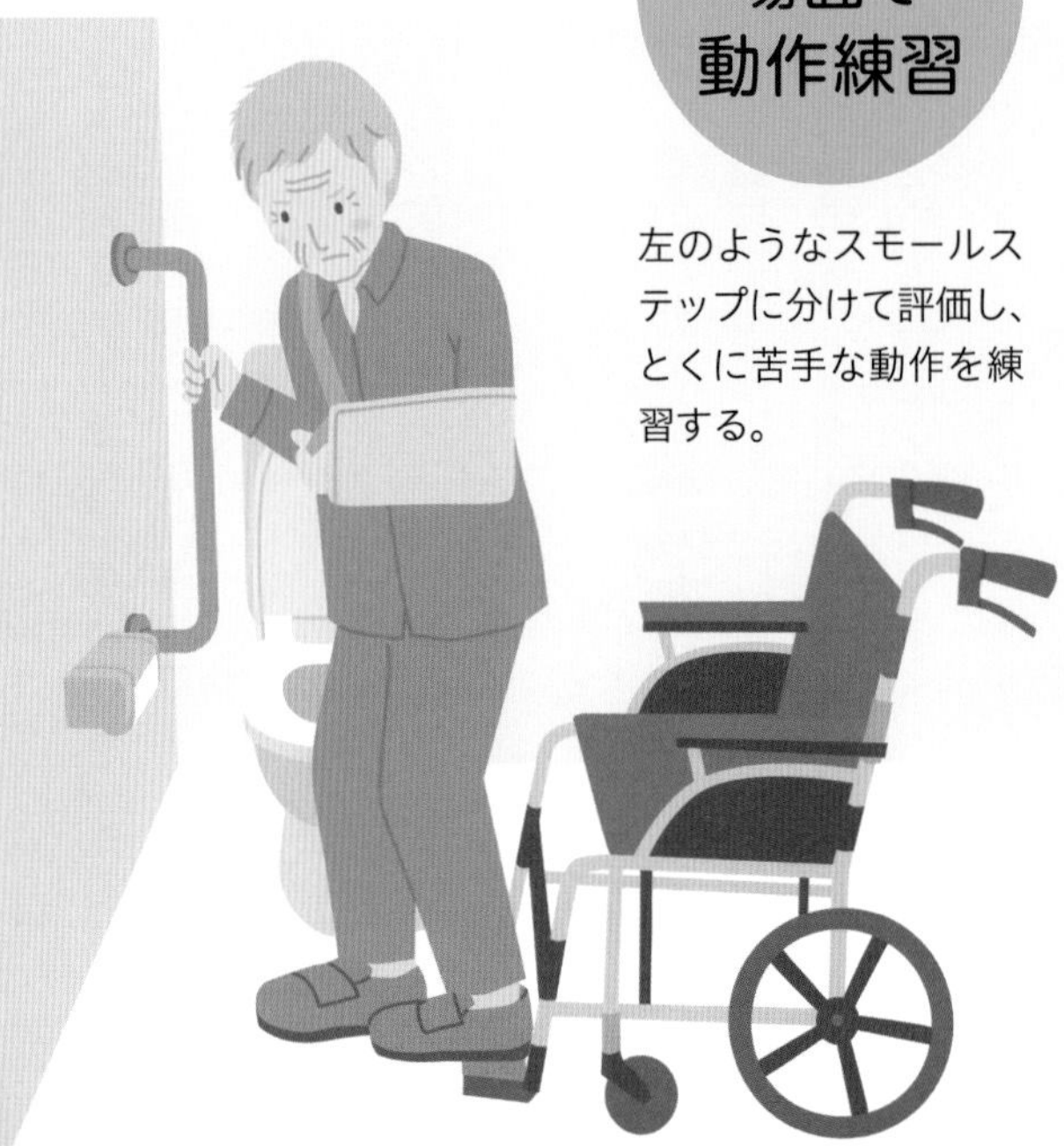

高次脳機能障害が原因なら、排尿誘導を

神経障害のために尿意が生じにくい人や、尿意を訴えられない人に。

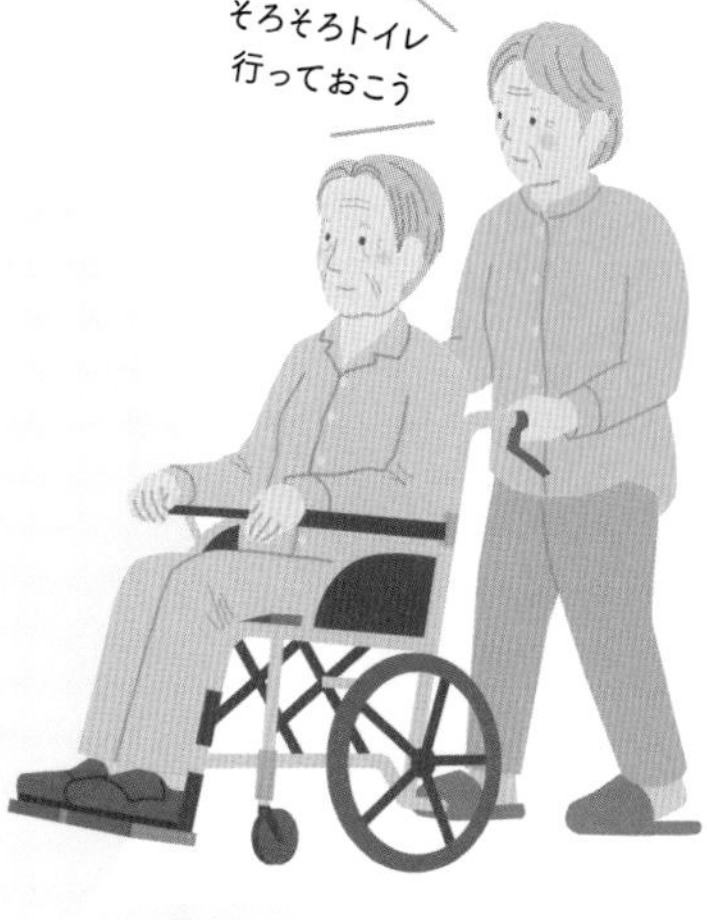

Ⅰ 時間排尿誘導

トイレ動作が困難な人ではもっとも有効な方法

食後や入浴前などのタイミングを含め、2〜4時間おきに排尿してもらう方法。時間の見当識《けんとうしき》がない人もいるので、介護者が声をかけてトイレに誘導する。排尿パターンが一定しない人にも適している。

Ⅱ パターン排尿誘導

排尿日誌をつけて、排尿と失禁の時間をチェック

本人の排尿習慣にあわせたスケジュールでトイレに誘導し、排尿させる方法。普段から排尿パターンが決まっている人に適している。

月　日（ ）
起床時間：
就寝時間：

時間	排尿	尿量	もれ
7:00	○	150mL	×
9:00	○	100mL	×
12:00	○	100mL	○
15:00	○	120mL	×
⋮	⋮	⋮	⋮

Ⅲ 排尿習慣の再学習

パターン排尿誘導と併用すると効果的

学習理論にもとづく方法。失禁の有無を介護者が定期的に確認。失禁せず、トイレで排尿できたときにほめ、その行動を強化する。

失禁の有無をモニタリング
＋
トイレ使用を促す
＋
トイレで排尿できたことをほめる

排尿誘導によって8割以上の尿失禁が改善

脳血管障害の後遺症として生じる排尿障害には、複数の要因がかかわっています。その一つが排尿動作障害。とくに高齢の患者の場合、片麻痺《へんまひ》などによるＡＤＬ（日常生活動作）低下に、加齢による筋力低下などが加わることで、トイレへの移動やトイレ動作が困難になってしまうことが考えられます。

排泄行動の自立は、患者が自宅で生活できるかどうかの重要なポイント。排尿動作障害を改善するためのリハビリは、自宅で生活を可能にするためにも必要で、本人・家族の重要な関心事です。

高次脳機能障害や意欲低下があって、尿失禁などの問題が起きている場合には、上記の排尿誘導が効果的です。高齢入院患者を対象に、2時間おきに1日8回の排尿誘導を実施したところ、85％の人で症状の改善が見られ、尿失禁の回数が20％以下に減少したという報告もあります（Sogbein SK & Awad SA, 1982）。

その他の症状のリハビリ ▽ 痙縮のリハビリ

ボツリヌス療法&ストレッチが効果的

筋肉が過度に緊張し、関節を動かしにくくなる

痙縮《けいしゅく》は麻痺側《まひそく》に起こる。
上半身の関節は屈曲し、
下半身の関節は伸展する。

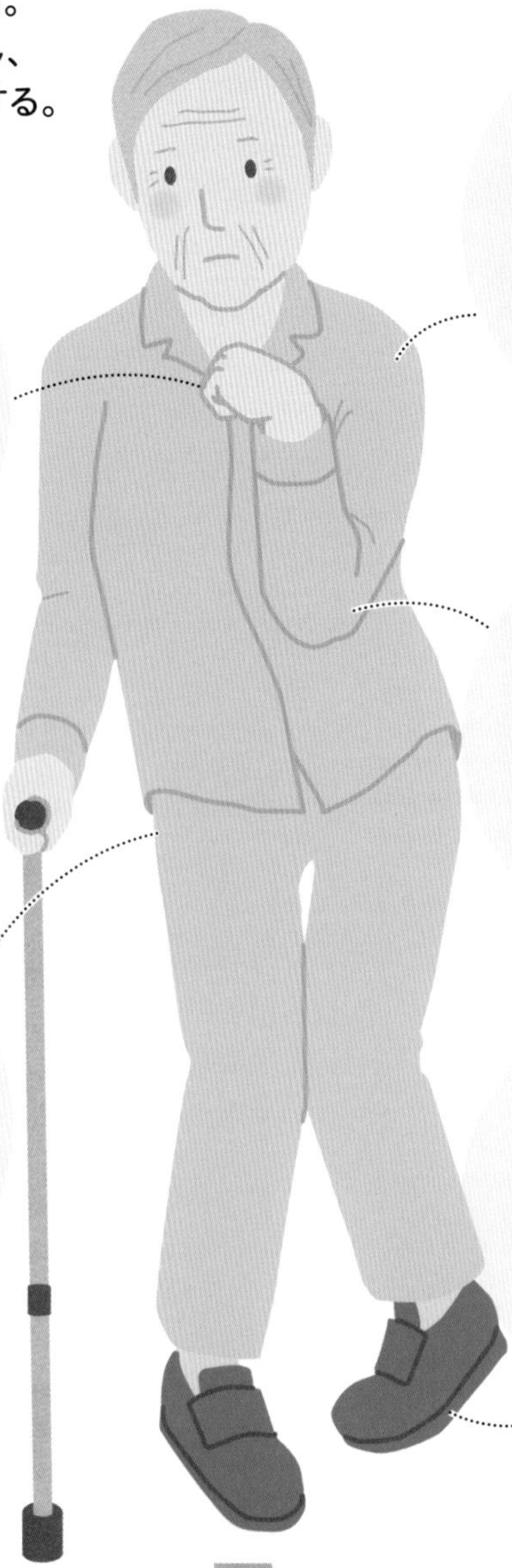

肩関節の内転・内旋《ないせん》

肩～腕全体が体軸に近づく「内転」と、肩が内側に入る「内旋」。

手関節の屈曲&にぎりこぶし変形

屈曲筋が過緊張となることで、手首も指も曲がった状態となる。

ひじ関節の屈曲

関節を屈曲させる筋肉の過緊張で、ひじが曲がった状態になる。

股《こ》関節の内転・屈曲

大腿骨《だいたいこつ》が内側に寄り(内転)、大腿部が上がった状態となる(屈曲)。

内反尖足《ないはんせんそく》

足が内側にねじれるとともにつっぱり、足先で歩くようになる。

MASで痙縮の強さを評価

Grade	評価基準
0	筋緊張に増加なし
1	軽度の筋緊張の増加あり。屈伸にて引っかかりと消失、あるいは可動域終わりに若干の抵抗あり
1+	軽度の筋緊張あり。引っかかりがあきらかで、可動域の½以下の範囲で若干の抵抗あり
2	筋緊張の増加がほぼ全可動域を通して認められるが、容易に動かすことができる
3	かなりの筋緊張の増加があり、他動運動は困難である
4	固まっていて、屈曲あるいは伸展ができない

(「Interrater reliability of a modified Ashworth scale of muscle spasticity.」Bohannon RW & Smith MB, Physical Therapy vol.67(2):206-207, 1987より引用)

多発性硬化《こうか》症に対する痙縮評価法(AS)を改変したもの。治療効果の判定、経過観察で変化を見たいときにも役立つ。

治療は3～4か月おきに。自宅での運動も重要

効果持続期間は3～4か月。12週間たてば次の注射ができる。

ボツリヌス療法

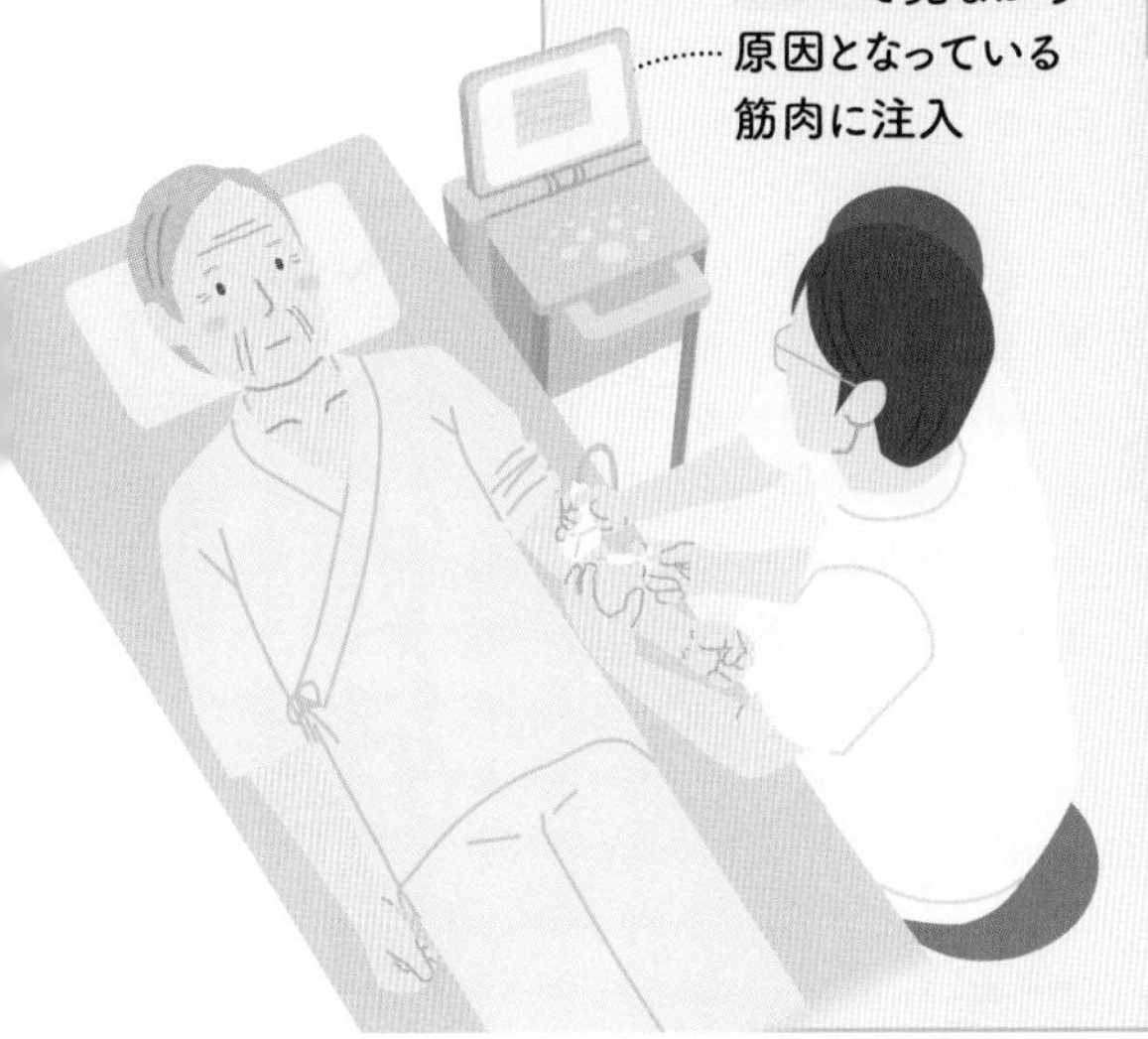

注入部位

肩関節
- 大胸筋《だいきょうきん》
- 広背筋《こうはいきん》
- 大円筋《だいえんきん》
- 肩甲下筋《けんこうかきん》

ひじ関節
- 上腕二頭筋《じょうわんにとうきん》
- 腕橈骨筋《わんとうこつきん》
- 上腕筋《じょうわんきん》

前腕
- 円回内筋《えんかいないきん》
- 方形回内筋《ほうけいかいないきん》
- 腕橈骨筋《わんとうこつきん》

手関節
- 橈側手根屈筋《とうそくしゅこんくっきん》
- 尺側手根屈筋《しゃくそくしゅこんくっきん》

MP関節（指のつけ根）
- 虫様筋《ちゅうようきん》

PIP関節（指の第2関節）
- 浅指屈筋《せんしくっきん》

DIP関節（指の第1関節）
- 深指屈筋《しんしくっきん》

過緊張した筋肉に注入し、伸展反射を抑える

上記の筋肉で過緊張が起きやすい。そのいくつかにボツリヌス毒素を注射して、毒素が神経伝達を抑制。こわばりがとれて動きがスムーズになる。数日後から効果が現れ、1～2週間で安定。

運動療法

手足を伸ばす時間を長くしたり、関節可動域を広げる

筋肉の過緊張で動きにくくなった関節を動かし、手足を伸ばすことで、過緊張をゆるめる。関節可動域訓練の前に、拮抗筋《きっこうきん》（主動作筋と対になる筋肉）に対する電気刺激を加えておくと、関節可動域が広がりやすい。

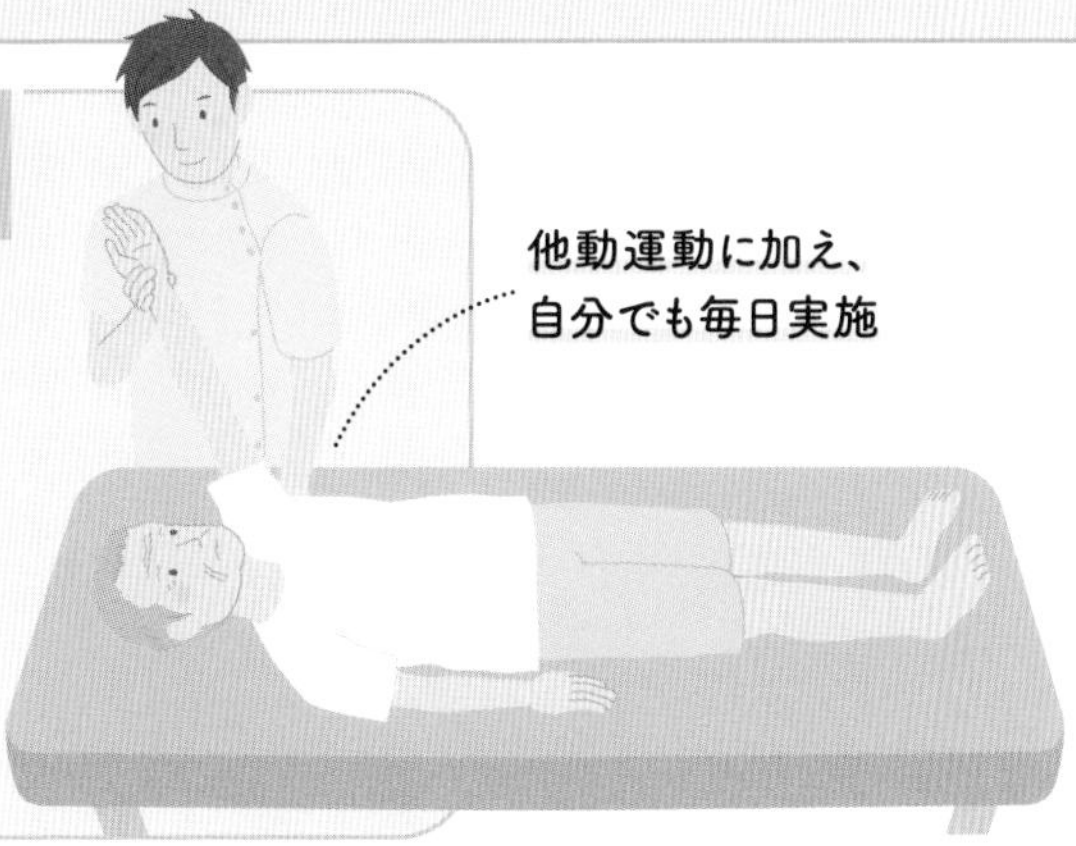

3か月後に19%、1年後には38%が発症する

痙縮《けいしゅく》とは、筋肉の緊張が亢進《こうしん》し、手足がこわばって動かしにくくなった状態。運動にかかわる神経細胞の障害で起こり、痛みもともないます。片麻痺《へんまひ》を認める脳血管障害では、発症後3か月で19％に、1年で38％に痙縮が生じています（Sommerfeld DK et al., 2004 / Watkins CL et al., 2002）。

脳血管障害による痙縮では、右のイラストのような特徴的な肢位《しい》「ウェルニッケマン肢位」がよく見られます。このままではリハビリで正常な動作を獲得できませんし、関節が固まって動かしにくくなる「拘縮《こうしゅく》」に発展します。今後の生活のために積極的な治療が必要です。

確実な効果が期待できるのがボツリヌス療法です。過緊張が認められる筋肉にボツリヌス毒素を注射し、筋肉の収縮を抑えることで痙縮を改善します。一度注射すると、3～4か月間の効果持続が期待できます。軽度なら、薬と運動療法でも治療可能です。

リズムなどの刺激で、歩行をサポート

歩行障害を中心に、パーキンソニズムが出る

パーキンソン病の症状と同じ部分が多いが、異なる点もある。

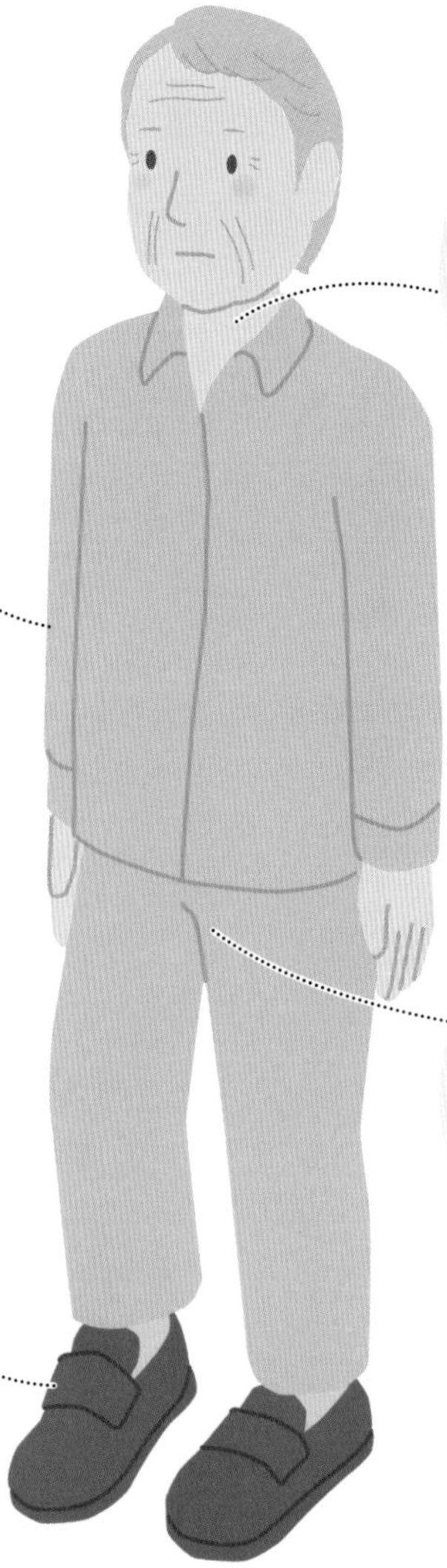

嚥《えん》下《げ》障害
偽《ぎ》性《せい》球《きゅう》麻《ま》痺《ひ》(→P60)のために、誤《ご》嚥《えん》しやすくなる。

筋《きん》固《こ》縮《しゅく》
筋肉が硬くこわばり、関節を動かそうとすると抵抗を感じる。

尿失禁
膀《ぼう》胱《こう》が過剰に働く「過活動膀胱」で、失禁しやすくなる。

すり足＆小刻み歩行
脚を開いた状態で小刻みに足を踏み出し、引きずって歩く。

パーキンソン病との違い

	脳血管障害性パーキンソニズム	パーキンソン病
発症	緩徐または急性	緩徐
進行	階段状に進行性	慢性進行性
左右差	なし	あり（とくに初期）
姿勢	直立姿勢	前傾、前屈姿勢
振《しん》戦《せん》	なし、または姿勢時振戦（8〜12Hz）	安静時振戦（4〜6Hz）
抗パーキンソン病薬の効果	不良	良好
その他	錐《すい》体《たい》路《ろ》徴候（痙縮《けいしゅく》、Babinski《バビンスキー》反射、深部腱《けん》反射亢《こう》進《しん》） 認知症、偽性球麻痺、尿失禁 情動失禁などを合併しやすい	

パーキンソン病とは上のような違いがあり、使う薬なども異なってくる。

（「脳血管性パーキンソニズム」高橋裕秀・篠原幸人, 日本内科学会雑誌 vol.92(8)：1472-1478, 2003／「脳血管障害性パーキンソニズムの新しい診断法と治療」西山和利・金子 厚, 日本内科学会雑誌 vol.104(8)：1585-1590, 2015より引用、一部改変）

聴覚・視覚の刺激で、歩行テンポや歩幅を改善

自分で歩行テンポをつくれない「内的リズム形成障害」にアプローチ。

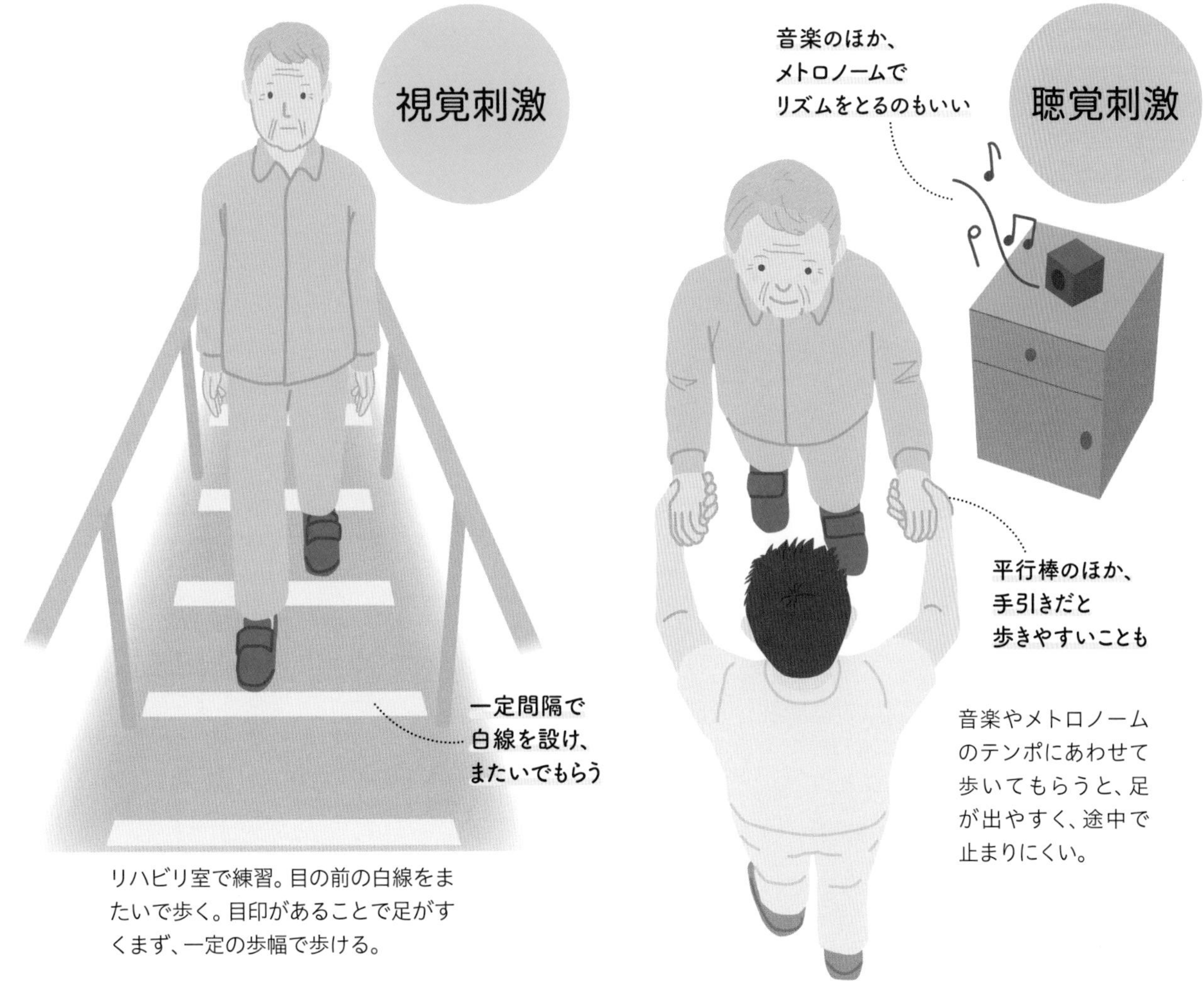

リハビリ室で練習。目の前の白線をまたいで歩く。目印があることで足がすくまず、一定の歩幅で歩ける。

音楽やメトロノームのテンポにあわせて歩いてもらうと、足が出やすく、途中で止まりにくい。

歩行がスムーズにできず転倒もしやすい

パーキンソン病は、高齢者に多い神経変性疾患。「振戦《しんせん》（震え）」「動作緩慢」「筋《きん》固縮《こしゅく》」「姿勢保持障害」の運動障害が、4大症状とされています。

脳血管障害でも、これに似た症状が現れやすく、「脳血管障害性パーキンソニズム」とよばれています。手足の筋肉がこわばって動かしにくくなり、小刻み歩行など独特の歩行パターンが見られます。足をしっかり持ち上げず、引きずるように動かす「すり足歩行」も特徴的です。

このような運動障害、歩行障害が見られたら、転倒予防のためにもリハビリを。音楽などのリズム刺激にあわせて歩いてもらうと、テンポよく足を踏み出せます。歩幅がせますぎる場合は、目印にあわせて歩く訓練が有効です。

脳血管障害性パーキンソニズムには、ほかにも嚥下《えんげ》障害や尿失禁などがあり、それぞれの症状に応じたリハビリが必要です（→P60～）。

リハビリの基本▽どんな病気？

アルツハイマー病が半数以上を占める

「認知症＝記憶障害」ではなく、原因疾患によって異なる

認知症は、認知機能の障害を引き起こす病気の総称。記憶機能だけでなく、注意機能や遂行機能、思考・判断力、人・時間・場所を認識する「見当識《けんとうしき》」などが障害されます。これが認知症の中核症状です。原因疾患は60以上あり、症状にも違いがあります。**最多はアルツハイマー病で、記憶障害が顕著なタイプ。**ついで多いのが脳血管性認知症、レビー小体型《しょうたいがた》認知症、前頭側頭型《ぜんとうそくとうがた》認知症で、この4つが全体の9割以上を占めています。

中核症状のほか、BPSD（行動・心理症状）も現れます。心理症状では、抑うつや不安、焦燥《しょうそう》、幻覚・妄想、意欲低下など。徘徊《はいかい》や暴力、食行動異常など、行動の変化も少なくありません。

原因疾患はおもに4つ。いずれも進行性の病気

認知症は単一の病気ではなく、認知症の症状を引き起こす病気の総称。

アルツハイマー病 67.6％

神経細胞が変性していく変性疾患。アミロイドβ《ベータ》というタンパク質が蓄積し、海馬を中心に前頭葉、側頭葉も萎縮《いしゅく》。

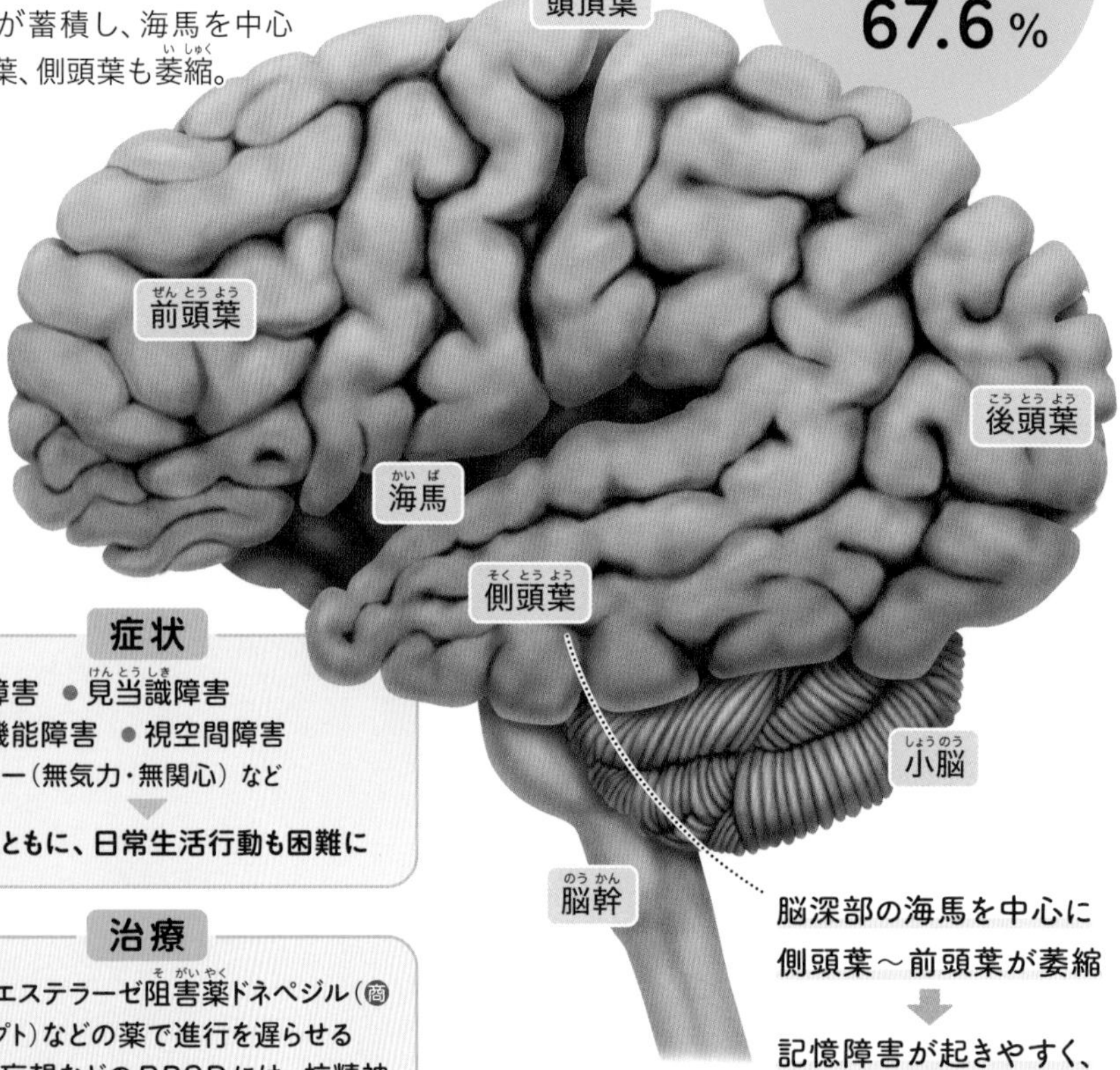

脳深部の海馬を中心に側頭葉～前頭葉が萎縮
↓
記憶障害が起きやすく、そのほかの高次脳機能も障害される

症状

- 記憶障害
- 見当識《けんとうしき》障害
- 遂行機能障害
- 視空間障害
- アパシー（無気力・無関心）など

▼

進行とともに、日常生活行動も困難に

治療

- コリンエステラーゼ阻害薬《そがいやく》ドネペジル（商アリセプト）などの薬で進行を遅らせる
- 興奮・妄想などのBPSDには、抗精神病薬などを使うこともある

脳血管性認知症 19.5%

症状

- 見当識障害
- 注意障害
- 言語障害
- 視空間障害
- 遂行機能障害
- 運動障害
- 学習の障害 など

治療

- 原因となった脳血管障害の治療を続け、再発予防の薬も服用
- アパシーの改善に脳循環・代謝改善薬を使うなど、BPSDには個別に対処

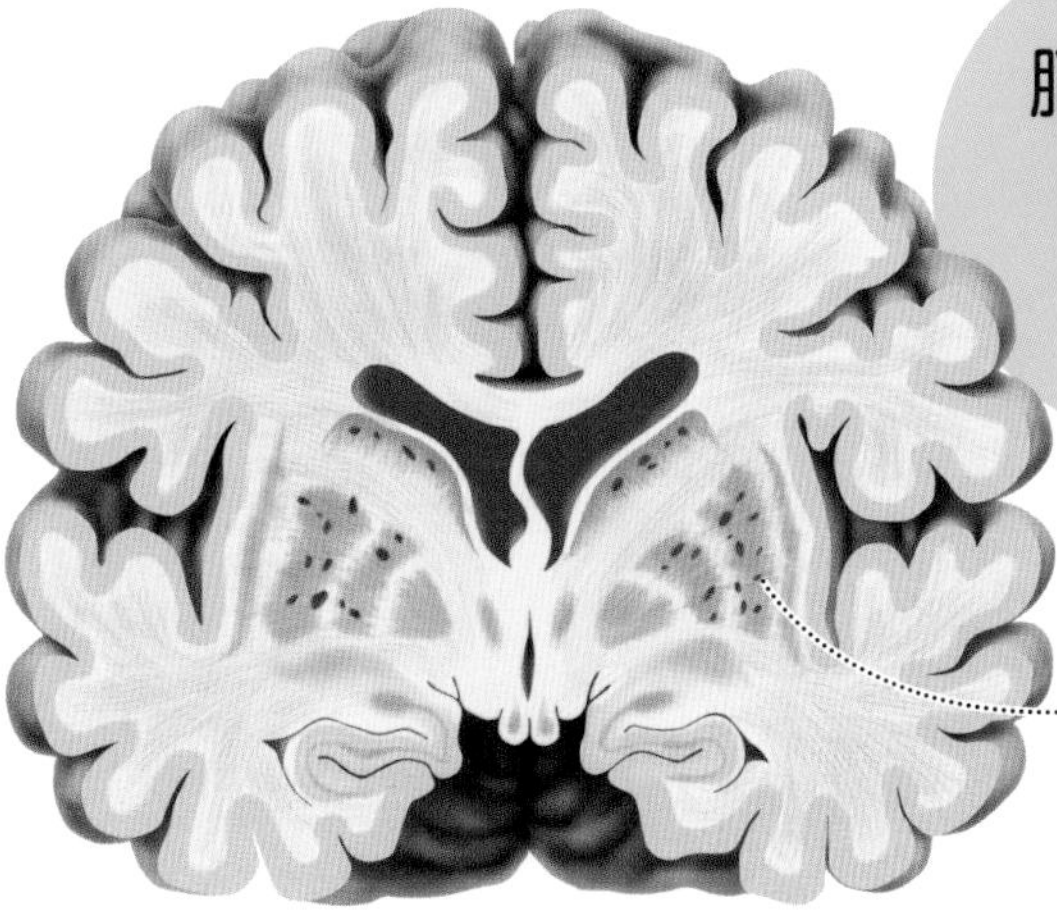

小さな梗塞が多発する「ラクナ梗塞《こうそく》」が多い

脳血管障害が原因。細い血管でいくつもの梗塞が起こる「ラクナ梗塞」によるものが最多。

レビー小体《しょうたい》型《がた》認知症 4.3%

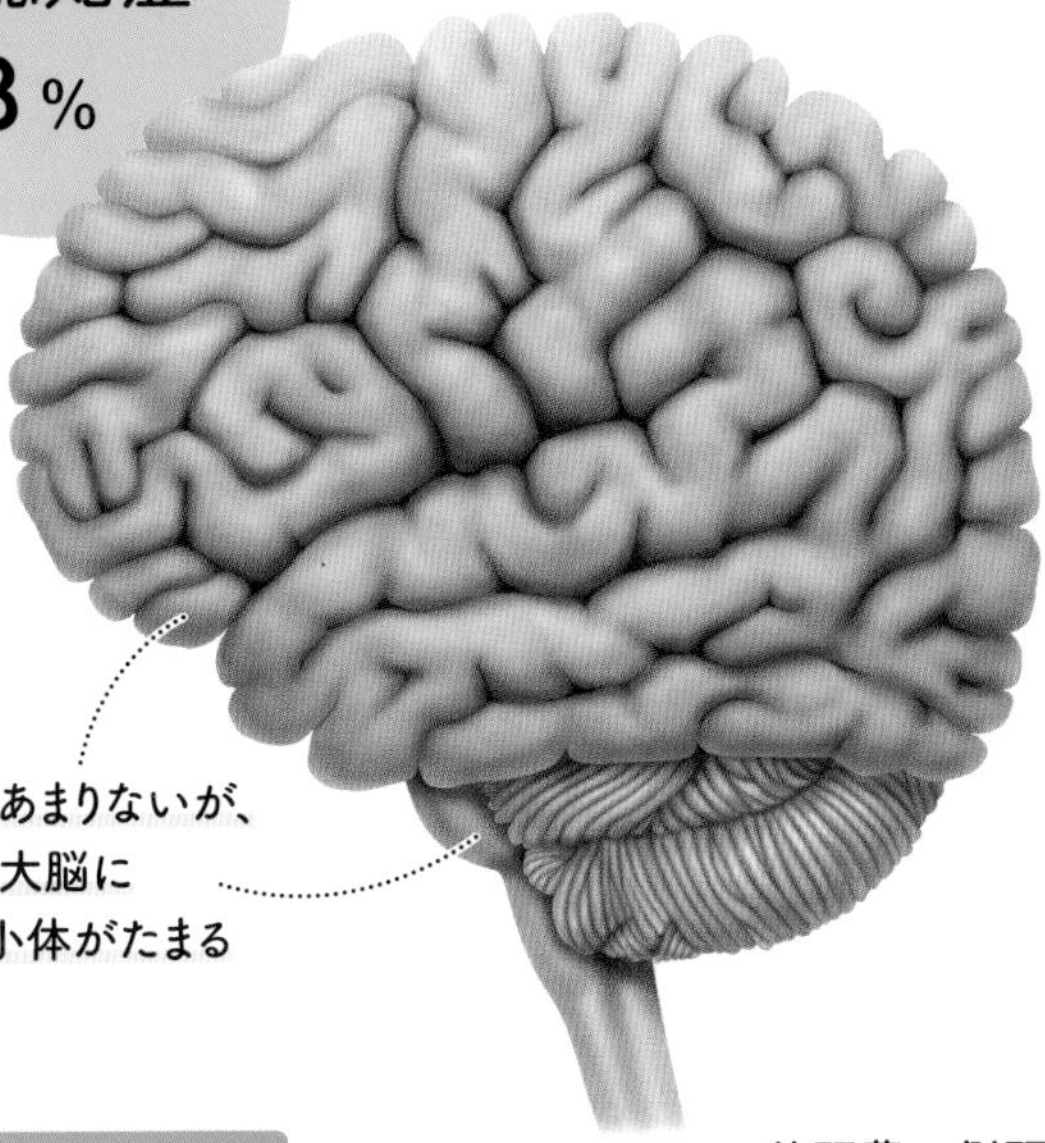

萎縮はあまりないが、脳幹や大脳にレビー小体がたまる

症状

- パーキンソニズム（筋固縮《きんこしゅく》、歩行障害、無動、便秘、尿失禁など）
- 幻視《げんし》
- 変動する認知機能障害 など

治療

- ドネペジル（商アリセプト）が使用可能
- パーキンソン病治療薬も有効

レビー小体というタンパク質が蓄積。パーキンソン病の原因物質でもあり、症状も重なる。

前頭側頭《ぜんとうそくとう》型《がた》認知症 1.0%

前頭葉〜側頭葉が強く萎縮する

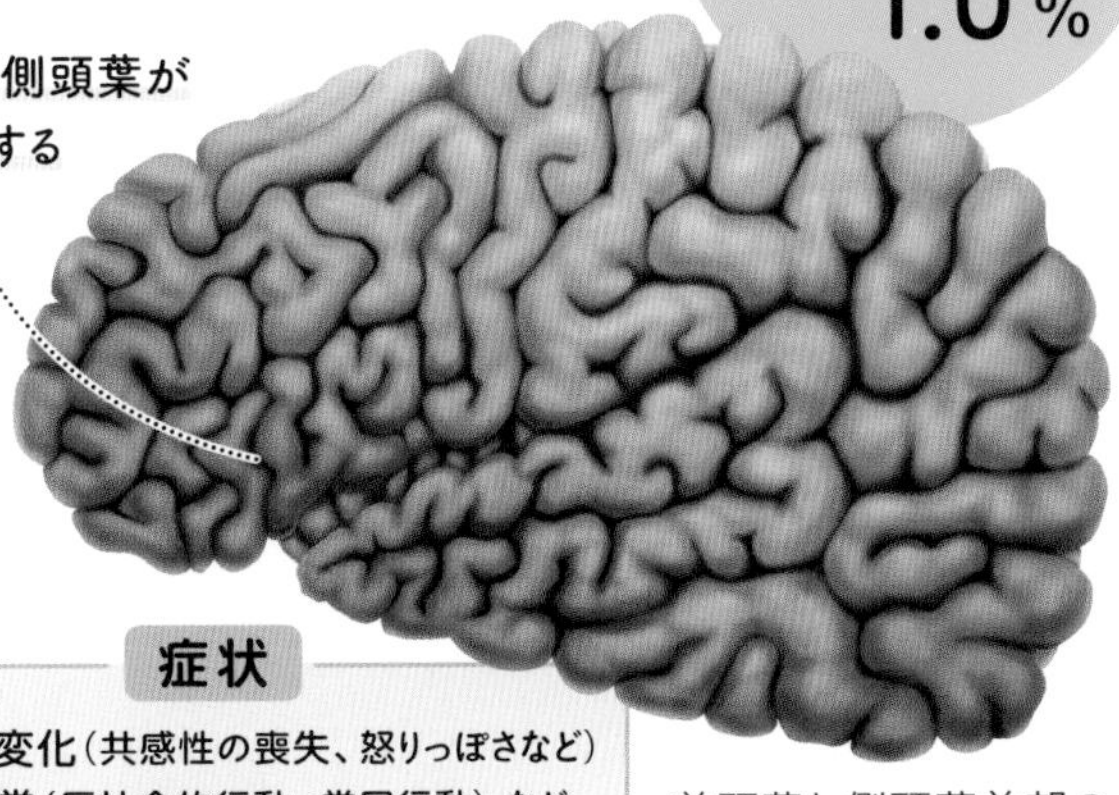

症状

- 性格の変化（共感性の喪失、怒りっぽさなど）
- 行動異常（反社会的行動、常同行動） など

治療

- 抗うつ薬のSSRIなどでBPSDを改善
- 抗精神病薬を使うこともある

前頭葉と側頭葉前部の神経細胞が変性。前頭葉が障害され、社会的行動にも支障をきたす。

治療可能なその他の認知症

正常圧水頭症《せいじょうあつすいとうしょう》

髄液《ずいえき》が過剰になり脳を圧迫する。髄液を排出する手術で改善できる。

慢性硬膜下血腫《まんせいこうまくかけっしゅ》

頭部外傷で、脳を覆うくも膜と硬膜のあいだに血腫ができ、脳を圧迫。

脳腫瘍《のうしゅよう》

脳にできた腫瘍が大きくなると、脳を圧迫し、認知症症状が現れる。

認知機能のほか、ADLも評価する

診断目的だけでなく、生活上の困りごとを把握する

認知症発見にはスケールが有効で、日本では、HDS-R（改訂長谷川式簡易知能評価スケール）がもっとも使われています。MMSEという方法もあり、こちらは国際的に広く用いられています。

スコアが高ければ認知症を疑い、詳細な検査へ。症状や経過、日常生活での困りごとなどをくわしく聞き、さらに頭部CT検査で原因疾患を調べたり、ほかの病気と鑑別したりします。認知症と診断できれば、左ページのような分類で重症度を評価します。

リハビリにあたっては、認知機能の重症度に加え、BPSD（行動・心理症状）、運動機能、ADL（日常生活動作）なども把握しておきます。

スクリーニングには、HDS-RかMMSEを使う

HDS-R（改訂長谷川式簡易知能評価スケール）

1	お歳はいくつですか？（2年までの誤差は正解）		0　1
2	今日は何年何月何日ですか？　何曜日ですか？ （年月日、曜日が正解でそれぞれ1点ずつ）	年	0　1
		月	0　1
		日	0　1
		曜日	0　1
3	私たちがいまいるところはどこですか？（自発的にできれば2点、5秒置いて家ですか？　病院ですか？　施設ですか？　のなかから正しい選択をすれば1点）		0　1　2
4	これから言う3つの言葉を言ってみてください。あとでまた聞きますのでよく覚えておいてください（以下の系列のいずれか1つで、採用した系列に○印をつけておく） 1: a）桜　b）猫　c）電車、　2: a）梅　b）犬　c）自動車		0　1
			0　1
			0　1
5	100から7を順番に引いてください（100−7は？、それからまた7を引くと？と質問する。最初の答えが不正解の場合、打ち切る）	（93）	0　1
		（86）	0　1
6	私がこれから言う数字を逆から言ってください （6-8-2、3-5-2-9を逆に言ってもらう、3桁逆唱に失敗したら、打ち切る）	2-8-6	0　1
		9-2-5-3	0　1
7	先ほど覚えてもらった言葉をもう一度言ってみてください （自発的に回答があれば各2点、もし回答がない場合以下のヒントを与え正解であれば1点） a）植物　b）動物　c）乗り物		a：0　1　2
			b：0　1　2
			c：0　1　2
8	これから5つの品物を見せます。それを隠しますのでなにがあったか言ってください（時計、鍵、タバコ、ペン、硬貨など必ず相互に無関係なもの）		0　1　2
			3　4　5
9	知っている野菜の名前をできるだけ多く言ってください （答えた野菜の名前を右欄に記入する。途中でつまり、約10秒間待っても出ない場合にはそこで打ち切る） 0〜5=0点、6=1点、7=2点、8=3点、9=4点、10=5点		0　1　2
			3　4　5
		合計得点	

日本で開発された質問式の認知機能評価法。スクリーニング検査としてよく使われている。

（「改訂長谷川式簡易知能評価スケール（HDS-R）の作成」加藤伸司ほか, 老年精神医学雑誌 vol.2（11）：1339-1347, 1991より引用）

日常生活活動もよく見て、重症度を判断

日常生活をよく知る家族、介助者にも情報提供
してもらい、重症度を判定。

CDR（臨床認知症評価尺度）

	なし 0点	疑い 0.5点	軽度 1点	中等度 2点	重度 3点
記憶	記憶障害なし 軽度の一貫しないもの忘れ	一貫した軽いもの忘れ 不完全な想起 〝良性健忘〟	中等度の記憶障害 とくに最近のできごとに対するもの 日常活動に支障	重度の記憶障害 高度に学習した記憶は保持、新しいものはすぐに忘れる	重度の記憶障害 断片的記憶のみ残存する程度
見当識《けんとうしき》	見当識障害なし	時間的関連性に軽度の障害がある以外は見当識障害なし	時間的関連に中等度の障害があり、検査では場所の見当識良好、他の場所でときに地誌的失見当《しつけんとう》	時間的関連性に重度の障害がある 通常時間の失見当、しばしば場所の失見当あり	人物への見当識のみ
判断力と問題解決	日常生活での問題解決に支障なし 過去の行動に関して判断も適切	問題解決、類似や相違の指摘における軽度の障害	問題解決、類似や相違の指摘における中等度の障害 社会的判断は通常、保たれている	問題解決、類似や相違の指摘における重度の障害 社会的判断は通常、障害されている	問題解決不能 判断不能
地域社会活動	通常の仕事、買いもの、金銭の管理、ボランティア、社会的グループで通常の自立した機能	左記の活動に軽度の障害がある	左記の活動のいくつかに参加できるが、自立した機能を果たすことはできない 一見正常	家庭外では自立不可能 一見して家庭外の活動にかかわれるように見える	一見して家庭外での活動に参加できるようには見えない
家庭状況および趣味・関心	家庭での生活、趣味や知的関心は十分保たれている	家庭での生活、趣味や知的関心が軽度に障害されている	軽度だがあきらかな家庭生活の障害 複雑な家事の障害、複雑な趣味や関心の喪失	単純な家事手伝いのみ可能 非常にかぎられた関心がわずかにある	家庭内で意味のある生活活動はできない
介護状況	セルフケアは完全にできる		ときに励ましが必要	着衣、衛生管理、身づくろいに介助が必要	本人のケアに対して多大な介助が必要 頻回な失禁

6項目について5段階で採点し、そのスコア分布から、「正常」「認知症疑い」「軽度」「中等度」「重度」と評価。

（「A new clinical scale for the staging of dementia.」Hughes CP et al., British Journal of Psychiatry vol.140(6)：566-572, 1982より引用）

アルツハイマー病の重症度

アルツハイマー病特有の進行度分類。日常生活の障害の程度を把握し、7段階で評価する。

	FAST stage	臨床診断	FASTにおける特徴
1	認知機能の障害なし	正常	主観的および客観的機能低下は認められない
2	非常に軽度の認知機能の低下	年齢相応	ものの置き忘れを訴える。喚語困難
3	軽度の認知機能低下	境界状態	熟練を要する仕事の場面では機能低下が同僚によって認められる。 新しい場所に旅行することは困難
4	中等度の認知機能低下	軽度の アルツハイマー病	夕食に客をまねく段取りをつけたり、家計を管理したり、 買いものをしたりする程度の仕事でも支障をきたす
5	やや高度の認知機能低下	中等度の アルツハイマー病	介助なしでは適切な洋服を選んで着ることができない。入浴させるときにもなんとかなだめすかして説得しなくてはならないこともある
6	高度の認知機能低下	やや高度の アルツハイマー病	(a)不適切な着衣 (b)入浴に介助を要する。入浴をいやがる (c)トイレの水を流せなくなる (d)尿失禁 (e)便失禁
7	非常に高度の 認知機能低下	高度の アルツハイマー病	(a)最大限約6語に限定された言語機能の低下 (b)理解しうる語彙《ごい》はただ一つの単語となる (c)歩行能力の喪失 (d)着座能力の喪失 (e)笑う能力の喪失 (f)昏迷《こんめい》および昏睡

（「Functional assessment staging(FAST) in Alzheimer's disease：Reliability, validity, and ordinality.」
Sclan SG & Reisberg B, International Psychogeriatrics vol.4(3)：55-69, 1992より引用）

「安心感」「快」を感じさせるリハビリを

治療ありきのリハビリでは不安や苦痛を強めることも

認知症の治療は、薬物療法と、非薬物療法としてのリハビリ治療の二つに分けられます。**認知機能の低下には、薬物療法とリハビリを併用。**記憶などの認知機能そのものの改善をめざします。**興奮や抑うつその他のBPSD（行動・心理症状）に対しては、原則として、薬物療法よりも環境調整やリハビリを優先します。**

認知症がある人の多くは、いままでできたことができなくなったり、状況把握がむずかしくなり、不安を感じています。認知機能を高めることに家族や介助者がこだわりすぎると、ますます混乱し、BPSDが悪化しかねません。**安心や快さを感じられるようなかかわりを前提に、リハビリを進めていきます。**

安全にも配慮しながら、困りごとの解決につなげる

認知症のリハビリでは、事故にも注意する必要があります。認知症があると転倒事故を起こしやすく、認知症のない人に比べて転倒のリスクが8倍、骨折のリスクは3倍高いことが知られています。

どのようなリハビリをおこなうかも重要です。認知機能全般を改善するリハビリ法は、残念ながらいまのところありません。**とくに強化・維持したい機能に特化してリハビリ内容を選びます。本人・家族が生活のどんな面で困っているかを把握し、相談のうえで決めましょう。**

認知症の症状は、本人だけでなく介護にあたる家族にも大きな負担となります。リハビリでは、家族に対するケアや支援も欠かすことができません。

認知症がある人は、転倒リスクが8倍も高い

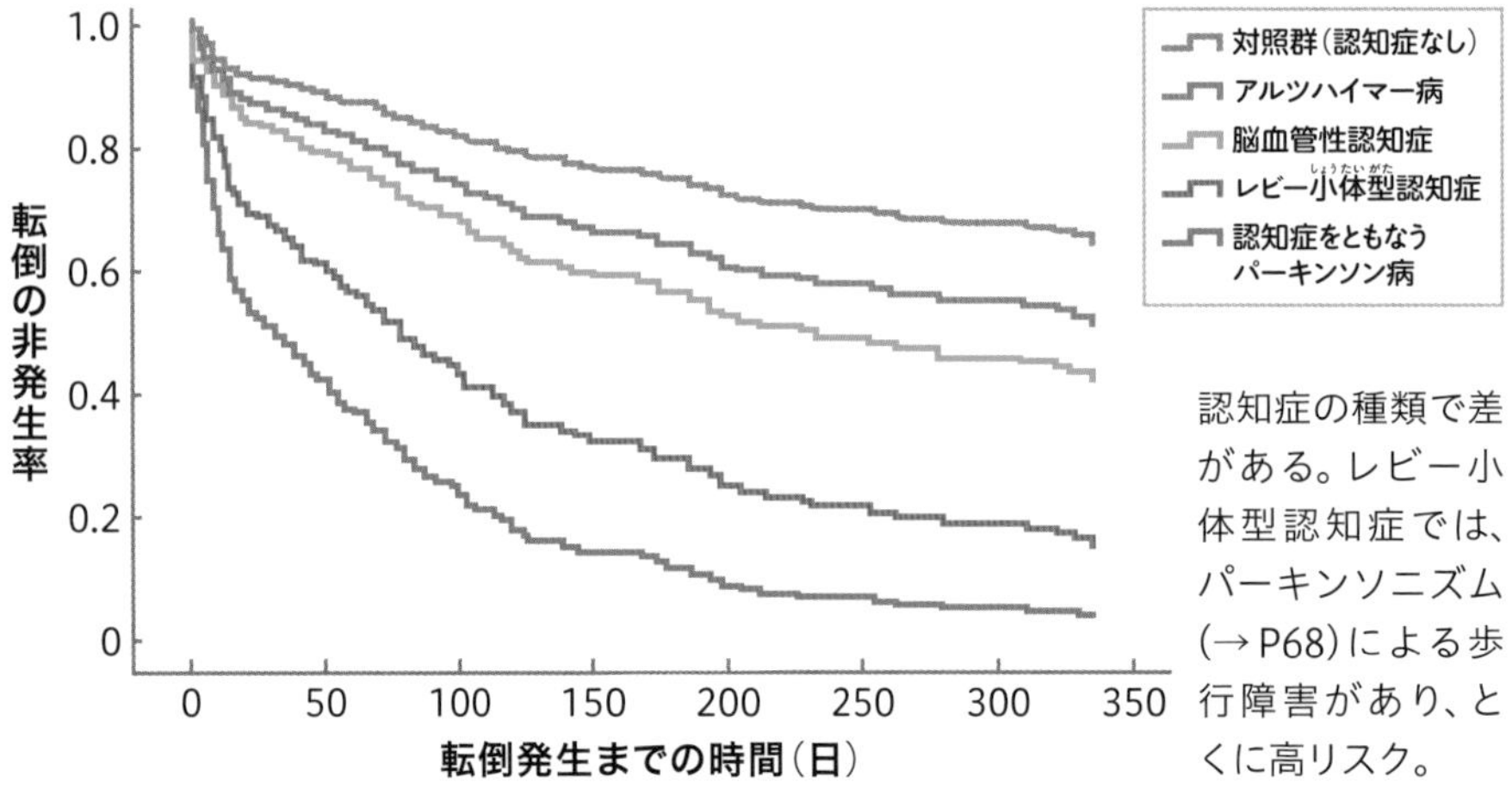

認知症の種類で差がある。レビー小体型認知症では、パーキンソニズム（→P68）による歩行障害があり、とくに高リスク。

（「Incidence and prediction of falls in dementia：A prospective study in older people.」 Allan LM et al., PLoS One vol.4(5)：e5521, 2009より引用）

その人らしい生活をめざし、リハビリ計画を立てる

病状だけを見ず全人的に見て、その人の視点・立場で考えてかかわることが大事。

パーソン・センタード・ケア

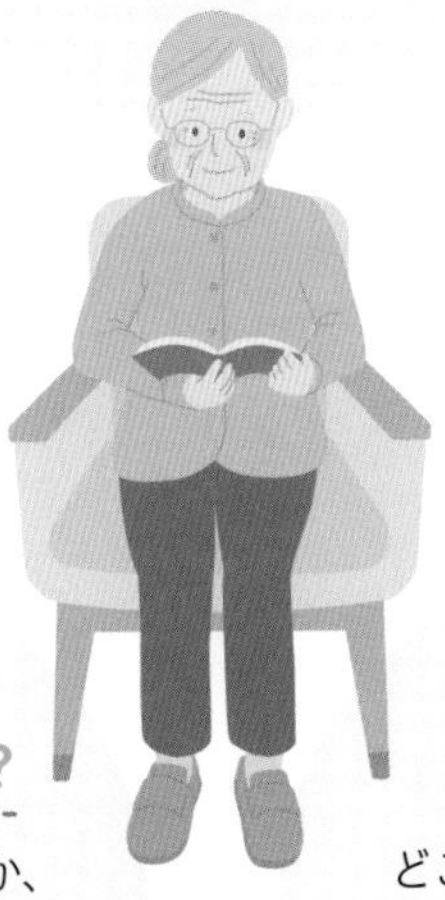

Ⅰ 脳の障害は？

病状の中核的な部分である脳の機能が、どの程度障害されているのか、経時的に見ていく。

Ⅱ 身体的健康は？

既往歴や現在の健康状態、それによる苦痛や不快感、視力・聴力低下なども重要な情報。

Ⅲ 生活歴は？

どこでどのように育ち、どんな仕事をして生活を送ってきたか。趣味やこだわりも把握。

Ⅳ 性格傾向は？

神経質か、おおらかか、短気か気長かなど、病前の性格がどうだったのかを把握する。

Ⅴ 心理社会的傾向は？

一人を好む、明るくて人づきあいが得意など、他者や社会とのかかわりかたの傾向を把握。

リハビリ計画

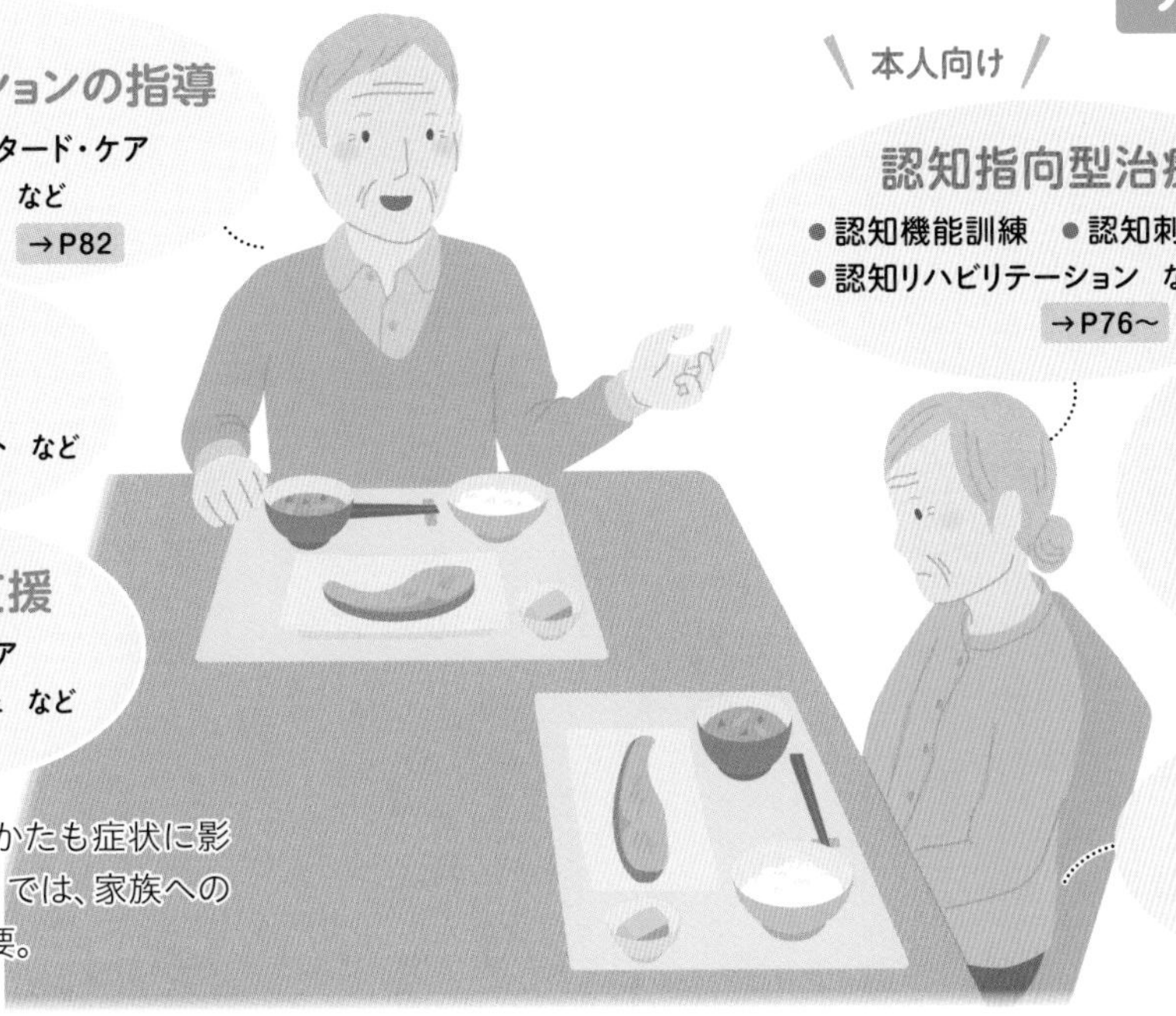

家族向け

コミュニケーションの指導
- パーソン・センタード・ケア
- バリデーション など

→P82

心理療法
- カウンセリング
- ストレスマネジメント など

社会的支援
- レスパイトケア
- 認知症カフェ など

周囲のかかわりかたも症状に影響する。リハビリでは、家族への指導や支援も重要。

本人向け

認知指向型治療
- 認知機能訓練
- 認知刺激療法
- 認知リハビリテーション など

→P76〜

BPSDへのリハビリ
- バリデーション
- 回想法
- 音楽療法 など

→P82〜

運動療法
- 持久力訓練
- バランス訓練 など

→P88〜

中核症状のリハビリ ▽ 認知機能訓練

記憶機能や注意機能をトレーニングで改善

とくに高めたい機能、困っている機能を重点的に

記憶機能、注意機能などのうち、とくに困っているものに焦点をあてる。

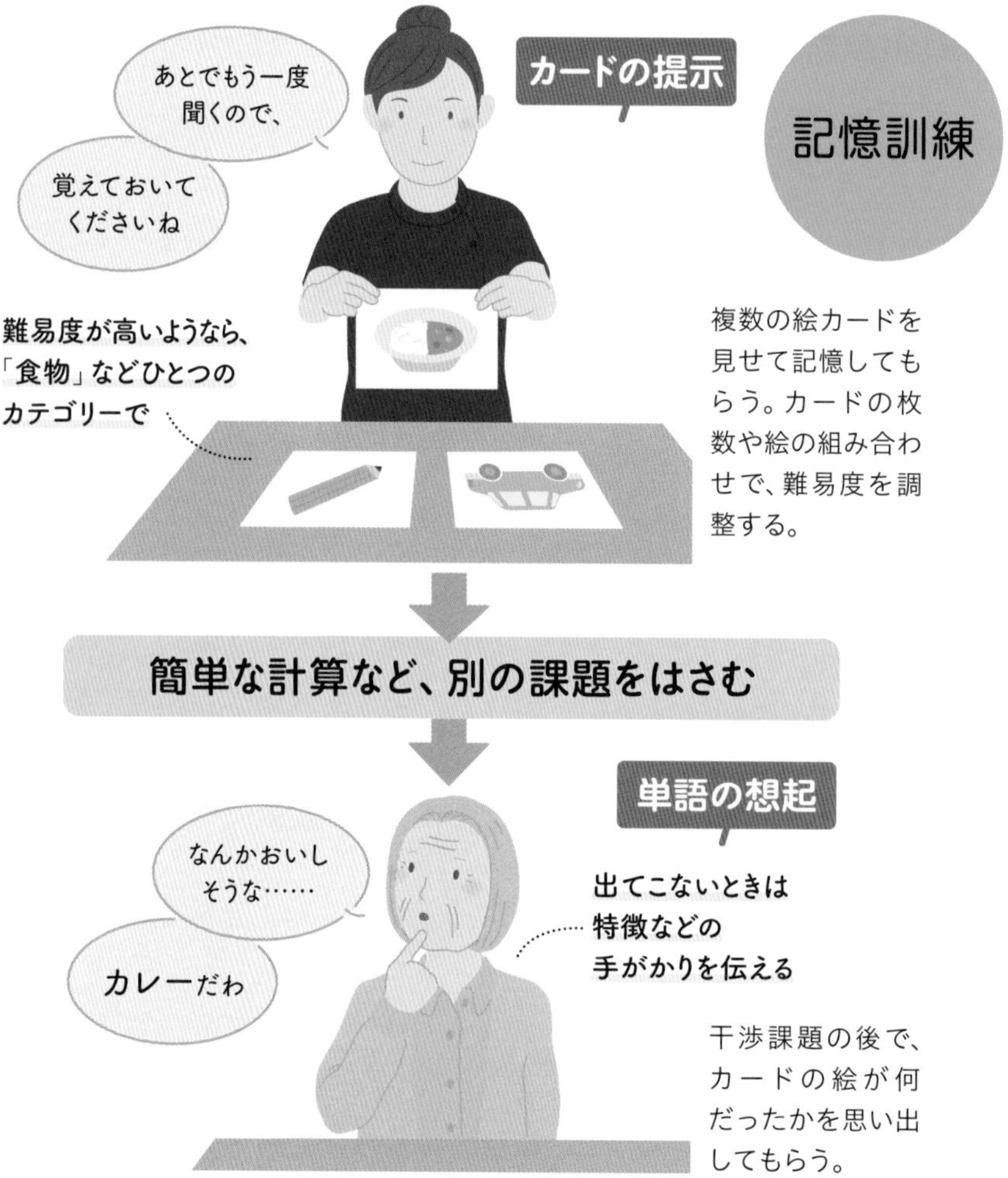

誤りを指摘せず、できた部分に目を向けて

認知機能訓練（認知指向型訓練）は、低下し始めた認知機能の向上を目的におこないます。**もとの能力を基準にせず、残存機能をできるだけ維持して、低下した機能を補うことをめざします。**

訓練で大切なのは、難易度がその人の認知機能にあっていること。介助者は干渉しすぎないようにし、本人の能力を引き出すように努めます。**誤りを指摘されてばかりでは苦痛ですし、混乱の原因に。できたことに目を向け、積極的にほめながら進めていきましょう。**

楽しんでとり組める課題を選び、達成感や満足感を得られるようにします。自己効力感を維持できるよう、生活のなかに役割をつくるなどの配慮も必要です。

注意訓練

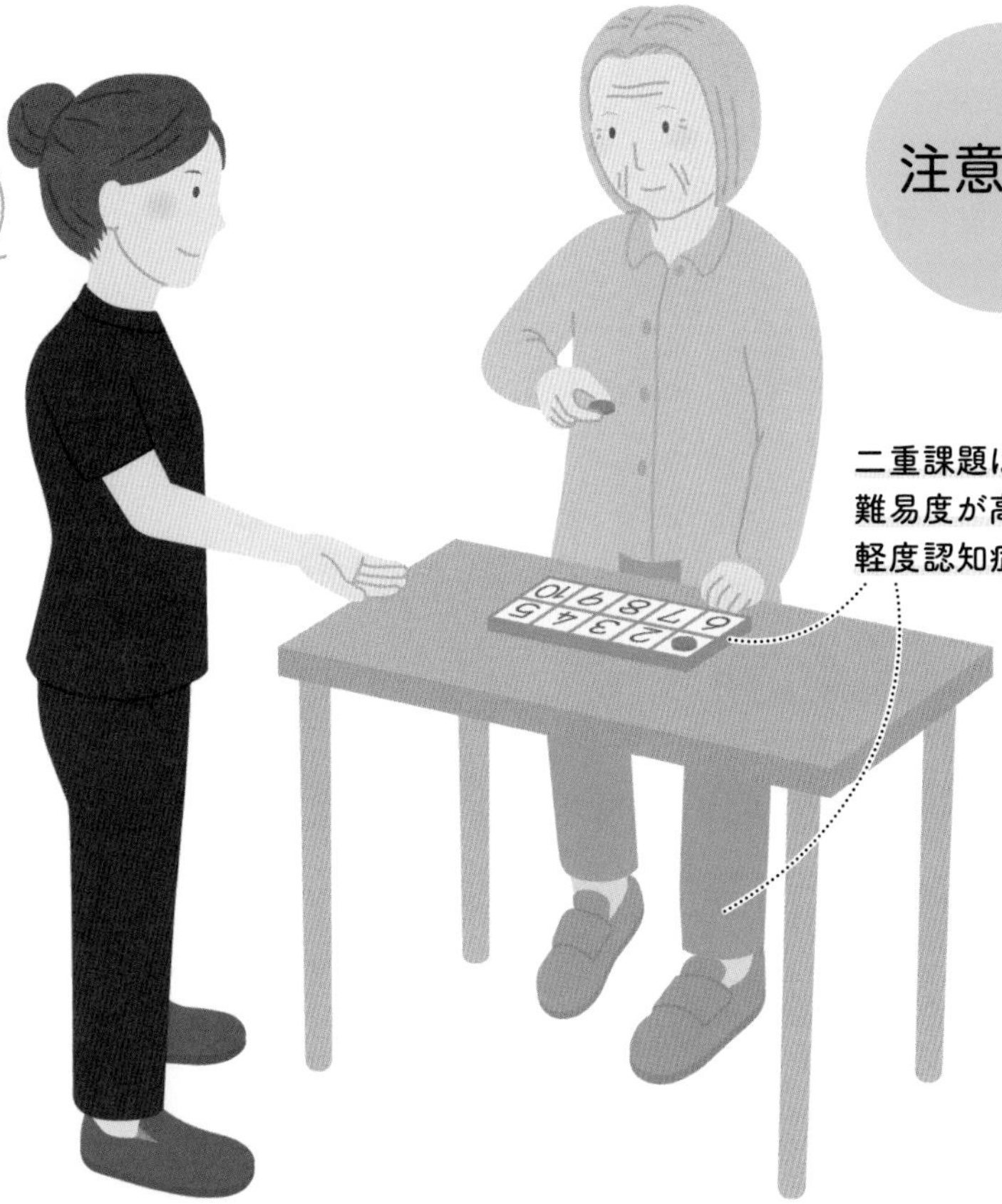

二つの課題に同時にとり組む二重課題訓練など。たとえば足踏みしながら、数字盤で計算課題にとり組む。

遂行機能訓練

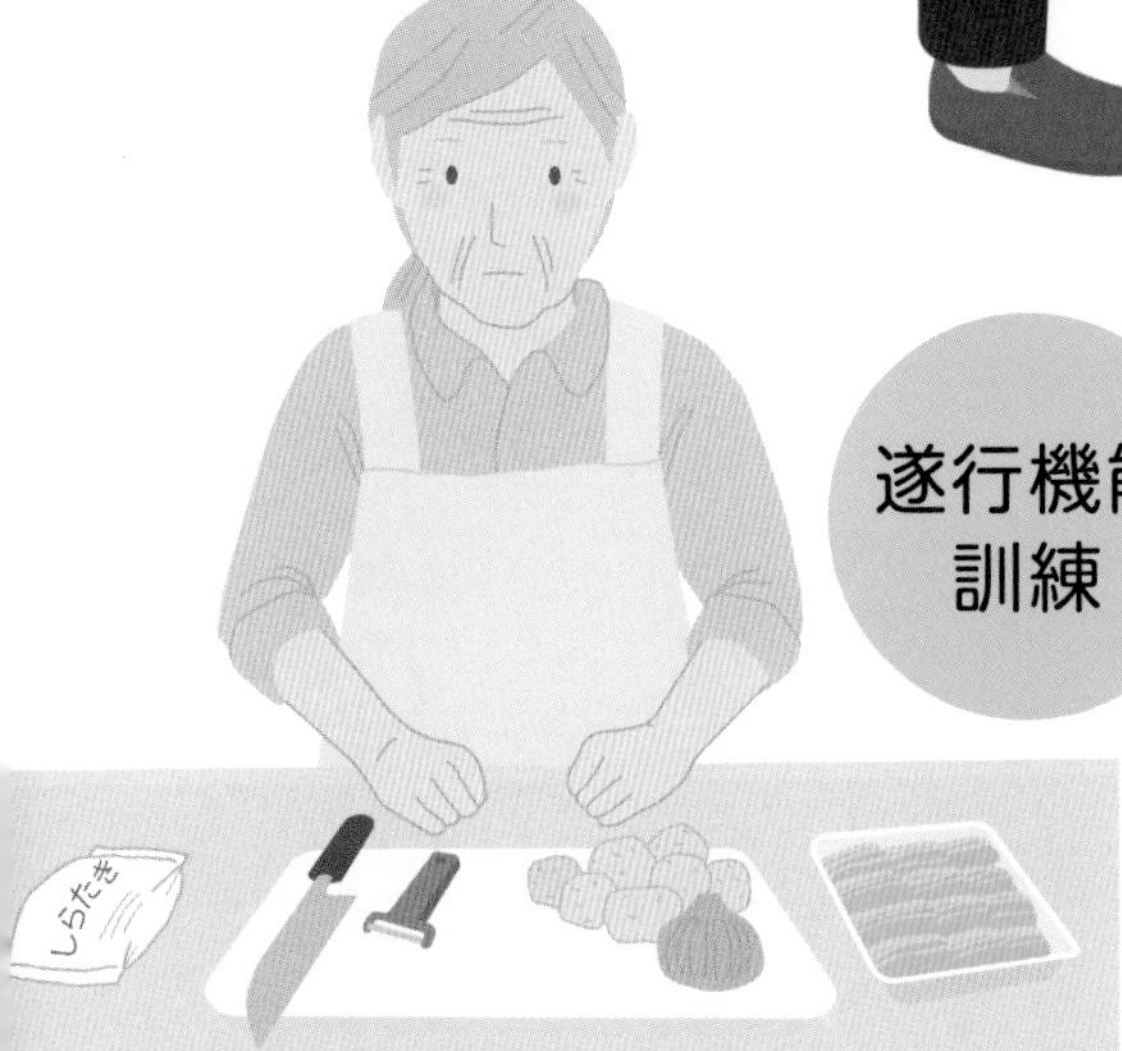

料理などを課題に、手順を確認しながら作業を遂行。ものごとを段取りよく進める力を高める。

その他のトレーニング例

木工
手工芸
園芸
食器洗い
洗濯ものたたみ
など

言語訓練

カードの文字から始まる単語をたくさんあげる、漢字を組み合わせて熟語をつくるなど。

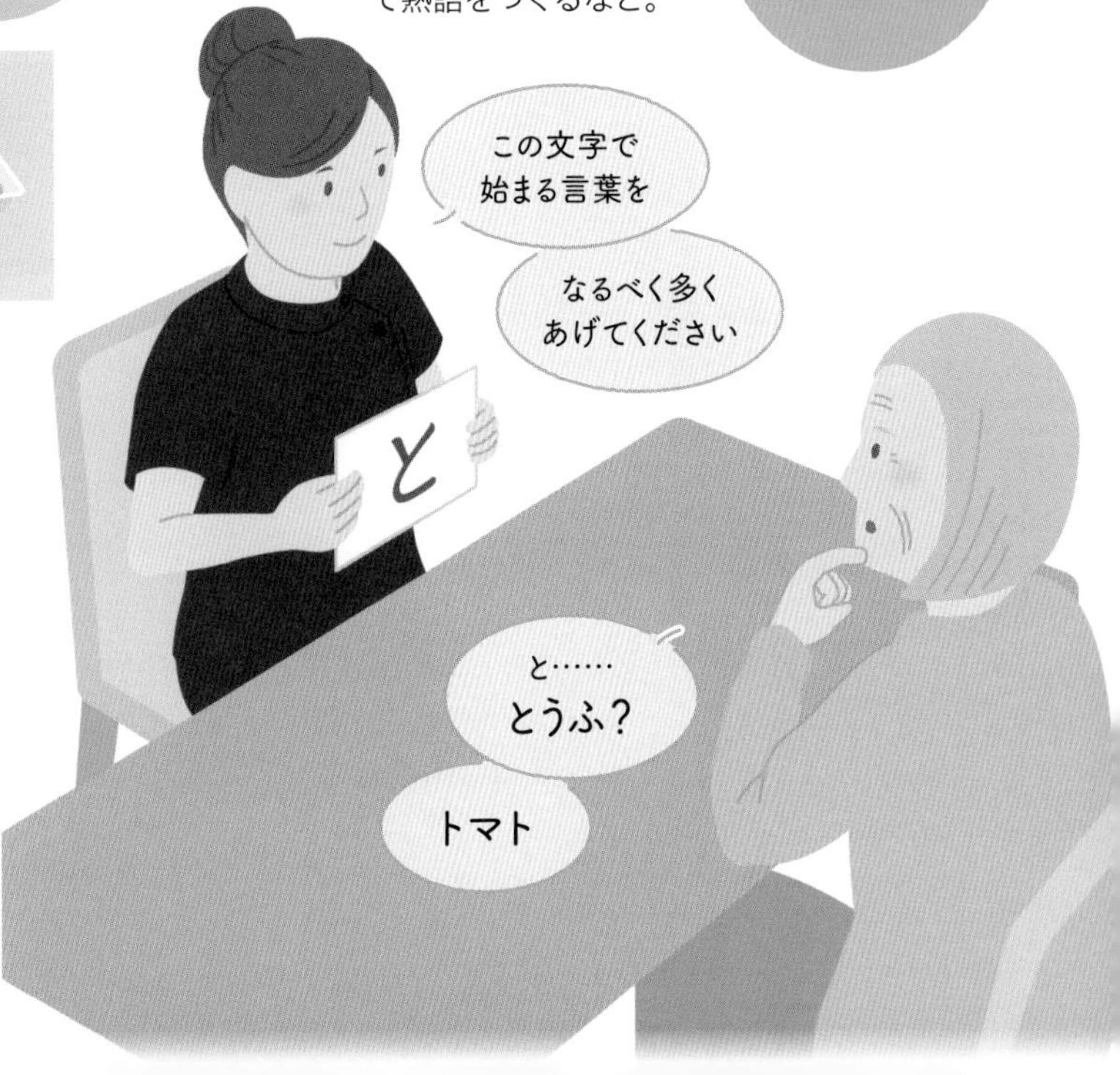

中核症状のリハビリ ▽ 認知刺激療法

現実見当識訓練やゲームで認知機能を刺激

現実
見《けん》当《とう》識《しき》
訓練

施設などで、グループ単位でおこなうことが多い

1対1でもできるが、他者と楽しく交流できる集団アプローチが有効。

1 アイスブレイク

進行役が参加メンバーを確認、紹介したのち、軽い体操や歌などで雰囲気をなごやかにする。

2 ボードでの見当識情報確認

みなさん、こんにちは！

- いまの時刻は、およそ（　）時（　）分です
- 担当スタッフの私の名前は（　）です
- 今日は（　）年（　）月（　）日（　）曜日です
- 季節は（　）です
- ここは（　）です
- 住所は（　）県（　）市（　）町です

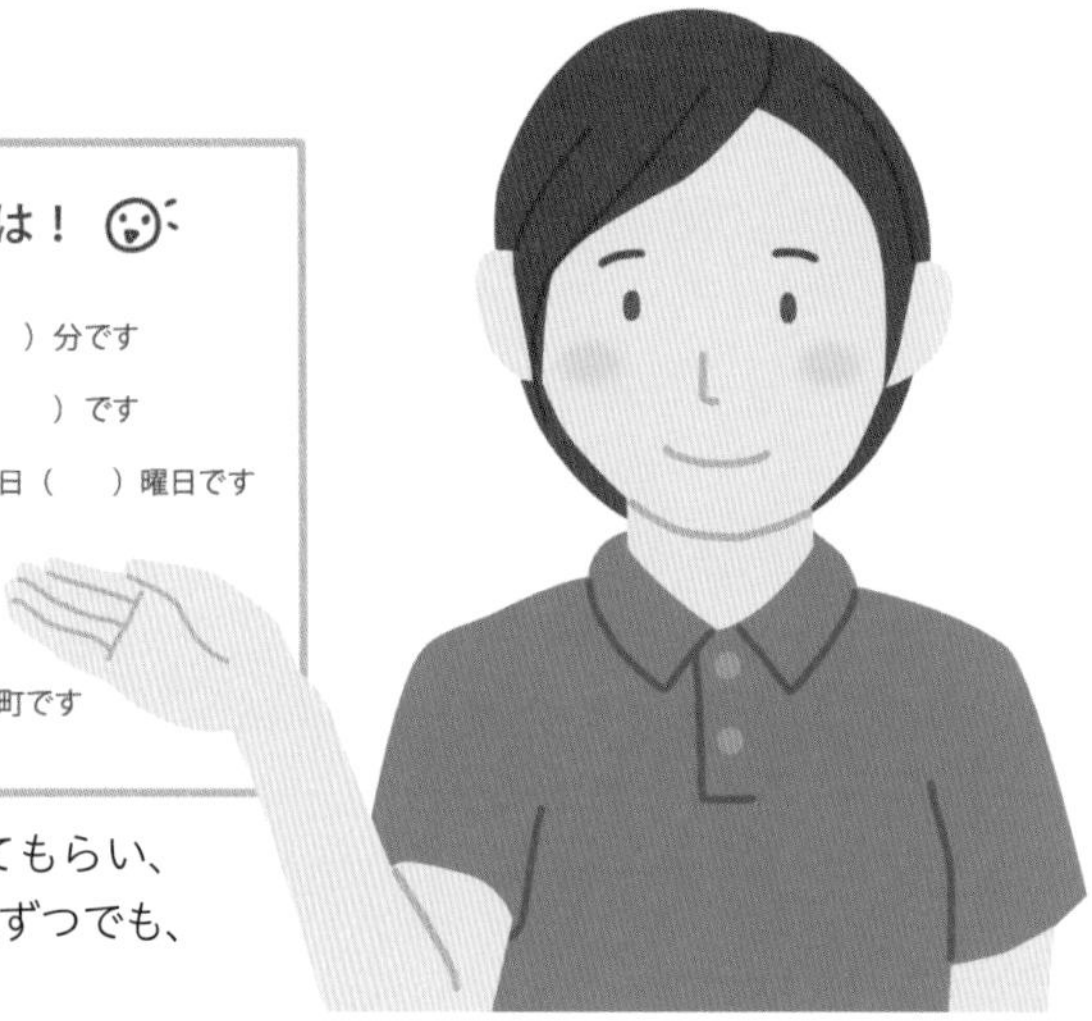

日付や季節、場所などを言ってもらい、正しい見当識情報を共有。一人ずつでも、全員で答えてもいい。

3 その他のレクリエーション的課題

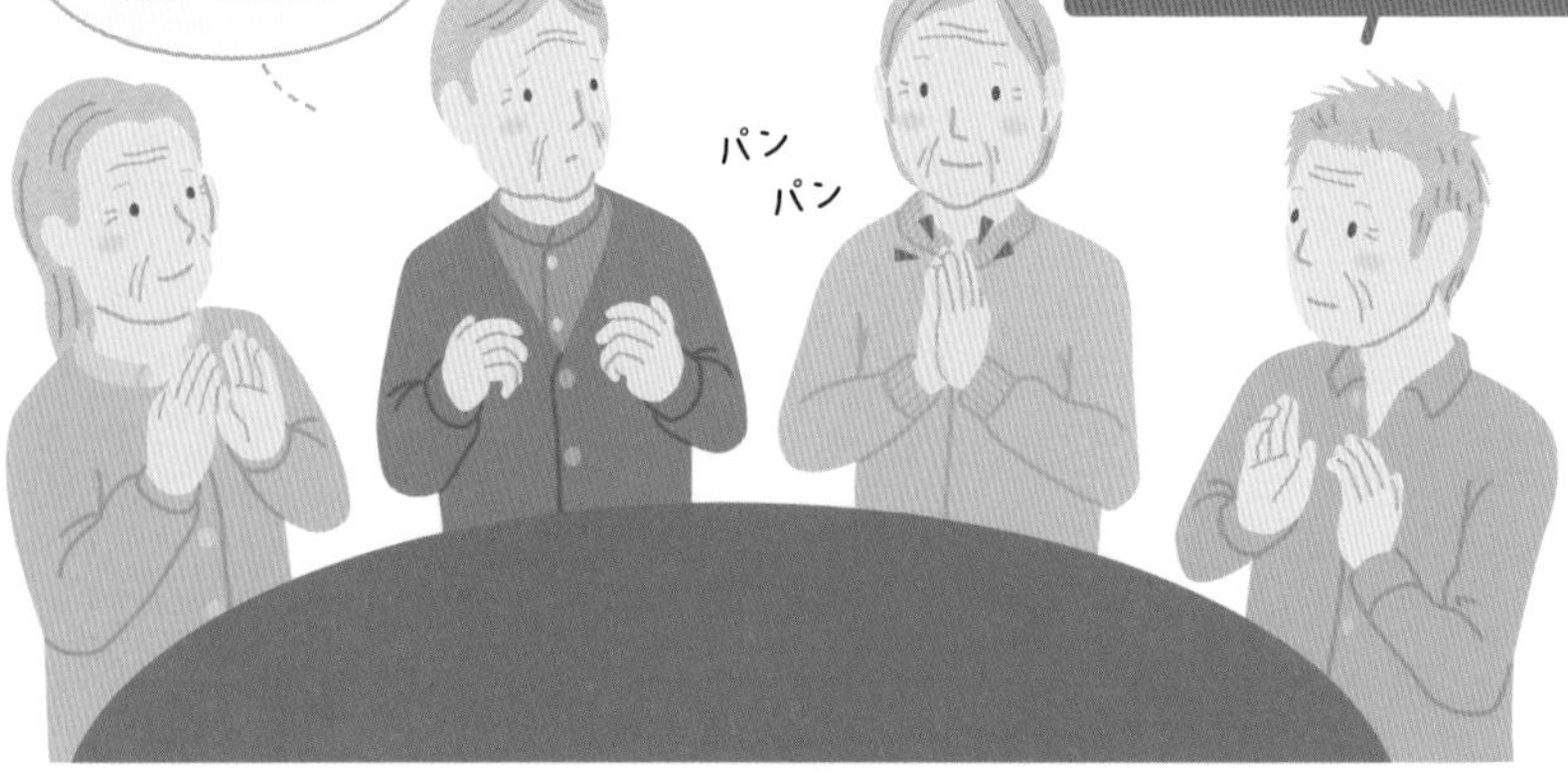

認知機能を刺激しつつ、皆で楽しめるレクリエーションを用意。多少間違えてもやり直す必要はない。

4 次回の確認

「次回は3月3日。ひなまつりですね」などと、見当識情報を織り交ぜながら予定を確認。

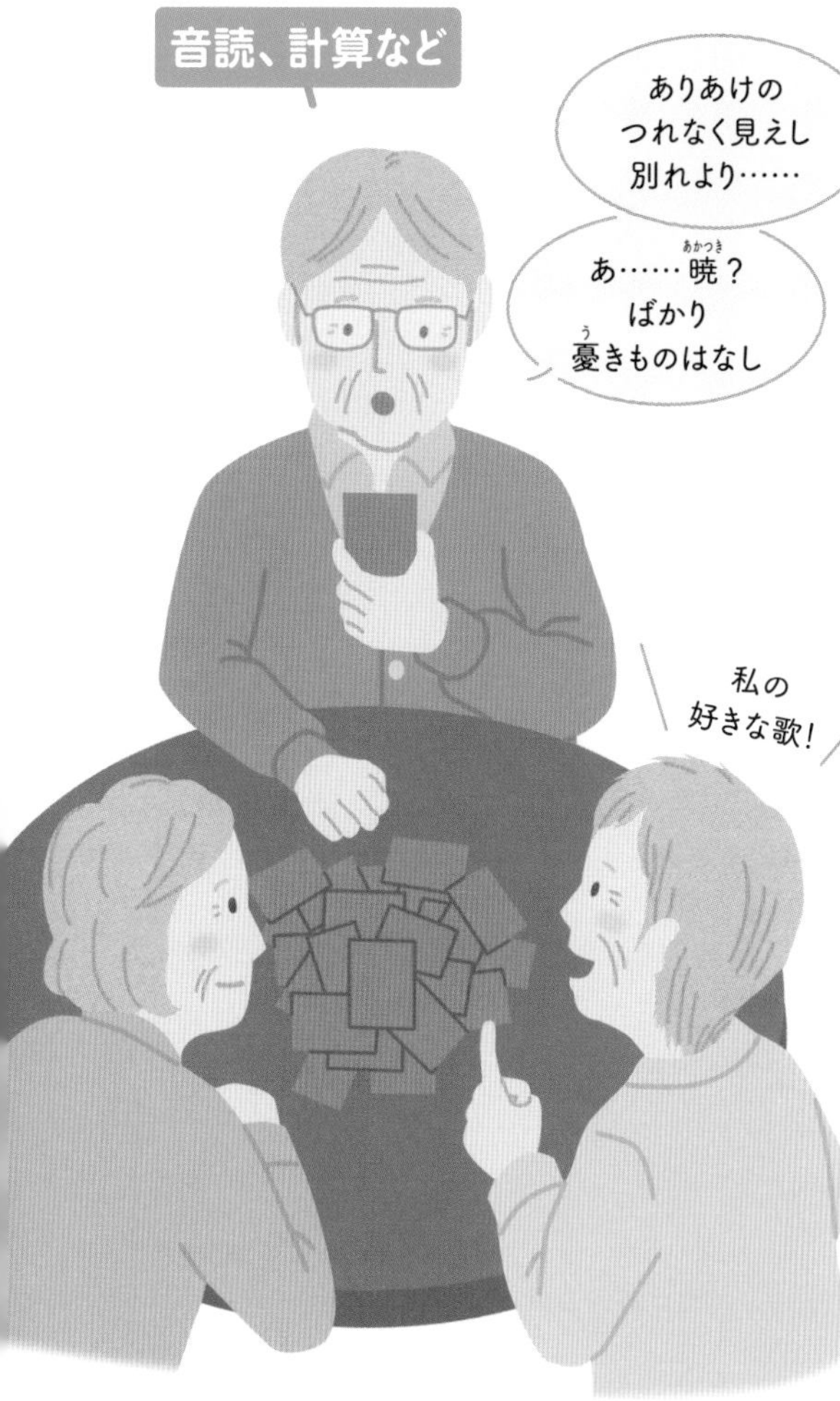

認知機能改善の効果が認められている。趣味趣向に沿って、楽しくとり組めるものを。

その他のグループワーク

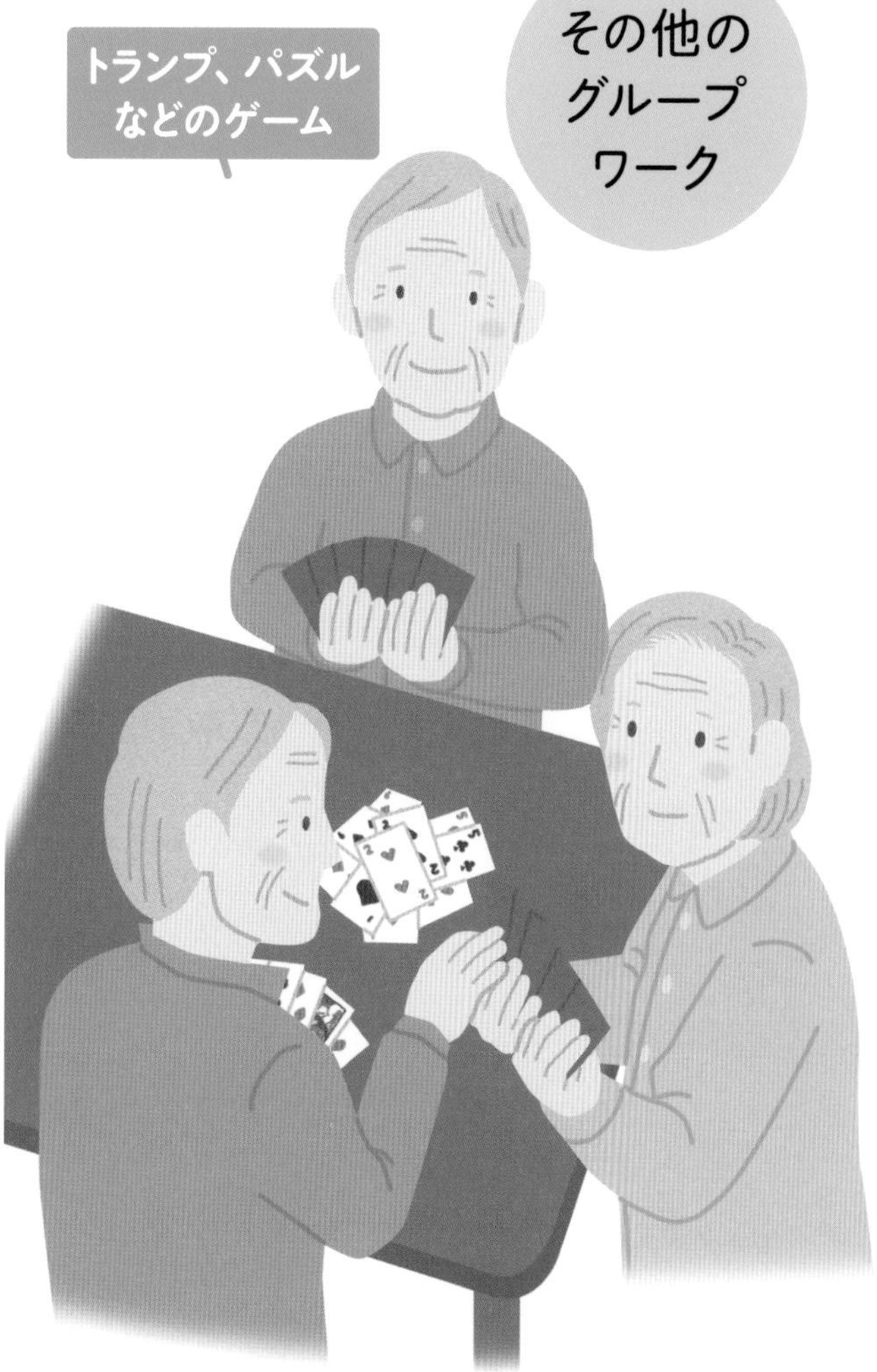

ルールや順番に沿って進めることも実行機能の一種。ルールを理解できる軽度の人が対象。

日時・場所・人物の情報を楽しみながら反復学習

見当識《けんとうしき》とは、時間や場所、人物を現実に沿って認識すること。認知症が進むほど見当識は低下し、知人の顔がわからなくなったり、慣れた場所で道に迷ったりして、自立が困難になっていきます。

見当識を高める訓練は「現実見当識訓練（リアリティ・オリエンテーション）」とよばれ、時間・場所・人物に関する情報を反復学習します。対象は初期の認知症。見当識障害が著しく障害されている場合はかえって混乱したり、自尊心を傷つけるため、注意してください。

時間と場所を決めておこなう方法では、右のような集団アプローチが一般的です。大切なのは、楽しみながら参加できること。見当識情報を尋ねるときも、個々の能力にあわせる、誤答させないように誘導するなどの配慮が必要です。

日常的なリハビリとしては、目につく場所にカレンダーを置く、季節の話を織り交ぜて話すなどの工夫が有効です。

中核症状のリハビリ ▽ 認知リハビリテーション

個別にゴールを決めて、生活技能を習得

今までと違う工夫がいると、本人にも認識してもらう

認知リハビリテーションは、認知機能低下と、そこから生じる生活機能の問題全体に焦点をあてたリハビリです。

認知機能が低下し、いままでできた作業や家事などができなくなれば、自信を失います。**作業や家事にとり組む意欲も奪われ、活動性がどんどん低下することに。結果として、認知機能がさらに低下するという悪循環に陥ります。**それを防ぐためにおこなうのが、認知リハビリテーションです。

直接的アプローチとしては、作業や家事のやりかたを、簡単なステップとして覚え直すなど。**メモやアラームで行動を管理したり、貴重品の置き場所を明記するなど、失敗しにくい工夫も重要です。**

代償手段、環境調整も含めてアプローチする

認知機能そのものの維持・回復だけでなく、生活機能の改善をめざす。

認知障害の背景となる脳内メカニズムの検討と、それにもとづいた戦略決定、方法選択

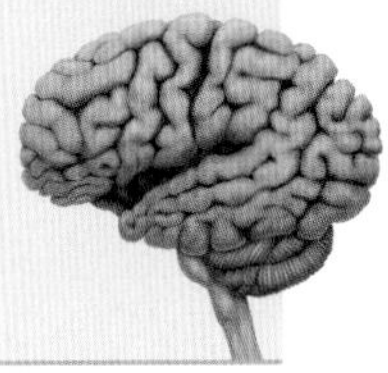

直接的アプローチ
記憶機能、注意機能、遂行機能など、障害された機能に直接働きかける。

代償的アプローチ
残存しているほかの機能を利用して、生活機能を保てるようにする。

環境調整
日常生活で困ったり、失敗したりしないように環境面で工夫をする。

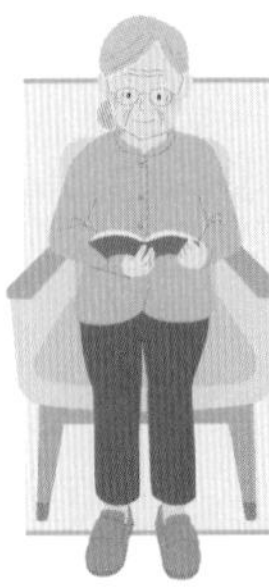

認知機能の機能回復（検査での成績向上）だけでなく、日常生活場面に広く適応できているかも効果としてチェック

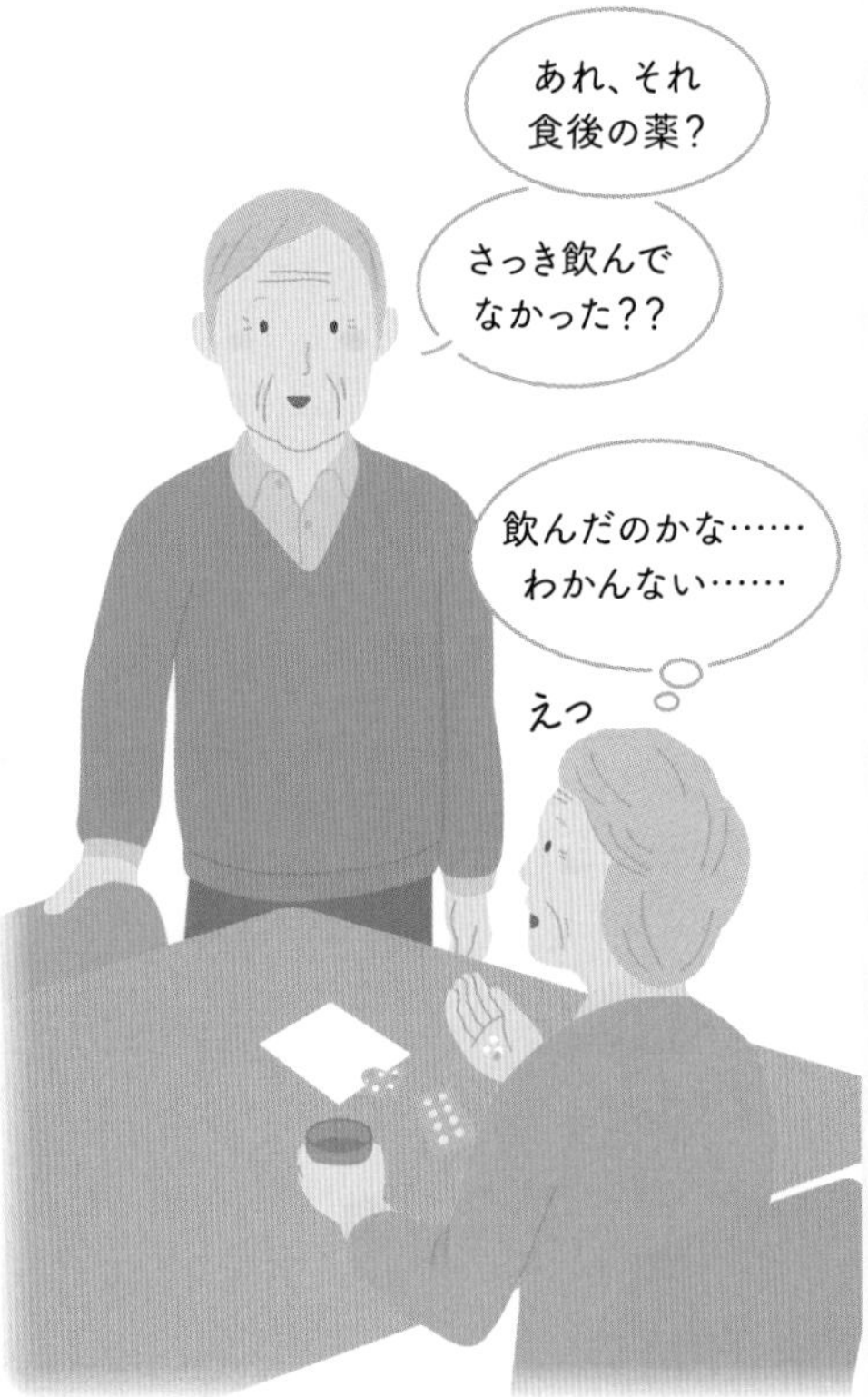

日常生活でメリットを感じられるリハビリにする

生活に困らないことがいちばん大事。実生活で役立つ内容を優先的に。

内的代償法

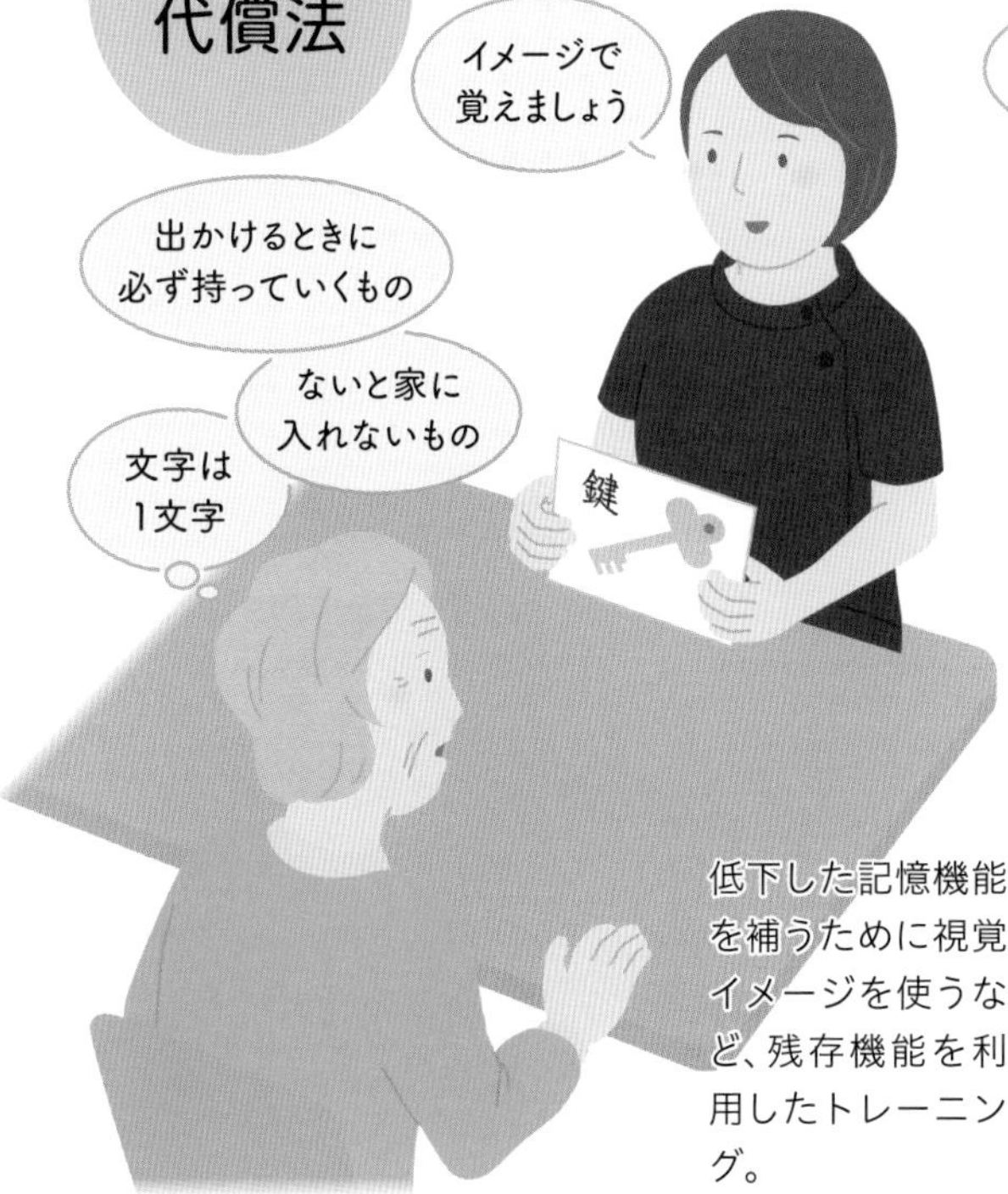

低下した記憶機能を補うために視覚イメージを使うなど、残存機能を利用したトレーニング。

直接的アプローチ

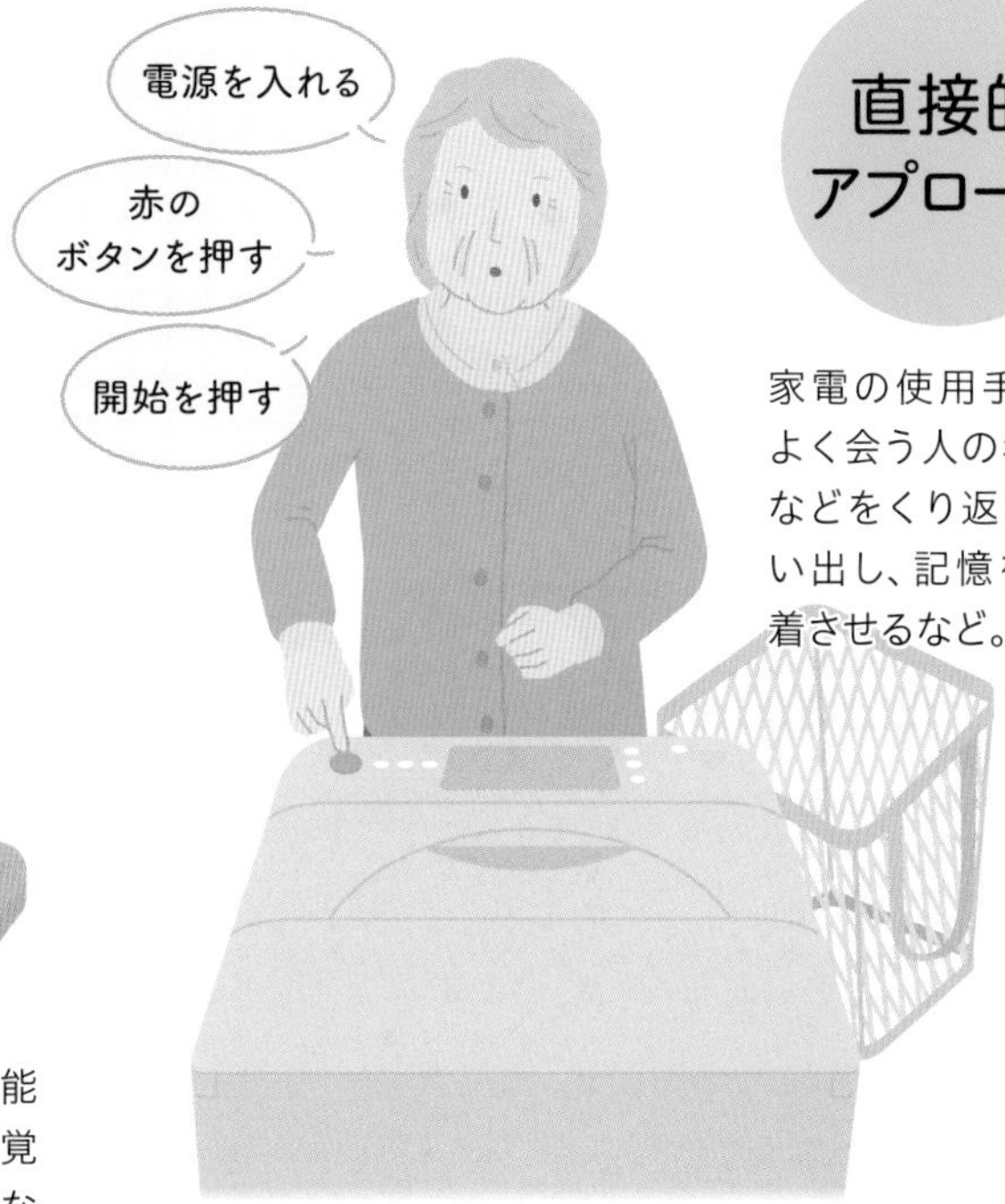

家電の使用手順、よく会う人の名前などをくり返し思い出し、記憶を定着させるなど。

外的代償法

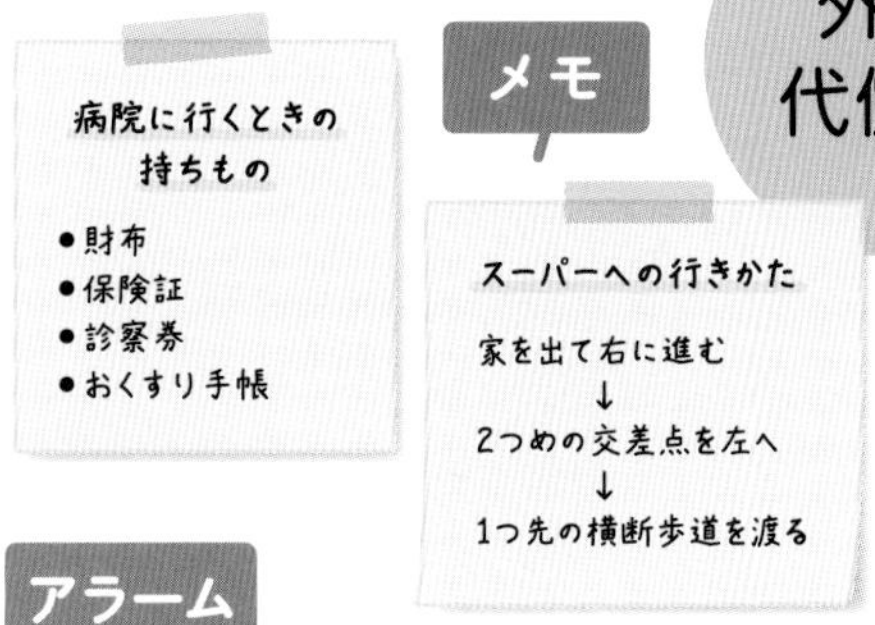

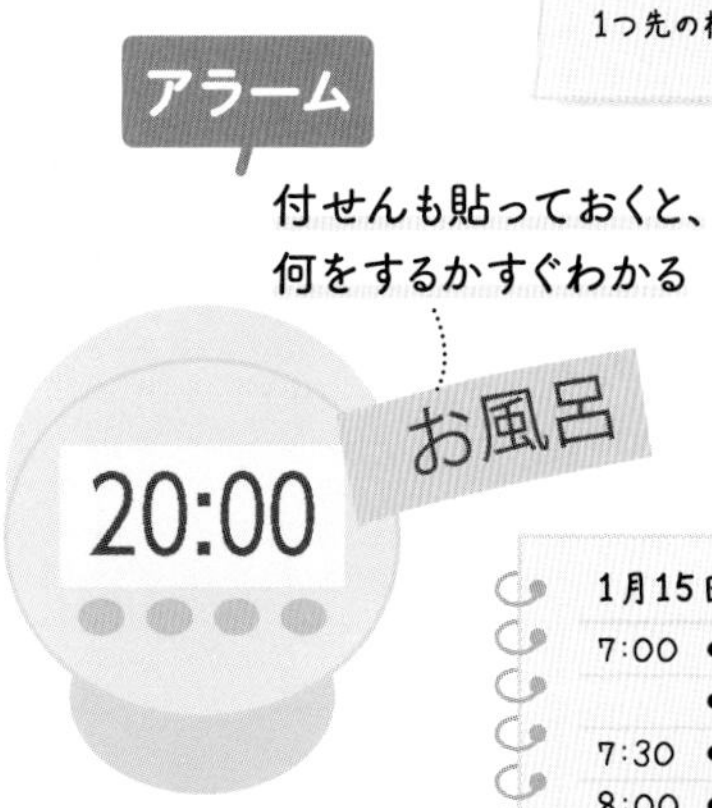

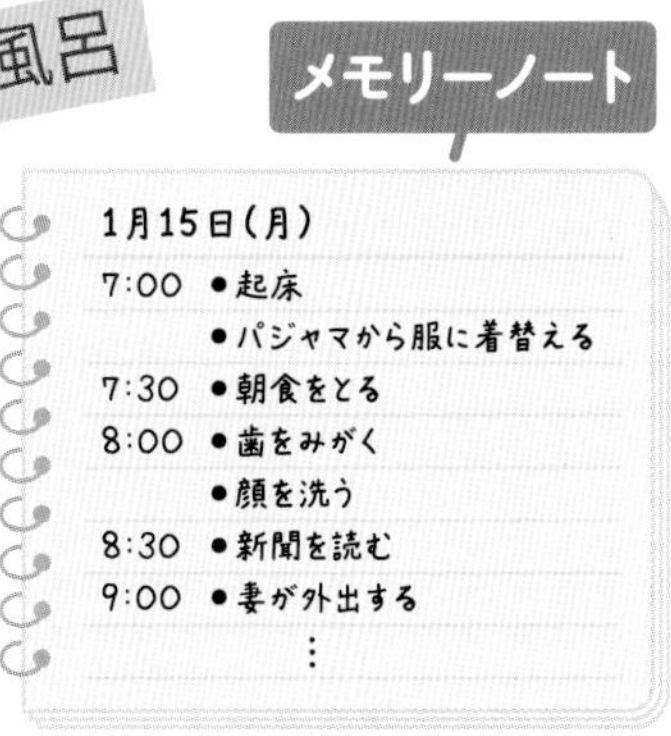

メモやアラーム、メモリーノートを使い、作業のやりかた、やるべき行動を思い出すなど。

環境調整

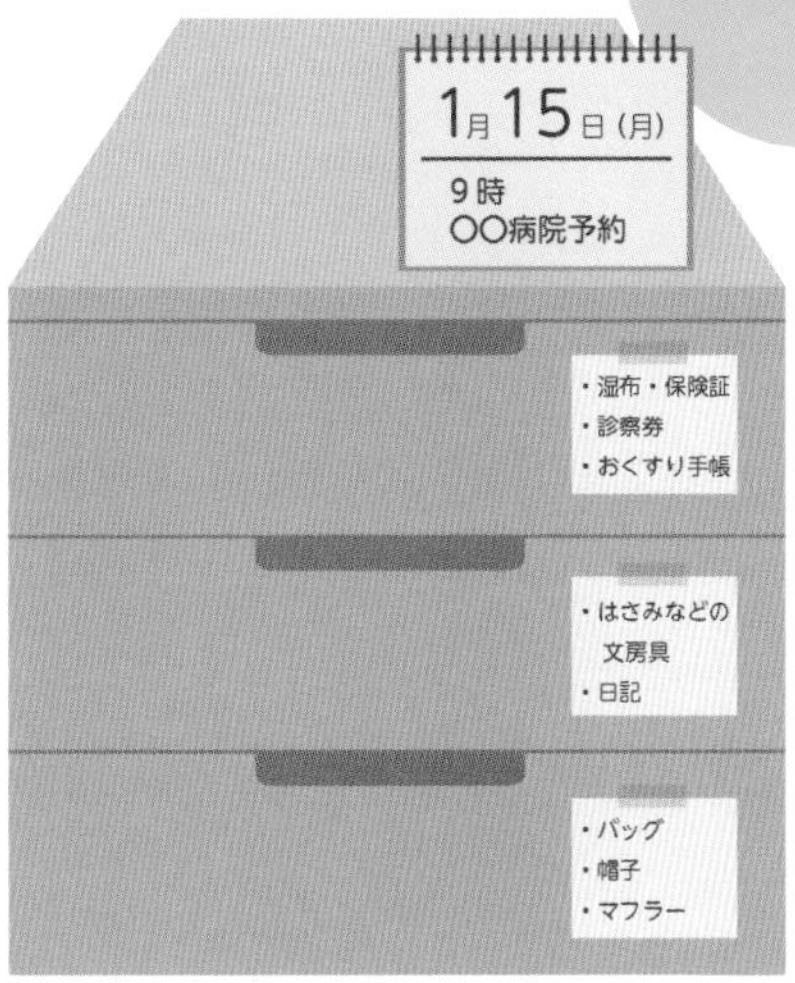

引き出しに中身のラベルを貼る、よく使うものは決まった場所に置くなど。

BPSDのリハビリ ▽ バリデーション療法

行動の背景にある思いに共感する

「すべての行動には理由がある」が大原則

行動を症状として評価せず、本人が感じていることに耳を傾け、受け入れる。

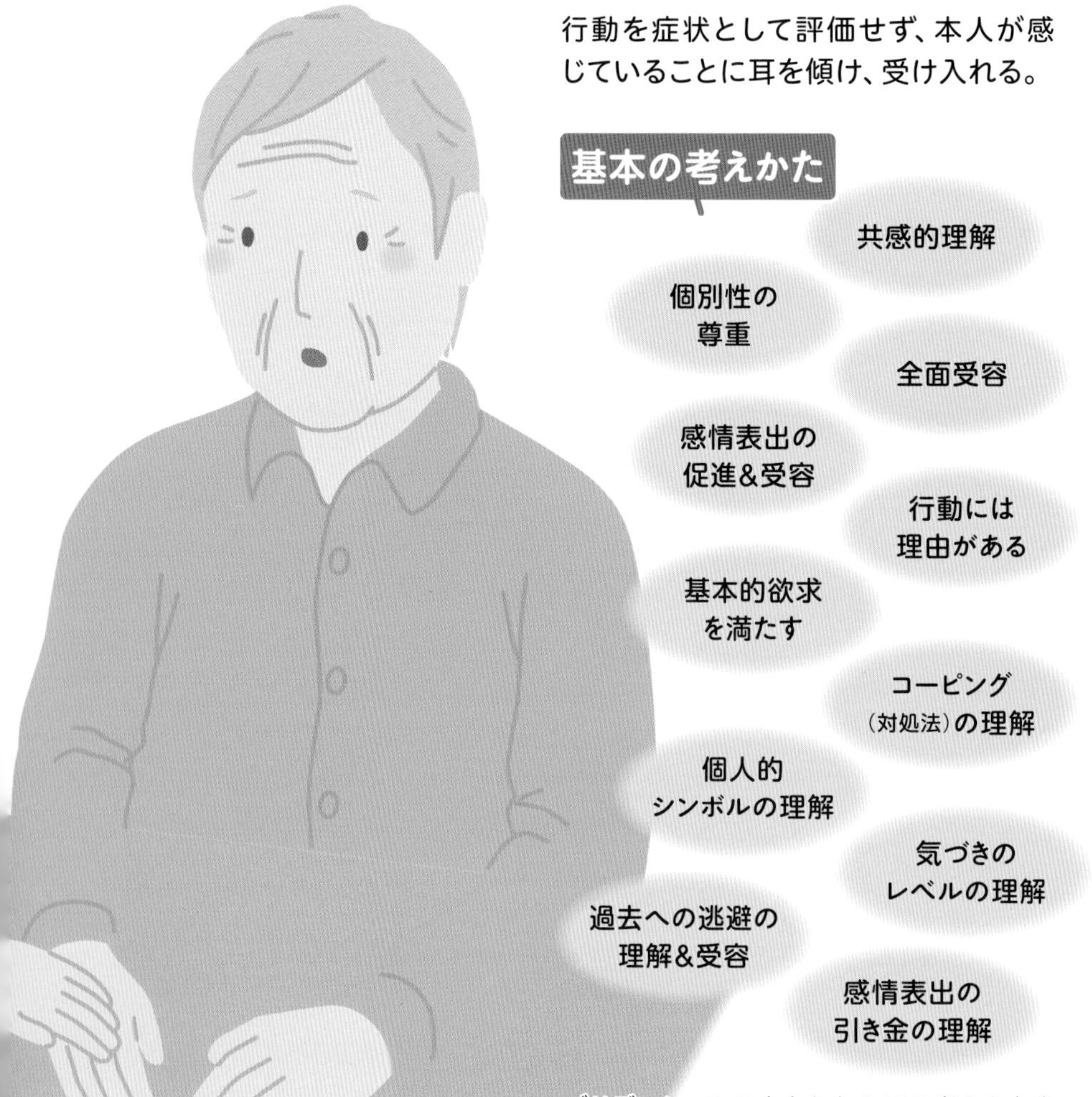

バリデーションの土台となる11の考えかたを理解・実践し、信頼される聞き手となる。

「症状だから」で片づけず 共感、受容で思いに寄り添う

認知症の中核症状は、記憶障害や注意障害、遂行機能障害などの認知機能障害です。一方、中核症状に付随するBPSD（行動・心理症状）も、本人・家族を苦しめます。心理症状は抑うつやアパシー（無気力）、不安、焦燥《しょうそう》、妄想など。行動症状には徘徊《はいかい》や暴力などがあります。

BPSDは介護者のかかわりによって強くなったり、弱くなったりするもの。そこで推奨されているのが、バリデーション療法です。**〝すべての行動には理由がある〟を原則に、認知症の人の言葉に耳を傾け、思いをありのままに受容します。**共感と尊重をもとに感情に働きかけ、安心させるコミュニケーションをとることで、BPSDを緩和させます。

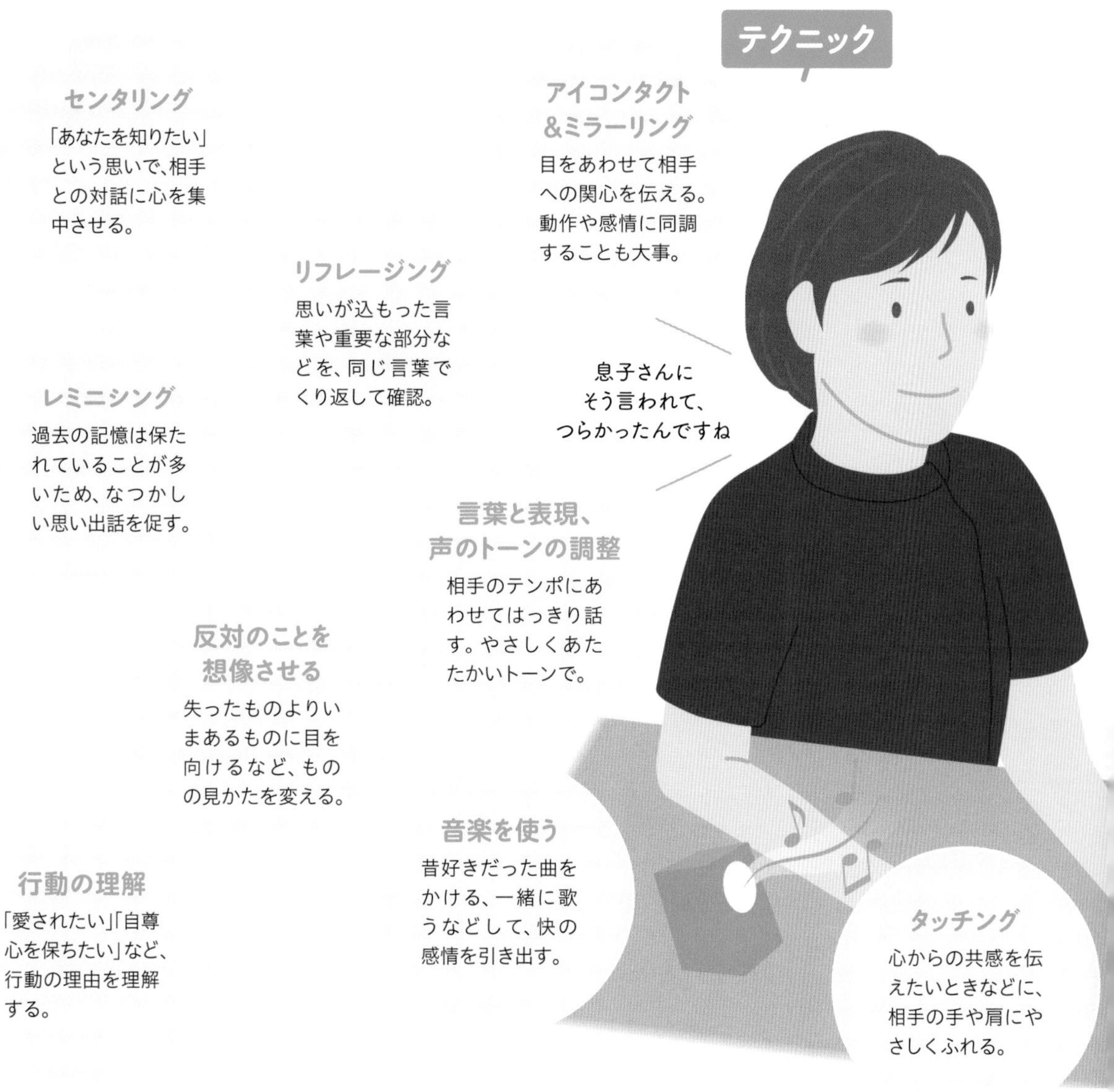

マイクロカウンセリングで、感情表出を促す

施設で暮らす認知症の人の例で考えてみましょう。抑うつや不安が強く、レクリエーションにも参加意欲をもてない人、「家に帰りたい」とくり返し、施設を無断で出て徘徊する人がたびたびいます。診断的に考えれば、「抑うつ」「不安」「アパシー」「見《けん》当《とう》識《しき》障害」「徘徊」など、認知症の症状そのもの。しかしどのような障害があろうと、家に帰りたいと感じる思いは本物です。**「ここは自分の居場所じゃない」「家族に愛されていた時間に戻りたい」など、行動の理由は必ずあります。**

認知症の人の言葉が事実と違っても、否定する必要はありません。その人の世界をありのままに受け止め、感情を共有しましょう。周囲への信頼も深まり、不安や苦しみが軽減されていきます。

思いを聞くときは上記のようなテクニックも意識してください。カウンセラーが関係構築のために用いる「マイクロカウンセリング技法」と同様の方法です。

BPSDのリハビリ▽回想法

昔の思い出を語り、脳を活性化する

スタッフが聞き手&進行役に。各々の体験を語ってもらう

認知症があっても、過去の体験に関する記憶（長期記憶）は比較的保たれています。**これを利用して、なつかしい思い出話をしてもらうのが回想法です。**

一人一人のストーリーを聞き手がありのままに傾聴し、思いを受け止めることで、人生を肯定的に捉え直したり、自分に自信をもつことができます。結果として心理的な安定が得られたり、残された認知機能が活性化したりするのです。

これまでの研究でも、抑うつの改善や、対人関係をはじめとする社会的機能の向上など、多様な効果が期待できるとわかっています。見当識《けんとうしき》が改善したり、思考が活性化したなど、認知機能そのものへの効果も報告されています。

家族の悩みの種となる対人関係機能も改善される

回想法には、患者とスタッフが一対一でおこなう個人回想法と、数人の患者とスタッフでおこなうグループ回想法があります。**認知症のリハビリでは、グループ回想法が広く普及しています。**

進行役を務めるスタッフは、昔の写真などを使って、思い出を語りやすいようにします。同時に、心からの共感で思いを聞き、よき聞き手になることも大切。**ほかの参加者にも働きかけて、語り手の体験や思いを共有できるようにします。**

回想法を実施すると、施設で暮らす人どうしの交流が広がったり、円滑になります。回想法に携わるスタッフ自身が、認知症に対して肯定的なイメージをもてるようになるという報告もあります。

なじみのある道具を使ったアプローチもある

道具の使いかたなどを尋ね、思い出話を引き出しながら、皆で作業する。

昔の遊びにとり組む

お手玉、おはじき、めんこ、こまなど。思い出話をしながら楽しめる。

漬けものを漬ける

漬けもの樽《だる》などの昔の道具を用意し、皆で野菜を切って漬ける。

おやつをつくる

麦菓子や甘食、おやきなど、メンバーの思い出に残るおやつをつくる。

洗濯板で洗濯する

たらい、洗濯板、固形せっけんで洗濯。残りごはんで洗濯糊《のり》をつくっても。

雑巾を縫う

使い古した布で雑巾を縫い、皆で掃除すると、身体機能のリハビリにも。

「お話し会」のイメージで、グループ内での語りを促す

アルツハイマー病は社会性が比較的保たれやすく、グループで実施しやすい。

準備

手がかり刺激の活用

話をする人の昔の写真、道具などがあると、過去を振り返りやすい。

家族からの情報収集

生い立ち、家族構成、仕事などの情報を集めておき、回想の手がかりに。

グループでの実践

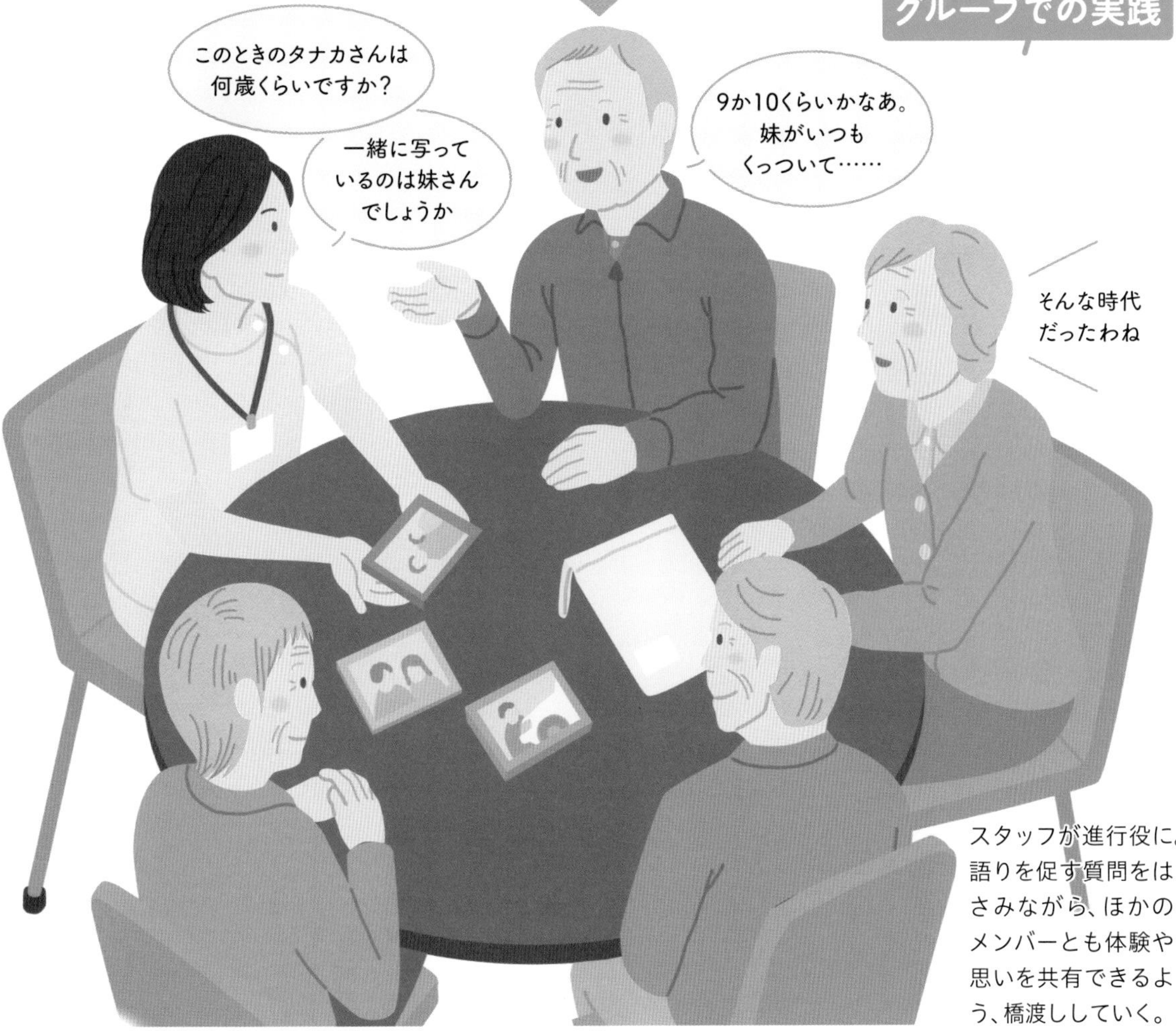

スタッフが進行役に。語りを促す質問をはさみながら、ほかのメンバーとも体験や思いを共有できるよう、橋渡ししていく。

効果

- 集中力の増大
- 常同機能の回復
- 意欲の向上
- 発語回数の増加
- 問題行動の軽減
- 支持的・共感的対人関係／他者への関心増大
- 表情などの非言語的表現が豊かに
- 社会的交流の促進

BPSDのリハビリ▽音楽療法

リラクゼーションとともに、脳を活性化

「聞く」がメインの方法と、「歌う」などの積極的方法がある

認知機能が低下しても、音楽の記憶は比較的保たれています。曲名はわからなくても、なじみのあるメロディは潜在的に覚えているもの。歌ったり演奏したりすることも可能です。**こうした能力を利用して、音楽を認知症の症状緩和に役立てるのが、認知症の音楽療法です。**

おもに音楽を聞かせる「受動的音楽療法」と、歌ったり演奏したりする「積極的音楽療法」があります。**認知症のリハビリでは、多くの場合、グループでの積極的音楽療法がおこなわれています。**

音楽療法士が進行役を担い、患者に歌唱を促したり、選曲や伴奏をします。音楽療法士がいない場合は、介護職などができる範囲で実施します。

認知刺激療法や運動療法との併用も効果的

音楽療法のメリットは、高額な費用をかけず**手軽に始められること。そして、メンバー自身が楽しんでとり組めることです。**計算ドリルなどと異なり、楽しみながら認知機能を刺激できます。リラックスした環境で対人交流を深められ、ポジティブな感情とともに自信もつきます。

歌うという行為もよいリハビリに。有酸素運動は、認知症の進行抑制に役立つリハビリとして、効果が実証されています。**認知刺激と運動を同時におこなうことで、さらなる効果が期待できます。**

一方で、音楽療法には決まったやりかたがなく、効果が安定しない面も。有効性は研究ごとにまちまちで、エビデンスはいまだ不十分という指摘もあります。

手軽さや併用のしやすさが大きなメリット

手軽に楽しく始められるのは大きな利点。ただし音楽療法士がいる病院、施設はかぎられる。

長所

- BPSDに有効（とくに不安、興奮）
- 敷居が低い
- 経済性にすぐれる
- 合唱や合奏を通して社会的、非言語的コミュニケーション力を養える
- 複数の療法を同時におこなえる（有酸素運動＋回想法＋認知刺激訓練）

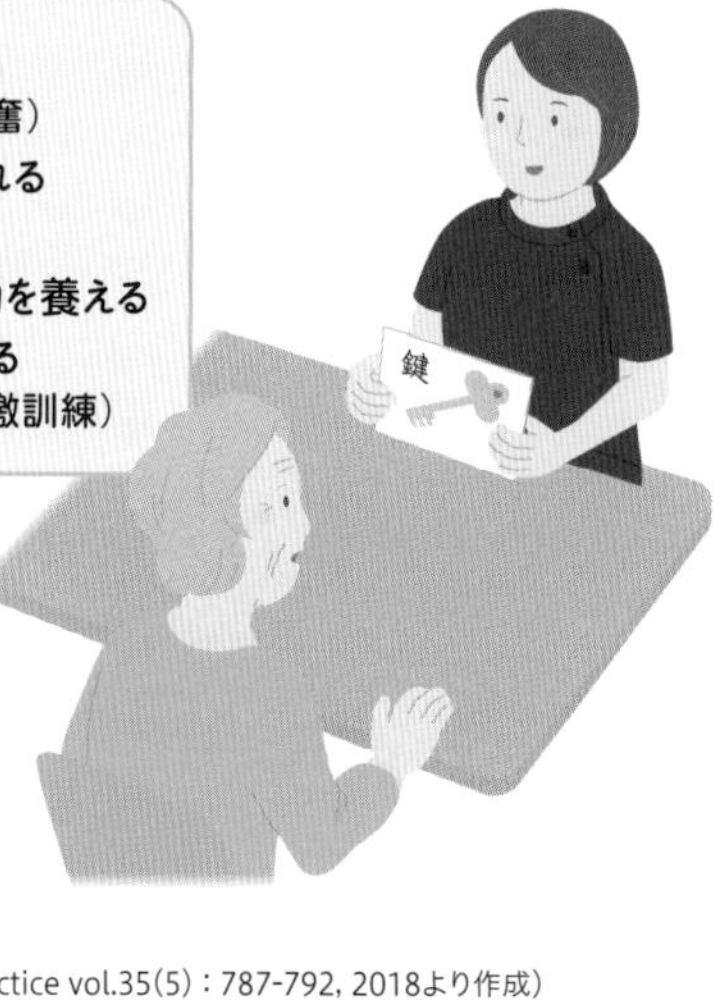

短所

- 中核症状へのエビデンスは不十分
- 方法論が決まっていない
- 適応、評価法、副作用、禁忌などが未検討
- 音楽療法士の医学的知識の不足
- 効果の多くが療法士の個人的技能に依存

（「認知症の音楽療法の実際とは？—具体例も交えて—」佐藤正之, Medical Practice vol.35(5)：787-792, 2018より作成）

懐メロなどを使って、歌唱や語りを積極的に促す

なつかしい歌を歌ったり、曲を聞いて、曲にまつわる思い出を語ってもらう。

準備

BGMの流れる環境で、音楽療法士が体調などを確認。準備体操や発声練習もおこなう。

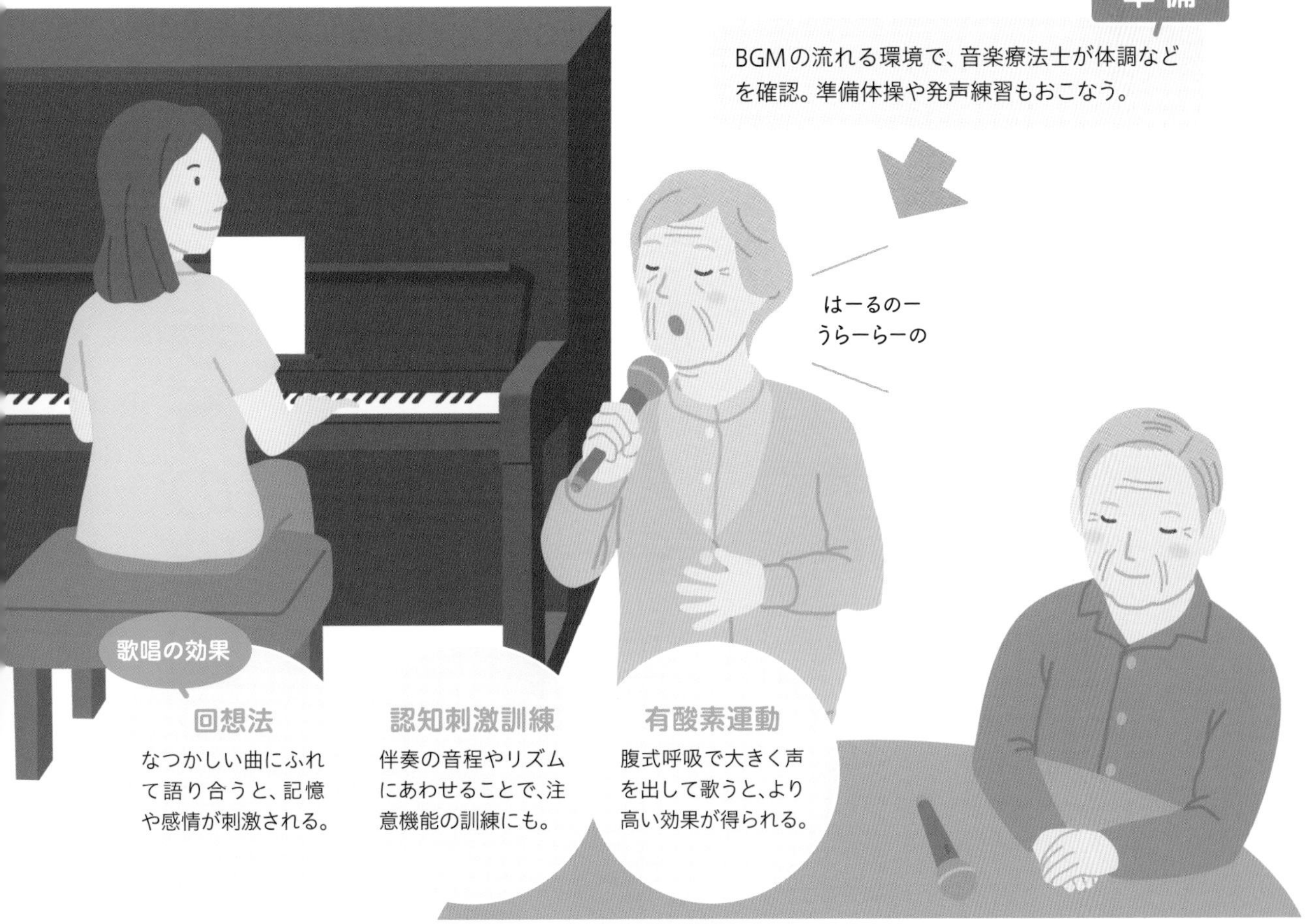

歌唱の効果

回想法
なつかしい曲にふれて語り合うと、記憶や感情が刺激される。

認知刺激訓練
伴奏の音程やリズムにあわせることで、注意機能の訓練にも。

有酸素運動
腹式呼吸で大きく声を出して歌うと、より高い効果が得られる。

曲を聞く、一人で歌う、皆で歌うなど、メンバーの希望も聞いて進める。季節にあった曲を選ぶと見当識《けんとうしき》訓練にもなる。

クールダウン

リラクゼーション効果のある曲を最後に聞いてもらい、次回のアナウンスなどをして終了。

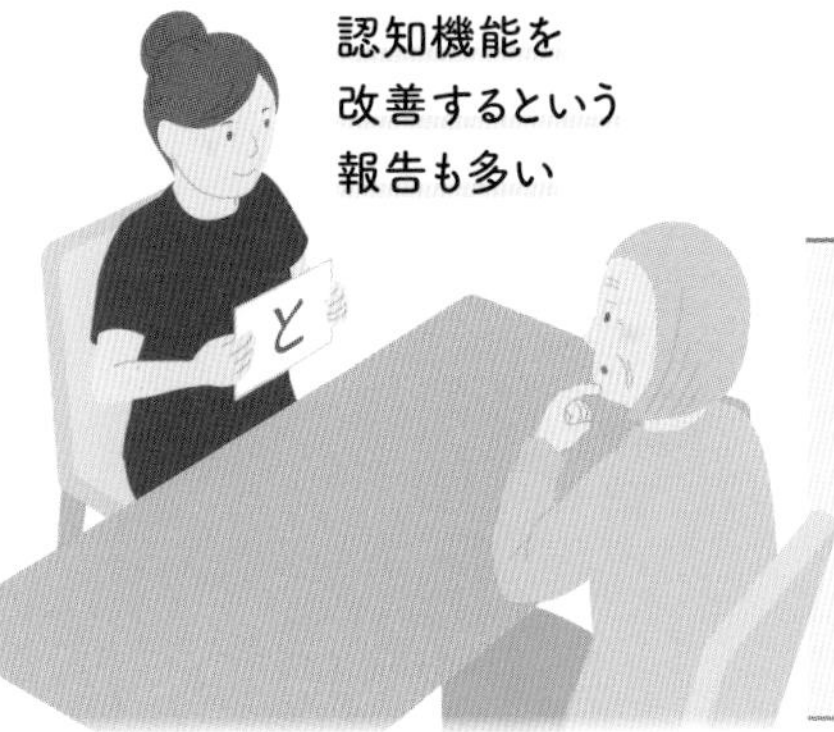

認知機能を
改善するという
報告も多い

効果

症状	効果量
行動症状	1.16
感情障害	0.38
認知機能	1.56
生理機能	0.72
全体	1.04

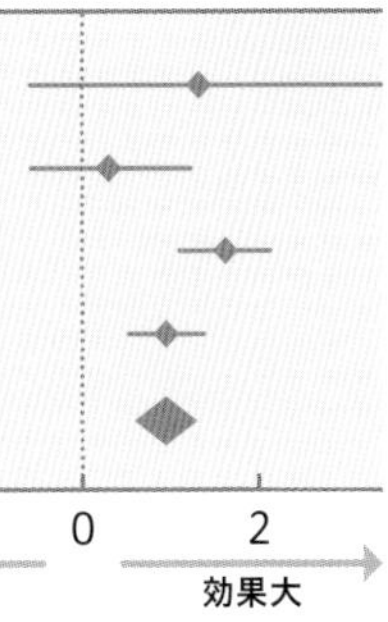

19の研究のメタ解析。効果量が大きく、右側に位置するほど効果が高い。ここでは認知機能自体の改善効果も認められている。

(「認知症の非薬物療法の現状と未来」佐藤正之, 認知神経科学 vol.15(3)：207-213, 2014より引用)

認知症

運動機能のリハビリ ▽ 持久力訓練

座位や歩行の時間をなるべく増やす

日中の臥床はダメ。なるべく起きて週2時間は歩く

まずは活動量を増やす。週2時間以上歩くと、認知機能改善も期待できる。

臥《が》位《い》 ✕

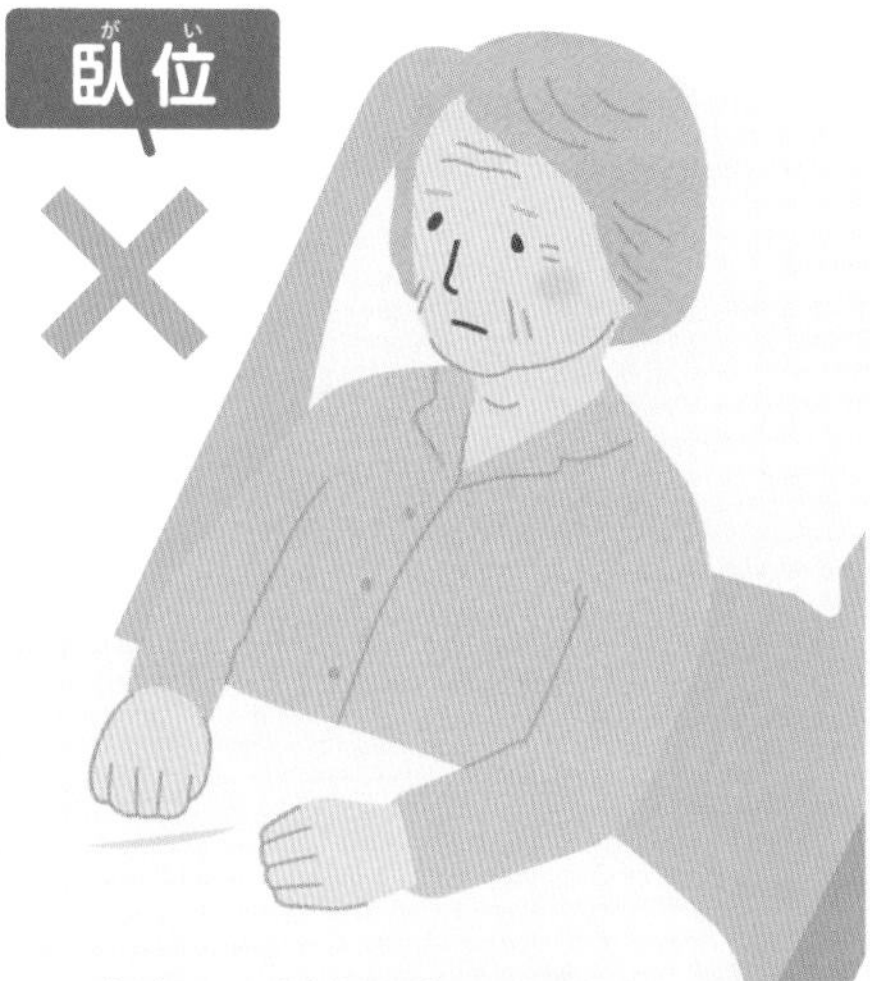

心身への刺激も感覚的刺激もないと、認知機能が悪化する。

座《ざ》位《い》 △

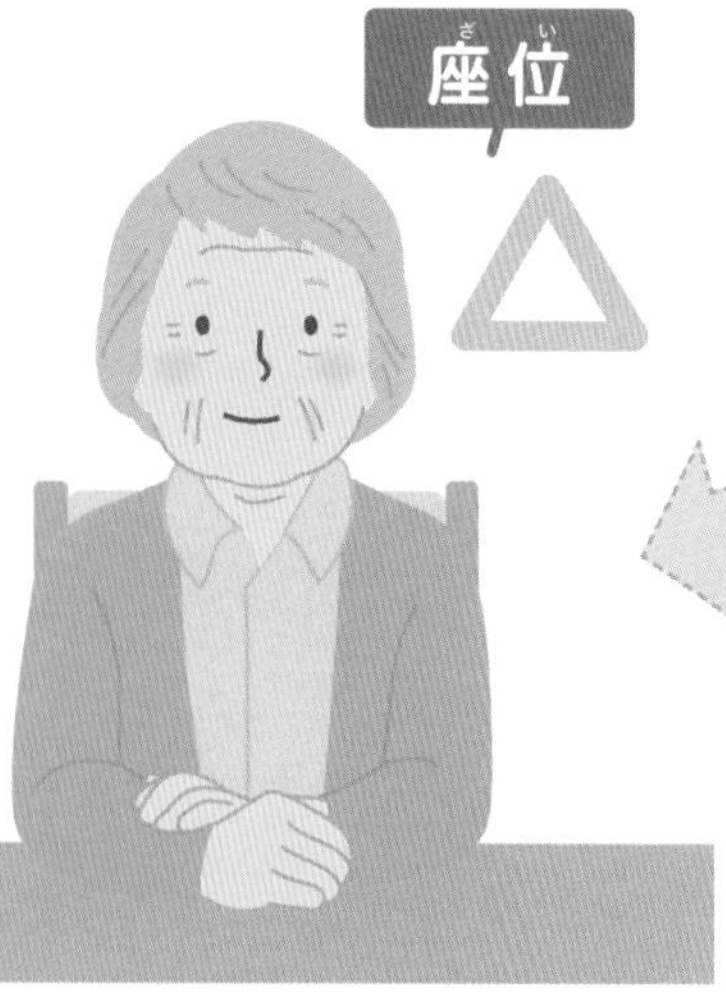

日中はベッドから出て過ごす。着替えなどのメリハリも大事。

立《りつ》位《い》&歩行 ○

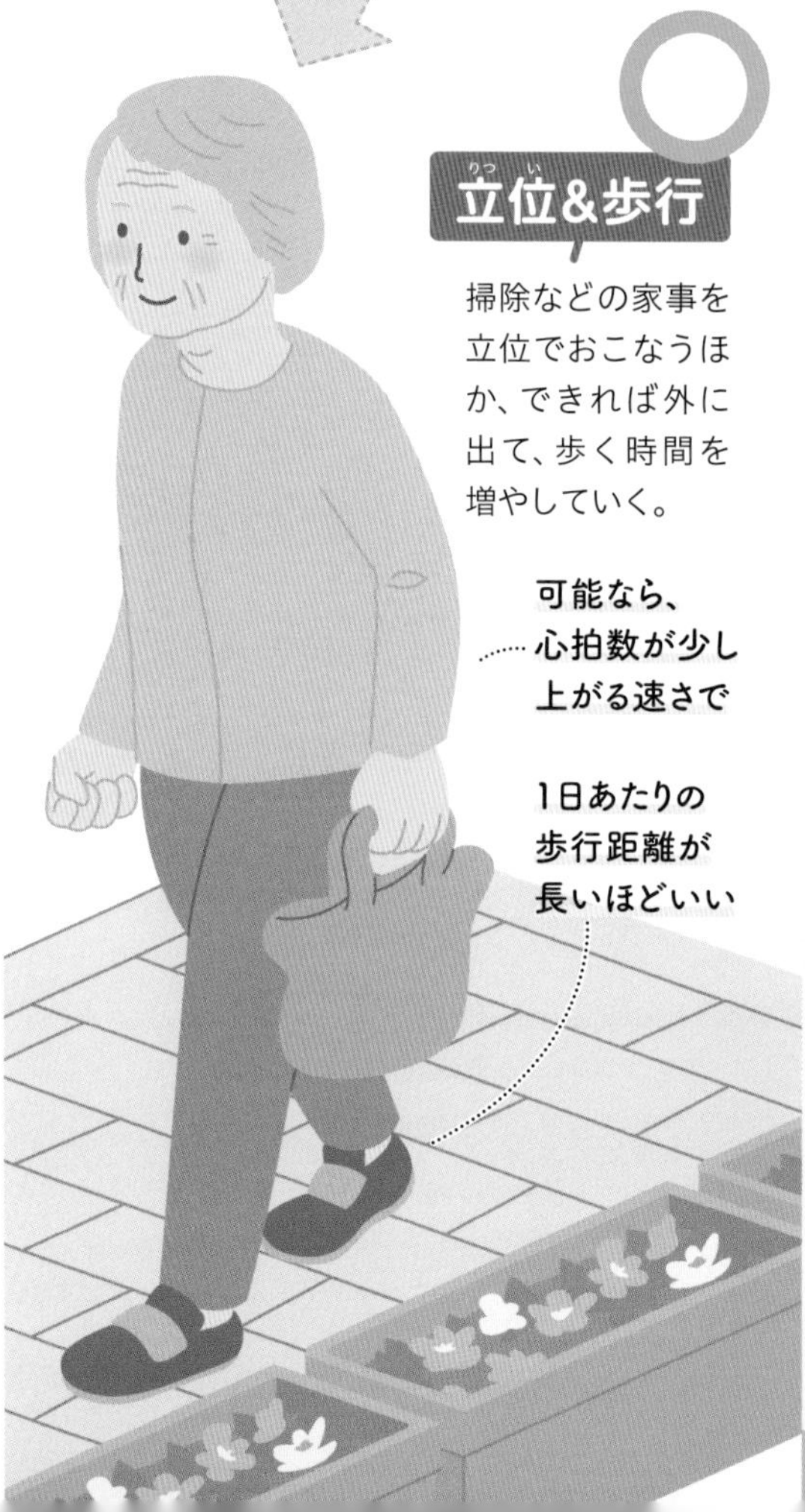

掃除などの家事を立位でおこなうほか、できれば外に出て、歩く時間を増やしていく。

可能なら、心拍数が少し上がる速さで

1日あたりの歩行距離が長いほどいい

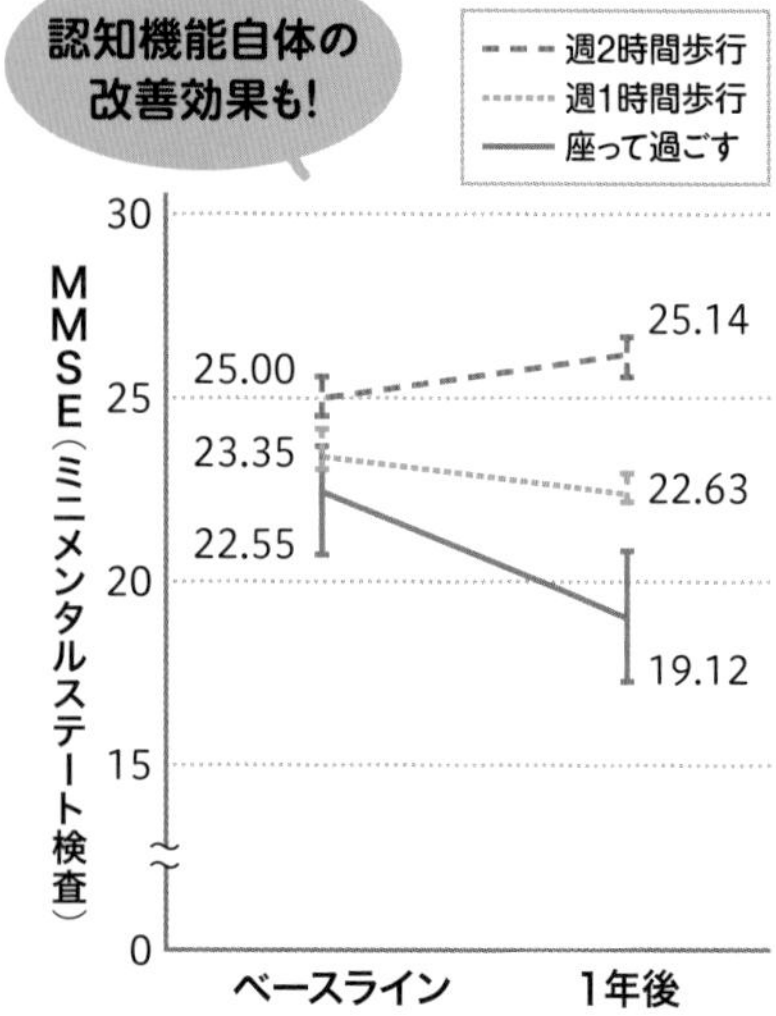

初期アルツハイマー病での研究。運動しない人は認知機能が低下したが、週2時間以上運動する人は有意に向上していた。

（「Walking stabilizes cognitive functioning in Alzheimer's disease（AD）across one year.」Winchester J et al., Archives of Gerontology and Geriatrics vol.56（1）：96-103, 2013より引用）

重症度やADLにあわせ、難易度や負荷が高めの運動も

認知症の運動療法は、ややきつい強度でおこなうことで効果が出やすいとわかっている。

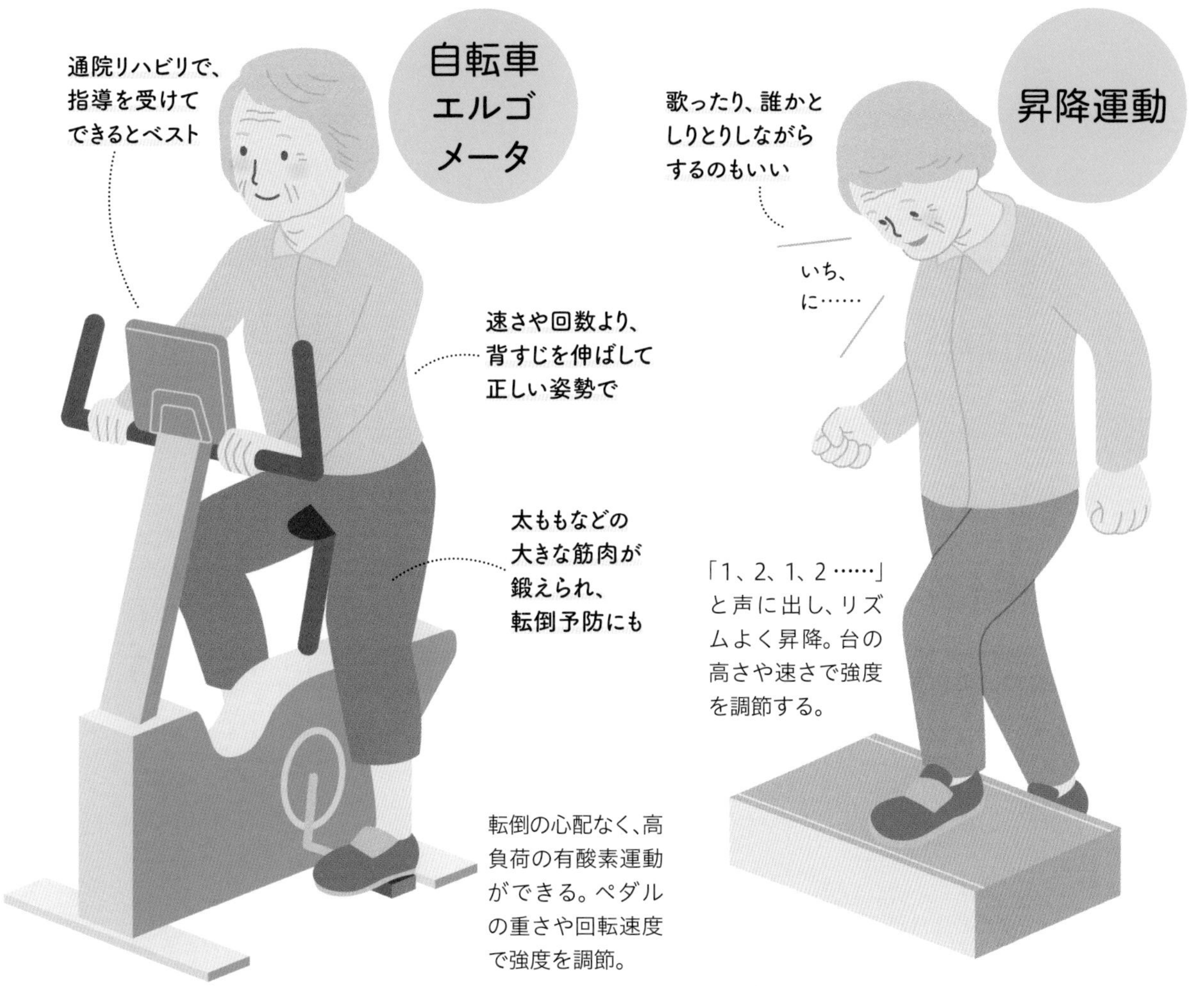

日中の活動量増加はBPSD緩和にもつながる

認知症の症状が運動療法で軽減することは、多くの研究であきらかに。認知機能テストの結果が改善するという報告もあります。日中に体を動かすことで睡眠－覚醒リズムが整い、BPSD（行動・心理症状）の改善にもつながります。

とくに推奨されているのは、ウォーキングや自転車エルゴメータなどの有酸素運動。ADL（日常生活動作）や運動機能に応じて選択します。効果を上げるには、ややきつい強度で。45～60分の運動を週3回、12週間以上の継続が勧められています。ストレスをかけず、楽しくできる範囲で調節していきましょう。

運動機能と認知機能を同時に刺激する「コグニサイズ」もおすすめです。運動しながらしりとりをしたり、計算をしたりするトレーニングです。軽度認知障害の人を対象とした研究では、コグニサイズの実施により、認知機能を改善・保持できることが報告されています。

運動機能のリハビリ ▽ バランス訓練

バランス能力を高め、危険な転倒を防ぐ

簡単なテストで、いまのバランス能力を評価

動的バランスの評価に。静的バランスは、左ページの片脚立ちでわかる。

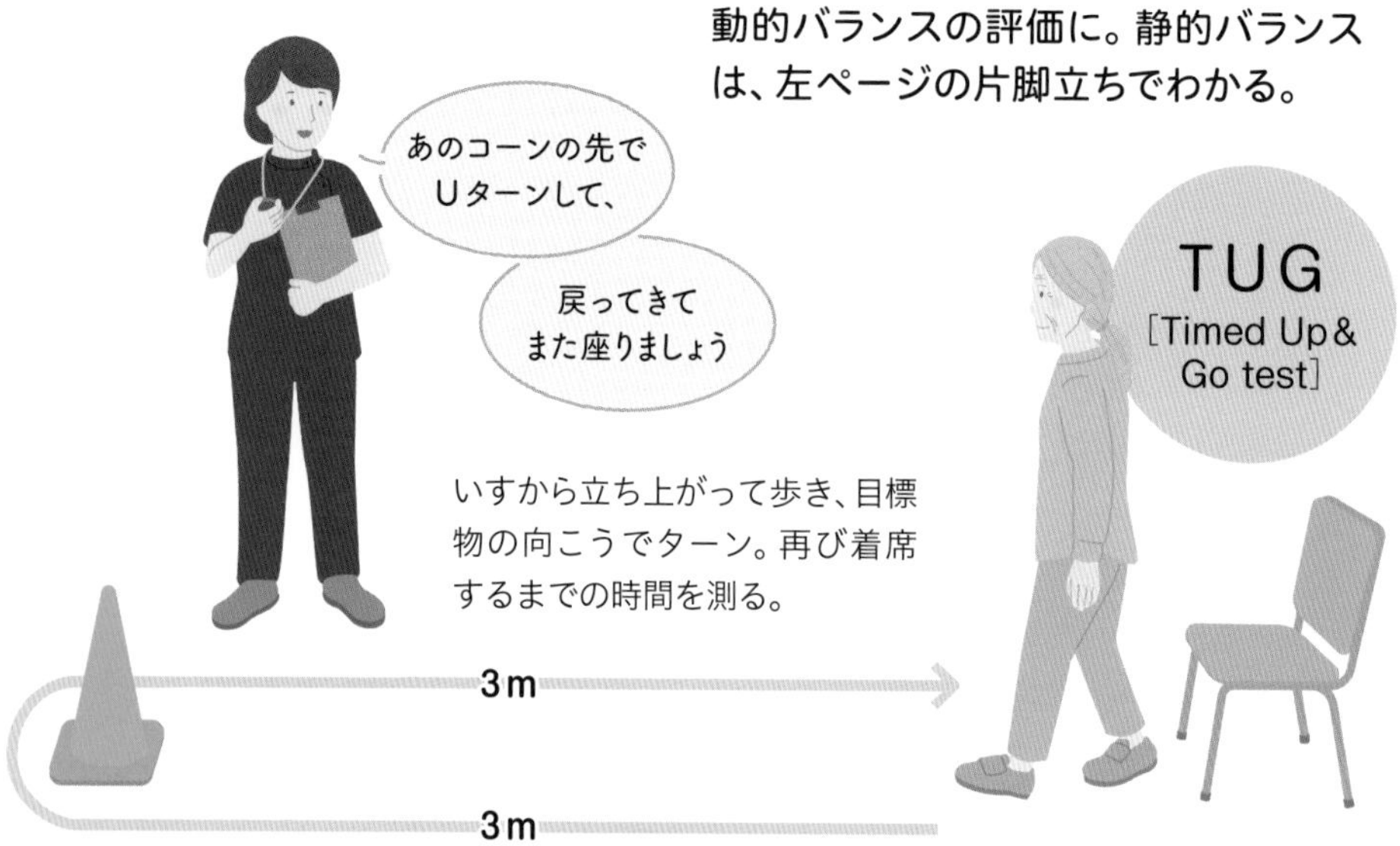

いすから立ち上がって歩き、目標物の向こうでターン。再び着席するまでの時間を測る。

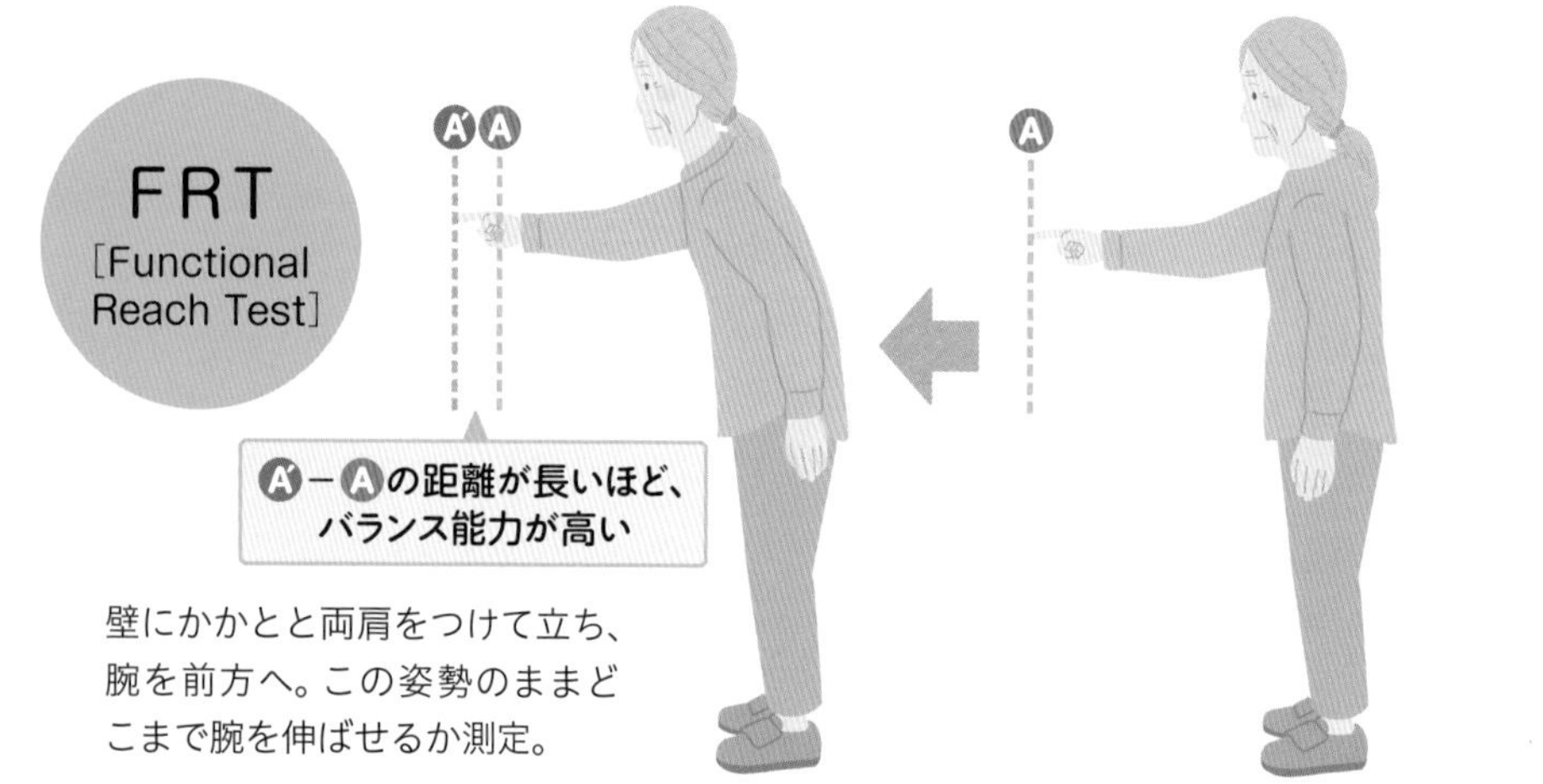

壁にかかとと両肩をつけて立ち、腕を前方へ。この姿勢のままどこまで腕を伸ばせるか測定。

認知症があると、静的バランスも動的バランスも低下しやすい

認知症がある人は転倒しやすいことが知られています。**神経細胞の変性・脱落で運動機能が障害されるほか、状況を適切に判断できなかったり、視空間認知にも障害が及ぶためです。**焦燥《しょうそう》・興奮などのBPSD（行動・心理症状）も原因となります。加齢による感覚や筋力の低下も進み、転倒が起きやすいのです。

バランス能力には、静止状態で姿勢を維持する静的バランスと、動作中の姿勢維持にかかわる動的バランスがあり、認知症ではどちらも低下します。転倒を防ぐには、現在のバランス能力を調べたうえで、バランス能力向上のためのトレーニングを。手すりなどを用意し、安全な環境でおこなうようにします。

毎日のトレーニングで、バランス能力と筋力をアップ

不安定な状態で姿勢を保持することが、トレーニングになる。

タンデム歩行

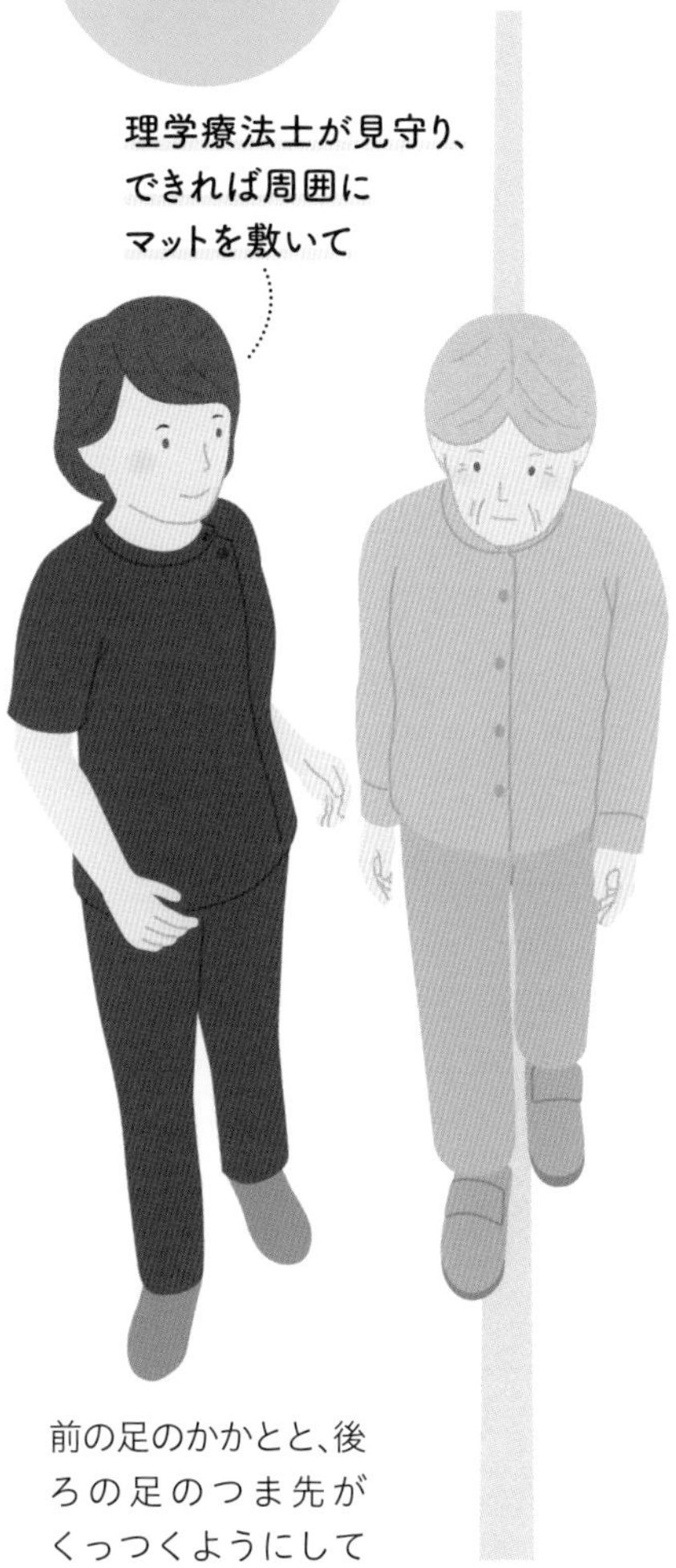

前の足のかかとと、後ろの足のつま先がくっつくようにして足を出し、一本の線の上を歩く。

片脚立ち

片脚で立って姿勢を維持。開眼でおこなう方法と閉眼でおこなう方法がある。静的バランスの向上に。

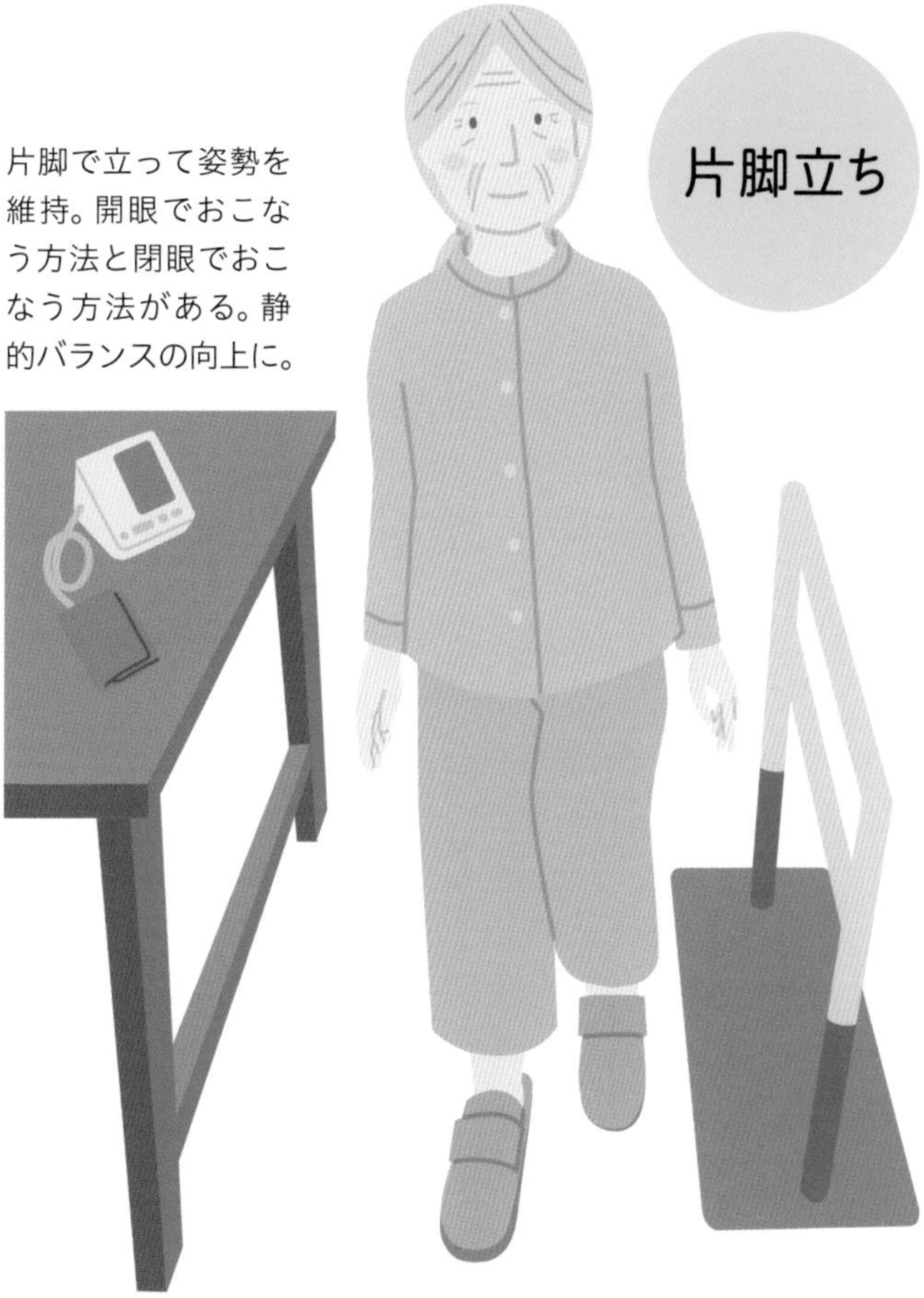

バランスディスク

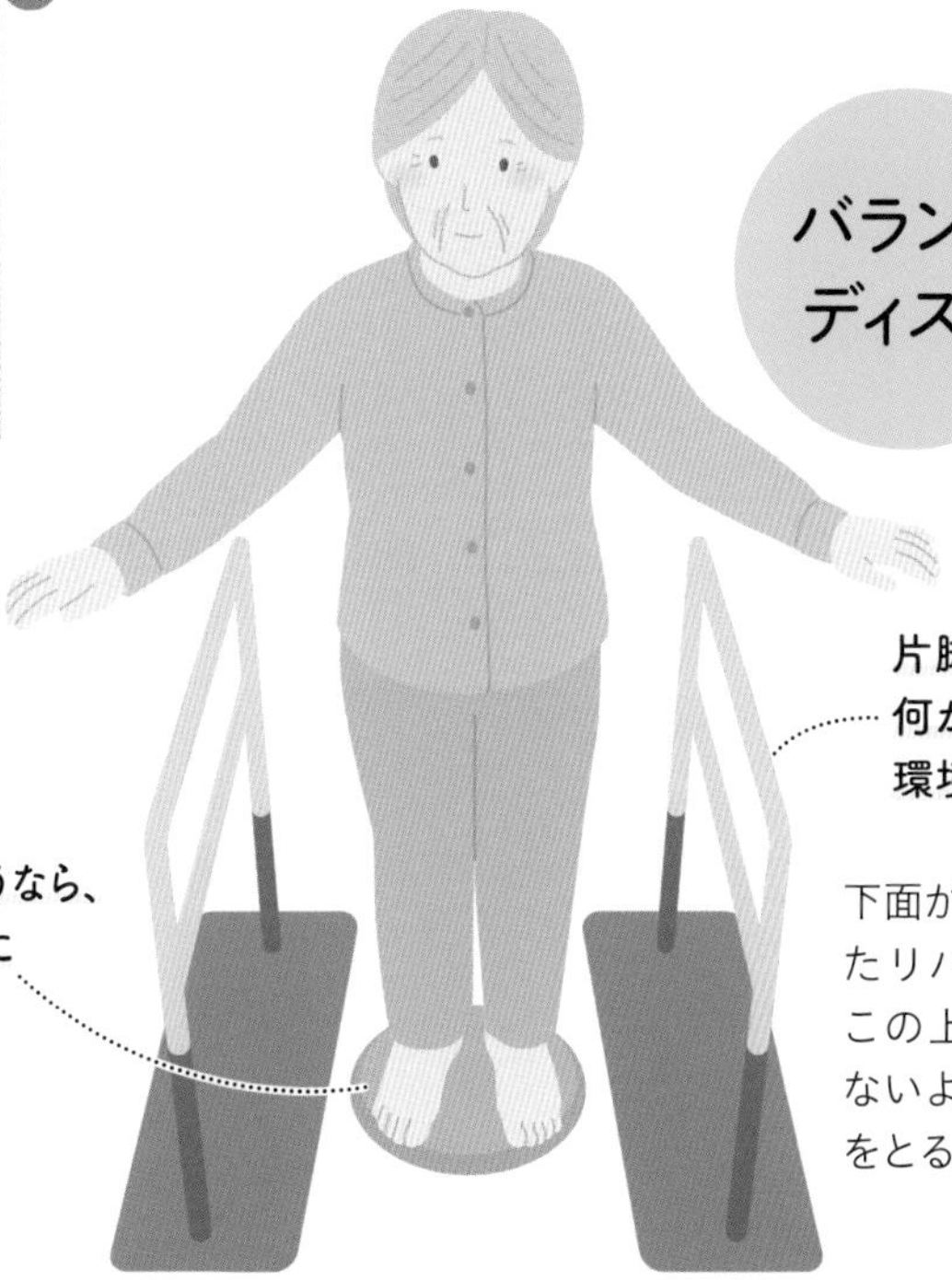

下面が半球状になったリハビリ用器具。この上に立ち、倒れないようにバランスをとる。

Column

気になる認知症も、運動などで予防的リハビリを!

積極的な運動で、まずは生活習慣病を改善

認知症の患者数は増加の一途をたどっています。2040年には、65歳以上の4人に1人が認知症になるのではないかという厚生労働省の将来推計もあります。

誰もがなりうる病気ですが、認知症があると、身体疾患のリハビリがむずかしくなるのも事実。自分がどのような病気で、何を目的にリハビリするか、具体的にどんな動作をするかなどが理解しにくくなります。健康寿命を延ばすためにも、認知症予防の視点は欠かせません。

現在までの研究成果では、「喫煙」「うつ」「社会的孤立」「運動不足」「糖尿病」などが、予防可能な認知症リスクとわかっています(Livingston G et al., 2020)。

肥満や高血圧、脂質異常症などもリスクの一つで、認知症は新型の生活習慣病という指摘も。つまり禁煙、運動、食事改善などで生活習慣を改善すれば、心血管病などの重大疾患だけでなく、認知症を防いだり、発症を遅らせる可能性も高まるのです。P164～の運動を習慣にし、予防に努めましょう。

肥満の人の運動療法の効果

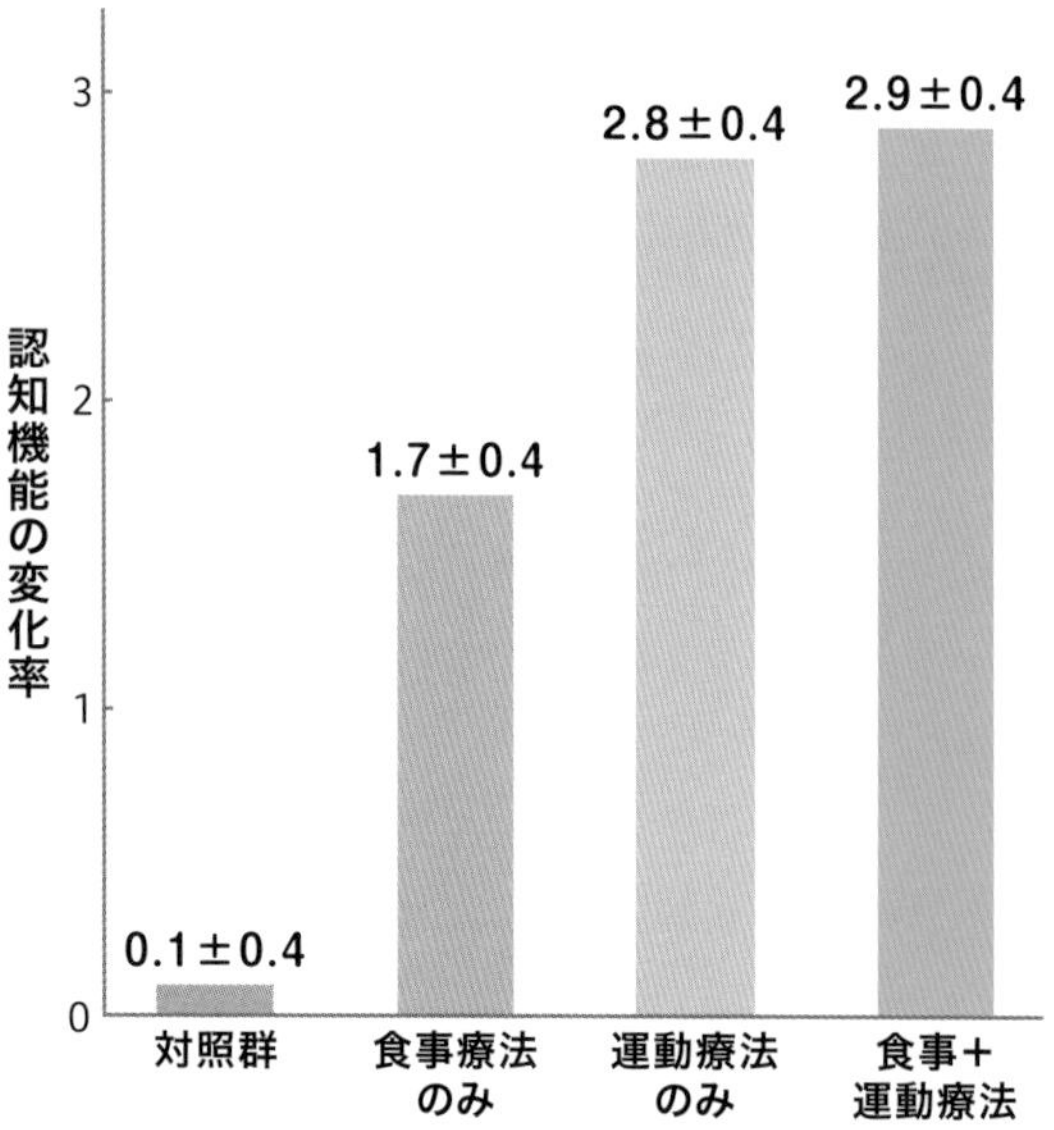

肥満の高齢者を対象とした研究では、運動の認知症予防効果がとくに高いとわかっている。

(「Effect of weight loss, exercise, or both on cognition and quality of life in obese older adults.」Napoli N et al., The American Journal of Clinical Nutrition vol.100(1):189-198, 2014より作成)

糖尿病の人の認知症リスク

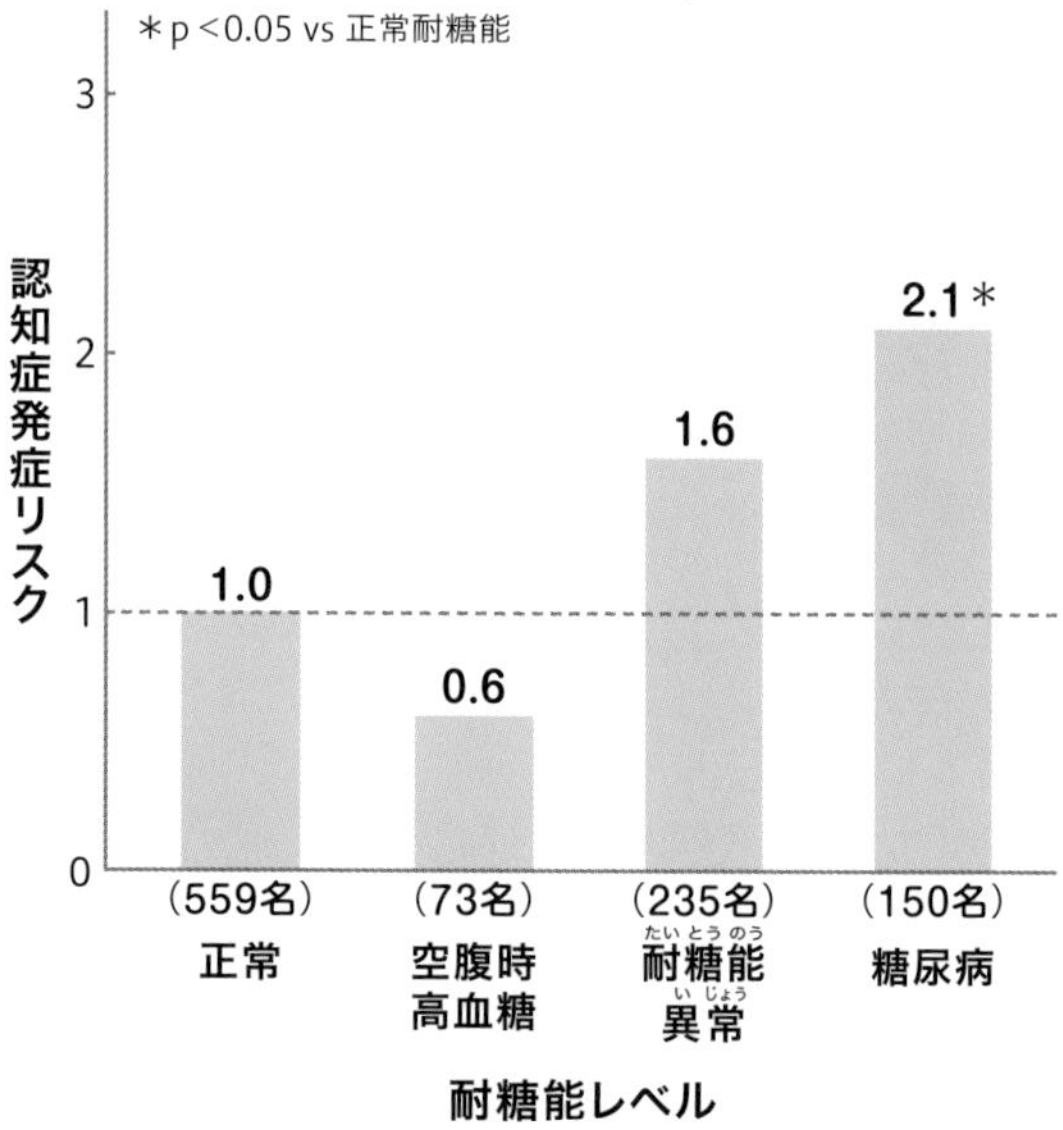

糖尿病があると発症率が倍以上に。食事療法と運動療法にとり組み、不十分なら薬で改善。

(「Glucose tolerance status and risk of dementia in the community: The Hisayama study.」Ohara T et al., Neurology vol.77 (12): 1126-1134, 2011より作成)

Part 3

骨・関節の病気のリハビリテーション

歳をとると、全身を支えるひざ関節や股《こ》関節が傷みます。80歳以上の女性の８割以上が変形性膝《しつ》関節症に罹患しているという報告も。骨の劣化による骨折も増えます。手術をする場合もしない場合も、骨・関節を支える筋力強化が不可欠です。

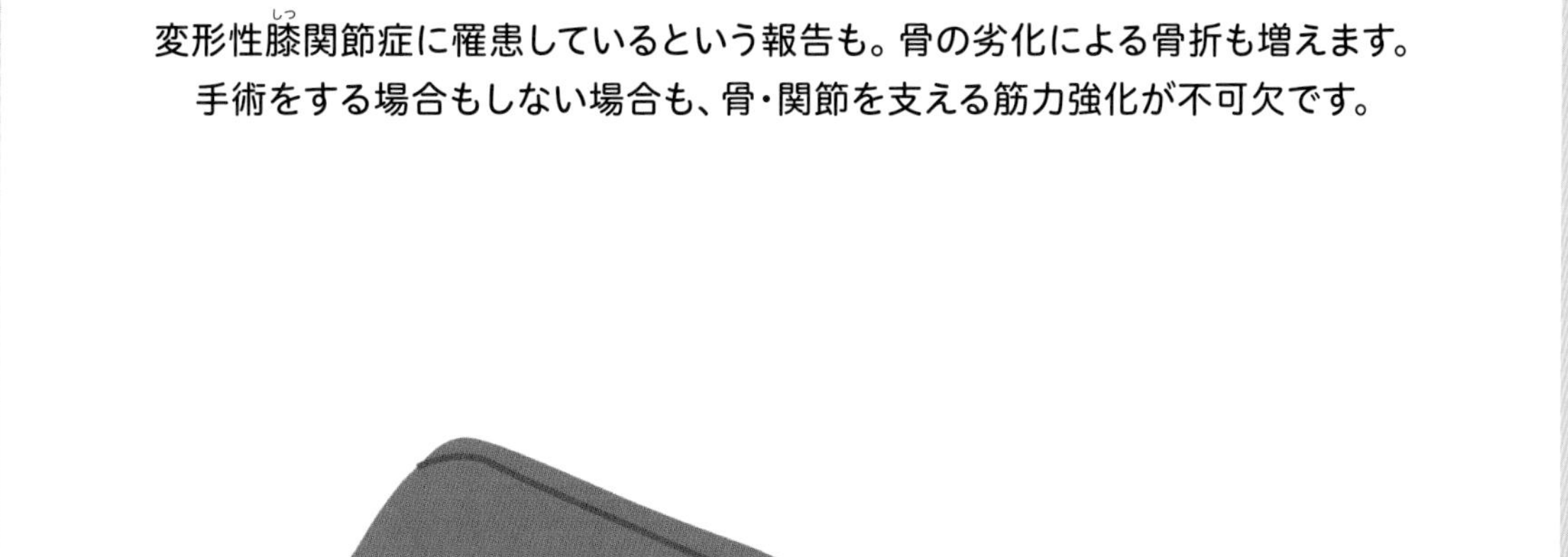

注意

＊リハビリをおこなうにあたっては、医師の処方、指導を必ず受け、自己判断で実施しないようにしてください。回数等は疾患の状態や体力などによっても異なるため、あくまでめやすと考え、医師の判断を仰ぎましょう。痛みや違和感などの不具合が生じたときは、すぐに中止し、医師に相談してください。

動作の始めや歩行時に、ひざ関節が痛む

ひざの骨を守る「関節軟骨」がすり減っていく

骨と骨のあいだのすき間（関節裂隙《かんせつれつげき》）がせまくなり、
痛みが出るようになる。

ひざ関節のしくみ

大腿骨と脛骨が接する部分は、関節軟骨で守られている。しかし加齢とともに軟骨がすり減り、骨どうしが直接ぶつかる。

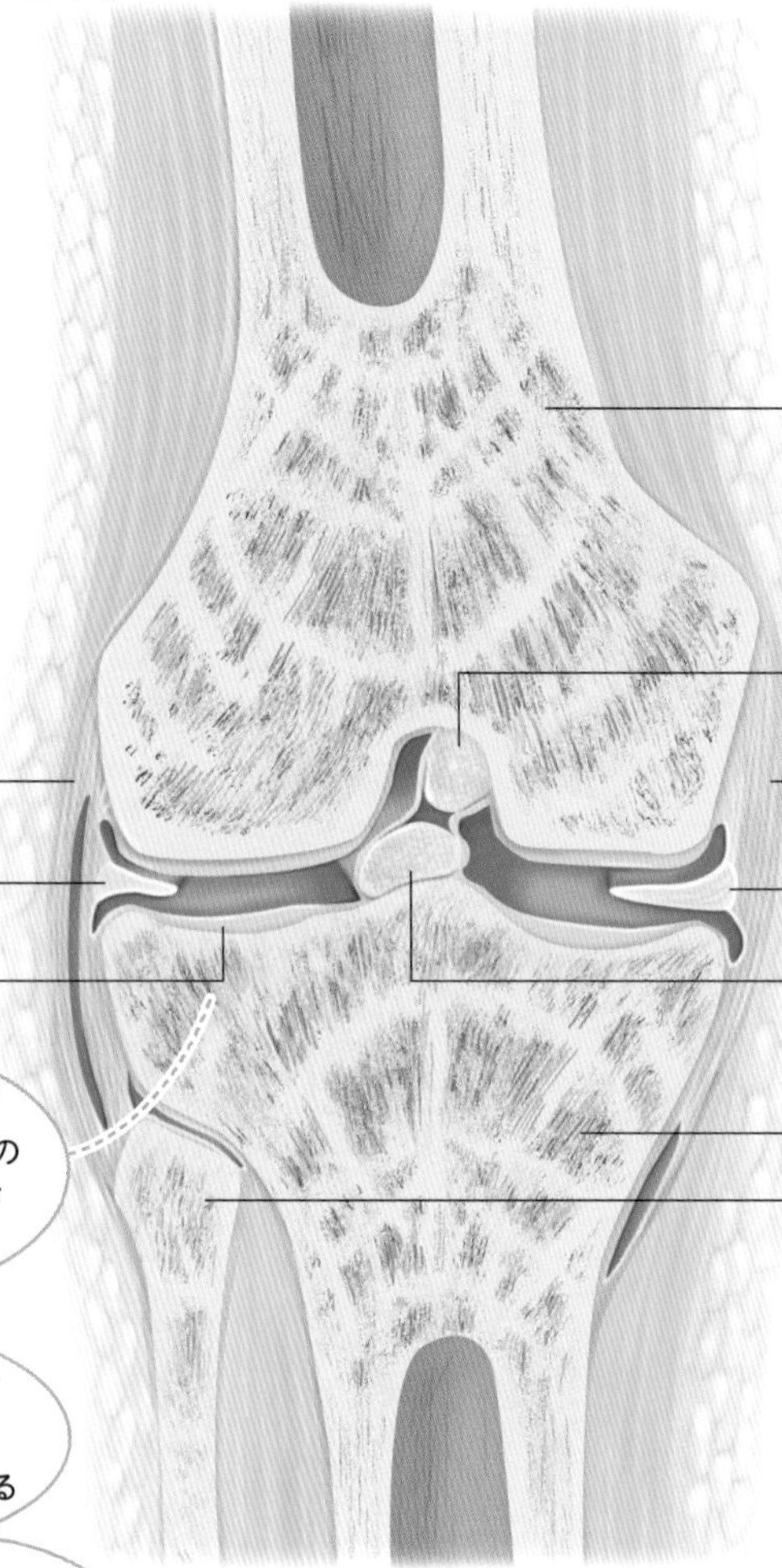

変形性膝《しつ》関節症の進行

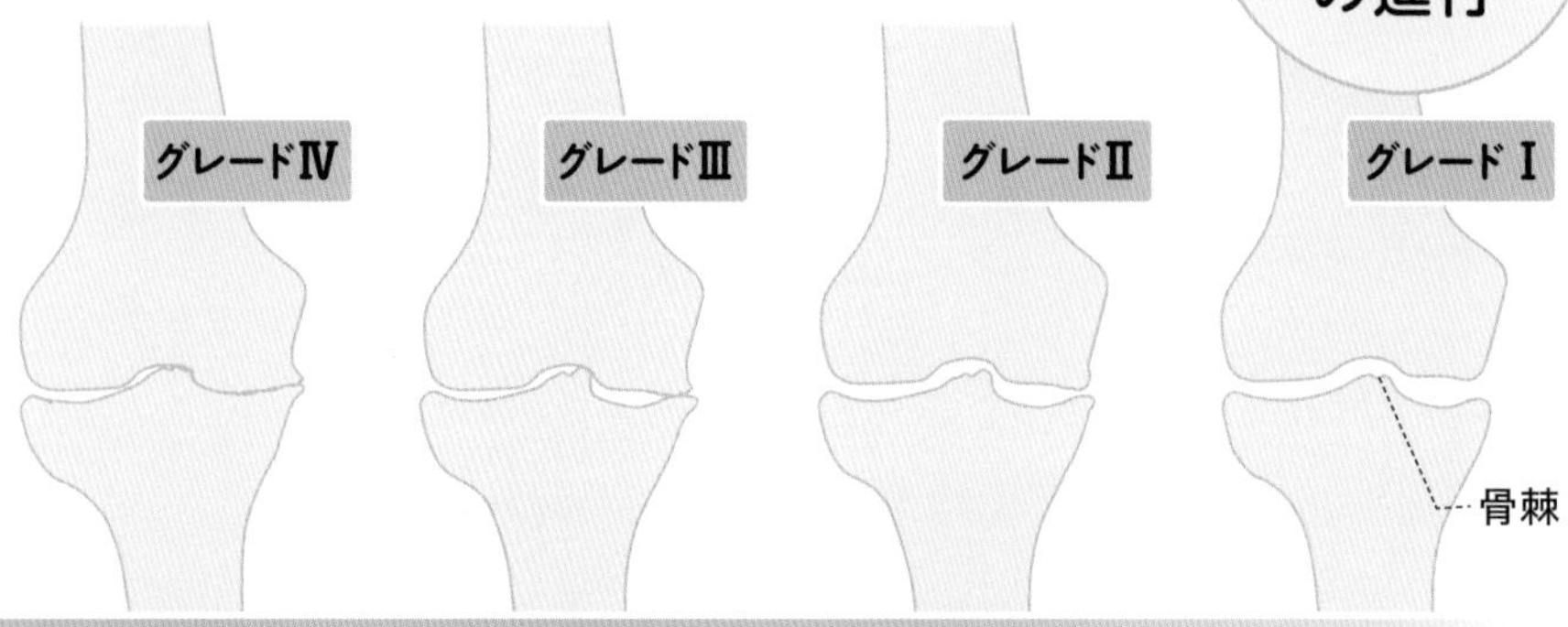

重症度（Kellgren-Lawrence分類）

グレードⅣ	グレードⅢ	グレードⅡ	グレードⅠ
高度。大きな骨棘、関節裂隙の著明な狭小化を認める。	中等度。骨棘があり、関節裂隙があきらかにせまい。	軽度。関節裂隙の狭小化が認められる。	関節症疑いの段階。X線検査で微小な骨棘が疑われる。

動作開始時の痛みが、高頻度で強い痛みに変化

進行により症状は重くなり、こわばり、
可動域制限、歩行困難などが出てくる。

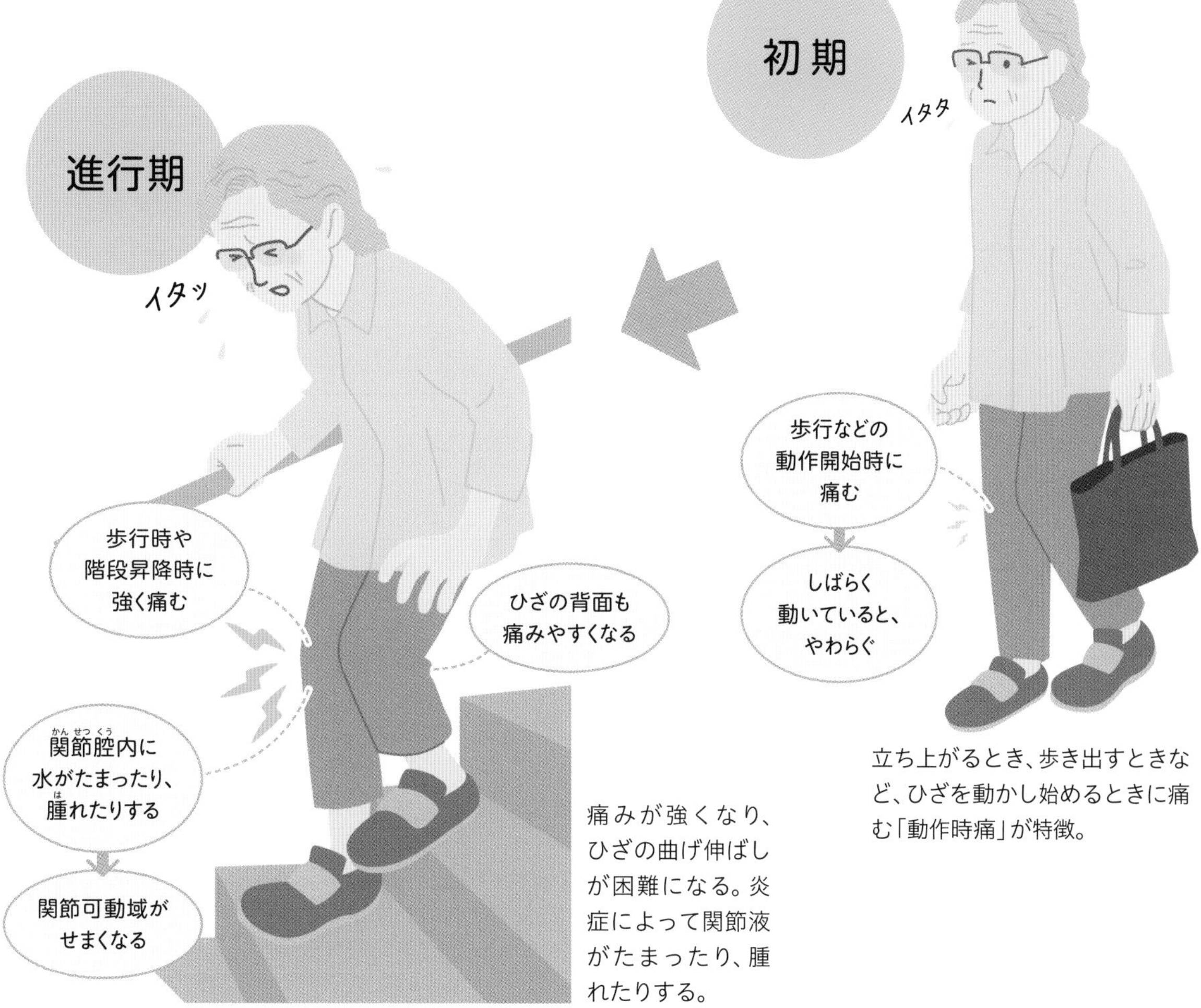

立ち上がるとき、歩き出すときなど、ひざを動かし始めるときに痛む「動作時痛」が特徴。

痛みが強くなり、ひざの曲げ伸ばしが困難になる。炎症によって関節液がたまったり、腫れたりする。

有病率は54・6％。80代女性の約8割が悩まされる

変形性膝《しつ》関節症はひざ関節の軟骨《なんこつ》が少しずつすり減り、歩行時などに痛みが出るようになる病気。ROAD《ロード》スタディという日本の大規模調査の結果から、40歳以上の変形性膝関節症の有病率は54・6％（男性42・0％、女性61・5％）にも及ぶと推計されています。有病率は高齢になるほど高くなり、女性の場合、70代で71・9％、80代では80・7％です。

代表的な症状は、動作時や歩行時の痛みです。進行とともにひざ関節の腫《は》れ、関節液の貯留、関節可動域制限などが現れ、歩行がつらくなっていきます。

変形性膝関節症の進行度は、グレードⅠ～Ⅳの4段階に分類されます。X線検査によって、骨棘《こつきょく》（トゲ状の骨）の有無、関節裂隙《かんせつれつげき》（すき間）の狭小化の有無と程度、軟骨下骨《なんこつかこつ》の骨硬化《こうか》の有無を調べ、グレードを判定します。X線画像による診断では、グレードⅡ以上が変形性膝関節症と診断されます。

リハビリの基本▽アセスメントのしかた

症状や経過はJOAスコアで評価する

簡単なアセスメントで、症状の強さ、進行度がわかる

Ⅰ 疼痛《とうつう》・歩行能力

評価	右	左
1㎞以上歩行可能。通常疼痛ないが、動作時たまに疼痛があってもよい	30	30
1㎞以上歩行可能。疼痛あり	25	25
500m以上、1㎞未満の歩行可能。疼痛あり	20	20
100m以上、500m未満の歩行可能。疼痛あり	15	15
室内歩行または100m未満の歩行可能。疼痛あり	10	10
歩行不能	5	5
起立不能	0	0

Ⅱ 疼痛・階段昇降能力

評価	右	左
昇降自由。疼痛なし	25	25
昇降自由。疼痛あり。手すりを使い、疼痛なし	20	20
手すりを使い疼痛あり。一歩一歩の昇降は疼痛なし	15	15
一歩一歩の昇降も疼痛あり。手すりを使えば一歩一歩の昇降は疼痛なし	10	10
手すりを使っての一歩一歩の昇降も疼痛あり	5	5
出来ない	0	0

Ⅲ 屈曲角度および強直《きょうちょく》・高度拘縮《こうしゅく》

評価	右	左
正座可能な可動域	35	35
横座り・あぐら可能な可動域	30	30
110度以上屈曲可能	25	25
75度以上屈曲可能	20	20
35度以上屈曲可能	10	10
35度未満の屈曲、または強直・拘縮高度	0	0

Ⅳ 腫脹《しゅちょう》

評価	右	左
水腫《すいしゅ》・腫脹なし	10	10
時に穿刺《せんし》必要	5	5
頻回に穿刺必要	0	0

Ⅰ 疼痛・歩行能力	Ⅱ 疼痛・階段昇降能力	Ⅲ 屈曲角度および強直・高度拘縮	Ⅳ 腫脹
点	点	点	点

合計　　点

日本整形外科学会による治療成績判定基準「JOAスコア」。Ⅰ～Ⅳの合計点数で評価し、点数が低いほど重症。治療効果の判定だけでなく、初診時の診断、経過観察時にも役立つ。

(「OA膝治療成績判定基準」腰野富久, 日本整形外科学会雑誌 vol.62：901-902, 1988より引用)

初期治療は保存療法。不十分なら手術を検討

進行度に応じて治療法を決めるが、早期の手術で進行を防ぐことも。

準備

痛みなどの自覚症状、関節可動域制限などの身体所見、X線検査の結果から診断する。

単純X線像
- 骨棘《こつきょく》の形成
- 関節のすき間の狭小化
- 軟骨下骨《なんこつかこつ》の骨硬化《こつこうか》
- Kellgren-Lawrence《ケルグレン ローレンス》分類（→P94）Ⅱ度以上

身体診察所見
- 関節可動域制限
- 関節周囲の圧痛
- 関節水腫（関節腔《かんせつくう》に水がたまっている）

症状
- ひざ関節の痛み
- 関節可動域制限
- 歩行困難

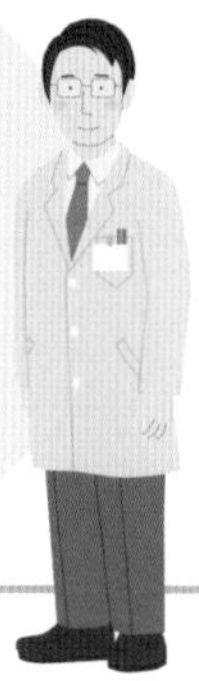

保存療法

薬物療法　生活指導　物理療法　運動療法

→P100〜

初期では、痛みを抑える薬物療法、ひざに負担をかけない生活指導、運動療法などを実施。

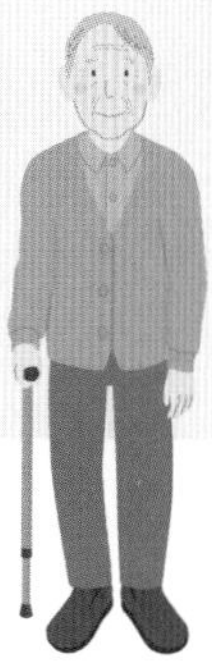

- 重症で、ADL（日常生活動作）障害が著しいとき
- 早期手術で進行を抑えたいとき

効果不十分で症状が進むとき

手術療法

骨切り術は初期がおもな対象。傷んだ関節を人工関節に置き換える「人工関節置換術」が多い。

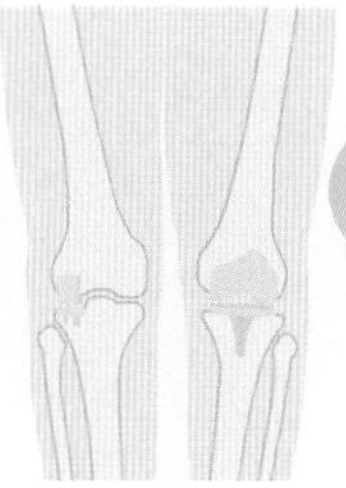

人工膝関節単顆《たんか》置換術　膝《しつ》周囲骨切《こつき》り術　人工膝関節全置換術

→P99

スコアやX線検査の結果をリハビリにつなげる

変形性膝《しつ》関節症の治療には保存療法と手術療法があり、おもに進行度によって選択されます。**初期であれば基本的には保存療法、進行して重症度が高い場合に手術療法となります。**ＪＯＡスコアの点数やX線検査の画像、生活制限の度合いなどから、適切な治療法を選びます。

保存療法には、薬物療法のほか、生活指導、運動療法などのリハビリ治療があります。薬物療法では、非ステロイド性消炎鎮痛薬の外用薬が推奨されています。ヒアルロン酸の関節注射で、痛みを一時的に軽減する方法もあります。

ただし進行性の疾患であり、強い痛みで日常生活が困難になれば、手術を検討しなくてはなりません。ひざ関節の一部または全部を人工関節に置き換える「人工関節置換術」のほか、骨の一部を削って位置関係を正常化する「骨切《こつき》り術」もあります。進行の原因となるO脚やX脚も改善でき、痛みのない生活を送れます。

変形性
膝関節症

リハビリの基本▽進めかた&注意点

等尺性運動をメインにおこなう

保存療法でも手術療法でも、周囲の筋力アップは不可欠

変形性膝《しっ》関節症のリハビリは、ひざ関節の機能回復だけでなく、ＡＤＬ（日常生活動作）やＱＯＬ（生活の質）を向上させ、本人が望む日常生活や社会生活を送れることが目標です。**とくに積極的におこないたいのが、運動療法。**ひざ関節周囲の筋力増強訓練や、それらの筋肉のストレッチを中心におこないます。

変形性膝関節症の治療には保存療法と手術療法がありますが、どちらを選択したとしても、筋力増強訓練が不可欠。保存療法の場合には、筋力を高めてひざ関節の負担を減らすことが、病気の進行抑制に役立ちます。手術療法では、術前も術後も筋力増強訓練をしっかりおこなうことで、早期回復をめざします。

高齢者には、関節を動かさない「等尺性運動」が最適

筋力増強訓練には、等張性運動と等尺性運動という方法があります。

等張性運動は、一定の重さで抵抗を加えておこなう運動です。バーベル上げのように道具の重さを利用するもの、スクワットのように体重で負荷をかけるものがあります。比較的ハードな筋トレをイメージするとわかりやすいでしょう。一方で、関節を動かさずおこなう静的なトレーニングが等尺性運動です。筋肉に一定の力を入れ、その姿勢を維持します。

高齢者の場合、等尺性運動のほうが、傷んだ関節に負担をかけずに無理なく続けられます。とくに重要なのは、大腿《だいたい》部の筋肉増強。Ｐ１００からの大腿四頭筋《だいたいしとうきん》訓練を積極的におこないましょう。

「等張性」より「等尺性」のほうが、無理なくできる

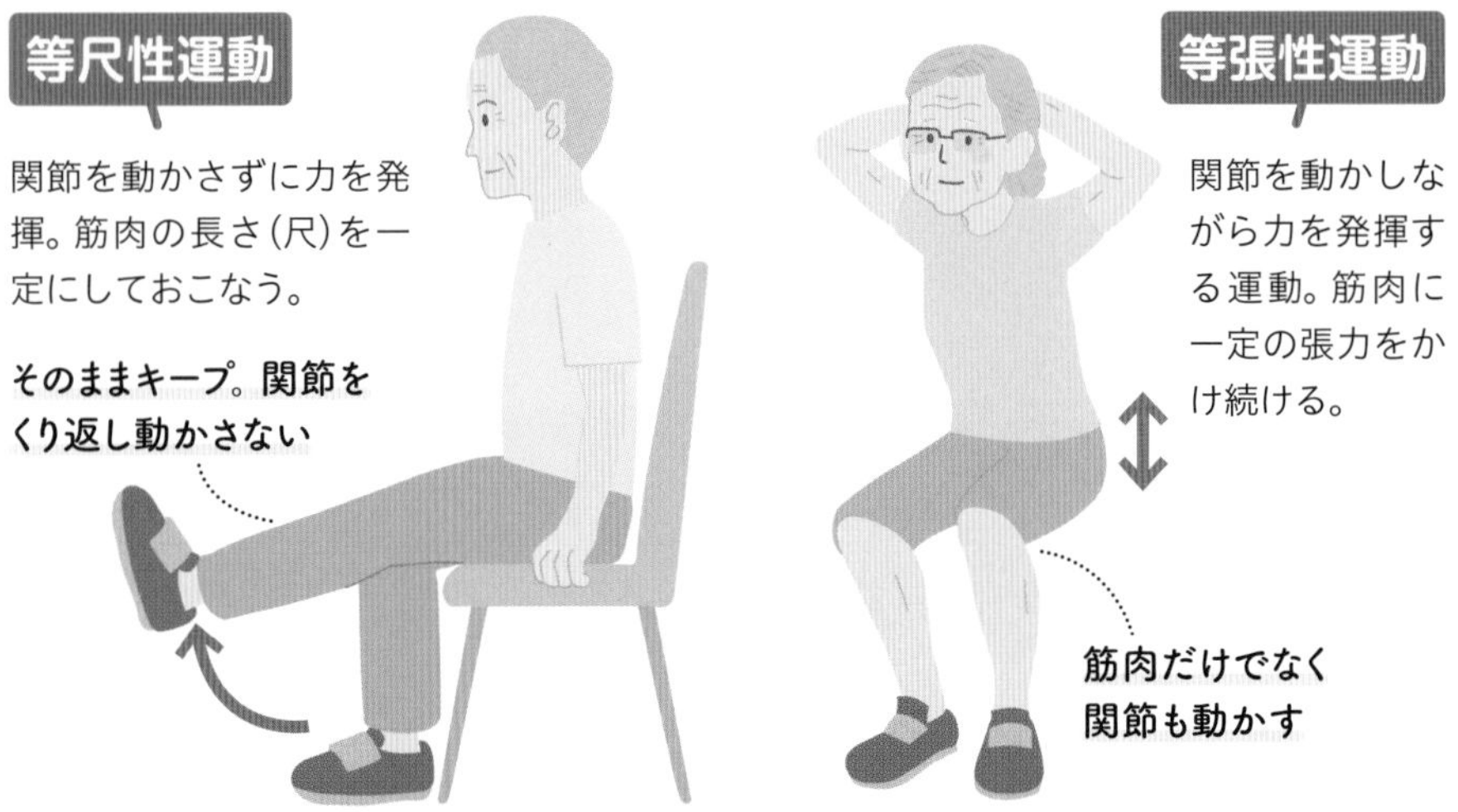

手術を受ける場合も、術前からリハビリにとり組む

術後はもちろん、術前にも筋力増強訓練をおこない、早期回復をめざす。

術前リハ

血栓《けっせん》予防の下肢《かし》自動運動

どの手術でも推奨される。術後安静で生じやすい深部静脈血栓症などを予防。

＋

筋力増強訓練

術後の安静で筋力が低下するので、術前にもリハビリをおこなって筋力を鍛えておく。

→P100～

手術療法

人工膝《しつ》関節置換術

脛骨と大腿骨《だいたいこつ》の関節面を切除し、人工関節の部品(コンポーネント)に置き換える。部分置換と全置換がある。

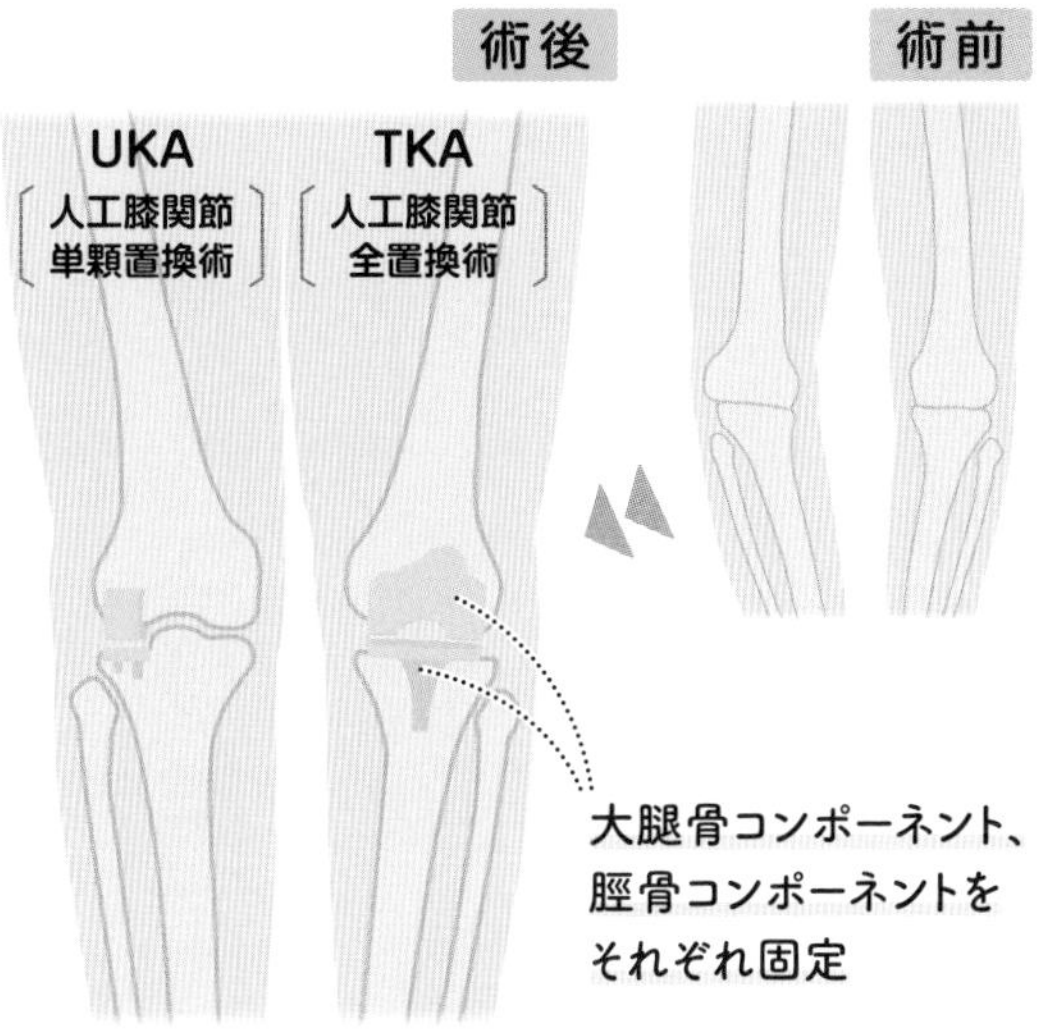

骨切《こつき》り術

発症早期で、活動性の高い人向き。骨を切って関節面の角度を矯正《きょうせい》。関節の位置関係を、正常～やや外反に。

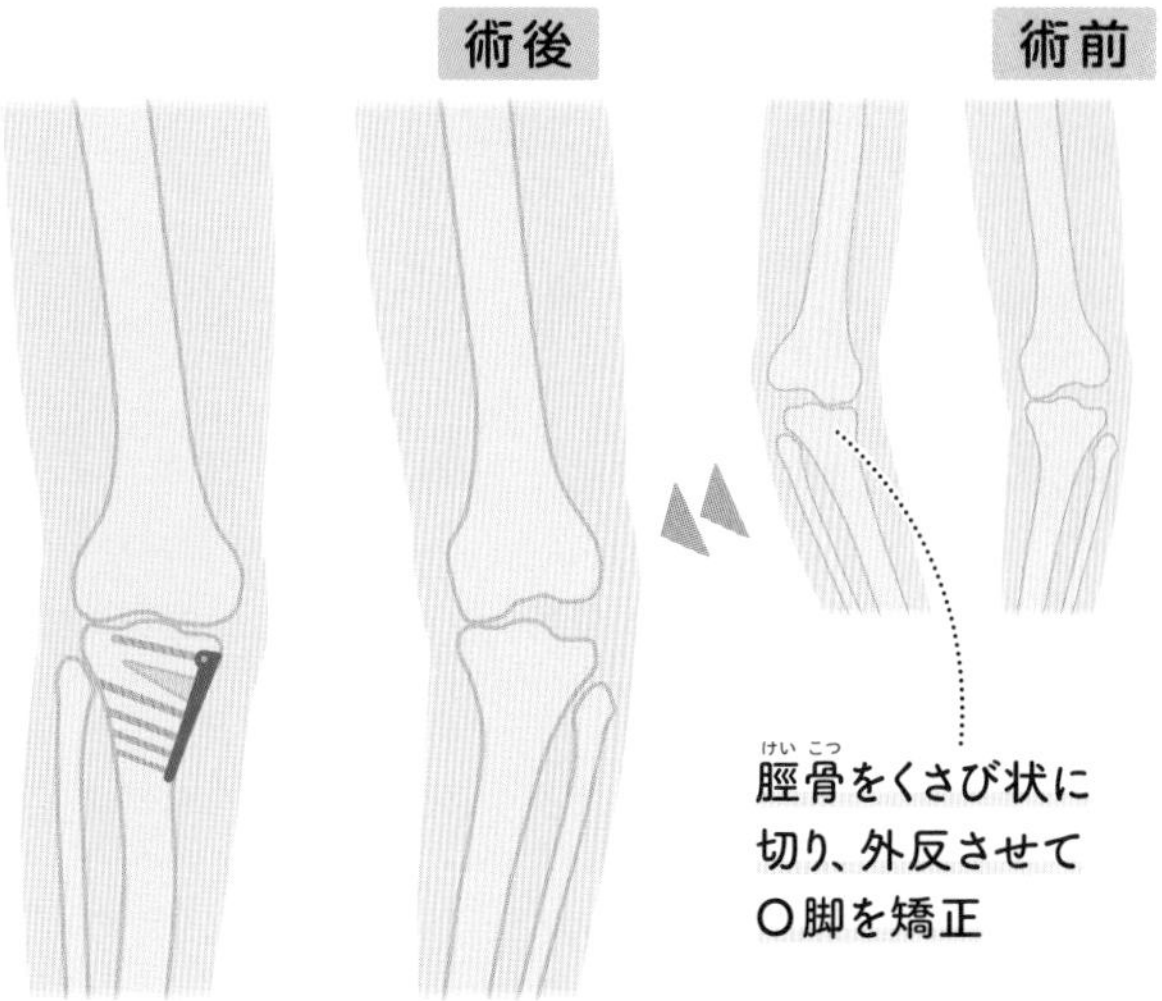

術後リハ

翌日か翌々日から全荷重に

＋

筋力増強訓練　関節可動域訓練

筋力増強訓練だけでなく、術後早期から全荷重で歩行訓練をする。術後1～3週間で杖歩行が安定し、退院が可能となる。

術式により、徐々に全荷重に

＋

筋力増強訓練

筋力増強訓練は手術翌日から始めるが、骨《こつ》癒合《ゆごう》まで3か月ほどかかるため、術後2～4週間ほどの荷重制限がある。

自宅でできるリハビリ ▼ 大腿四頭筋訓練❶

ひざ伸ばし体操で、太ももの筋力を強化

いすに座り、片脚を上げて5〜10秒間キープ

太もも前側にある大腿四頭筋《だいたいしとうきん》に力が入り、筋力が増強される。

1 姿勢よく座り、片脚を上げていく

ひざが直角になるよう、姿勢よく座る。片脚のひざをゆっくりと伸ばして挙上。患側《かんそく》（痛みのある側）と健側《けんそく》（痛みのない側）のどちらから始めてもいい。

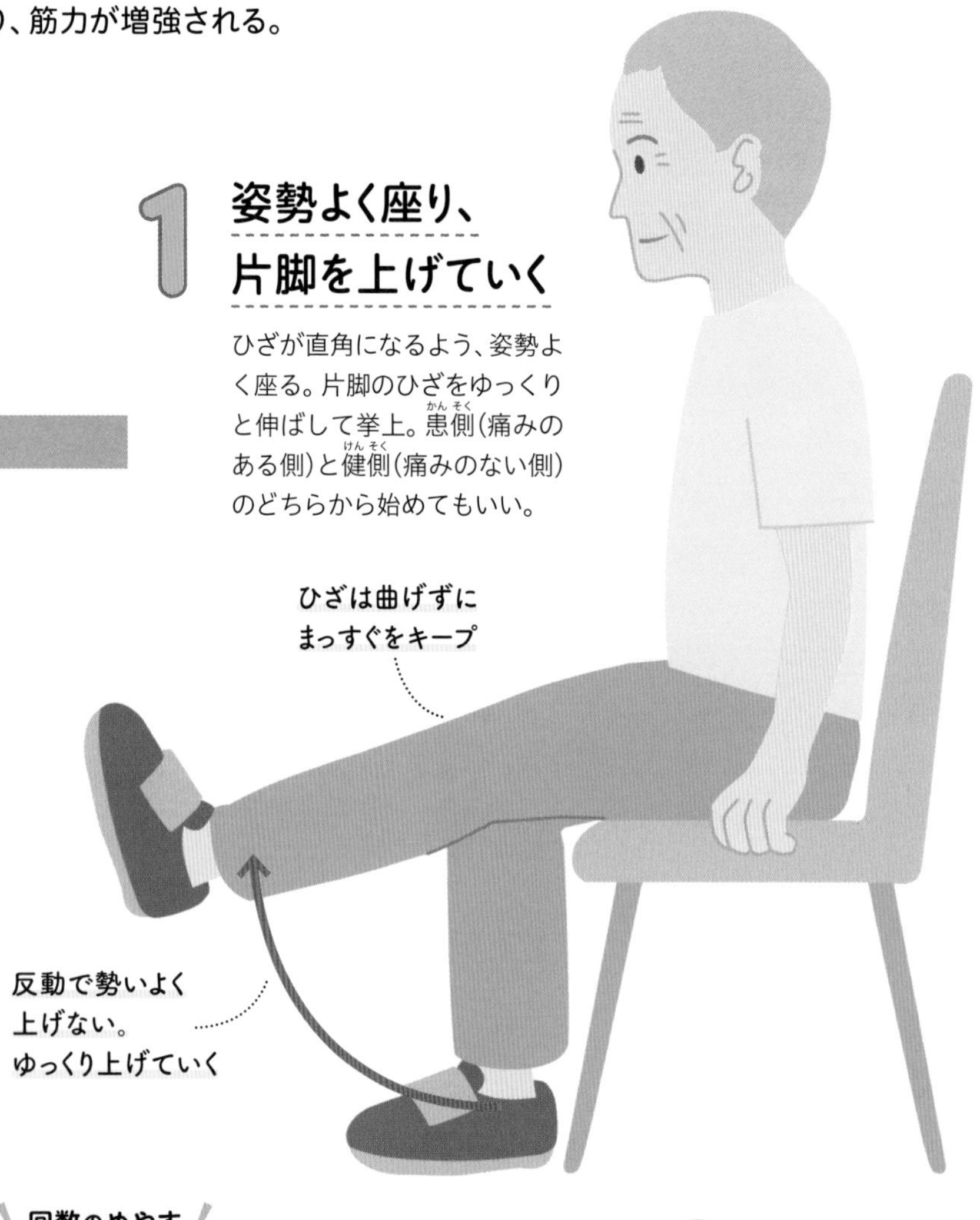

回数のめやす

10〜20回で1セット。1日3セットをめやすにおこなう

ココに効く！

太もも前側の大腿四頭筋は、4つの筋肉からなる。全身の体重を支えるほか、ひざの伸展を可能に。ここを鍛えておくと、転倒予防にも効果的。

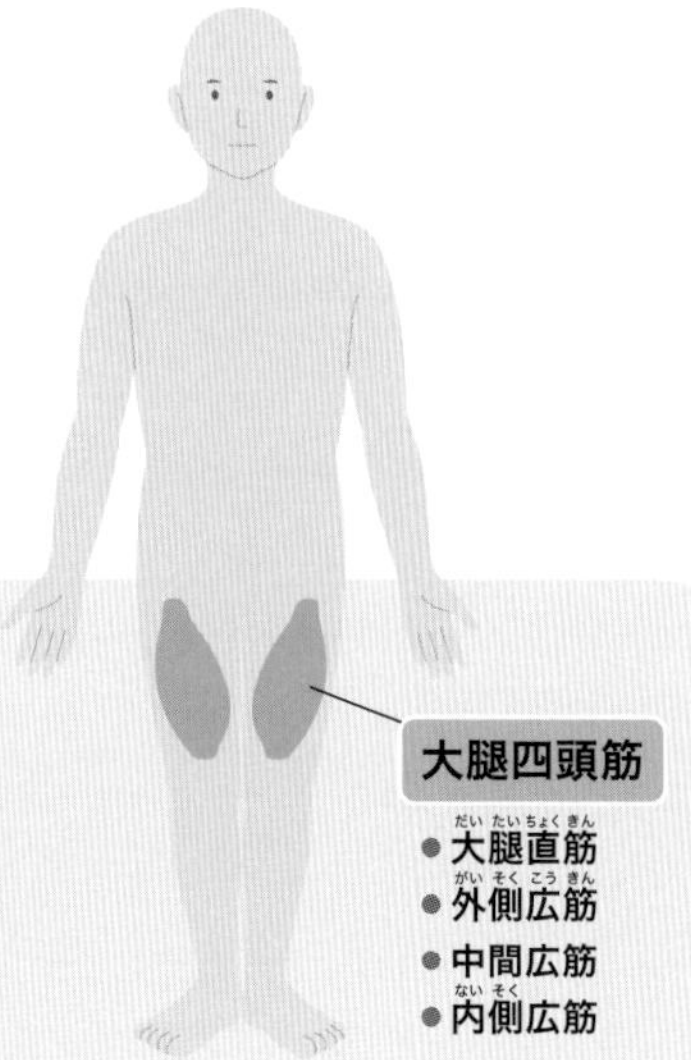

2 脚を水平にして 5〜10秒間キープ

ひざを90°まで挙上し、つま先を手前に引いて大腿四頭筋に力を入れる。5〜10秒間キープしてから、脚をゆっくり下ろす。

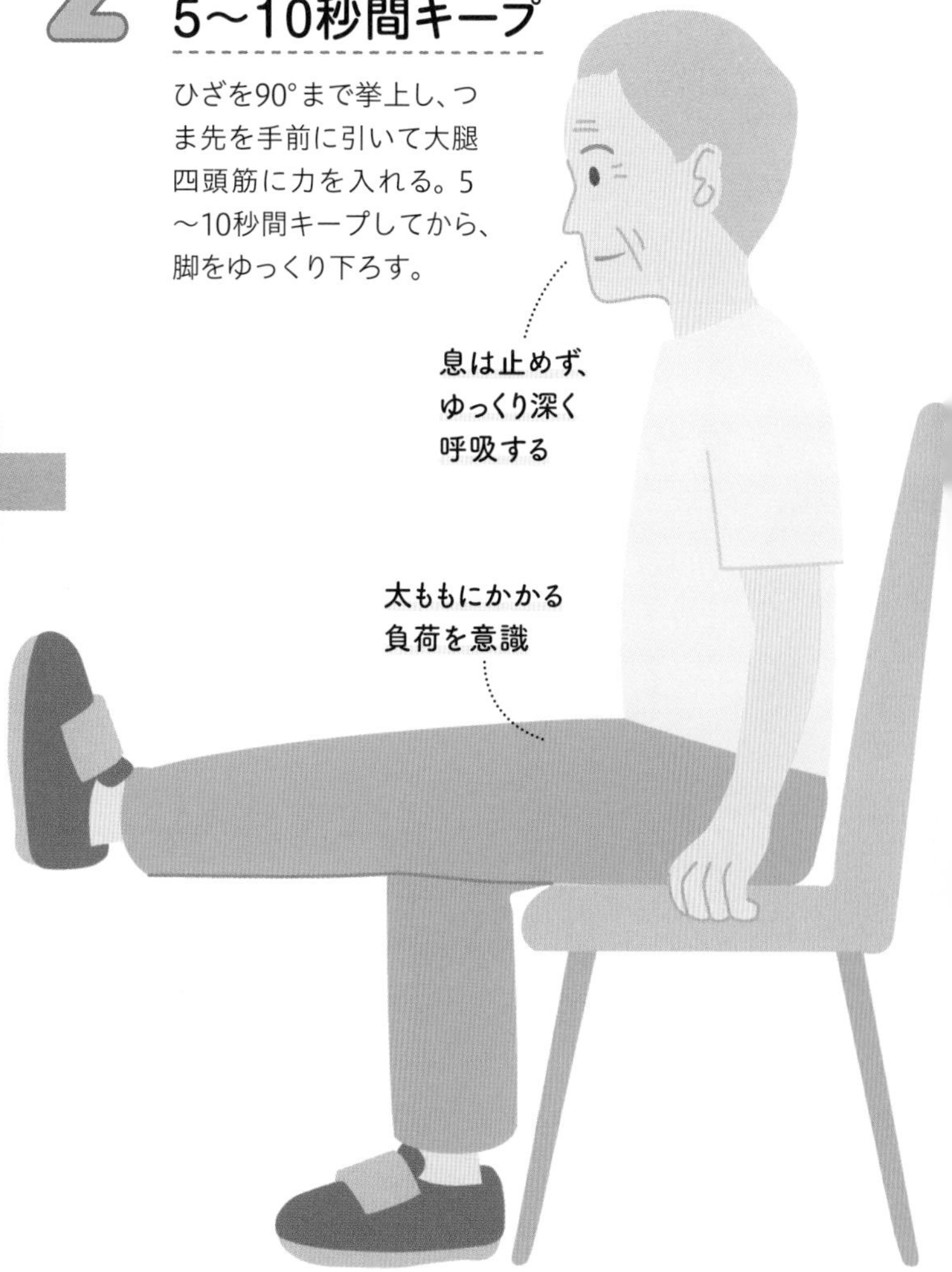

3 反対側の脚も同様に

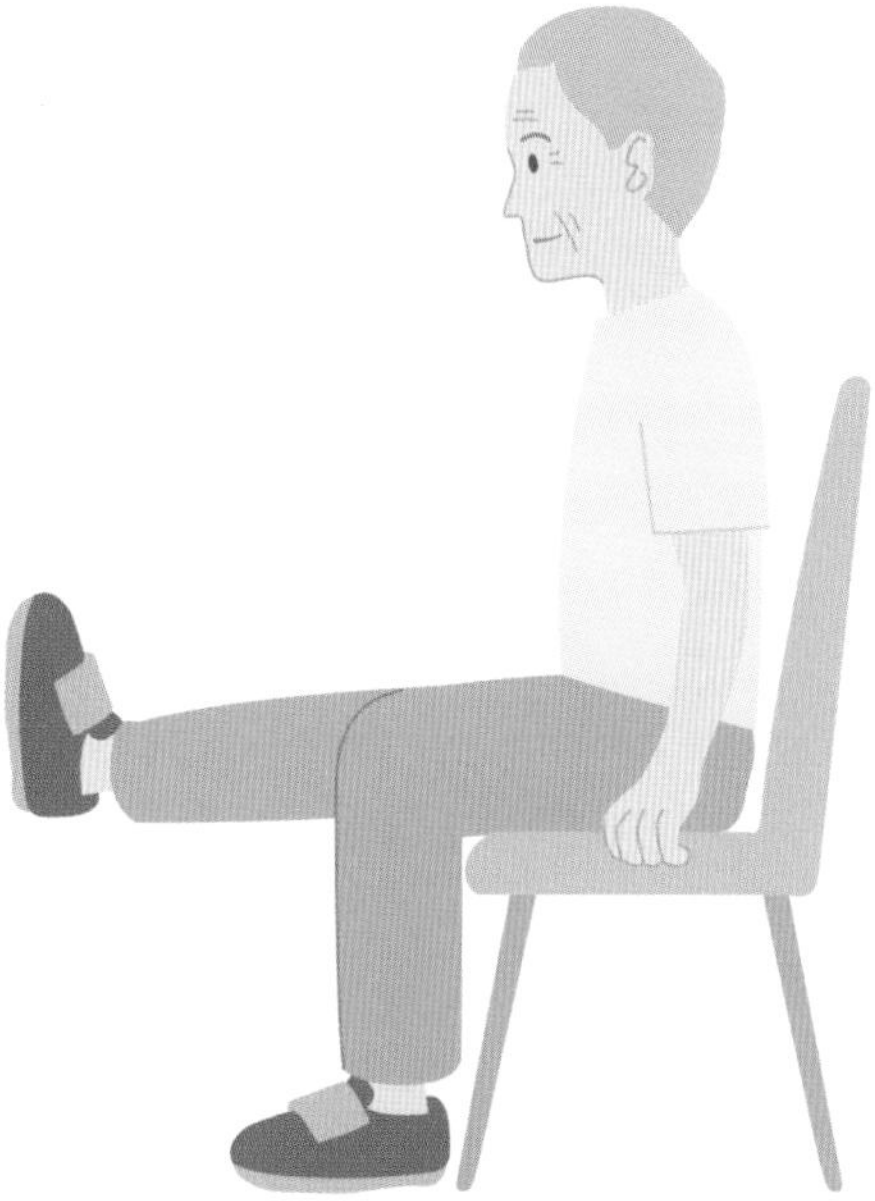

反対側の脚も同様に上げ、5〜10秒間キープ。これを交互におこなう。

人工関節置換術後の効果も実証されている

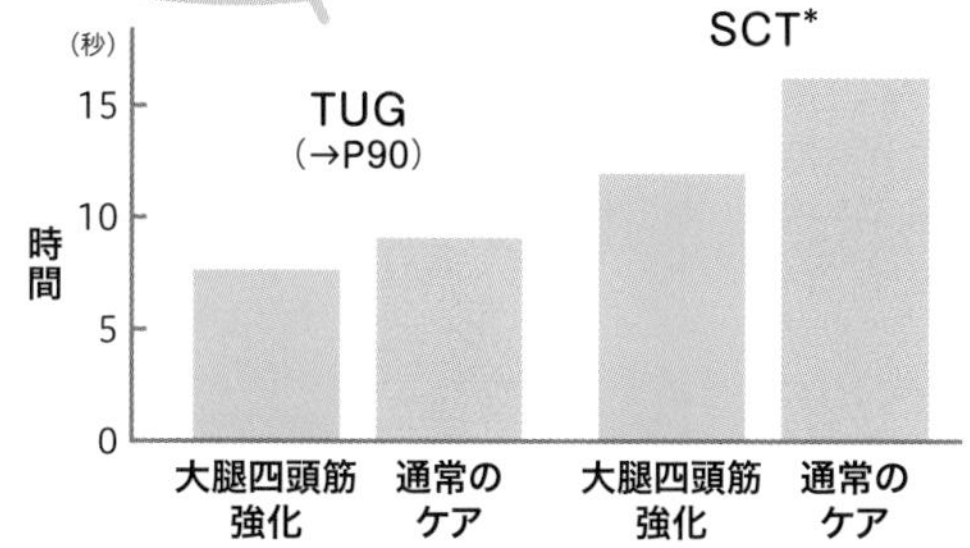

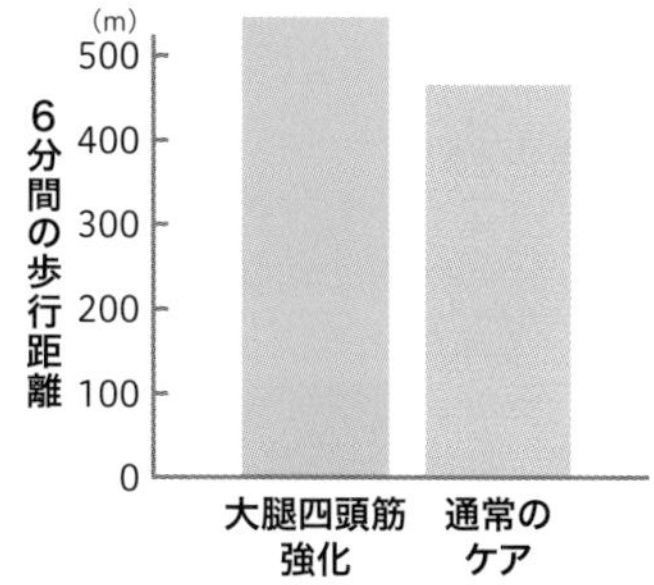

術後の大腿四頭筋強化で、運動機能テスト(TUG、SCT)の結果が向上。歩行距離も伸びた。

大腿四頭筋セッティングは術前・術後にも推奨される

ひざを伸展させてキープする「大腿《だいたい》四《し》頭《とう》筋《きん》セッティング」は、大腿四頭筋を強化する等尺性運動です。大腿四頭筋はひざの伸展にかかわる筋肉で、ひざを伸ばしたときには収縮しています。

変形性膝《しつ》関節症の症状悪化を防ぐためには、週3回以上の運動が望ましいとされています。手術を受ける予定の人も、術前・術後に積極的におこなうことで、早期回復と機能向上につながります。

＊SCT…Stair Climbing Test。階段昇降で負荷をかけ、運動耐用能を調べる
(「Improved function from progressive strengthening interventions after total knee arthroplasty：A randomized clinical trial with an imbedded prospective cohort.」Petterson SC et al., Arthritis & Rheumatism vol. 61(2)：174-183, 2009より引用)

自宅でできるリハビリ ▼ 大腿四頭筋訓練❷

タオル類を使って、大腿四頭筋セッティング

太ももの力で、ひざ下に入れたタオルを押す

ひざの関節に負担をかけずに、大腿四頭筋《だいたいしとうきん》の筋力を増強させる。

座位《ざい》

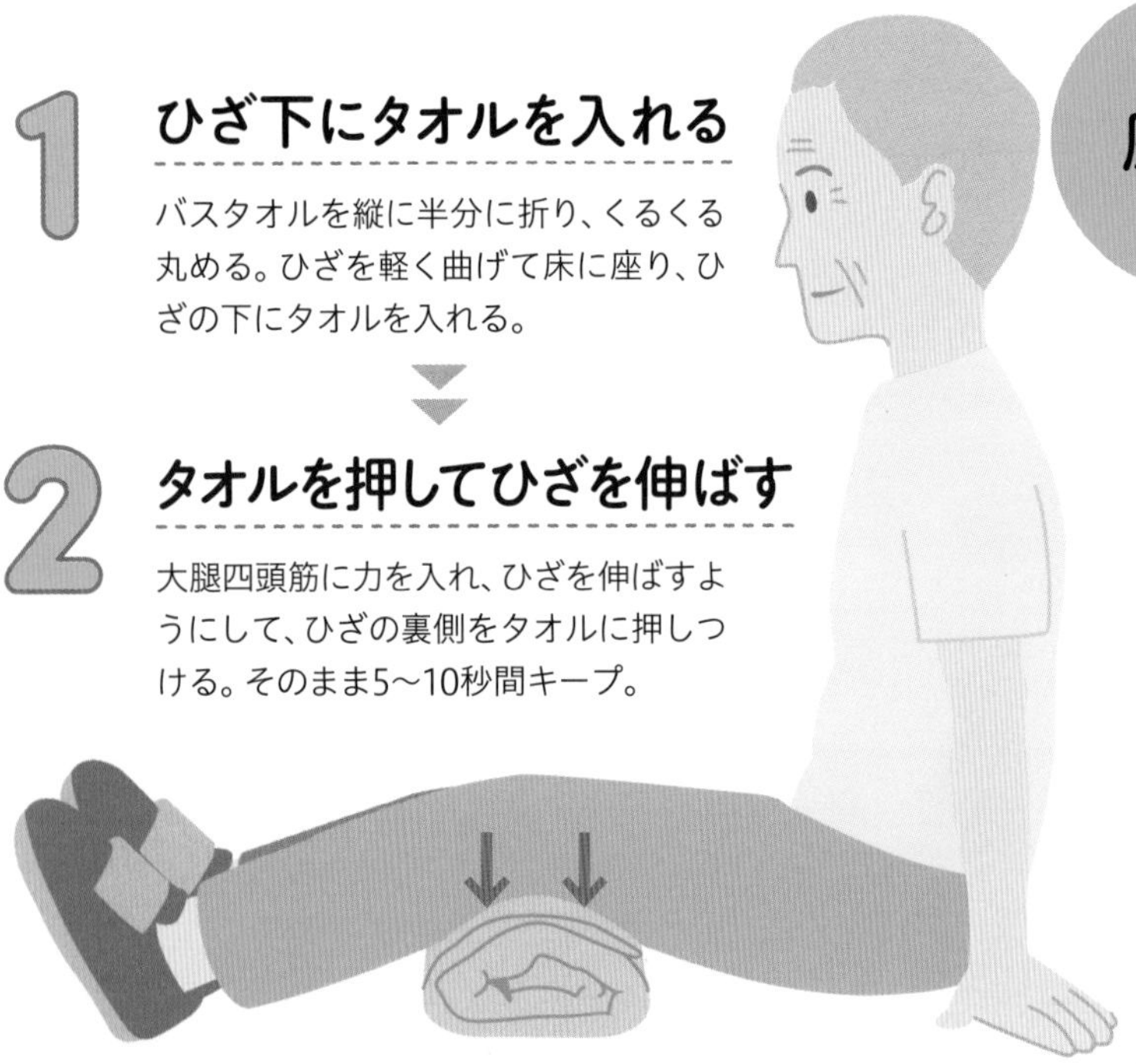

1 ひざ下にタオルを入れる

バスタオルを縦に半分に折り、くるくる丸める。ひざを軽く曲げて床に座り、ひざの下にタオルを入れる。

2 タオルを押してひざを伸ばす

大腿四頭筋に力を入れ、ひざを伸ばすようにして、ひざの裏側をタオルに押しつける。そのまま5〜10秒間キープ。

回数のめやす

10〜20回で1セット。1日3セットをめやすにおこなう

ココに効く！

おもにひざの伸展にかかわり、ここを鍛えると関節を曲げ伸ばししやすくなる。

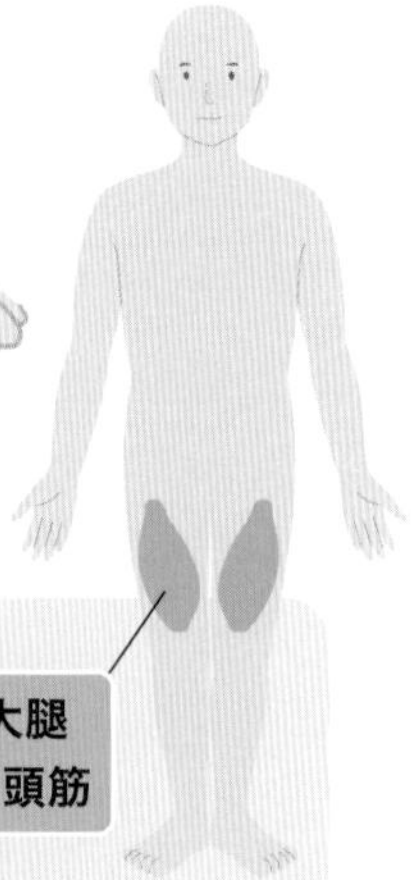

太もも筋力強化は転倒予防にもつながる

ひざ周囲の筋肉の筋力が低下すると、ひざ関節の動きも不安定になり、変形性膝《しつ》関節症が進行しやすくなります。それを防ぐには、筋力強化が欠かせません。

大腿四頭筋《だいたいしとうきん》セッティングは、P100の方法のほか、座位《ざい》や臥位《がい》（寝た姿勢）でもおこなえます。**ひざに体重がかからないので、痛みのある患部に負担をかけることなく、筋力を鍛えられます。**

複数の試験の結果を検証したメタ解析では、大腿四頭筋セッティングによって痛みが軽減し、運動機能が改善するという結果に。転倒予防に有効という研究報告もあります。**転倒リスクの高い人（↓P22）は、積極的におこないましょう。**

仰臥位《ぎょうがい》

Point

座位ではうまくできないとき、
術後で痛みがあるときなどに

ひざが最大伸展位《しんてんい》に
なっているかをチェック

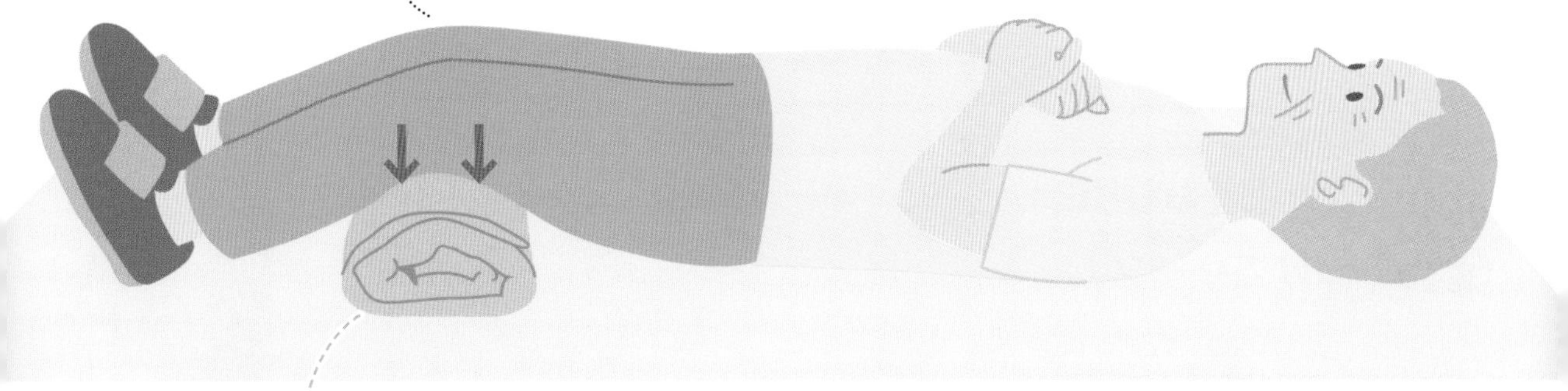

あおむけになり、丸めたバスタオルをひざの下に入れる。ひざの裏側をタオルに押しつけ、大腿四頭筋に力を入れる。

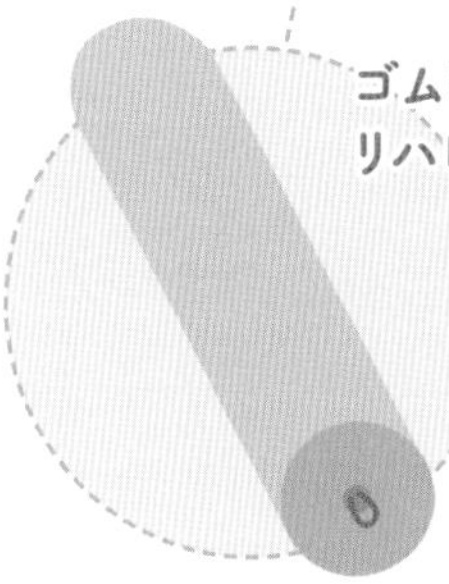

ゴム製の
リハビリ用具を使っても

適度な弾力性と硬さのリハビリ用具もある。臥位や座位での姿勢を整える「ポジショニング」にも使える。

Step up

理学療法士が持ち上げて、
「このまま保ちましょう」と
指示してもOK

ひざをまっすぐ&
脚全体もまっすぐに!

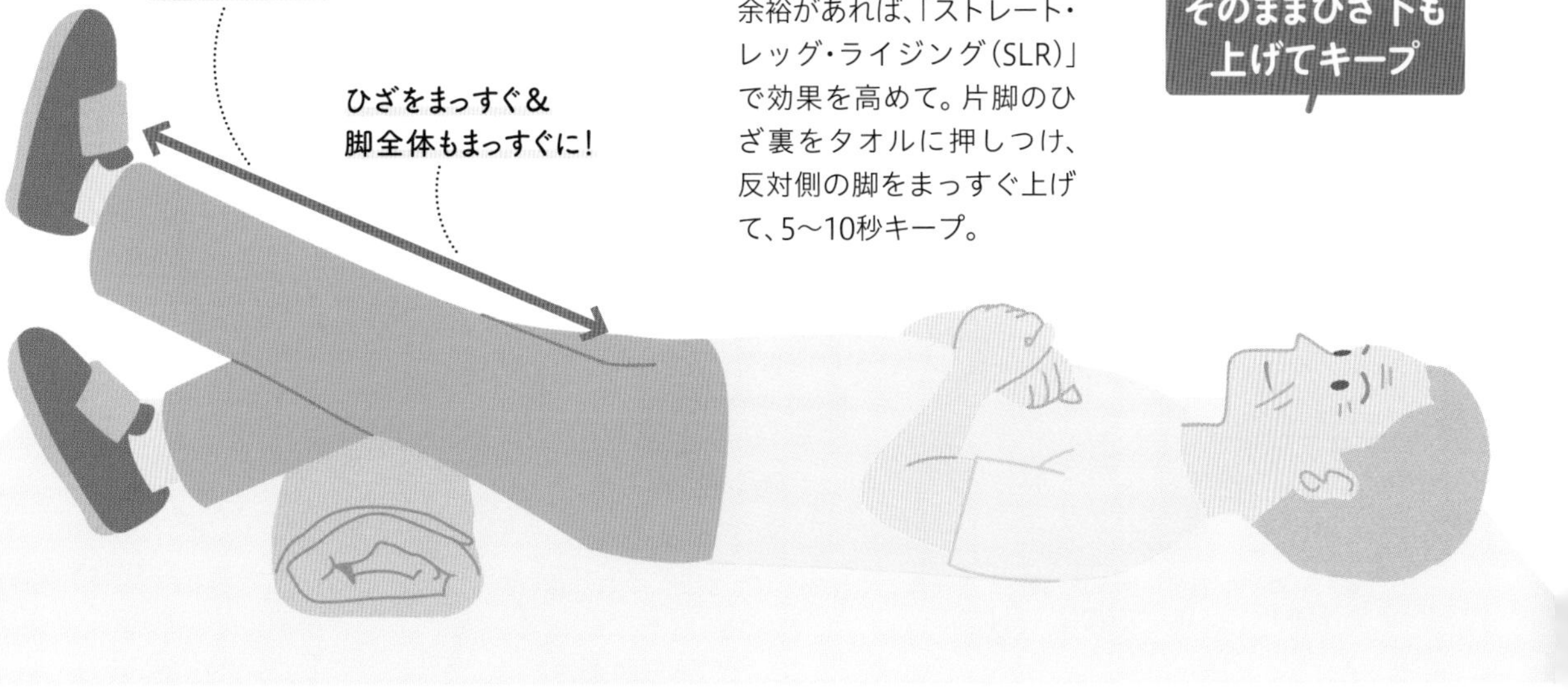

余裕があれば、「ストレート・レッグ・ライジング(SLR)」で効果を高めて。片脚のひざ裏をタオルに押しつけ、反対側の脚をまっすぐ上げて、5〜10秒キープ。

そのままひざ下も
上げてキープ

変形性膝関節症

自宅でできるリハビリ ▼ 大腿四頭筋ストレッチ

うつぶせになり、太もも前面をストレッチ

ストレッチで筋緊張をとると、動きがよくなる

大《だい》腿《たい》四《し》頭《とう》筋《きん》を伸ばすと、ひざの関節可動域が広がって動かしやすくなる。

1 うつぶせで ひざを屈曲させる

うつぶせに寝てもらい、片脚の足首を保持して、ひざをゆっくりと曲げていく。

▼

2 かかとをおしりに つけてキープ

そのまま屈曲させ、かかとをおしりにつけて20〜30秒間キープ。反対側も同様に。

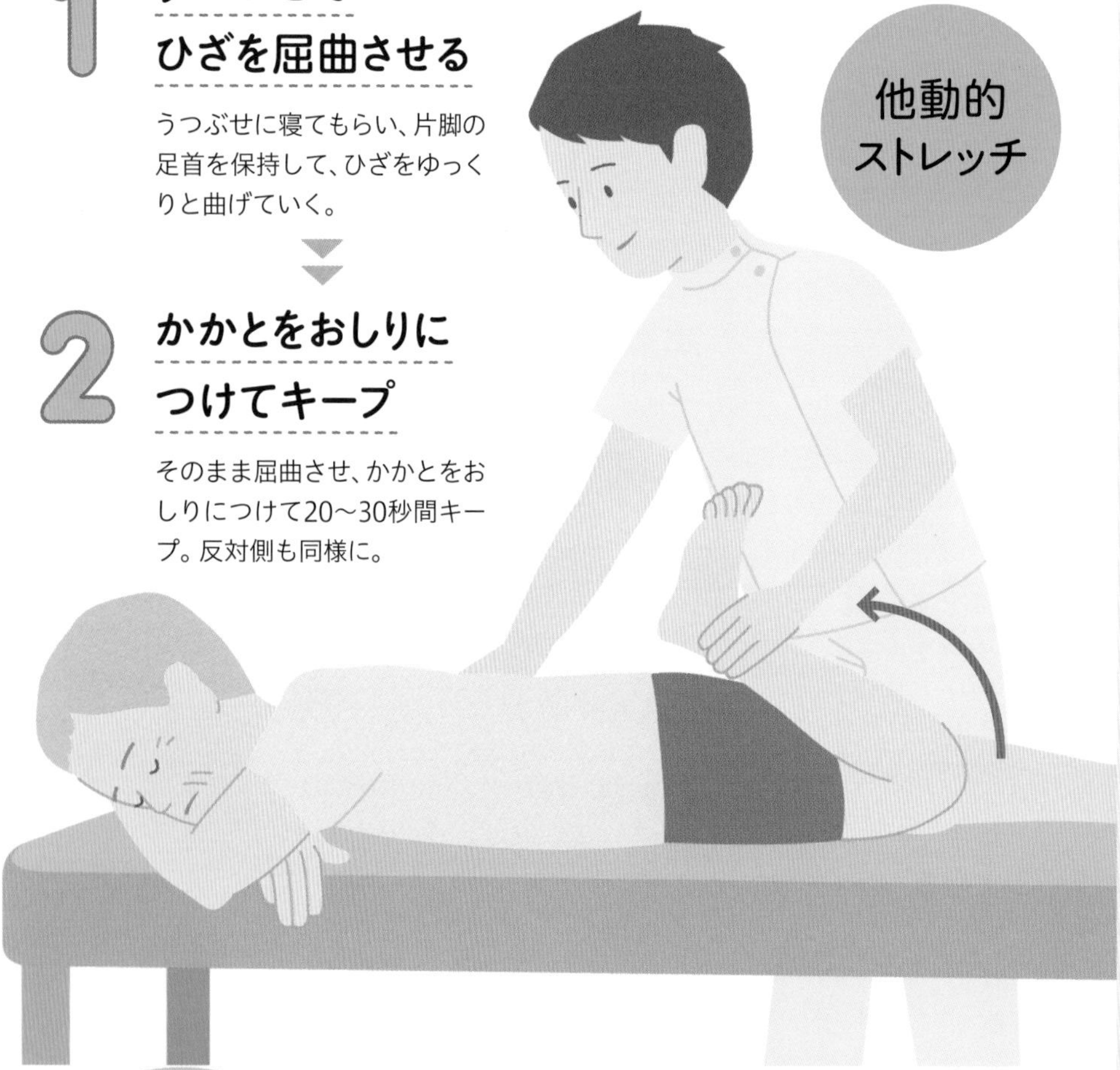

適度な強度が効果的!

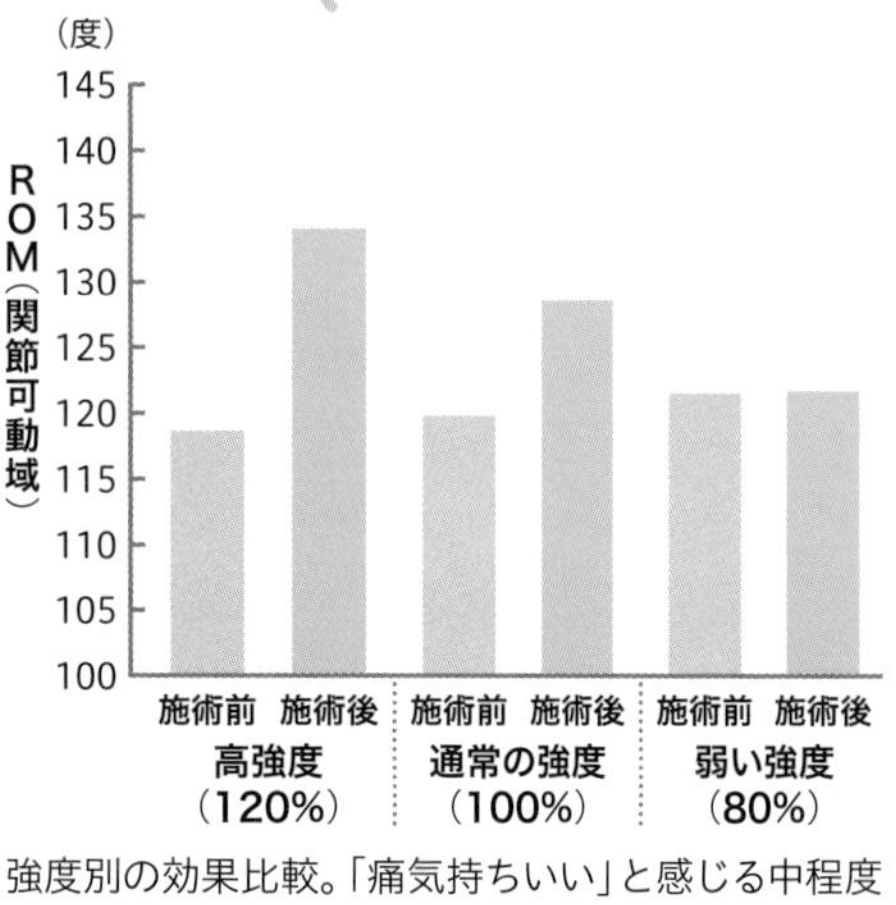

強度別の効果比較。「痛気持ちいい」と感じる中程度の強さで効果が得られ、過剰な負荷もかけずにすむ。

（「The comparison of different stretching intensities on the range of motion and muscle stiffness of the quadriceps muscles.」Nakamura M et al., Frontiers in Physiology vol.11：628870, 2021より引用）

時間のめやす

20〜30秒間キープ

▼

もう一度おこない、10秒間キープ

ココに効く!

収縮運動で鍛えるだけでなく、ストレッチで伸展させることも大事。

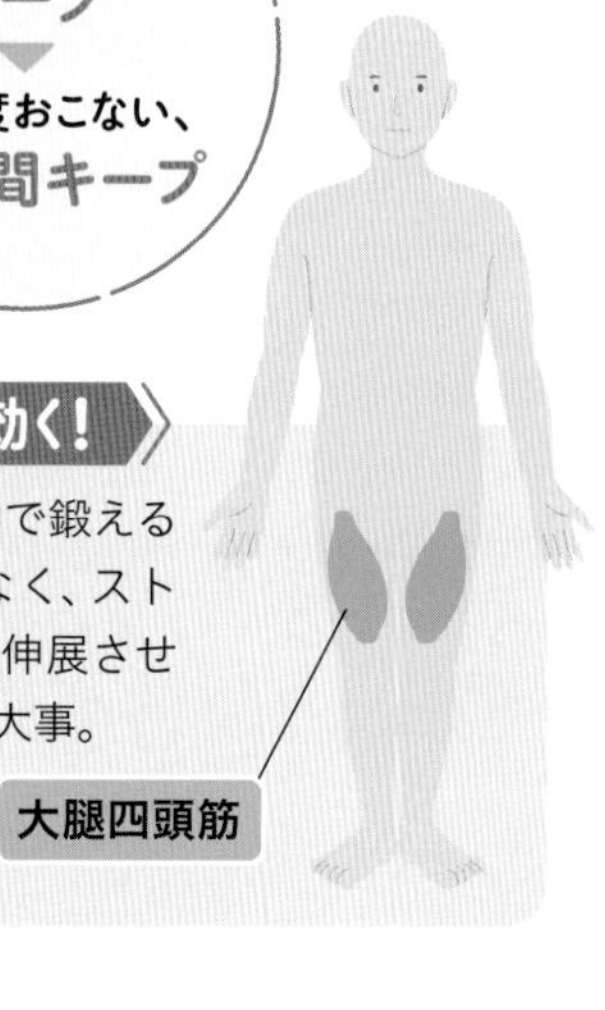

自動的ストレッチ

1 いすなどに片脚のひざを乗せる

転倒しないように壁などに手をつき、ストレッチする側のひざをいすの座面に乗せる。

2 足首をつかみ、おしりに引き寄せる

手で足首をつかみ、かかとがおしりに接するまで引き寄せる。脚はつねに体軸と平行に。

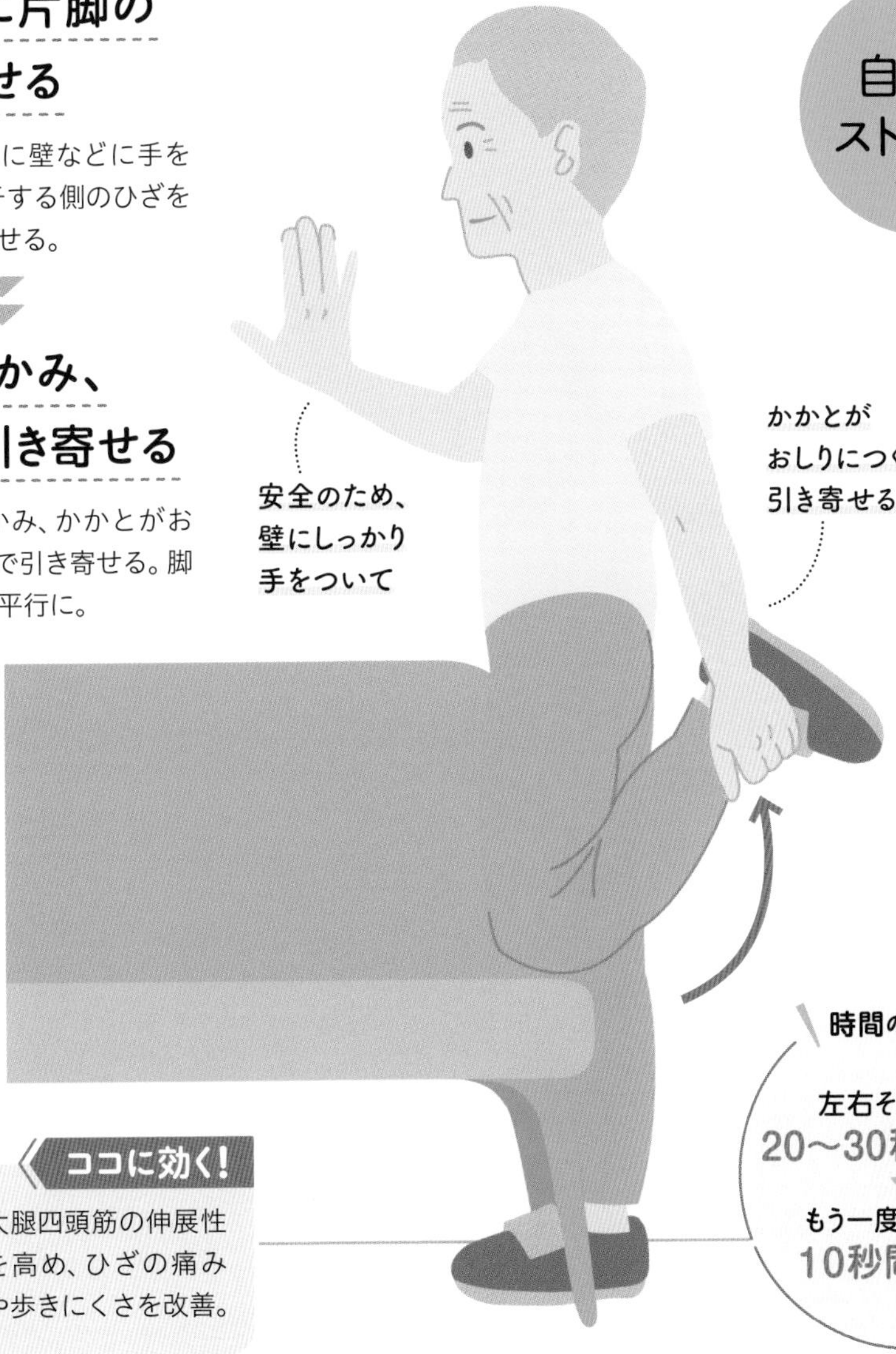

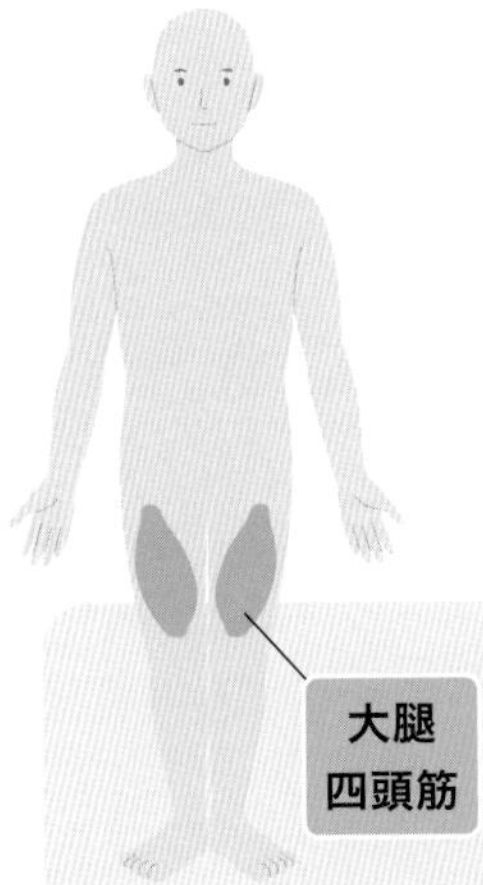

ココに効く!

大腿四頭筋の伸展性を高め、ひざの痛みや歩きにくさを改善。

時間のめやす

左右それぞれに
20〜30秒間キープ

もう一度おこない、
10秒間キープ

筋力強化だけでなく、ストレッチも欠かさずおこなう

変形性膝《しつ》関節症があると、ひざ周囲の筋肉の筋力低下や、筋肉の緊張性が高まることによる関節可動域制限などがよく起こります。ひざの手術後も同様です。

とくに問題となるのが大腿四頭筋《だいたいしとうきん》です。ひざ関節の安定には筋力強化が大切ですが、それだけでは不十分。**関節可動域を広げ、ひざを曲げやすくするには、ストレッチもあわせておこないます。**

ストレッチは、筋肉や腱《けん》をゆっくりと伸ばすことで、筋肉の柔軟性を高めたり、関節可動域を広げたりします。それによって関節の動きがよくなり、痛みの軽減も期待できます。

関節可動域を広げるためのストレッチは、反動をつけずに、ゆっくりと伸ばすのがコツです。効果を引き出すには適度な強さが必要ですが、筋組織を傷めないように、強く伸ばしすぎないことも大切。かかとをおしりにつけたときに痛むようなら、その手前で止めてください。

変形性
膝関節症

自宅でできるリハビリ ▼ ハムストリングスのストレッチ

太もも裏側を伸ばし、ひざの動きをよくする

太もも裏側を、痛気持ちいい程度にストレッチ

ハムストリングスも、ひざの動きにかかわる重要な筋肉。

1 いすに座り、片脚を前に出す

いすに浅く腰かけ、伸ばしたい側の脚を前に出す。ひざは軽く曲げた状態にしておく。

▼

2 上体を前に倒す

体をゆっくり前に倒していく。前に出した脚の大《だい》腿《たい》四《し》頭《とう》筋《きん》が伸びた状態で、20〜30秒間キープ。

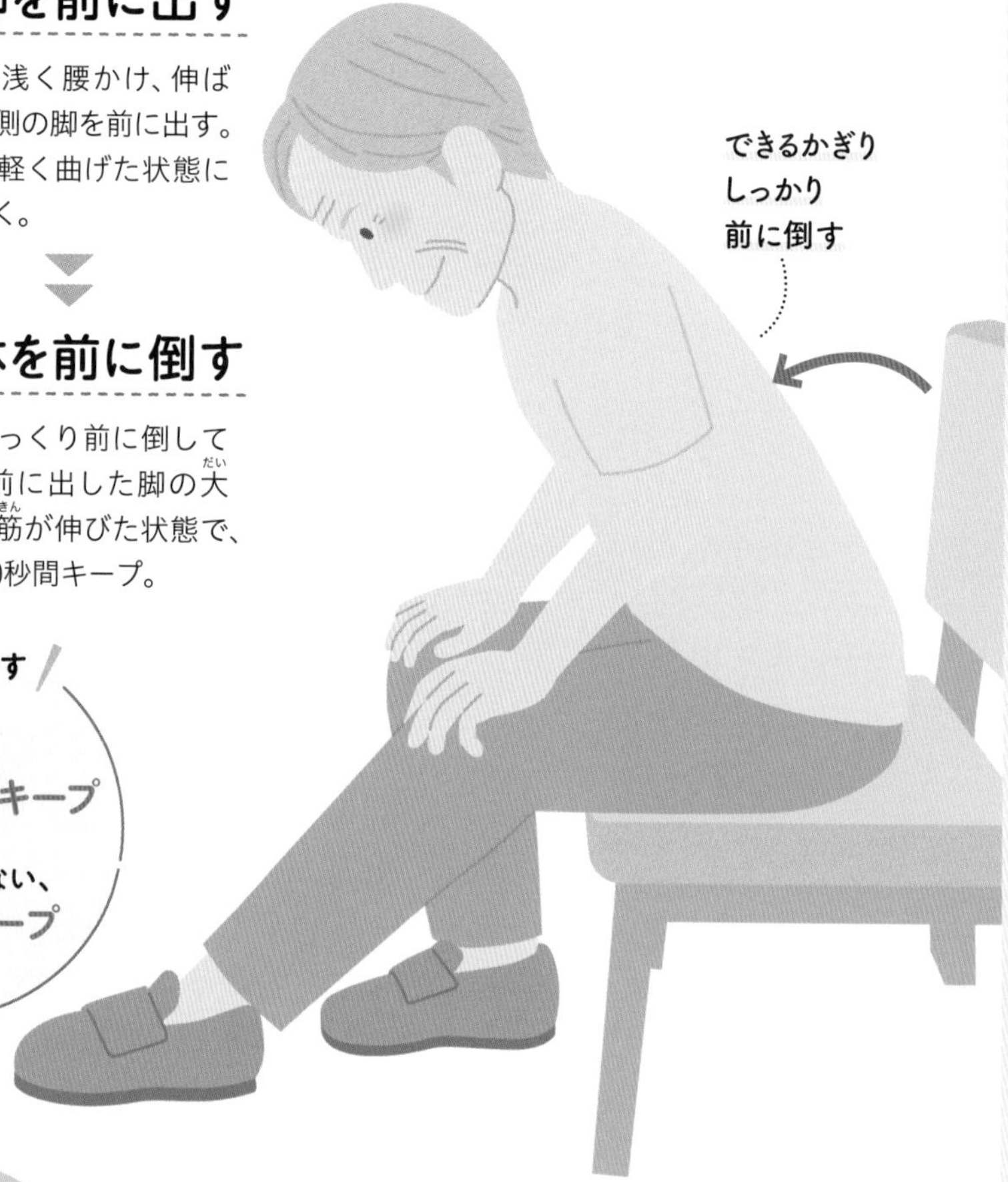

時間のめやす

左右各
20〜30秒間キープ
▼
もう一度おこない、
10秒間キープ

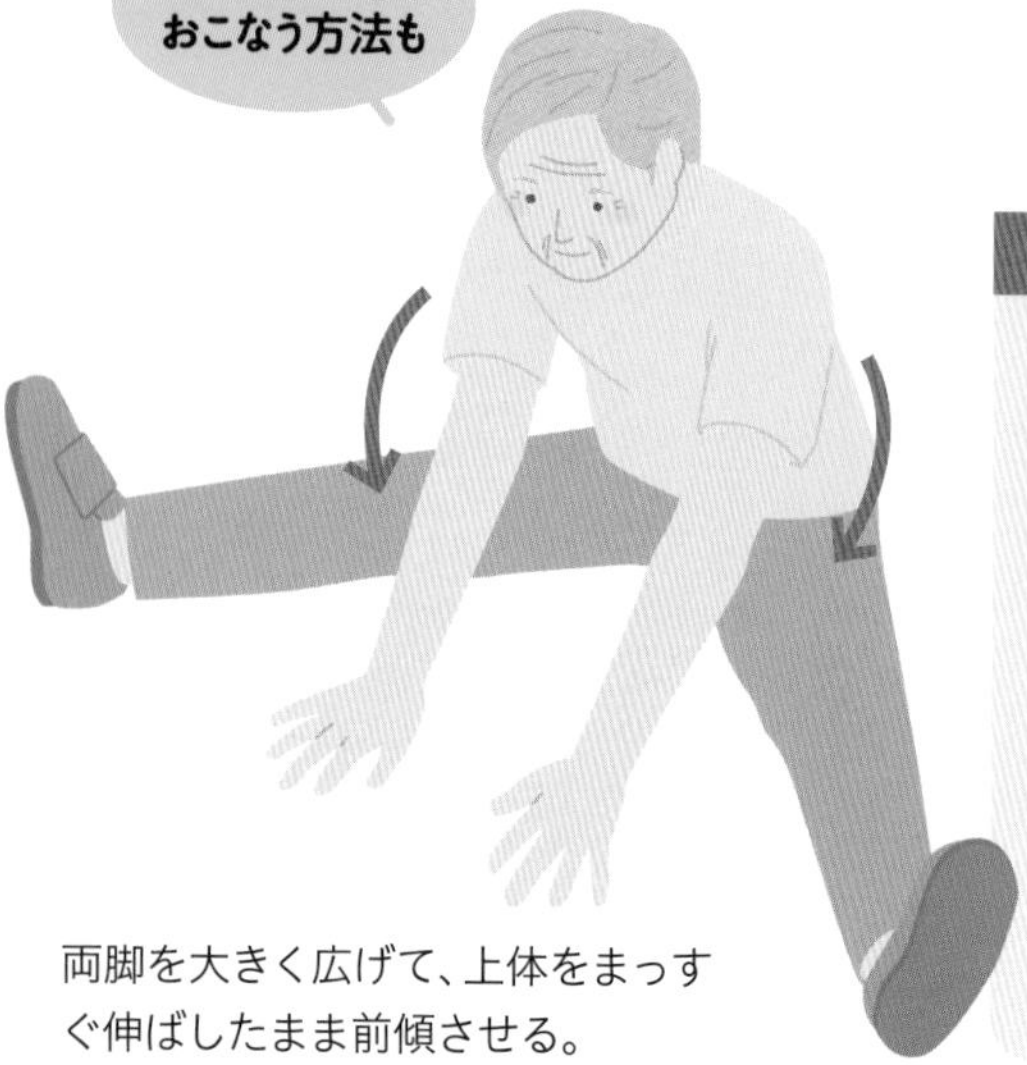

両脚を大きく広げて、上体をまっすぐ伸ばしたまま前傾させる。

ココに効く！

大腿四頭筋と対になって働く筋肉。3つの筋肉からなり、ひざの屈曲と、股《こ》関節伸展（脚を後ろに引く動き）にかかわる。

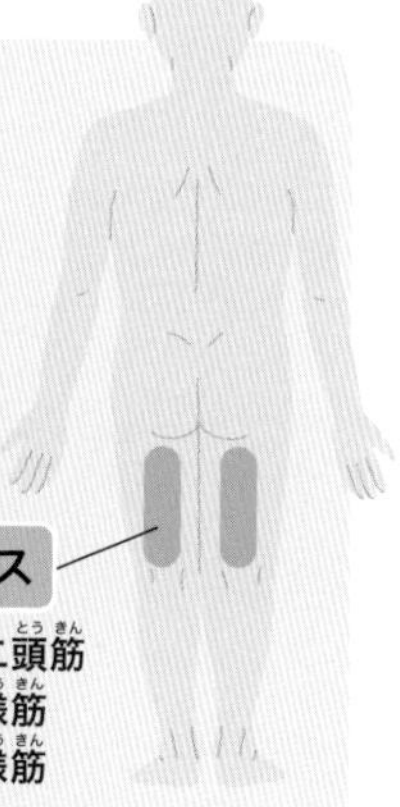

ハムストリングス

- 大《だい》腿《たい》二《に》頭《とう》筋《きん》
- 半《はん》膜《まく》様《よう》筋《きん》
- 半《はん》腱《けん》様《よう》筋《きん》

ハムストリングスが硬いと ひざの動きが悪く、痛みやすい

ハムストリングスは、おもにひざの屈曲にかかわっている筋肉。太もも前面の大《だい》腿《たい》四《し》頭《とう》筋《きん》と対になって働き、ひざ関節の動きをコントロールしています。

ハムストリングスの緊張が強いと、ひざを伸ばしにくく、歩きにくさにつながります。無理に動かすことで、痛みも強まってしまいます。変形性膝《しつ》関節症で痛みをがまんしている人、手術後の人ではとくに、ハムストリングスの緊張が強くなりやすく、筋肉をゆるめるストレッチが必要です。

ストレッチのポイントは、実施後に痛みが残らない程度の強さでおこなうこと。ハムストリングスがしっかり伸びて、気持ちよく感じられる範囲でおこないます。

ひざを曲げ伸ばししにくい人は、下図の関節可動域訓練もおこないましょう。自宅では入浴後がおすすめです。体が温まった状態でおこなうと、筋肉や腱《けん》が伸び、可動域が広がりやすくなります。

関節可動域訓練で、ひざをさらに動かしやすく

タオルなどを利用すると、自分で効果的なリハビリがおこなえる。膝《しつ》関節症があると完全な屈曲もむずかしくなるため、可動域を広げる訓練を。

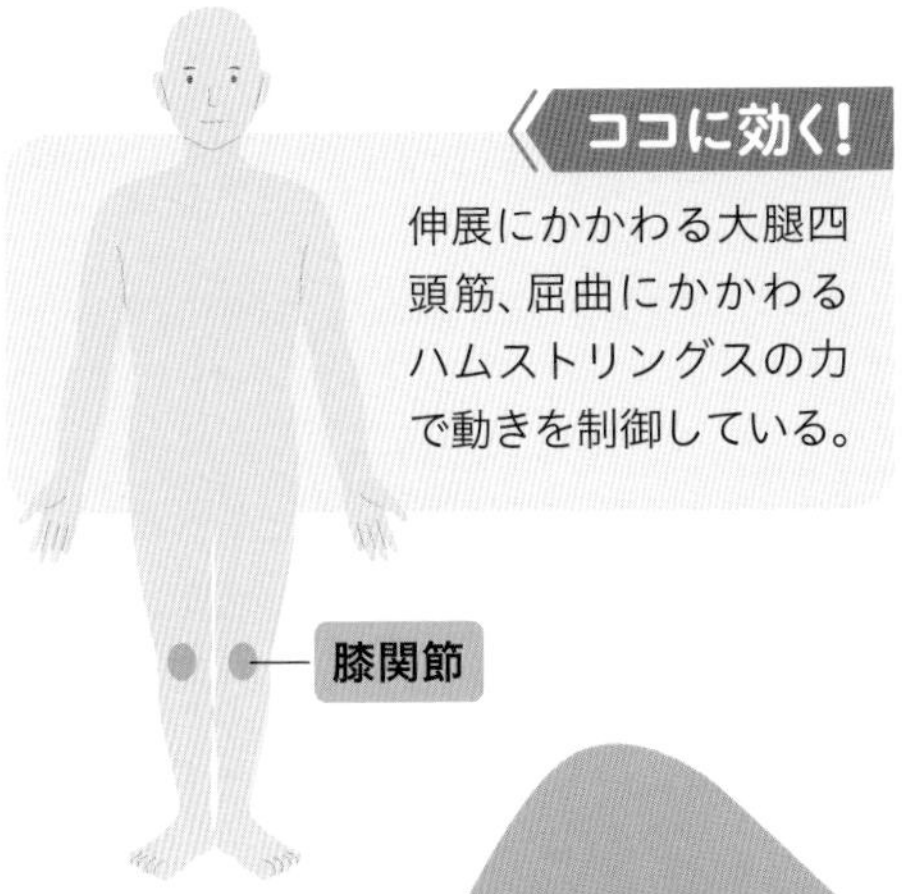

1 痛む側のひざを曲げる

あおむけでひざを軽く曲げる。足首にタオルをかけて、両手で持つ。

2 タオルで屈曲をキープ

タオルをゆっくり引き、痛みが出ない範囲でひざを大きく屈曲させ、20〜30秒間キープ。

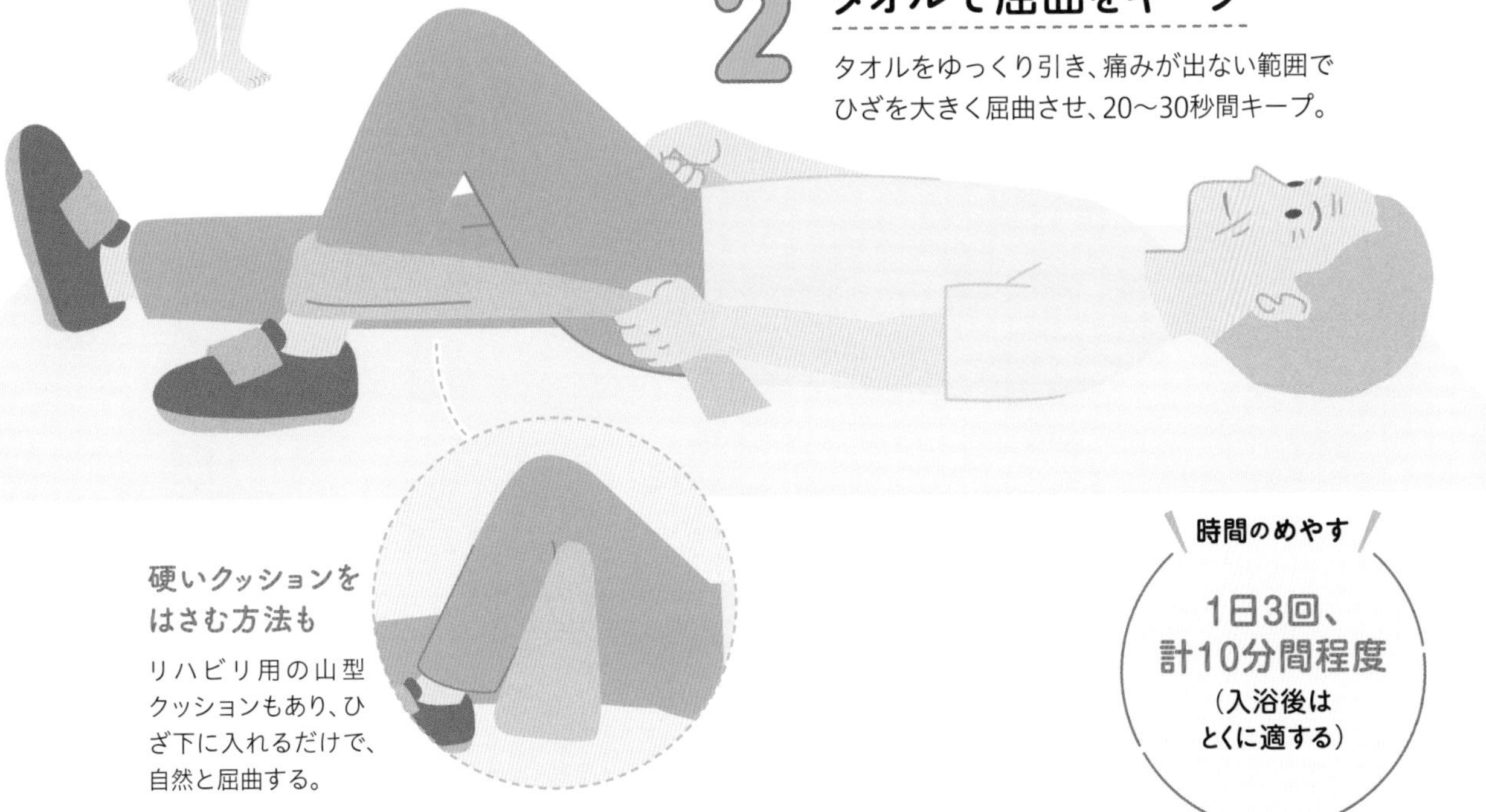

硬いクッションをはさむ方法も

リハビリ用の山型クッションもあり、ひざ下に入れるだけで、自然と屈曲する。

時間のめやす

1日3回、計10分間程度（入浴後はとくに適する）

変形性股関節症

リハビリの基本▼どんな病気？

立ち上がり時や歩き始めに、脚のつけ根が痛む

骨盤と大腿骨が接する部分が変形してくる

軟骨《なんこつ》が摩耗《まもう》して関節炎が引き起こされ、股《こ》関節の変形が進む。

股関節のしくみ

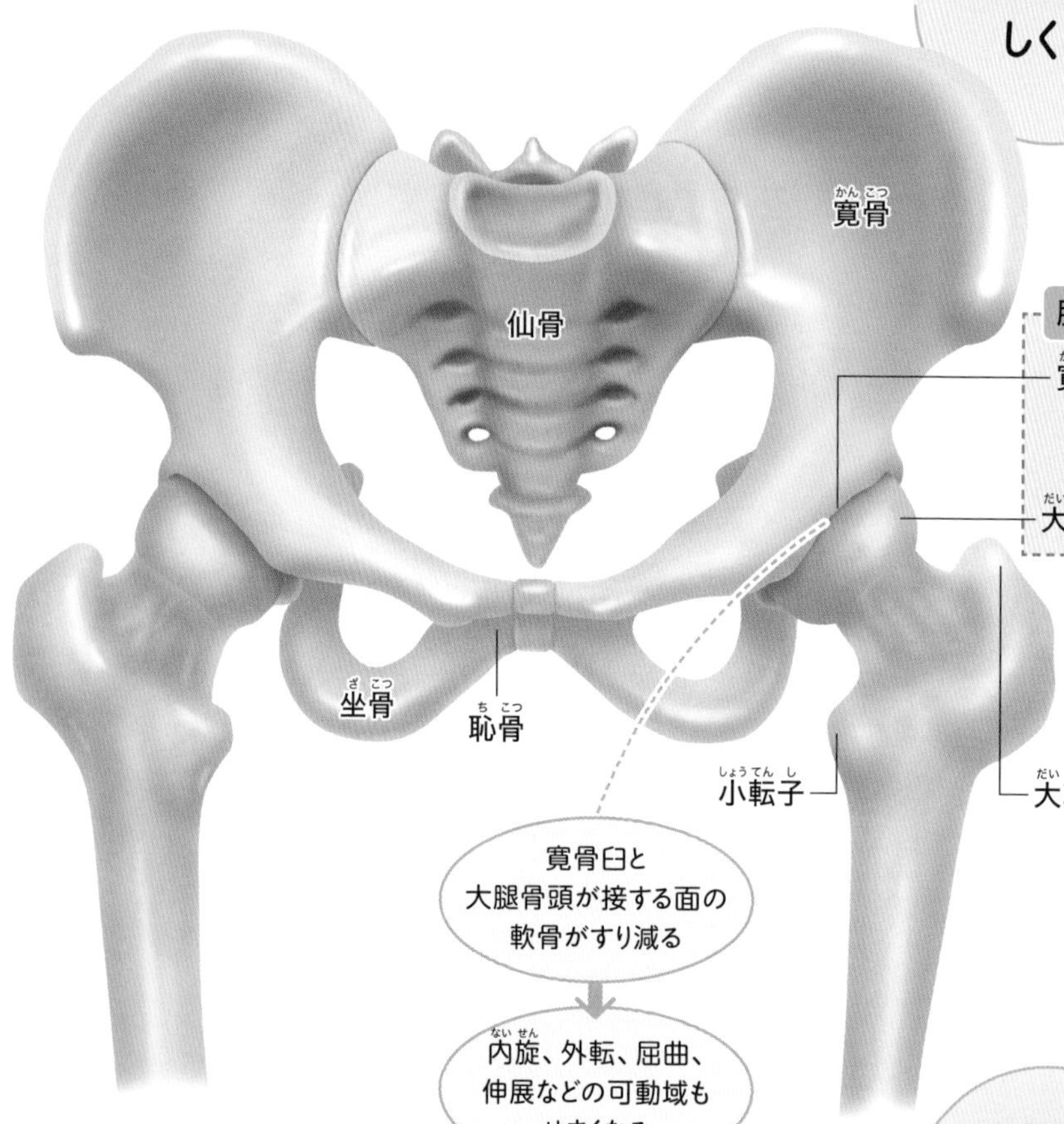

ボール状の大腿骨頭が寛骨臼に覆われている。この部分の軟骨がすり減ると、痛みが生じる。

変形性股関節症の進行

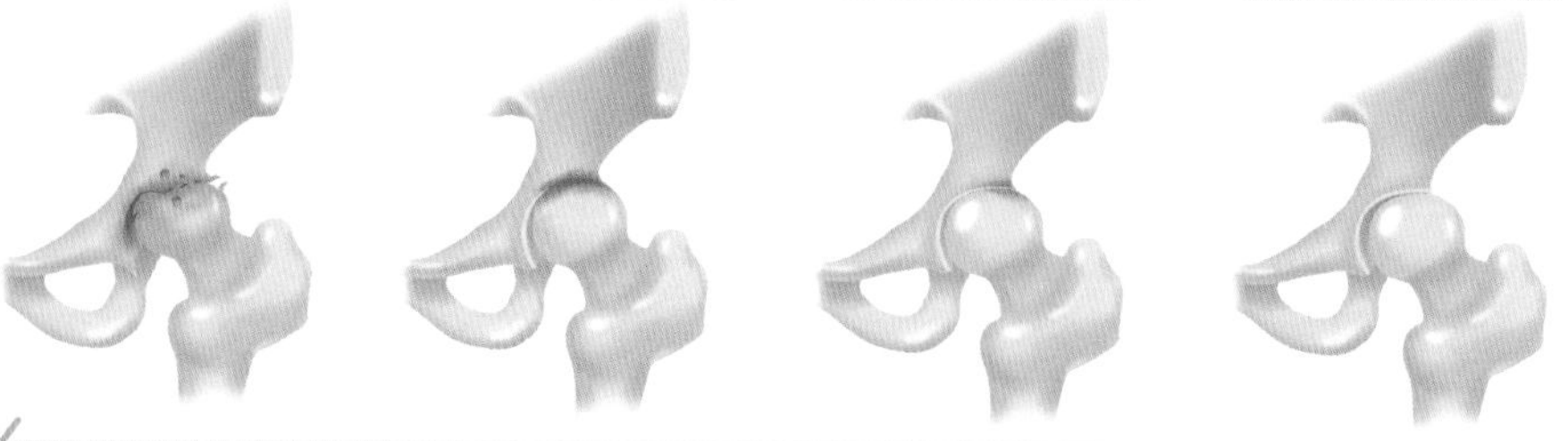

末期股関節症	進行期股関節症	初期股関節症	前股関節症
関節裂隙の広範な消失、著明な骨硬化、嚢胞、骨棘を認める。	関節裂隙の高度狭小化、骨硬化、嚢胞《のうほう》（空洞部）、骨棘《こつきょく》を認める。	関節裂隙の軽度〜中等度の狭小化が認められる。	股関節症の前段階。関節裂隙《かんせつれつげき》の狭小化はほとんどない。

← 重症度（日本整形外科学会 変形性股関節症病期分類）

初期は歩き始めに痛む。進行すると日常生活も困難に

痛みと関節可動域制限のため、歩行や日常生活動作が困難になっていく。

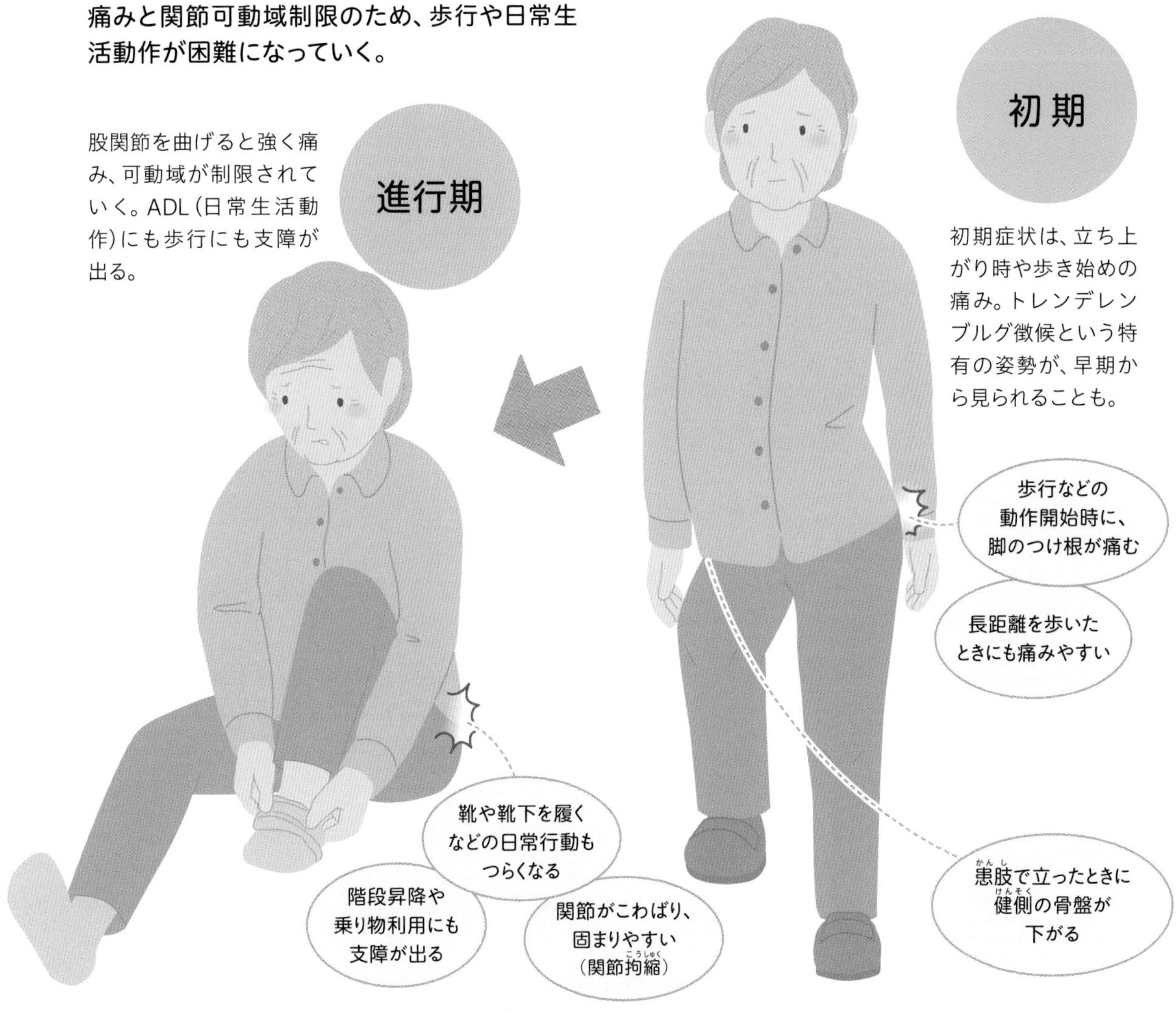

股関節を曲げると強く痛み、可動域が制限されていく。ADL（日常生活動作）にも歩行にも支障が出る。

初期症状は、立ち上がり時や歩き始めの痛み。トレンデレンブルグ徴候という特有の姿勢が、早期から見られることも。

発症する人の9割は女性。無症状の前股関節症から始まる

変形性股《こ》関節症は、股関節の軟骨《なんこつ》がすり減ることで生じる疾患。骨どうしが直接ぶつかるようになり、関節炎による痛みや関節可動域制限が生じます。進行にともなって関節の変形も進みます。

原因疾患のない「一次性股関節症」と、原因疾患のある「二次性股関節症」があり、日本人の変形性股関節症の約80%は二次性です。原因疾患としては、発育性股関節形成不全が多くを占めています。寛骨臼と大腿《だいたい》骨頭《こっとう》の重なりが浅く、軟骨の一部に大きな負荷がかかるため、軟骨の摩耗《まもう》が進みやすいのです。このような変形があるものの、軟骨摩耗や自覚症状を認めない段階が「前股関節症」で、股関節症に進行する可能性が高い状態といえます。

日本人の有病率は1・0〜4・3%程度。**男性が0〜2・0%なのに対し、女性は2・0〜7・5%で、女性の有病率が圧倒的に高くなっています。**

歩行能力や可動域などから、スコアで評価

JOAスコアで、現在の痛みと機能障害をチェック

I 疼《とう》痛《つう》

評価	右	左
股《こ》関節に対する愁《しゅう》訴《そ》が全くない	40	40
不安定愁訴（違和感、疲労感）があるが、痛みはない	35	35
歩行時痛みはない（ただし歩行開始時あるいは長距離歩行後疼痛を伴うことがある）	30	30
自発痛はない。歩行時疼痛はあるが、短時間の休息で消退する	20	20
自発痛はときどきある。歩行時疼痛があるが、休息により軽快する	10	10
持続的に自発痛または夜間痛がある	0	0

II 可動域

評価	右	左
屈曲 ●関節角度を10度刻みとし、10度毎に1点。 ただし120度以上はすべて12点とする （屈曲拘《こう》縮《しゅく》のある場合にはこれを引き、可動域で評価する）	（　　度） （　　点）	（　　度） （　　点）
外転 ●関節角度を10度刻みとし、10度毎に2点。 ただし30度以上はすべて8点とする	（　　度） （　　点）	（　　度） （　　点）

III 歩行能力

評価	右	左
長距離歩行、速歩が可能。歩容は正常	20	20
長距離歩行、速歩が可能であるが、跛《は》行《こう》を伴うことがある	18	18
杖なしで、約30分または2km歩行可能である。跛行がある。 日常の屋外活動にはほとんど支障がない	15	15
杖なしで、10～15分程度、あるいは約500m 歩行可能であるが、 それ以上の場合1本杖が必要である。跛行がある	10	10
屋内活動はできるが、屋外活動は困難である。屋外では2本杖を必要とする	5	5
ほとんど歩行不能	0	0

IV 日常生活動作

評価	容易	困難	不可
腰掛け	4	2	0
立ち仕事（家事を含む） （持続時間約30分。休憩を要する場合は困難とする。5分くらいしかできない場合は不可とする）	4	2	0
しゃがみこみ・立ち上がり（支持が必要な場合は困難とする）	4	2	0
階段の昇り降り（手すりを要する場合は困難とする）	4	2	0
車、バスなどの乗り降り	4	2	0

I 疼痛	II 可動域	III 歩行能力	IV 日常生活動作
点	点	点	点

合計
点

疼痛40点、可動域20点、歩行能力20点、日常生活動作20点の合計100点で股関節機能を評価。点数が低いほど症状が悪化している。

（「日本整形外科学会股関節機能判定基準」井村慎一ほか，日本整形外科学会雑誌 vol.69：860-867, 1995より引用）

保存療法で進行を抑えられなければ、手術を検討

まずは保存療法で、痛みや関節可動域制限などの改善をめざすことが多い。

診断

単純X線像
- 関節のすき間の狭小化
- 軟骨下骨《なんこつかこつ》の骨硬化《こつこうか》
- 骨棘《こつきょく》・骨嚢胞《こつのうほう》の形成
- 左右の脚長差《きゃくちょうさ》

など

身体診察所見
- 関節可動域訓練
- 跛行（足を引きずる）
- トレンデレンブルグ徴候
- パトリックテスト陽性

など

症状
- そけい部（股関節前方）の痛み
- 関節可動域制限
- 歩行と日常生活動作の障害

など

日常生活での痛み、関節のすき間や骨棘などのX線画像所見を中心に、総合的に診断。

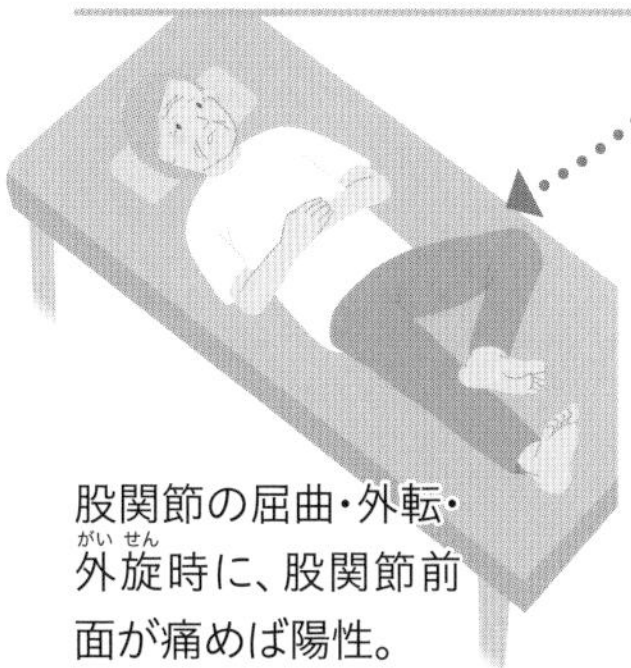

股関節の屈曲・外転・外旋《がいせん》時に、股関節前面が痛めば陽性。

- 重症で、ADL障害が重いとき
- 早期手術で進行を抑えたいとき

保存療法

痛みの緩和、股関節機能の維持・改善を目的に、薬物療法や運動療法、生活改善を継続。

生活指導　薬物療法　装具療法　運動療法

→P114～

効果不十分で症状が進むとき

手術療法

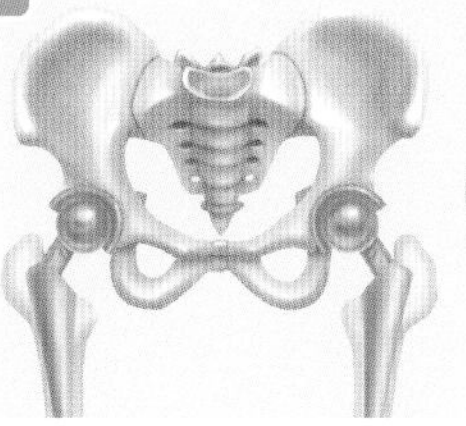

人工股関節置換術

高齢者では、傷んだ関節を人工関節に置き換える「人工関節置換術」を選ぶことが多い。

→P112

日常生活にどのくらい支障があるかが、大きな基準

変形性股《こ》関節症の診断では、関節のすき間や骨の変形などを調べるための**単純X線検査が重要**。さらに痛みや可動域などの身体診察所見、**ADL（日常生活動作）の障害などを見て、総合的に診断します**。右ページのJOAスコアは、自覚症状や生活への影響を把握するのに役立ち、治療経過を見るうえでも有用です。進行に関しては、単純X線像から4期に分類する方法（→P108）が広く用いられ、「初期」からが変形性股関節症です。

治療は保存療法と手術療法に大別できます。基本的には、保存療法が最初の選択肢。それによって痛みや病気の進行が抑えられれば保存療法を続けますが、効果不十分なら手術を検討します。

保存療法では、股関節を支えるおしりの筋肉を鍛えたり、緊張をゆるめることが重要。生活指導も不可欠で、股関節を深く曲げる正座などは避けます。肥満の人では減量も欠かせません。

脱臼しやすい姿勢&動作を、主治医に確認

進行していても、手術で快適な生活をとり戻せる

変形性股《こ》関節症の手術で一般的なのは、人工関節置換術です。**摩耗《まもう》した軟骨、変性・変形した骨をとり除き、人工股関節に置き換えます。**寛骨臼《かんこつきゅう》側は半球形の「カップ」に置き換え、軟骨代わりの「ライナー」を留置。大腿骨頭《だいたいこっとう》は球形の「ボール」に置換し、大腿骨内部に埋め込んだ「ステム」で支えます。これらの組み合わせで、本来の股関節に近い動きができます。**重度でも問題なく手術でき、快適な生活をとり戻せるのが最大の利点。**術後早期に荷重をかけられ、歩行もできるため、退院が早いのもメリットです。

人工股関節の素材も進化しています。かつては10～15年程度とされましたが、いまは20年以上の耐用が期待できます。

人工関節置換術では、脱臼に注意してリハビリを

人工関節置換術の術後のリハビリでは、脱臼《だっきゅう》に注意が必要です。術後脱臼の発生率は1～5%。どのような場合に脱臼が起きやすいのかを知っておくことで、リスクを減らすことができます。

術後脱臼には、股関節の前側がはずれる前方脱臼と、後ろ側がはずれる後方脱臼があります。どちらが起きやすいかには、手術方法が関係しています。

関節前方から手術をおこなった場合、関節包《ほう》の前方を切開するので、前方脱臼が起こりやすくなります。関節後方からの手術では、同様の理由で、後方脱臼が起こりやすくなります。**術後リハビリを始める前に、主治医に関節可動域制限について確認しておきましょう。**

人工股関節置換術直後は、脱臼に注意して

こんな動き&場面で注意!

- 寝返り
- 横座り
- 更衣&靴・靴下着脱
- ベッドや車いすへの移乗
- 入浴

など

後方侵入では太ももを上げる「屈曲」に、前方侵入では脚を後ろに引く「伸展」に注意。股《こ》関節をひねる「内旋」「外旋」も脱臼の原因となる。

脱臼《だっきゅう》しやすい方向

後方侵入の手術

- 人工骨頭《じんこうこっとう》が後ろに抜けやすい
- 屈曲＋内転＋内旋《ないせん》の動きで脱臼しやすい

前方侵入の手術

- 人工骨頭が前方に抜けやすい
- 伸展＋外旋《がいせん》の動きで脱臼しやすい

手術療法でもリハビリが大事。1日も早い回復をめざす

手術前からのリハビリで、歩行機能や生活機能の早期回復をめざす。

術前リハ

血《けっ》栓《せん》予防の下《か》肢《し》自動運動

どの手術でも必要。脚を動かし、術後安静で起きやすい深部静脈血栓症を防ぐ。

呼吸リハビリ

術後に起きやすい呼吸器合併症を防ぐため、腹式呼吸の練習などにとり組む。

＋

筋力増強訓練

股関節症の進行で股関節周囲の筋力が低下している場合はとくに、術前の筋力増強が重要。

→P114～

手術療法

人工股関節置換術

術後　　術前

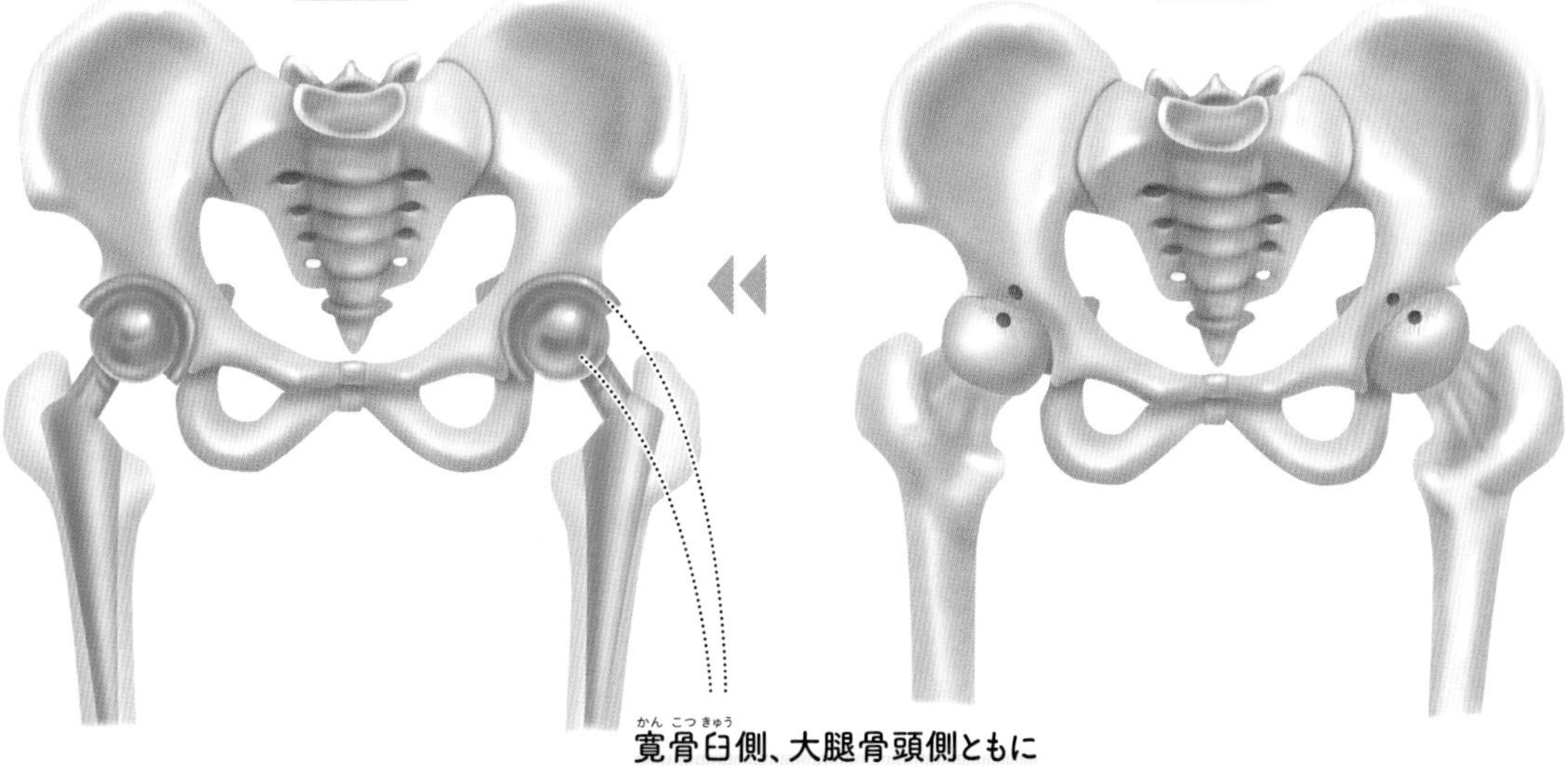

寛《かん》骨《こつ》臼《きゅう》側、大腿骨頭側ともに人工物にする

寛骨臼にはカップを挿入。大腿骨頭を切除してボール（ヘッド）を留置し、関節を形成する。

術後リハ

筋力増強訓練　可動域訓練　＋　**数日程度で全荷重にできることが多い**

術後数日程度で全荷重（荷重制限なく体重をかけること）が可能。歩行訓練も早期に開始。階段昇降や杖歩行、脱臼予防動作などの練習を終えて退院。

自宅でできるリハビリ ▼ 中殿筋訓練❶

いすなどにつかまり、片脚立ちをキープ

片脚立ちで、おしりの外側の筋肉を鍛える

全身を支える支持脚《しじきゃく》側の中《ちゅう》殿筋《でんきん》が収縮し、鍛えられる。転倒予防にも有効。

1 いすなどにつかまり立ちする

つかまるのは転倒防止のため。骨盤を起こし、上体もまっすぐに。

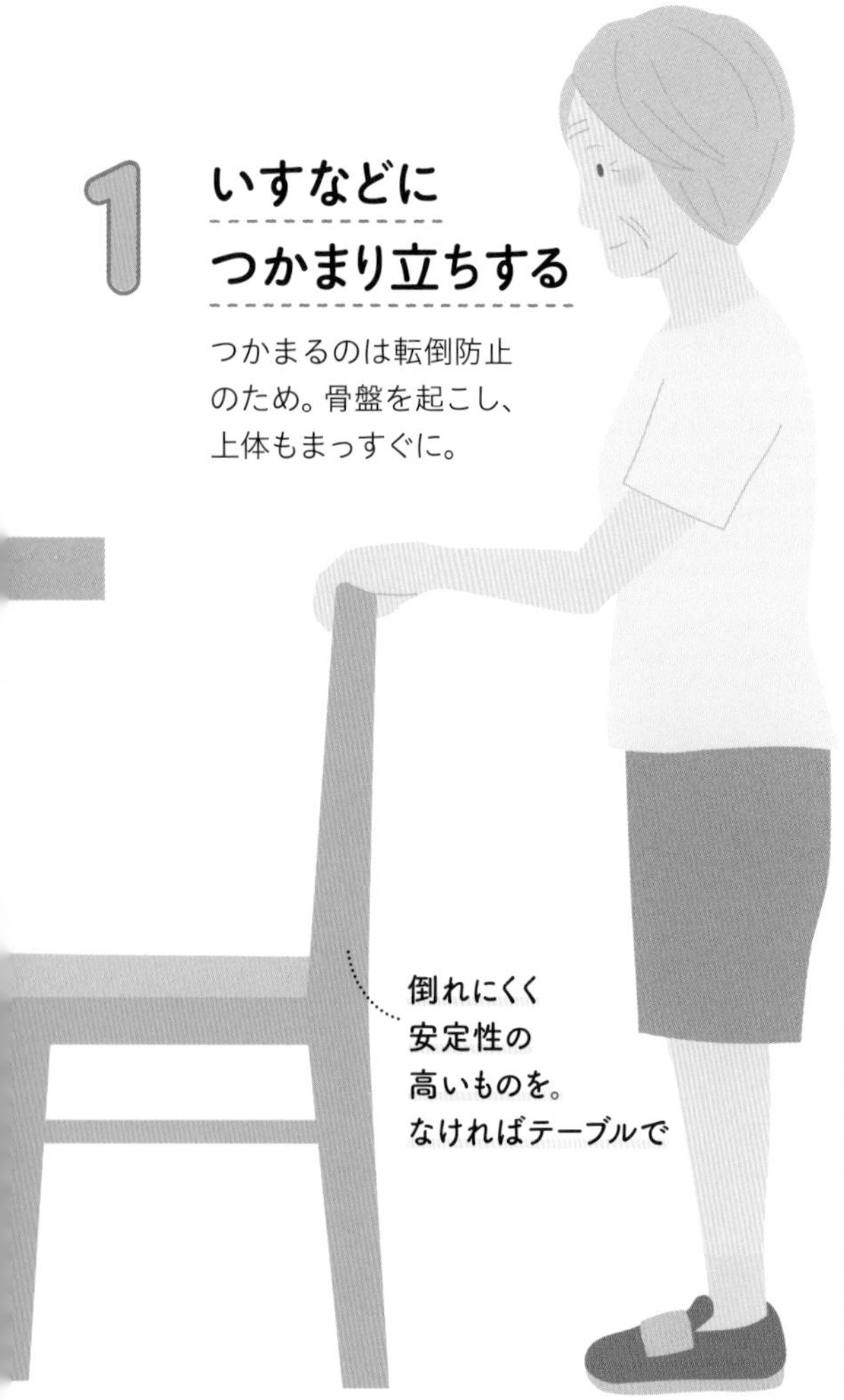

回数のめやす

脚を上げて
1分間キープ
（左右ともに）
▼
1日3セット
おこなう

ココに効く！

中殿筋はおしりの外側上部の筋肉。骨盤上部から大腿骨《だいたいこつ》上部までを結び、股《こ》関節の外転を可能にする。

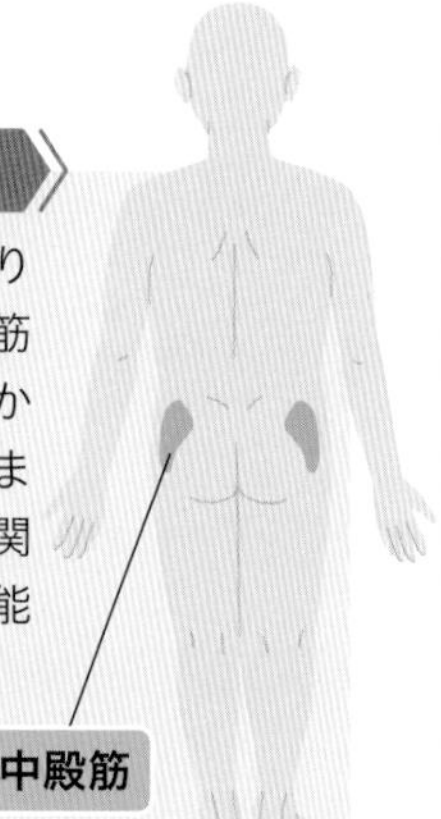

負荷をかけずに歩くには中殿筋がいちばん重要

関節に痛みがあると、その関節を使わなくなるため、周囲の筋肉が弱ってきます。変形性股《こ》関節症では、中殿筋《ちゅうでんきん》や大殿《だいでん》筋《きん》の筋力低下が起こります。

中殿筋の筋力低下は、とくに歩行に影響します。**歩行時には片脚立ちになる局面がありますが、このとき支持脚《しじきゃく》側の中殿筋は収縮し、遊脚《ゆうきゃく》（上げた脚）側の骨盤が下がらないようにしています。**

しかし中殿筋の筋力が弱っていると、遊脚側の骨盤が下がり、バランスをとるために上体が支持脚側に傾きます。変形性股関節症の人によく見られる歩きかたですが、この歩きかたでは股関節に大きな負荷がかかります。**股関節症の進行予防には、中殿筋の強化が必要なのです。**

2 痛くないほうの脚を上げる

太ももが水平になるくらいまで上げる。ただし転倒しそうなら、なんとかバランスをとれる角度まで。そのまま1分間キープ。

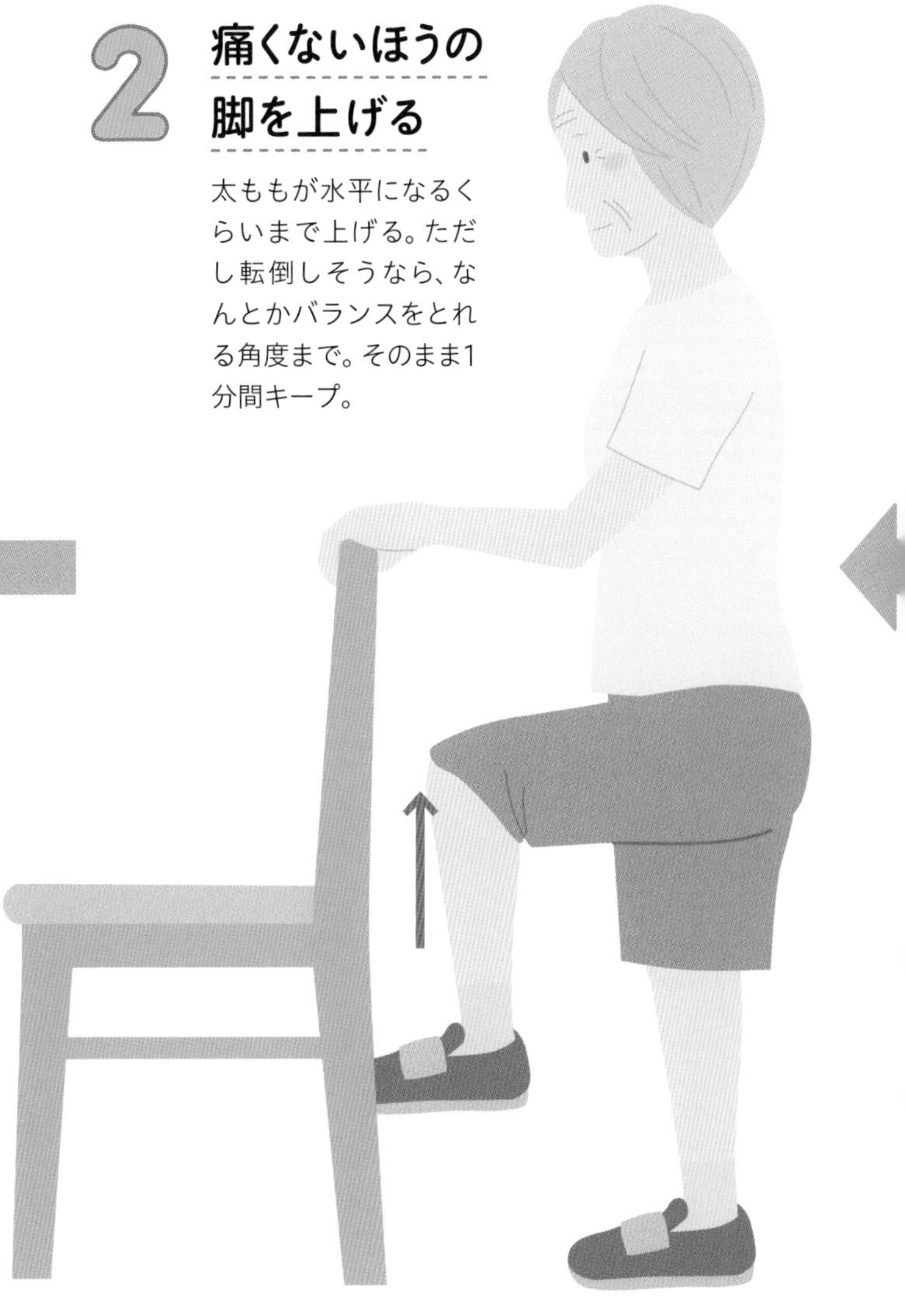

3 反対側の脚も上げる

痛みのない側の股関節周囲筋も弱っていることがあるので、反対側も同様におこなう。

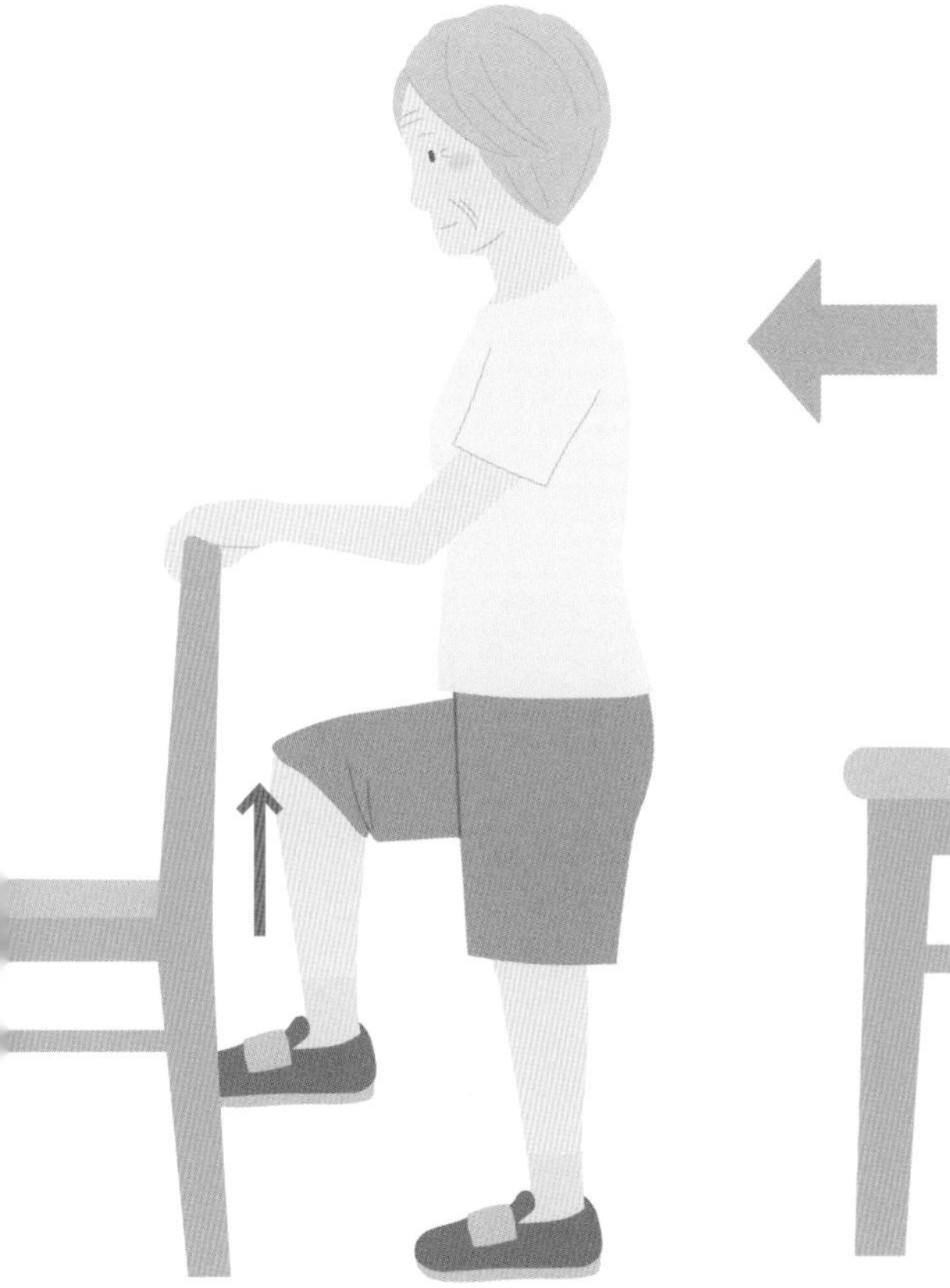

Column

中殿筋が弱っている人は、杖を毎日使って

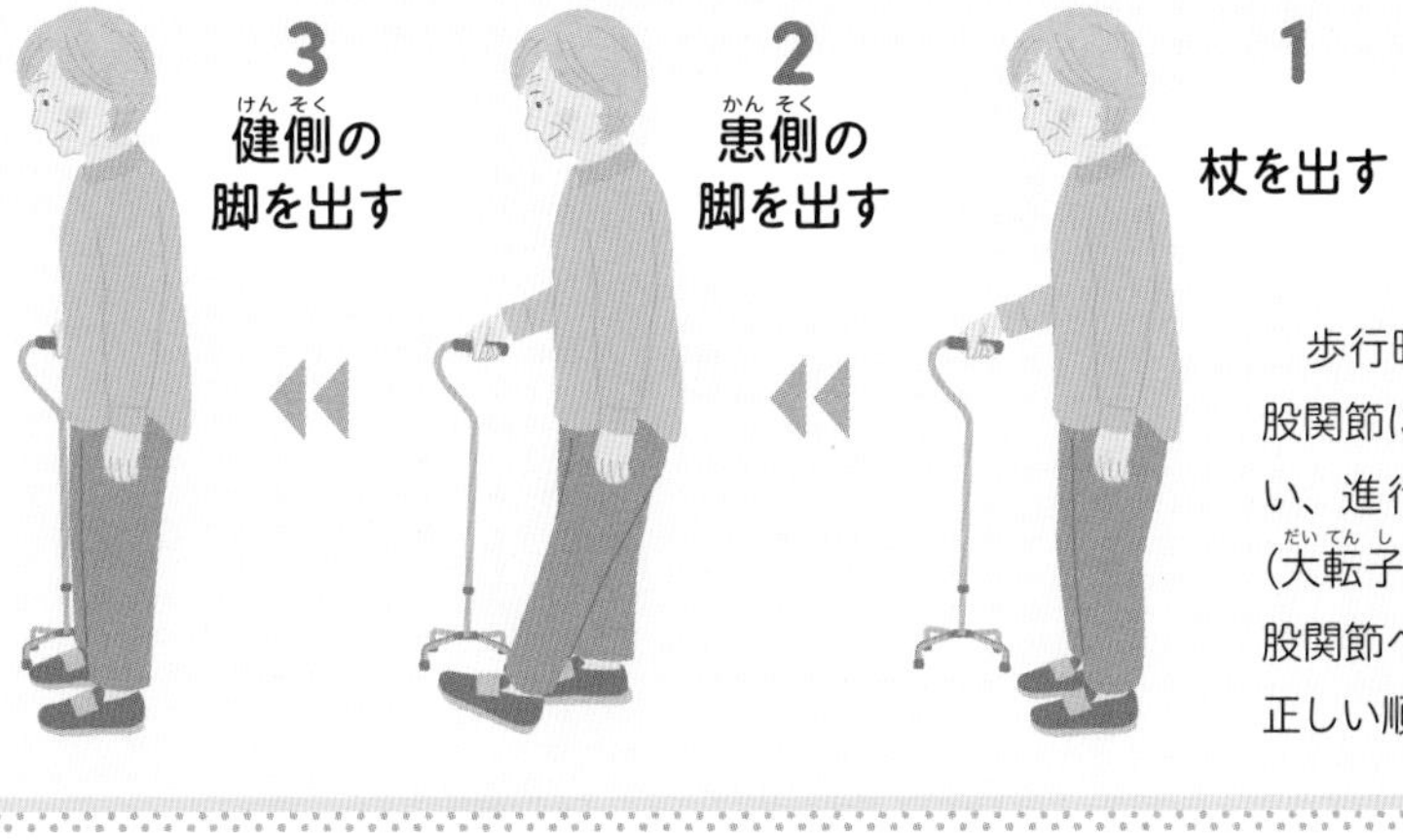

歩行時には体重の2〜3倍の負荷が股関節にかかる。できるかぎり杖を使い、進行を防ごう。適切な長さの杖（大転子《だいてんし》の高さにあわせる）を使うと、股関節への負荷を大きく軽減できる。正しい順序で杖と脚を出すことも大事。

→P133

自宅でできるリハビリ ▼ 中殿筋訓練②

片脚立ちで、脚の開閉をくり返す

脚を外転させて、中殿筋を鍛える

片脚立ちに、中殿筋《ちゅうでんきん》の大きな役割である股《こ》関節外転の動きを加える。

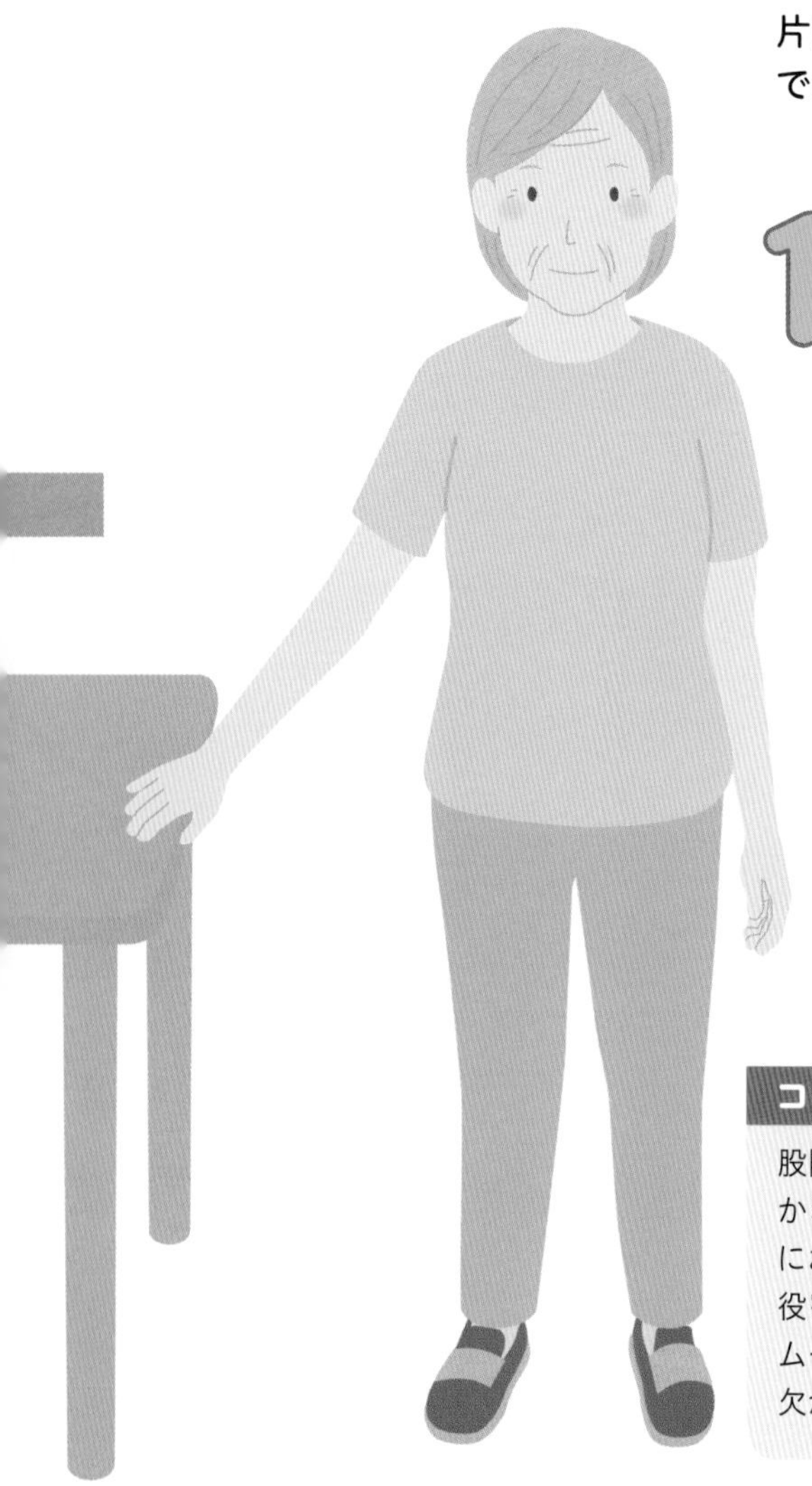

1 テーブルなどにつかまって立つ

脚を軽く開いて立つ。転倒防止のため、鍛える側と反対の手をテーブルなどにつく。

回数のめやす

脚を上げて
1分間キープ
（左右ともに）
▼
1日3セット
おこなう

ココに効く！

股関節の外転にかかわる筋肉。歩行においても重要な役割を果たす。スムーズな歩行にも欠かせない。

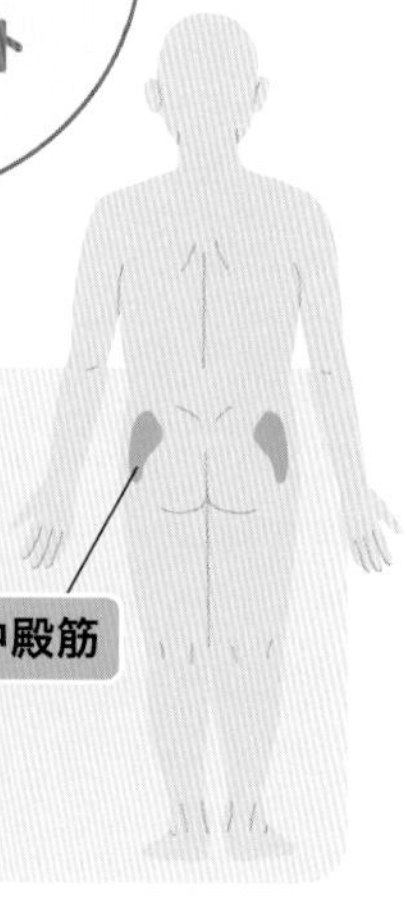

保存療法としても、手術後のリハビリとしても有効

中殿筋《ちゅうでんきん》の筋力増強訓練は、変形性股《こ》関節症の保存療法としてきわめて重要です。関節に痛みがあると、中殿筋の筋力が低下しやすいためです。歩行バランスも悪化し、股関節症がさらに進むことに。股関節周囲の筋力を鍛えることは、痛みの軽減にも役立ちます。

変形性股関節症の手術を受けた人も、術後のリハビリとして、中殿筋を強化することが勧められます。手術の痛みがとれたときが、開始のタイミングです。

ただし術式により、屈曲や外転の動きに制限があり、大きく動かしすぎると脱《だっ》臼《きゅう》することも。どの方法で鍛えるとよいか、どの範囲まで動かしてよいかを主治医に確認しておきましょう。

2 痛むほうの脚を外側に開く

痛む側の脚を、つま先を前に向けたまま外側に上げ、1分間キープ。痛みの出ない角度で。

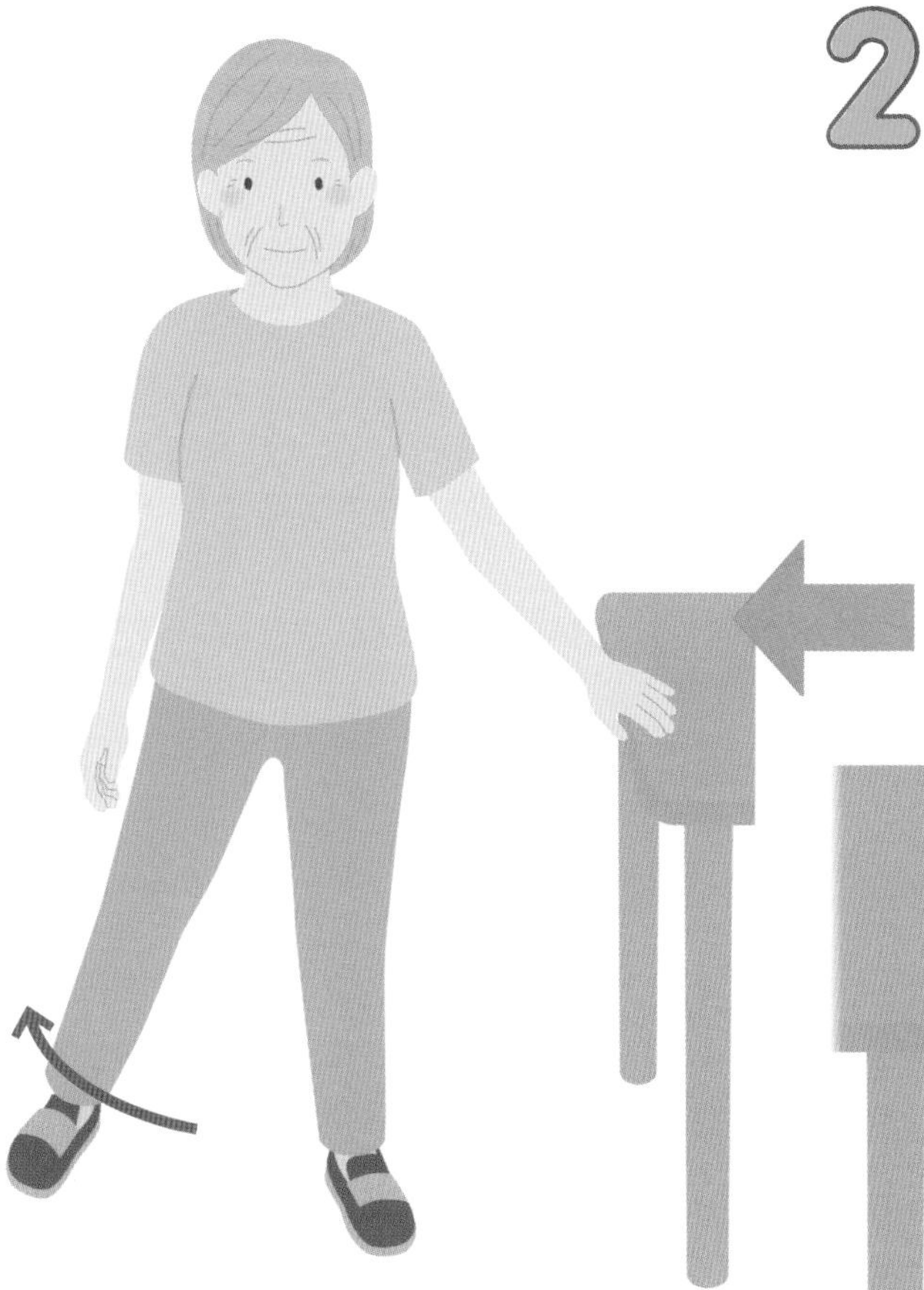

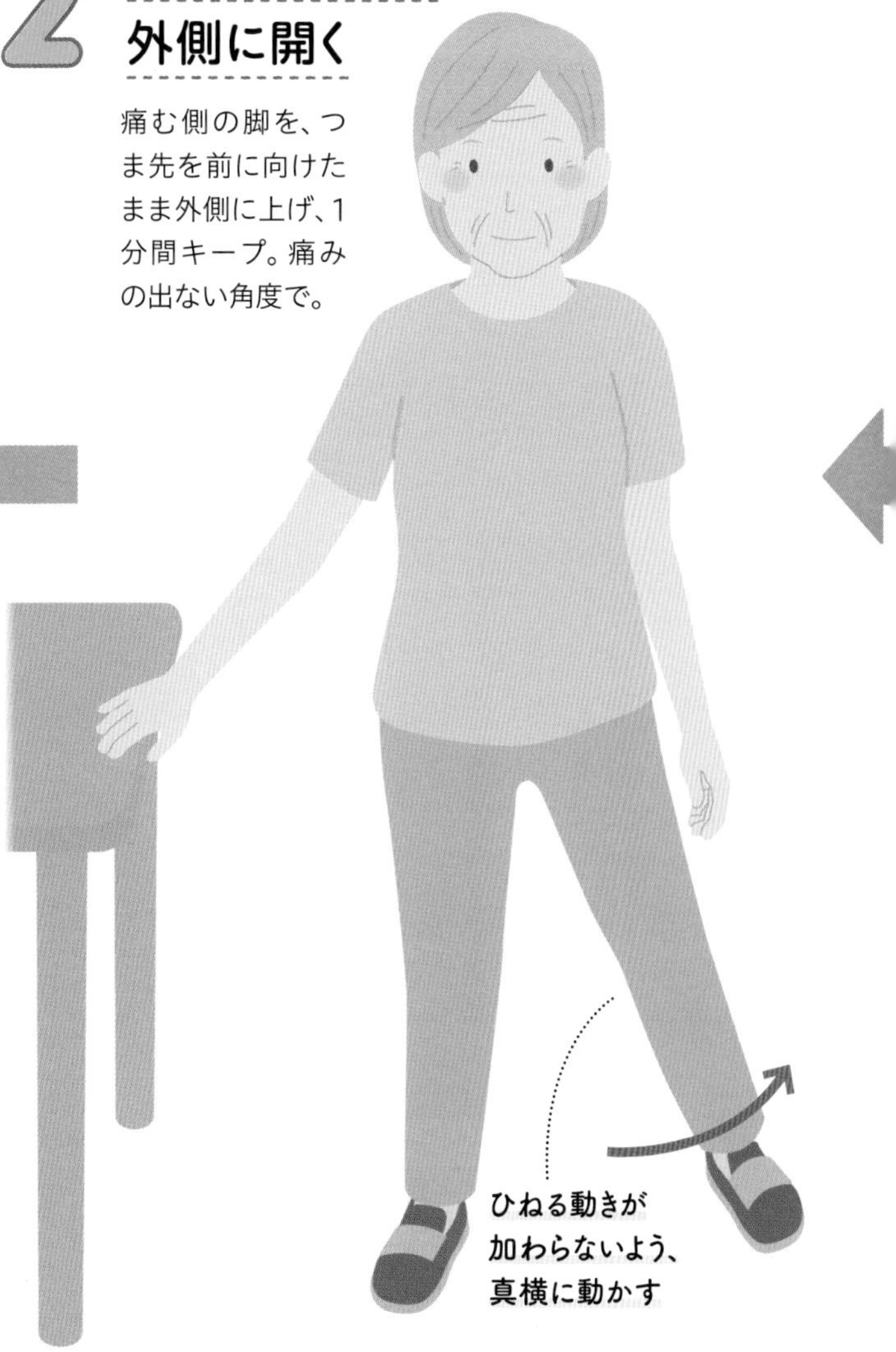

3 反対側の脚も外側に開く

痛みのない側の股関節周囲筋も弱っていることがあるので、反対側も同様に。

Column

洋式生活で、日常生活でも負担を減らす

生活の見直し例

- 座いす ▼ ダイニングチェア
- 布団 ▼ ベッド
- 和式トイレ ▼ 洋式トイレ
- 階段に手すりをつける
- 浴槽内に低めのシャワーチェアを置き、腰かけて湯につかる

など

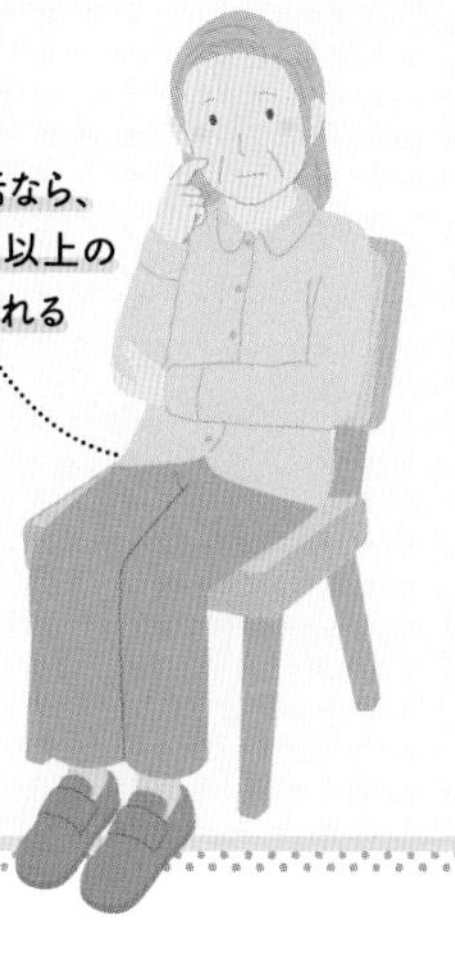

和式の生活では、股関節に負担がかかりやすい。たとえば床から立ち上がるときや、和式トイレでしゃがみ込むときに大きく屈曲しなくてはならず、痛みも出やすい。いすを使った洋式生活なら、股関節が深く屈曲することが少なく、進行抑制にもつながる。

自宅でできるリハビリ▼大殿筋訓練❶

おしりを浮かせる「ヒップリフト」が効く

おしりの筋肉を鍛えて、股関節への負担を減らす

大殿筋《だいでんきん》を鍛えると股《こ》関節の安定性が高まり、進行抑制につながる。

1 あおむけになり、ひざを立てる

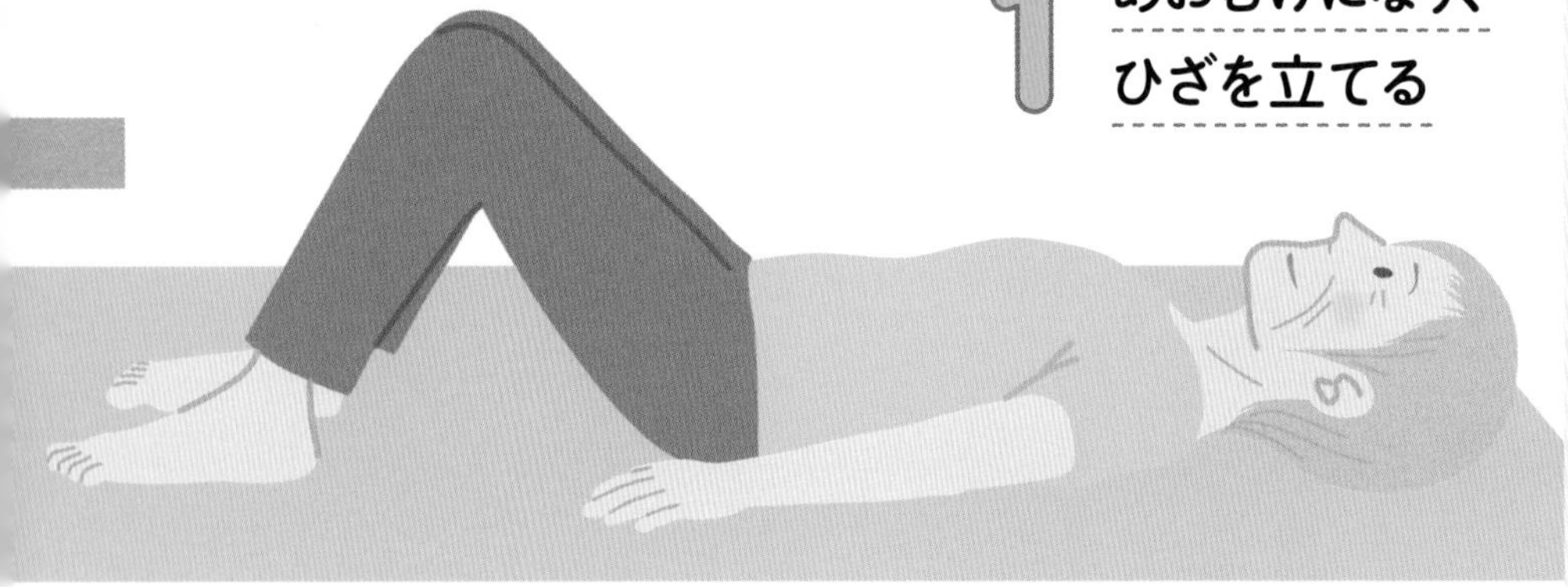

あおむけになり、両ひざを肩幅程度に軽く開く。両手のひらを床につけて体を安定させ、ひざはやや深めに曲げておく。

ココに効く！

股関節伸展（脚を後ろに引く）作用がある。立ち上がり、立位《りつい》バランスの維持、歩行時の加速などで重要な役割を果たす。

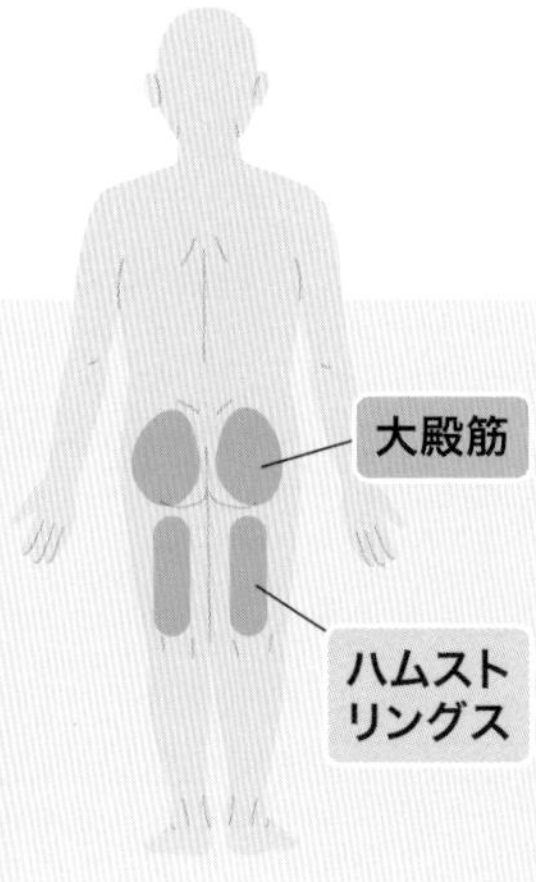

回数のめやす

5～10回で1セット、1日計2セットをめやすにおこなう

術後早期など、痛みの強い段階からできる

おしりの大きな筋肉である大殿筋《だいでんきん》は、歩行時に股《こ》関節を支え、骨盤を安定させる働きをしています。とくに股関節の伸展で重要な役割を果たし、ハムストリングスと協調して、脚を後ろに引く動きを可能にしています。**上図のヒップリフトを毎日おこなうと、大殿筋とハムストリングスの両方を効率よく鍛えられます。**

保存療法では、中殿筋《ちゅうでんきん》訓練（→P114～）とセットで毎日おこないましょう。

術後のトレーニングとしても重要です。**術後早期は痛みがあり、立位《りつい》でのトレーニングは困難ですが、臥位《がい》（寝た姿勢）でのトレーニングなら負担になりません。**主治医の指示のもと、術後早期から開始し、退院後も毎日続けます。

2 おしりを浮かせて、5秒間キープ

太ももに力を入れ、ゆっくりと息を吸いながら、3、4秒かけておしりを浮かせる。肩からひざまでが一直線になるよう意識して。このまま5秒間キープ。

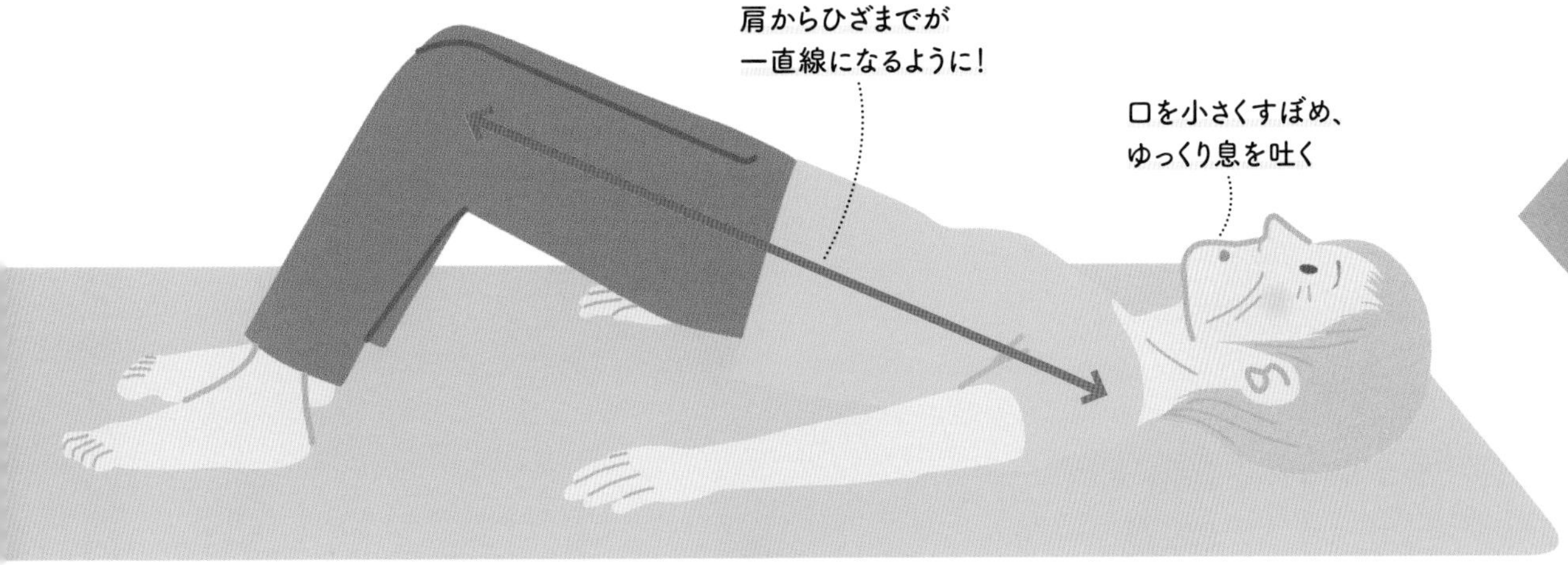

3 床につかない程度におしりを下ろす

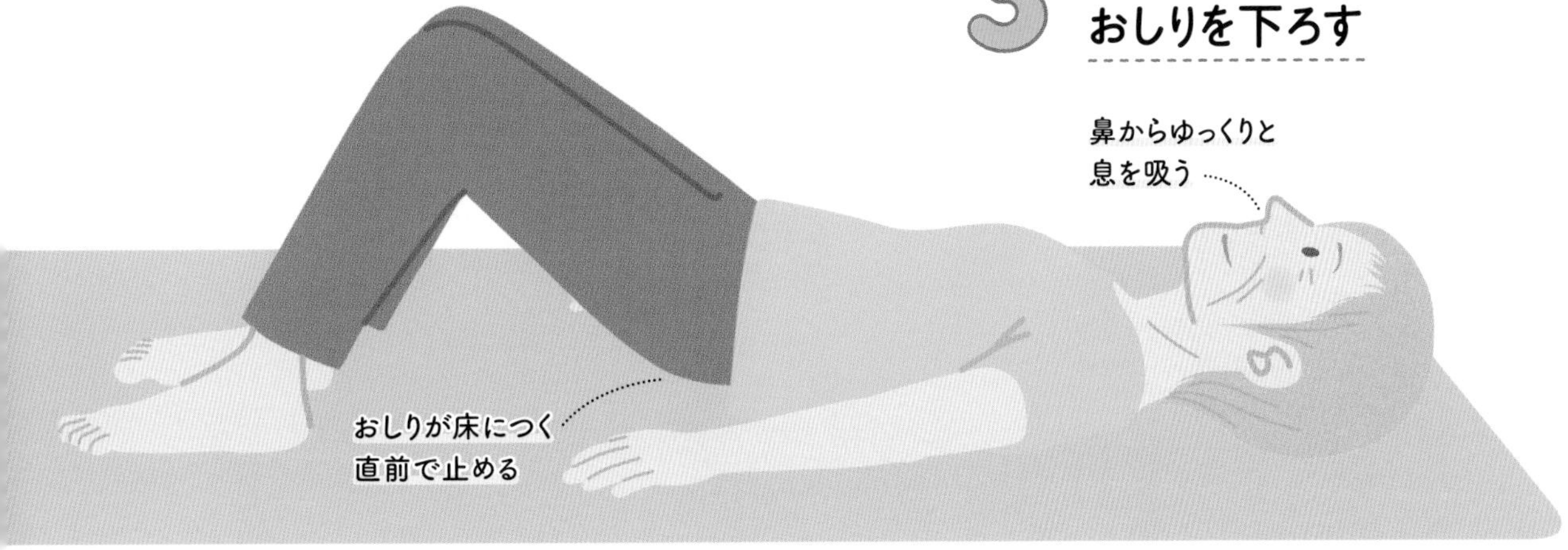

ゆっくりと息を吐きながら、3、4秒かけておしりを下ろしていく。床につく直前で止め、再び息を吸いながら、**2**の姿勢に。

Column

転倒が怖い人ほど、積極的にリハビリを

術後の積極的な歩行を怖がる高齢者は少なくない。とくに独居の人では「一人で転倒し、頭でも打ったら命にかかわる」と考え、運動量が減る傾向に。しかし大殿筋を鍛えておけば、歩行の安定性が高まり、転倒リスクも減らせる。自立した生活を保ち、寝たきりを防ぐ意味でも、大殿筋訓練を積極的におこなおう。

変形性股関節症

自宅でできるリハビリ▼大殿筋訓練②

ゆっくり腰を落とし、スクワットをくり返す

体を曲げず、腰だけ落とすイメージで

いすに座るときの要領で、腰をまっすぐ下ろすとうまくできる。

回数のめやす

5〜6回
くり返す
▼
1日2〜3セット
おこなう

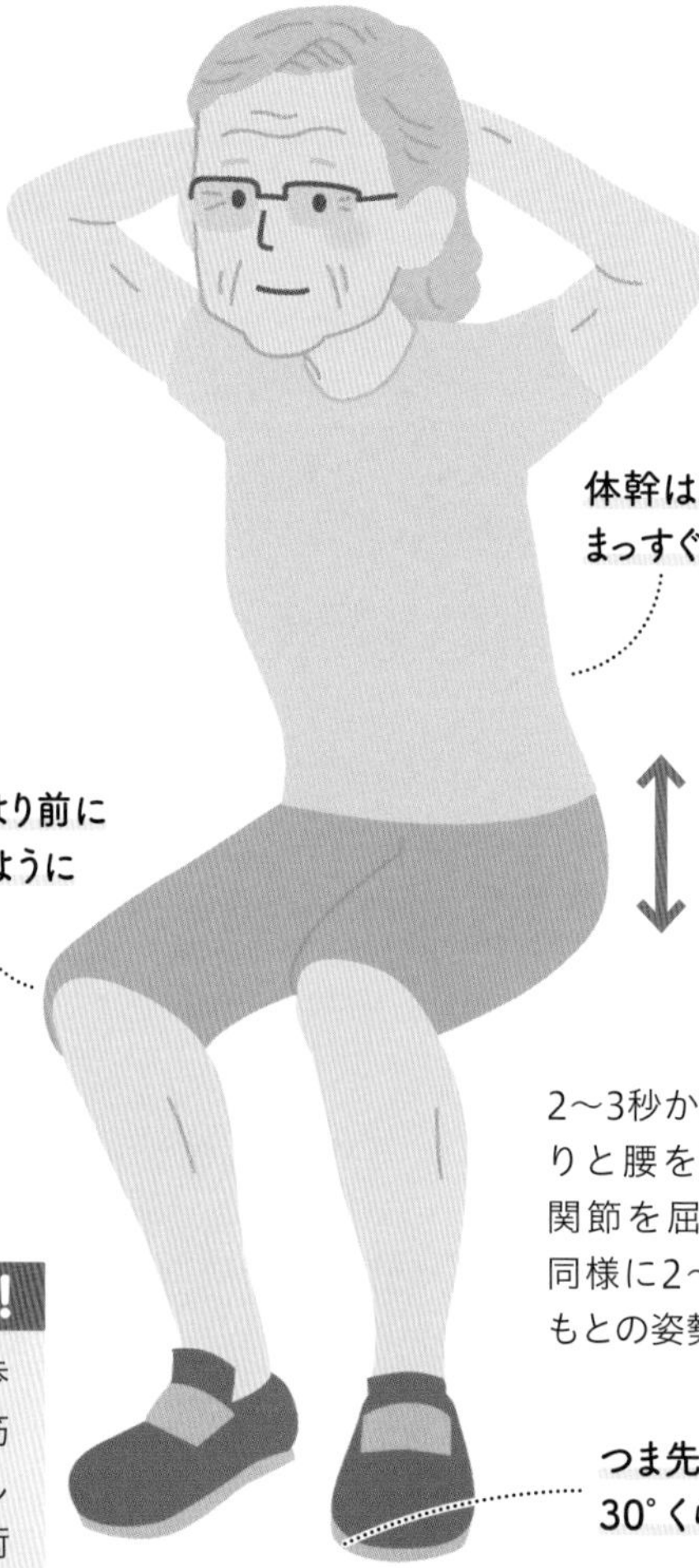

2〜3秒かけてゆっくりと腰を落とし、股《こ》関節を屈曲させる。同様に2〜3秒かけ、もとの姿勢に戻る。

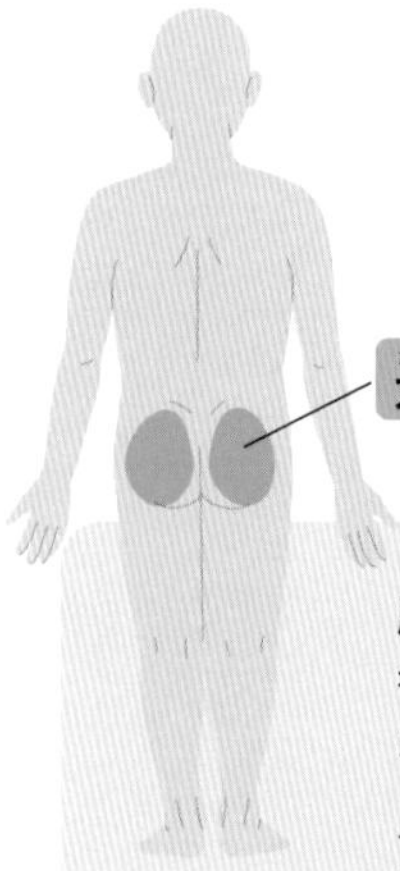

ココに効く!

股関節の伸展、歩行を支える大殿筋を鍛える。ただし人工股関節置換術後は、脱臼に注意。

転倒リスクがある人はいすにつかまっておこなう

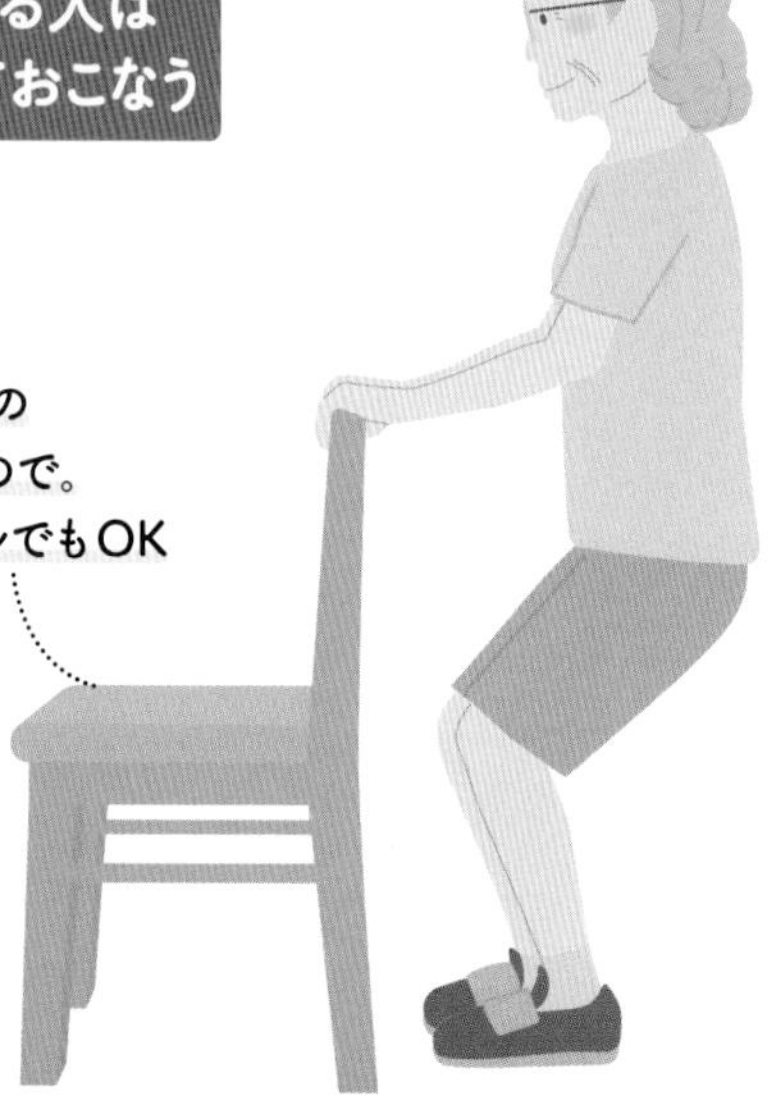

安定性の高いいすで。つかまる際、前かがみで背中が丸まらないよう注意する。

ベッドで寝たままできるトレーニングもある

骨盤を浮かさないようにしてうつぶせに。息を吐きながら片脚をゆっくりと上げ、息を吸いながらゆっくり下げる。ひざは曲げずに、まっすぐをキープ。

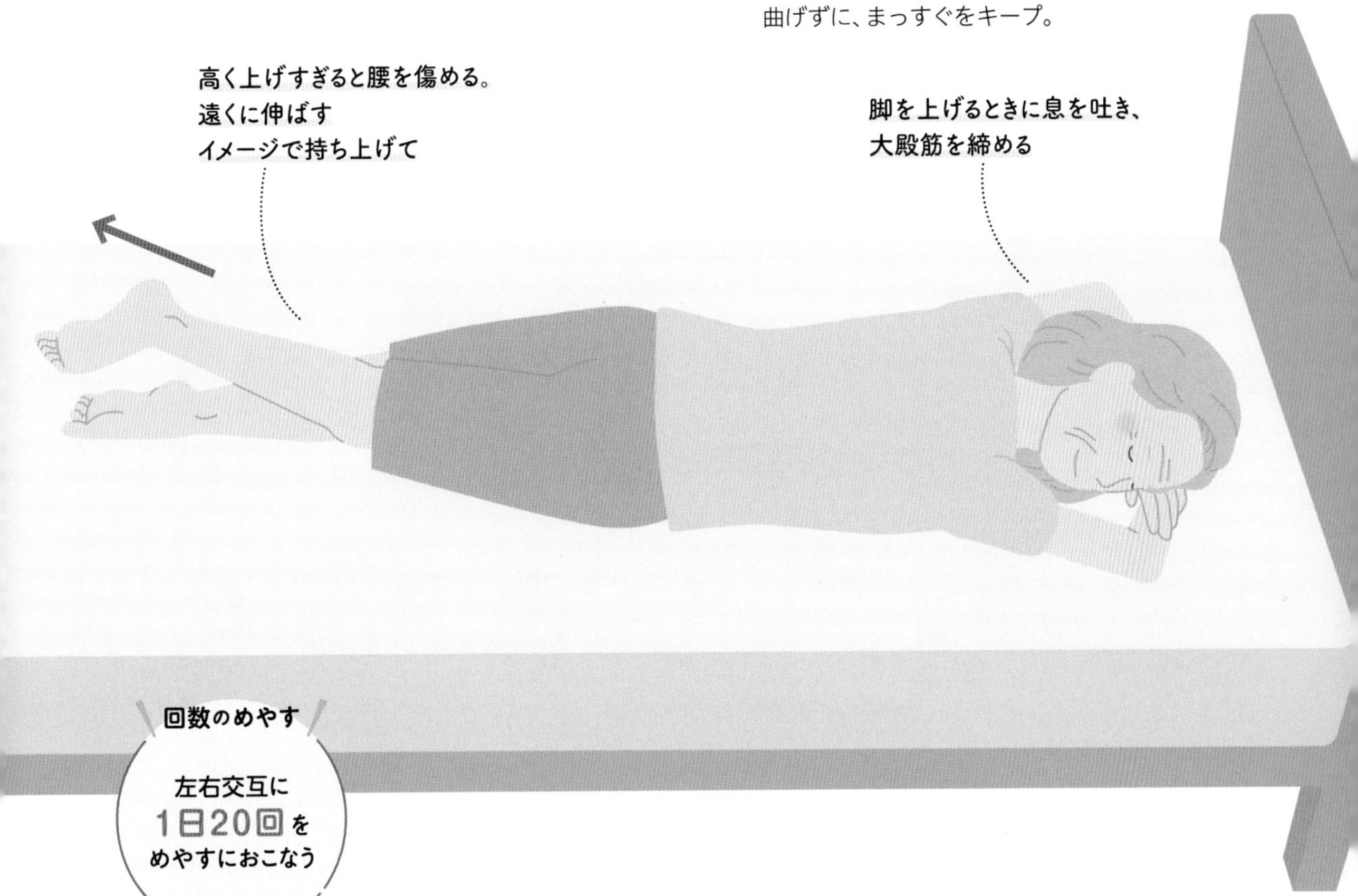

回数のめやす

左右交互に
1日20回を
めやすにおこなう

スクワットは、ロコトレとしても推奨されている

高齢者の運動器疾患では、移動能力が低下し、要介護リスクが高まる「ロコモティブシンドローム（運動器症候群）」が懸念されます。**大《だい》殿《でん》筋《きん》を鍛えるスクワットは、ロコモティブシンドロームの予防体操「ロコトレ」としても推奨されています。**スクワットをおこなうと、大殿筋のほか、大《だい》腿《たい》四《し》頭《とう》筋《きん》やハムストリングスも強化できます。歩行など、移動に必要となる筋肉を、総合的に高めるトレーニングなのです。

効果を十分得るには、正しい姿勢でおこなうことが大事です。高齢者は円背《えんぱい》（ねこ背）になりやすいため、まずは姿勢を正すことから。骨盤をまっすぐ立てるようにすると、背骨が前弯《ぜんわん》しにくくなります。**腰を下ろすときは、ひざがつま先より前に出ないよう注意します。最初は鏡の前でチェックすると確実です。**動作はゆっくりなほうが効果が高く、関節にもよけいな負荷をかけずにすみます。

自宅でできるリハビリ ▼ 大殿筋ストレッチ

あおむけに寝て、ひざを胸に引き寄せる

痛みの出ない範囲で、股関節を深く曲げる

P118～の大《だい》殿《でん》筋《きん》訓練とセットでおこない、筋肉の緊張をゆるめる。

他動運動

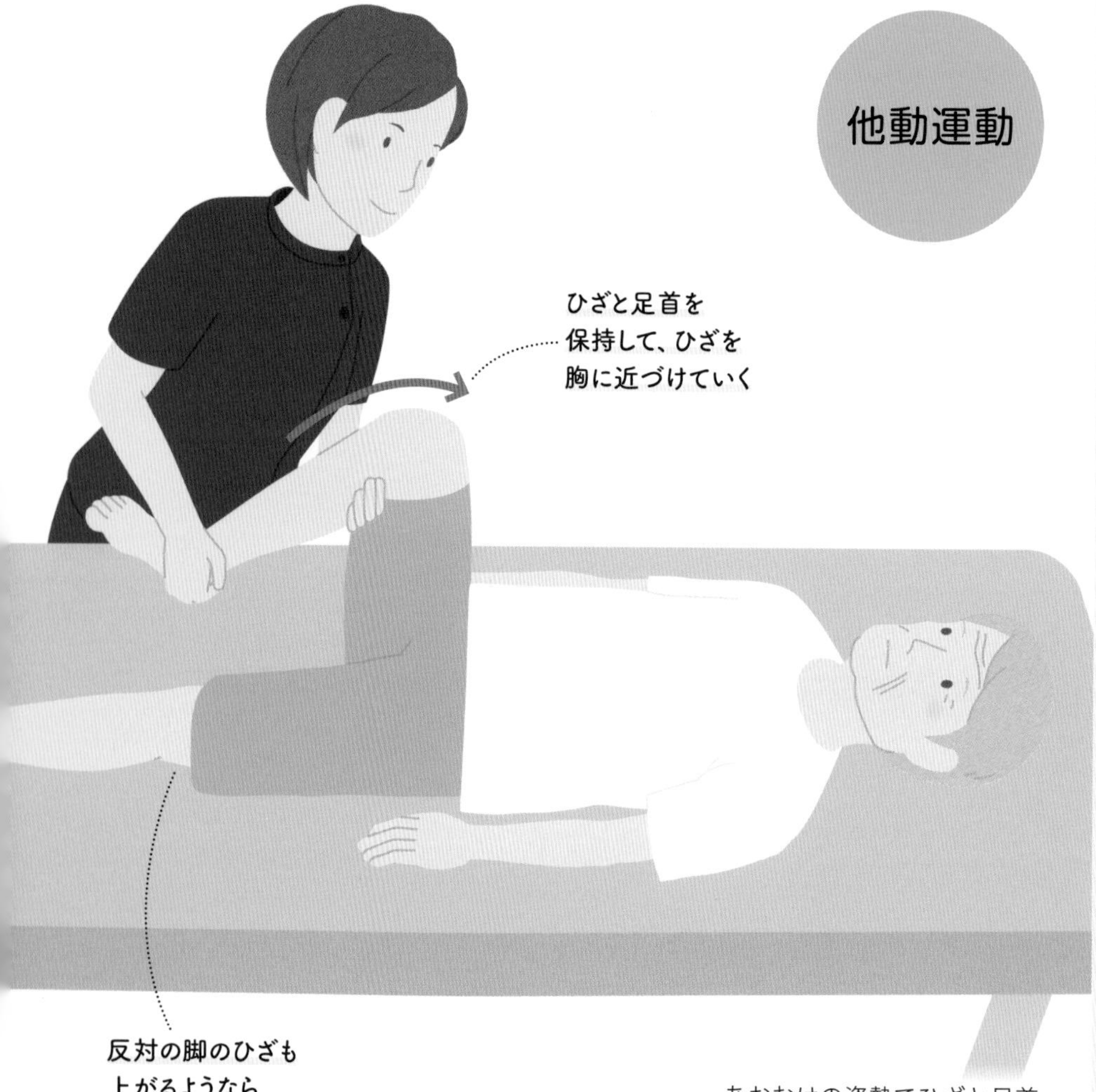

あおむけの姿勢でひざと足首を保持。痛みの出ない範囲で、股《こ》関節をゆっくりと屈曲させていく。角度は体軸に沿ってまっすぐに。

ココに効く！

股関節の伸展にかかわるほか、股関節を支え、歩行の安定性を高める筋肉。衰えると歩行が困難に。

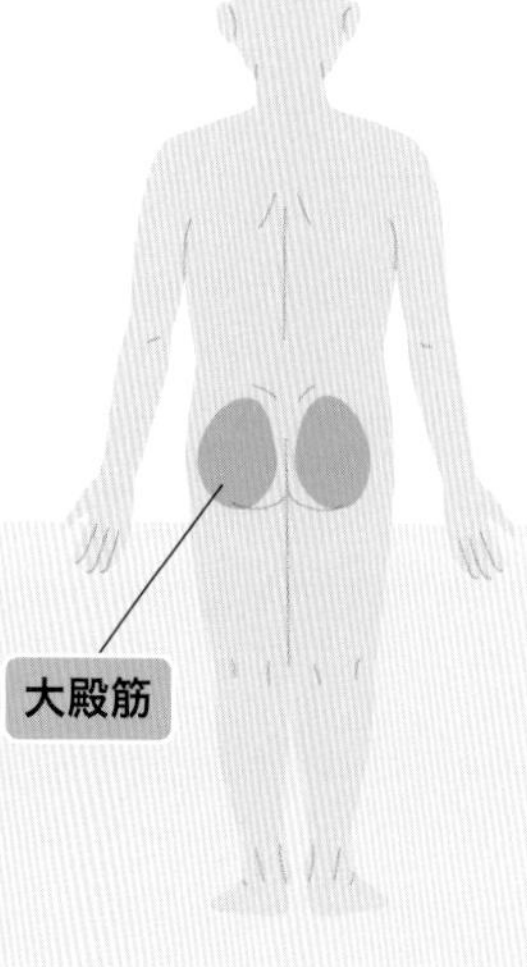

回数のめやす

左右交互に
10～20回を
めやすにおこなう

回数のめやす

左右
10〜20回を
めやすにおこなう

脚の力だけでできないときは、
両手でひざを抱えて引き寄せてもいい

ただし痛みの出ない範囲で！

自動運動

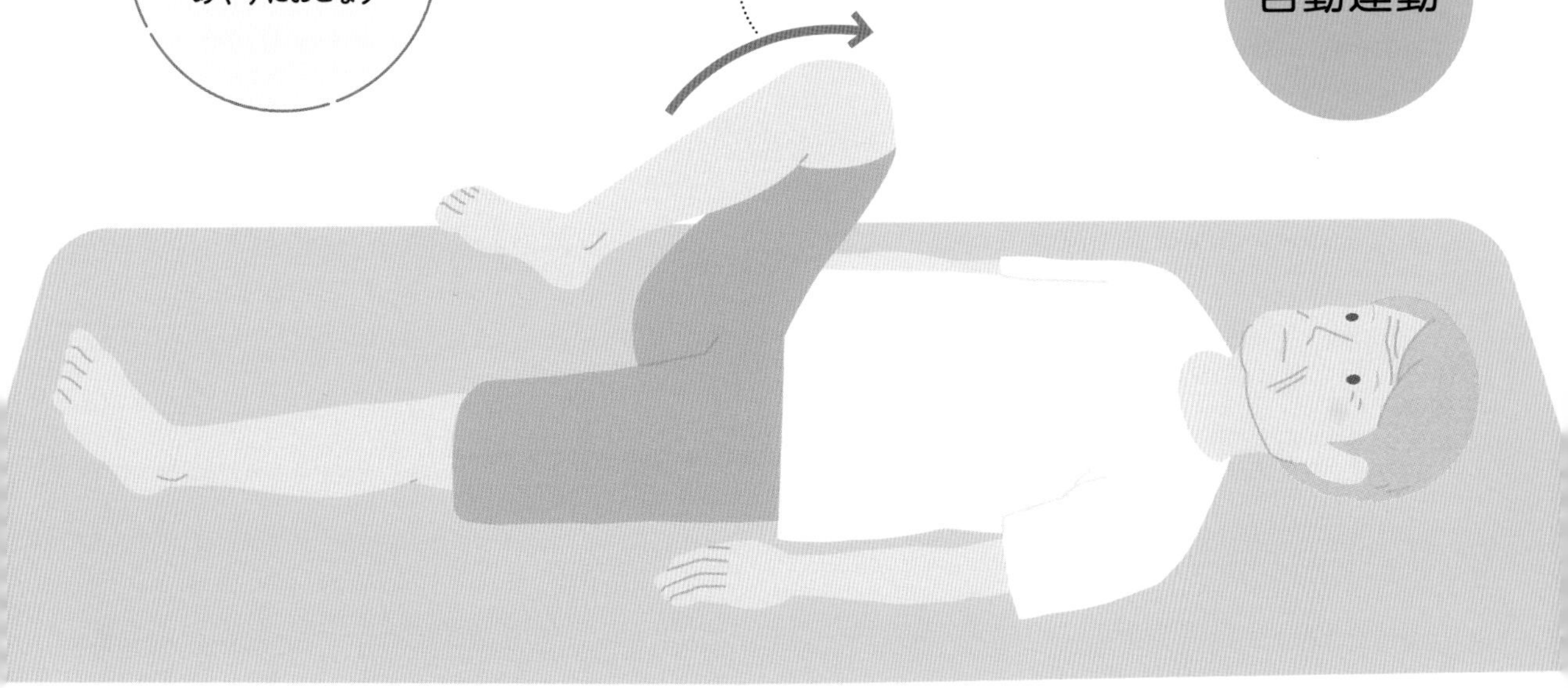

あおむけに寝て、ひざを胸に引きつけて、股関節をゆっくり屈曲させる。両手でひざを抱えて引き寄せてもよい。

術後はNG。必ず主治医に確認を！

ストレッチは重要だが、術後に股関節を深く屈曲させると脱臼《だっきゅう》する危険がある（→P112）。自己判断でおこなわず、医師や理学療法士に適切な方法を指導してもらおう。

股関節の屈曲は可動域を見るのにも役立つ

股《こ》関節を曲げる動きは、関節後方の大《だい》殿筋《でんきん》の伸展によって可能になります。しかし股関節症のために、大殿筋に緊張があって硬くなっていると、関節可動域が制限されて深く屈曲できなくなります。

その改善に役立つのが大殿筋のストレッチです。**患側《かんそく》（痛みがある側）の股関節をゆっくりと曲げ、大殿筋を引き伸ばします。**患側をかばって歩くことで、反対側の大殿筋にも負荷がかかっているので、同様にストレッチしましょう。大殿筋訓練の前後にセットでおこないます。

他動運動としての股関節屈曲は、関節可動域のチェックにも用いられる方法です。その場合は、健側《けんそく》の股関節を曲げ、ひざを胸に近づけていきます。このとき、患側のひざが持ち上がるようなら、患側の腸腰筋《ちょうようきん》や大腿直筋《だいたいちょくきん》が硬くなっているとわかります。股関節がやや屈曲した状態で拘縮《こうしゅく》が起きているため、伸展が制限され、ひざが上がってしまうのです。

リハビリの基本▼どんな病気?

「頸部」「転子部」の骨折が多く、手術で治療

転子部より頸部骨折のほうが、骨癒合しにくい

大腿骨頸部の骨折と転子部の骨折があり、重症度分類も異なる。

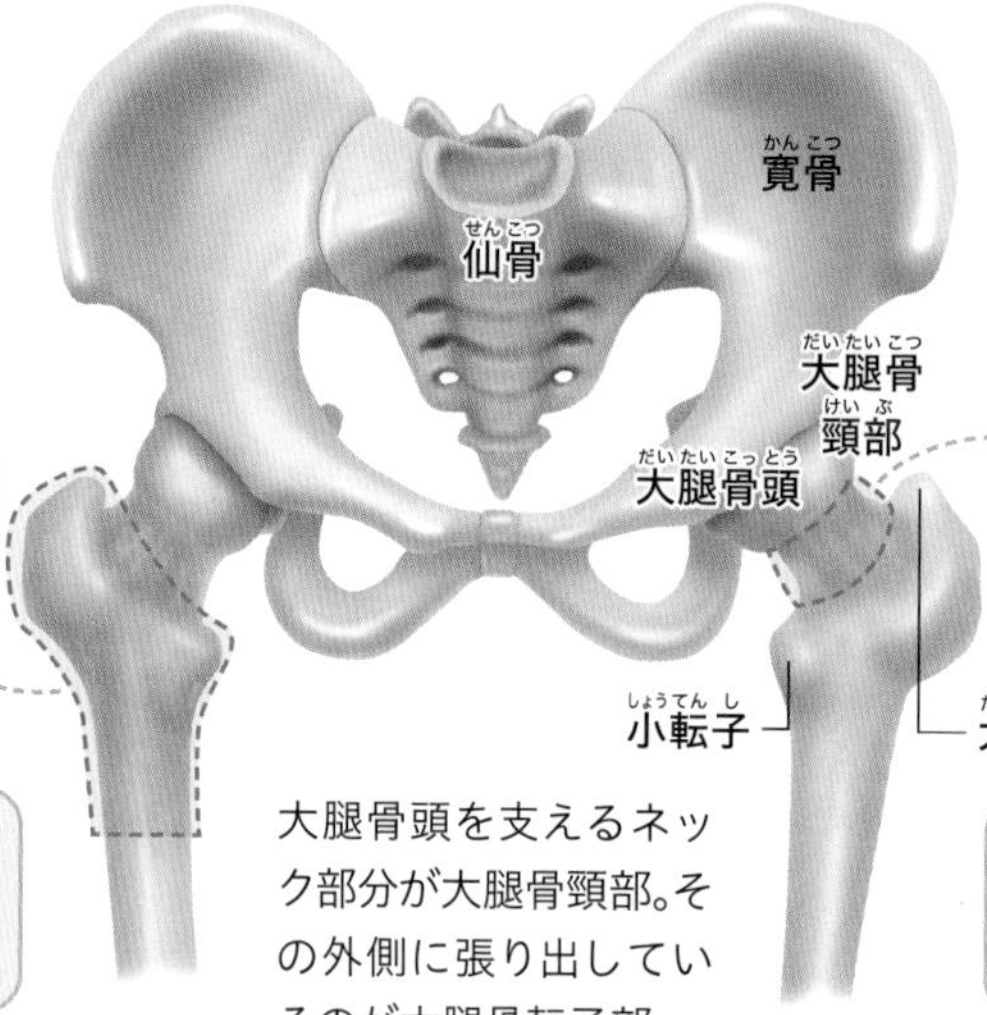

大腿骨頭を支えるネック部分が大腿骨頸部。その外側に張り出しているのが大腿骨転子部。

大腿骨転子部骨折

＝

股《こ》関節外の骨折。骨接合で治ることも多い

↓

Evans分類

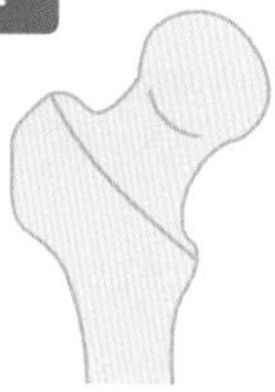

Type1

グループ1〔転移なし〕

小転子から大転子のほうへ向かう骨折。転位はない。

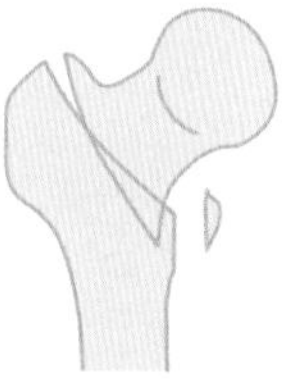

グループ2〔転移あり&整復可能〕

転位があるが、整復しやすい。

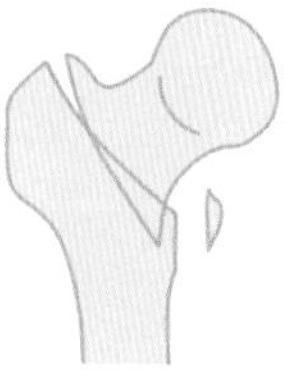

グループ3〔転移あり&整復不能〕

転位があり、整復が困難。

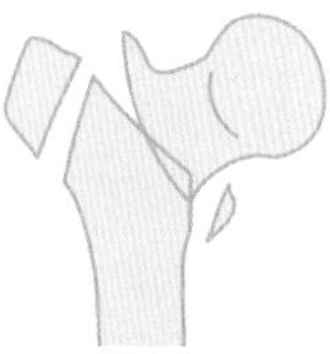

グループ4〔粉砕骨折〕

小転子部と大転子部が粉砕し、分離した高度な骨折。

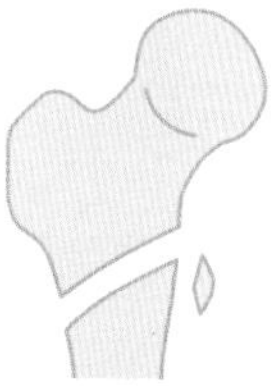

Type2

〔逆斜《ぎゃくしゃ》骨折〕

骨折線が逆向きになっていて、整復しにくい。

大腿骨頸部骨折

＝

股関節内の骨折。骨をくっつけて治すのは困難

↓

Garden分類

Stage1

骨頭下の不完全骨折。

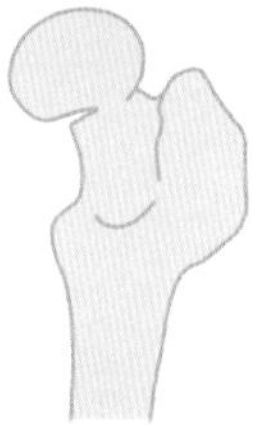

Stage2

骨頭下の完全骨折。転位(骨折部のずれ)はない。

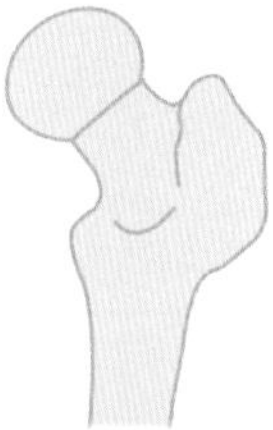

Stage3

骨頭下の完全骨折で、部分的に転位がある。

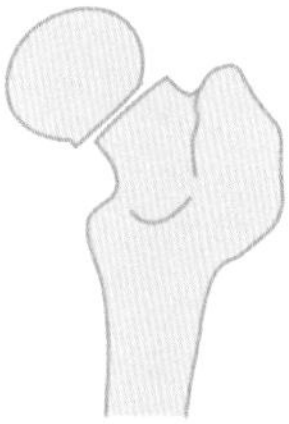

Stage4

骨頭下の完全骨折で、完全に転位している。

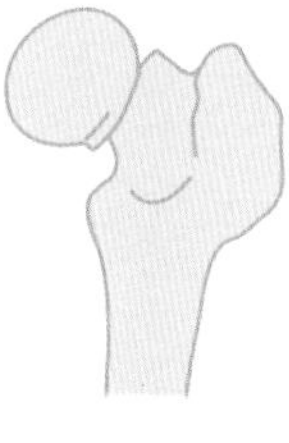

手術は2種類。ネジで固定するか、人工物に置き換える

大腿骨頸部骨折で転位がある場合には、人工骨頭に置き換える手術が必要。

転子部骨折の手術

骨折部を固定して骨をくっつける。転子部骨折や転位のない頸部骨折で選択される。

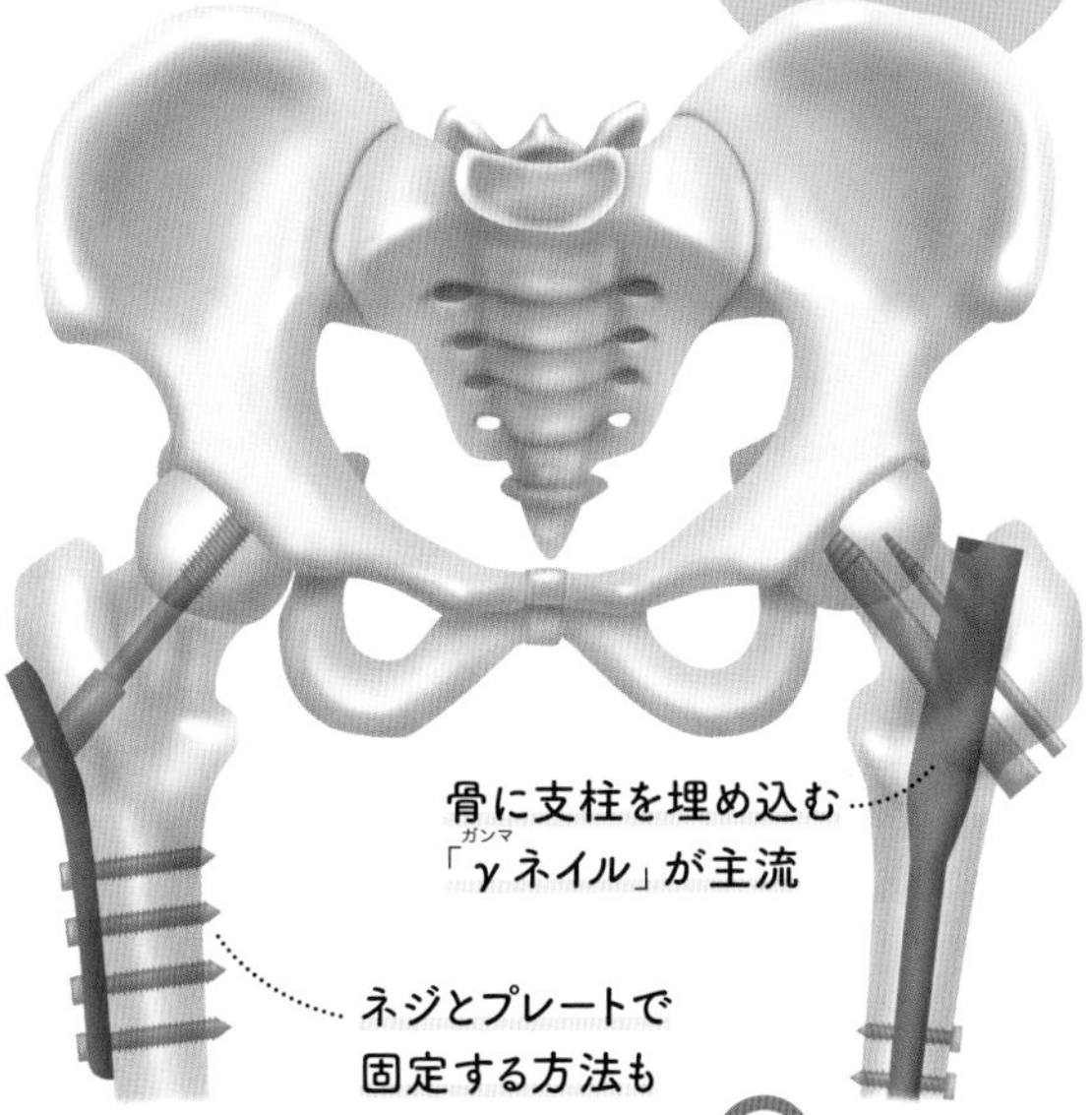

メリット ○
- 人工骨頭置換術より侵襲が小さく、感染リスクも低い

デメリット △
- 偽関節、骨頭壊死などの合併症が起こる可能性がある
- 合併症が起これば再手術に

頸部骨折の手術

大腿骨頭を人工物に置き換える。転位のある頸部骨折で選択されることが多い。

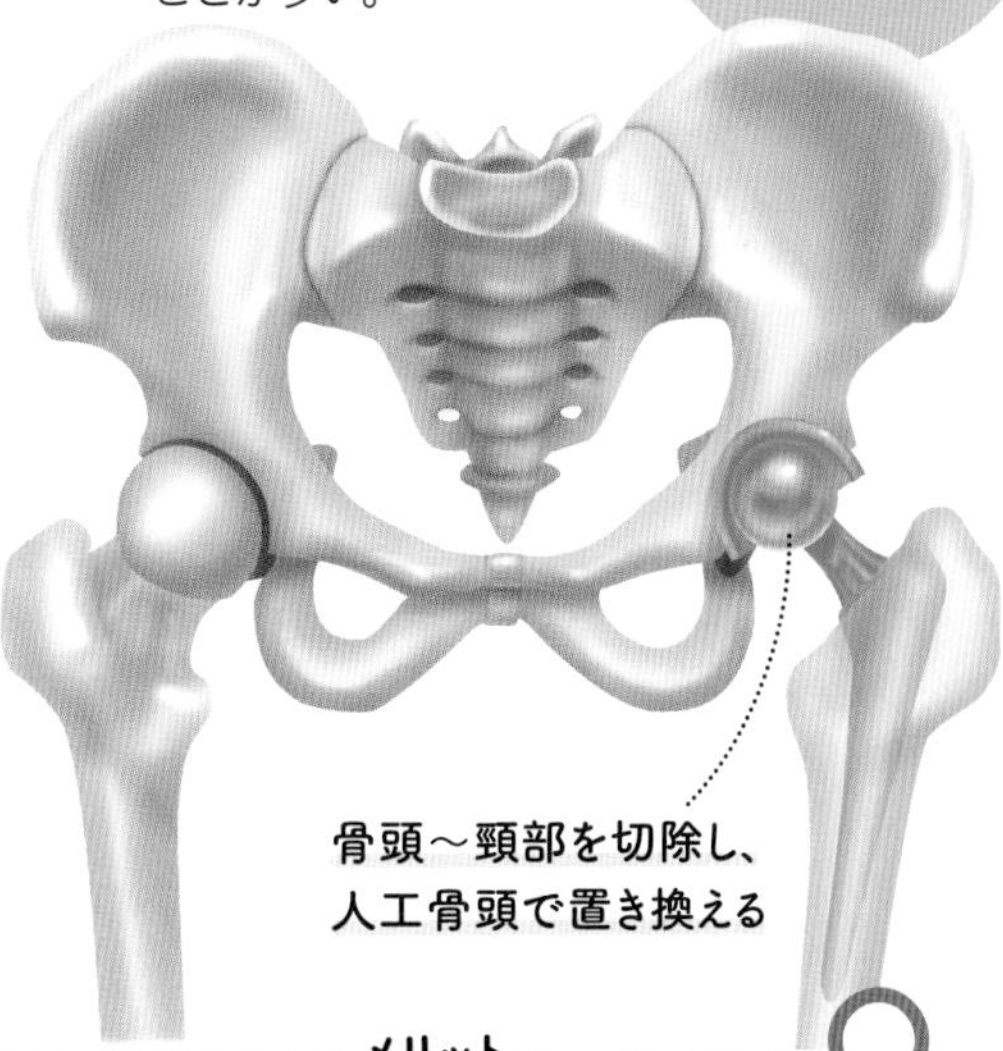

メリット ○
- 偽《ぎ》関節、骨頭《こっとう》壊死《えし》などの合併症のリスクがない
- 不安定な骨折のしかたでも、確実に固定できる

デメリット △
- 手術侵襲が大きく、感染リスクが高い
- 術後早期の脱臼《だっきゅう》リスクがある

高齢者の転倒が最多。移動能力が著しく落ちる

歳をとると、骨密度も骨の質も低下します。診断を受けていなくても、骨粗《こつそ》しょう症が進行している人が多く、転倒・骨折から要介護状態に陥りがちです。**とくに大腿骨《だいたいこつ》骨折は、歩行能力が奪われるため、寝たきりの原因としても多くを占めています。**

大腿骨骨折は、骨折の起きた部位によって2種類に分類されます。高齢者に多いのは、大腿骨頸部《けいぶ》骨折と大腿骨転子部《てんしぶ》骨折。大腿骨頸部は骨頭《こっとう》の下のくびれた部分、大腿骨転子部はくびれの下の出っ張った部分をさします。

リハビリでの回復は困難で、早期に手術する必要があります。器具で固定し、もとの骨を接合できる状態なら「骨接合術」を選択。骨がずれたり粉砕されていて、整復が困難なときは「人工骨頭置換術」をおこないます。**術後はリハビリにもとり組み、もとの機能にできるだけ近づけるようにします。**

リハビリの基本▼アセスメントのしかた

認知機能など、ADLにかかわる要因も見る

骨折後、自立した生活を送れなくなることも

認知症がある人などでは、大腿骨《だいたいこつ》骨折によってADLが著しく低下してしまう。

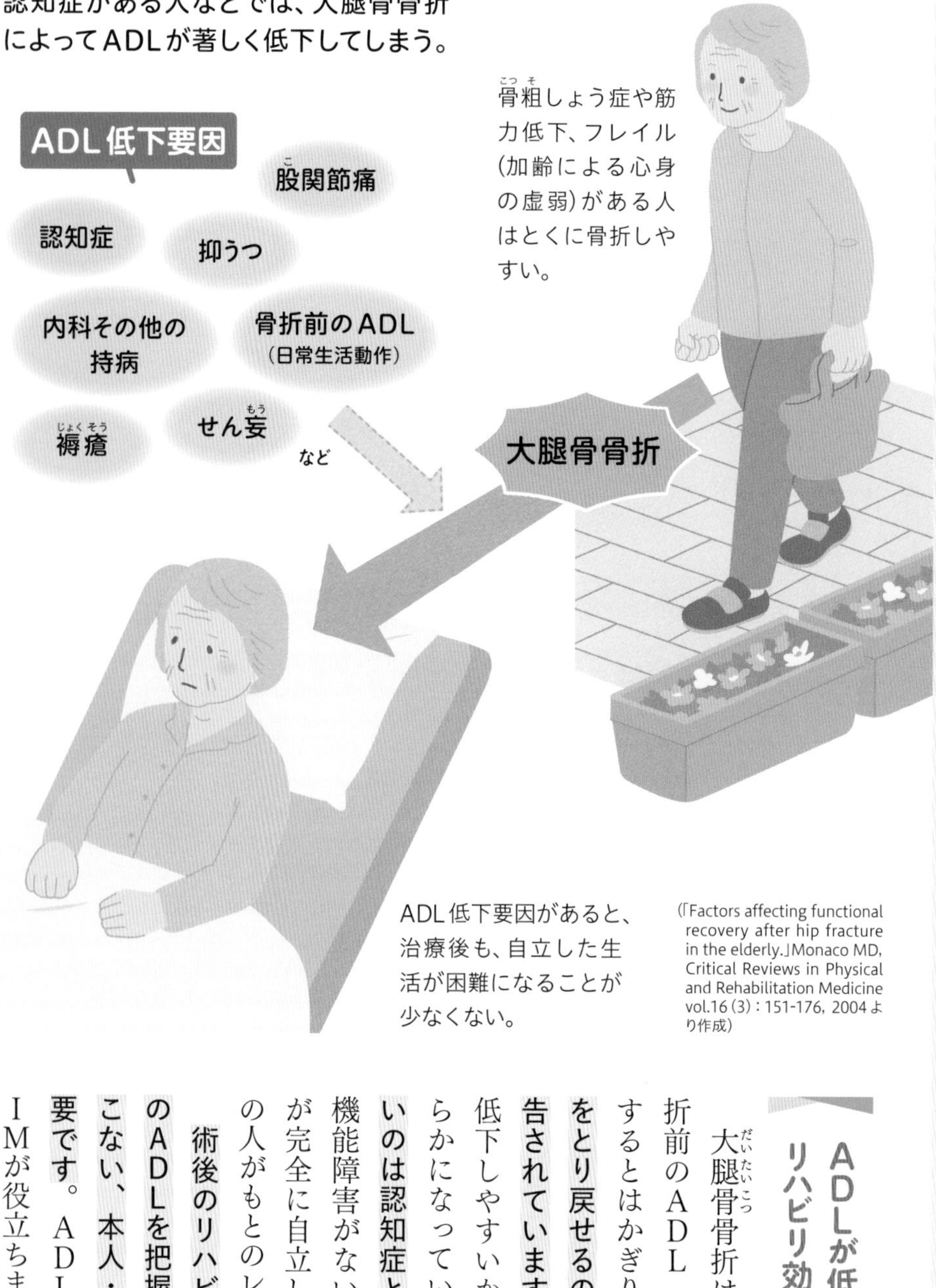

骨粗《こつそ》しょう症や筋力低下、フレイル（加齢による心身の虚弱）がある人はとくに骨折しやすい。

ADL低下要因があると、治療後も、自立した生活が困難になることが少なくない。

（「Factors affecting functional recovery after hip fracture in the elderly.」Monaco MD, Critical Reviews in Physical and Rehabilitation Medicine vol.16（3）: 151-176, 2004より作成）

ADLが低下していた人ではリハビリ効果もかぎられる

大腿骨《だいたいこつ》骨折は手術で治療しますが、骨折前のADL（日常生活動作）まで回復するとはかぎりません。**もとの歩行能力をとり戻せるのは、全体の48〜67％と報告されています。**どんな場合にADLが低下しやすいか、いくつかの要因があきらかになっています。**とくに影響が大きいのは認知症と、骨折前のADL。**認知機能障害がない人や、ADLや歩行能力が完全に自立していた人では、80％以上の人がもとのレベルまで回復しています。

術後のリハビリにあたっては、受傷前のADLを把握したうえで予後予測をおこない、本人・家族と共有することが重要です。ADL評価には、左ページのFIMが役立ちます。

FIMを使って、骨折前のADLも確かめる

FIM(Functional Independence Measure)

大項目	中項目	小項目
運動項目	セルフケア	食事
		整容
		清《せい》拭《しき》
		更衣(上半身)
		更衣(下半身)
		トイレ
		小計(6〜42)
	排泄	排尿コントロール
		排便コントロール
		小計(2〜14)
	移乗	ベッド、いす、車いす
		トイレ
		浴槽・シャワー
		小計(3〜21)
	移動	歩行・車いす
		階段
		小計(2〜14)
		運動項目合計(13〜91)
認知項目	コミュニケーション	理解(聴覚・視覚)
		表出(音声・非音声)
		小計(2〜14)
	社会認識	社会的交流
		問題解決
		記憶
		小計(3〜21)
		認知項目合計(5〜35)
		合計(18〜126)

(Data management service of the Uniform Data System for Medical Rehabilitation and the Center for Functional Assessment Research : Guide for use of the uniform data set for medical rehabilitation. Version 3.0」State University of New York at buffalo, 1990／Liu M, Sonoda S & Domen K, 1997／Tsuji T et al., 1995／Yamada S et al., 2006より引用)

運動項目の採点基準

点数	介助者	手助け	手助けの程度
7	不要	不要	自立
6	不要	不要	時間がかかる。装具や自助具が必要。投薬している。安全性の配慮が必要
5	必要	不要	監視・準備・指示・促しが必要
4	必要	必要	75%以上自分でおこなう
3	必要	必要	50%以上75%未満自分でおこなう
2	必要	必要	25%以上50%未満自分でおこなう
1	必要	必要	25%未満しか自分でおこなわない

認知項目の採点基準

点数	介助者	手助け	手助けの程度
7	不要	不要	自立
6	不要	不要	時間がかかる。投薬している。安全性の配慮が必要
5	必要	不要	監視・準備・指示・促しが必要。介助は10%未満
4	必要	不要	75%以上90%未満自分でおこなう
3	必要	必要	50%以上75%未満自分でおこなう
2	必要	必要	25%以上50%未満自分でおこなう
1	必要	必要	25%未満しか自分でおこなわない

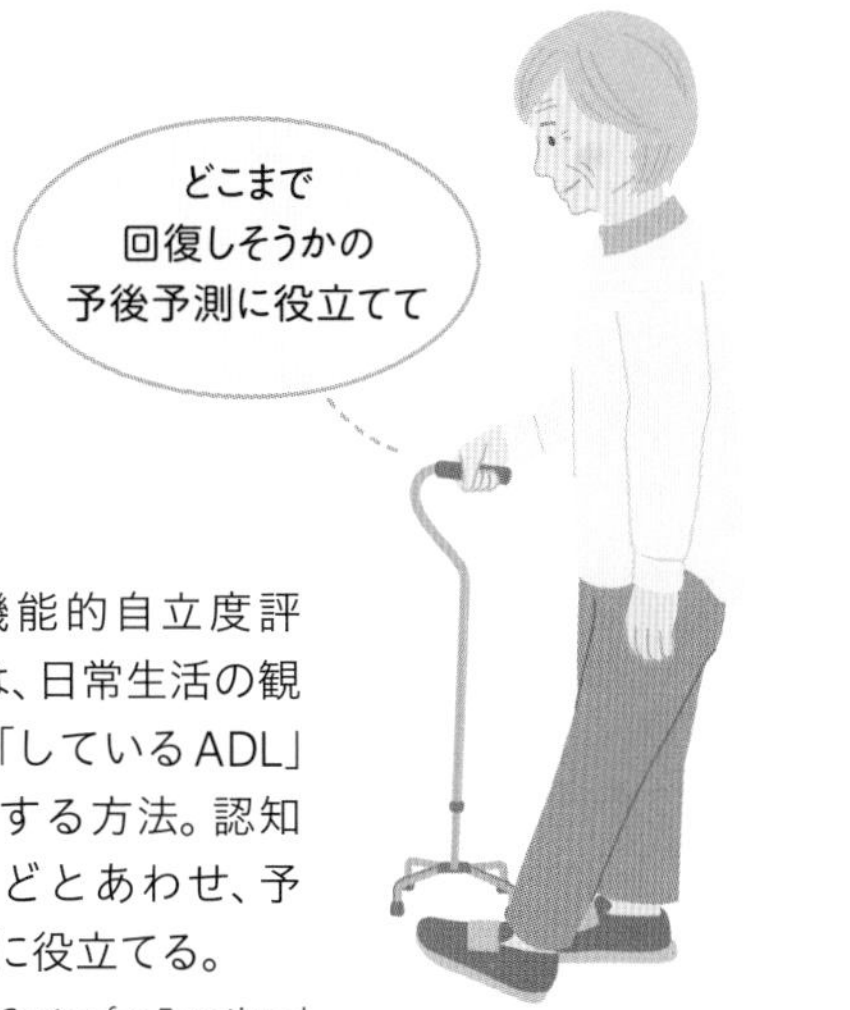

FIM(機能的自立度評価法)は、日常生活の観察から「しているADL」を評価する方法。認知機能などとあわせ、予後予測に役立てる。

リハビリの基本▼進めかた&注意点

脱臼や再骨折に注意しながら、リハビリを

背伸びやしゃがみ込みなどの動作は避ける

人工骨頭《こっとう》置換術後は、脱臼《だっきゅう》を防ぐため、日常生活動作に注意が必要。

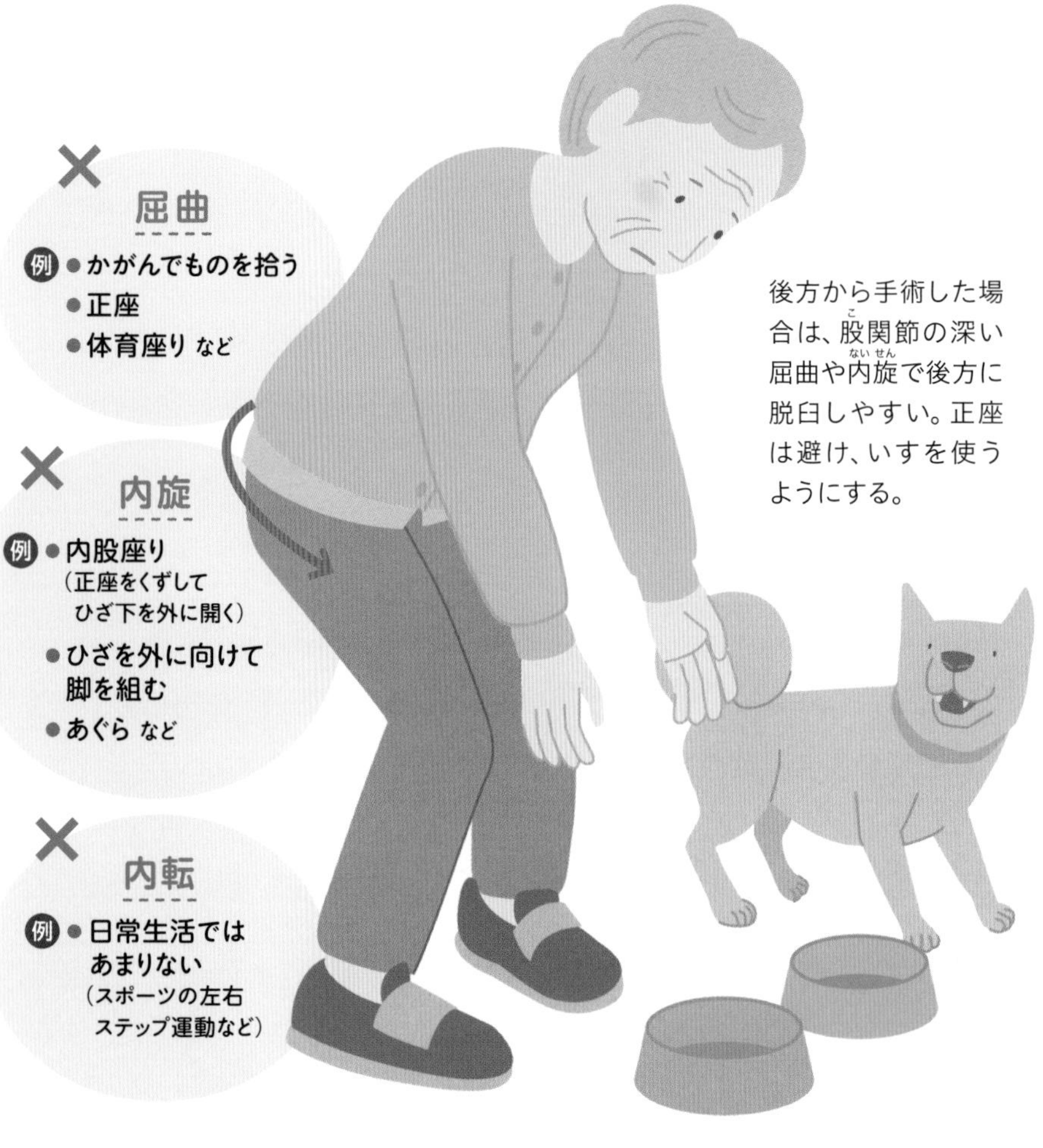

リハビリでの運動時には脱臼しやすい動きに注意

大腿骨《だいたいこつ》骨折治療後のリハビリでは、股《こ》関節脱臼《だっきゅう》に注意する必要があります。

脱臼を起こしやすいのは、人工骨頭《こっとう》置換術を受けた場合。**手術は後方アプローチでおこなわれるため、深い屈曲、内旋《ないせん》などの動きで、後方に抜けやすくなります。**主治医によく確認し、脱臼しにくい動作を覚えておきましょう。

日常生活では、正座やあぐらなどを避けるようにします。そのためには、生活様式を和式から洋式に変えるのが確実です。座卓ではなく、ダイニングテーブルといすで過ごすようにすると、股関節を深く曲げずにすみます。靴や靴下の着脱時も、股関節が深く屈曲しやすいので、いすなどに腰かけておこなうようにします。

転倒リスク評価で、再骨折のリスクを見ておく

		はい	いいえ
1	つまずくことがありますか	1	0
2	手すりにつかまらず、階段の昇り降りができますか	0	1
3	歩く速度が遅くなってきましたか	1	0
4	横断歩道を青のうちにわたりきれますか	0	1
5	1キロメートルくらい続けて歩けますか	0	1
6	片足で5秒くらい立つことができますか	0	1
7	杖をつかっていますか	1	0
8	タオルは固く絞れますか	0	1
9	めまい、ふらつきがありますか	1	0
10	背中が丸くなってきましたか	1	0
11	膝が痛みますか	1	0
12	目が見えにくいですか	1	0
13	耳が聞こえにくいですか	1	0
14	もの忘れが気になりますか	1	0
15	転ばないかと不安になりますか	1	0
16	毎日、お薬を5種類以上飲んでいますか	1	0
17	家の中で歩くとき暗く感じますか	1	0
18	廊下、居間、玄関によけて通るものがおいてありますか	1	0
19	家の中に段差がありますか	1	0
20	階段を使わなくてはなりませんか	1	0
21	生活上、家の近くの急な坂道を歩きますか	1	0
	合計点		点

二次骨折予防のため、転倒リスクをチェック。合計10点以上の場合、リハビリチームが転倒・骨折対策プログラムを検討。

(「介護予防マニュアル(改訂版)」厚生労働省, 2012より引用)

骨粗しょう症の治療も始めて再骨折のリスクを減らす

高齢者の大腿骨骨折では、二次骨折(骨折の再発)にも注意が必要。反対側を骨折することもあれば、同じ側の骨折をくり返すこともあります。**骨粗《こつそ》しょう症の検査を受け、骨密度と骨の質が低下していれば、ビスホスホネート薬などの薬で確実に治療します。**

二次骨折も多くは転倒が原因なので、いかに転倒を防ぐかが肝心です。ただし、転倒を恐れて安静にしているのは逆効果。筋力が低下し、サルコペニア、フレイル(→P142)から寝たきりになるおそれがあります。

転倒予防のためにはまず、リスクを正しく評価すること。上記のチェックリストで高リスクと判断されれば、対策が必須です。住宅改修で段差をなくしたり、階段や浴室に手すりをつけるだけでも、転倒リスクを低くすることができます。すべって転倒しないよう、室内でもリハビリシューズを履いて過ごすといいでしょう。

自宅でできるリハビリ▼片脚立ち

バランス感覚を高め、再転倒を防ぐ

術直後から荷重OK。早めに歩行を始める

体がふらついても支えられるよう、介助者はすぐそばに立つようにする。

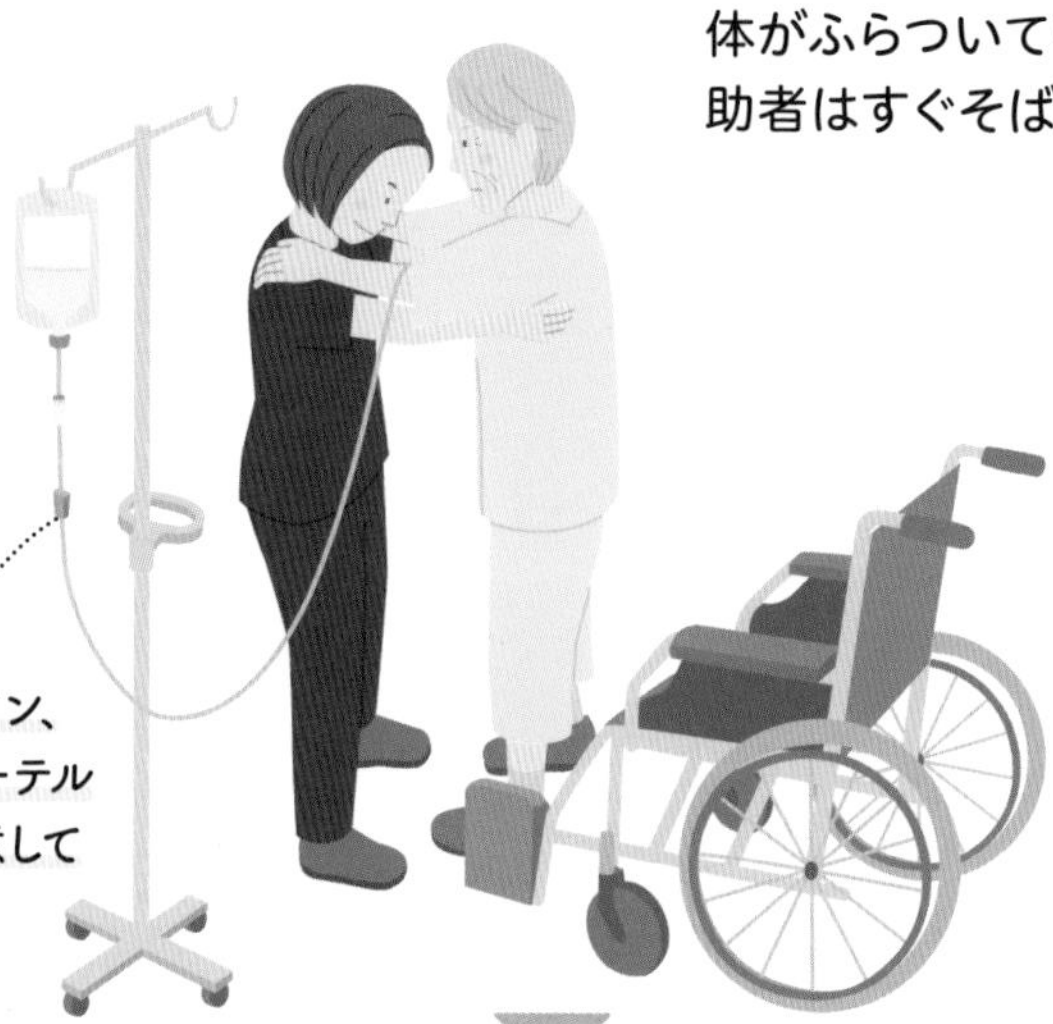

つかまり立ち

介助者に体重を預けてもらい、ベッドや車いすから立《りつ》位《い》へ。合併症予防のためにも、できれば手術翌日から。

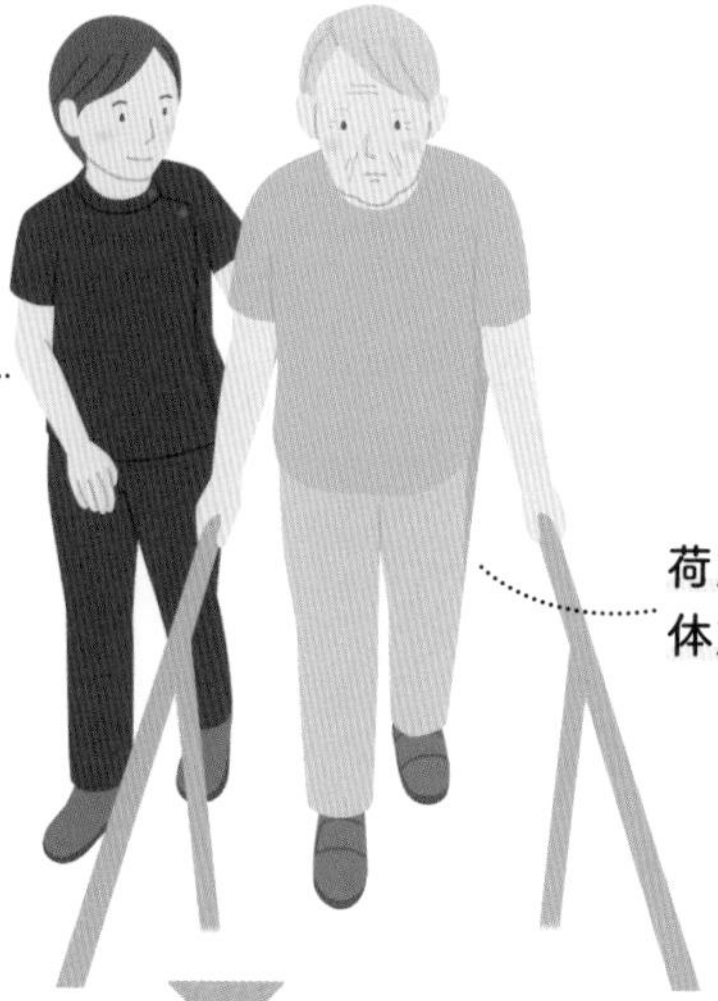

平行棒内歩行

骨接合術の術後で荷重制限がある場合は、平行棒内で体重計を使って、適切な荷重量を確認してから歩く。

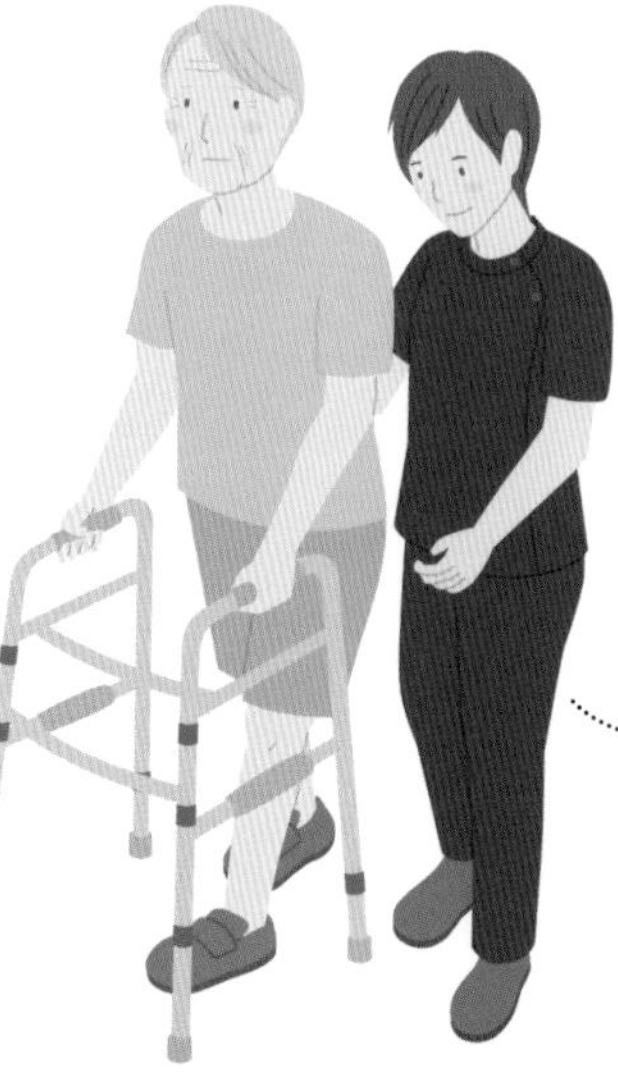

歩行器歩行

転倒防止になり、手術部位への荷重も減らせる。骨折で生じた歩行への恐怖心を減らすのにも有用。

退院後も、片脚立ちで脚の筋力を鍛える

術前のADL(日常生活動作)を目標に、
バランス能力を高め、筋力を向上させていく。

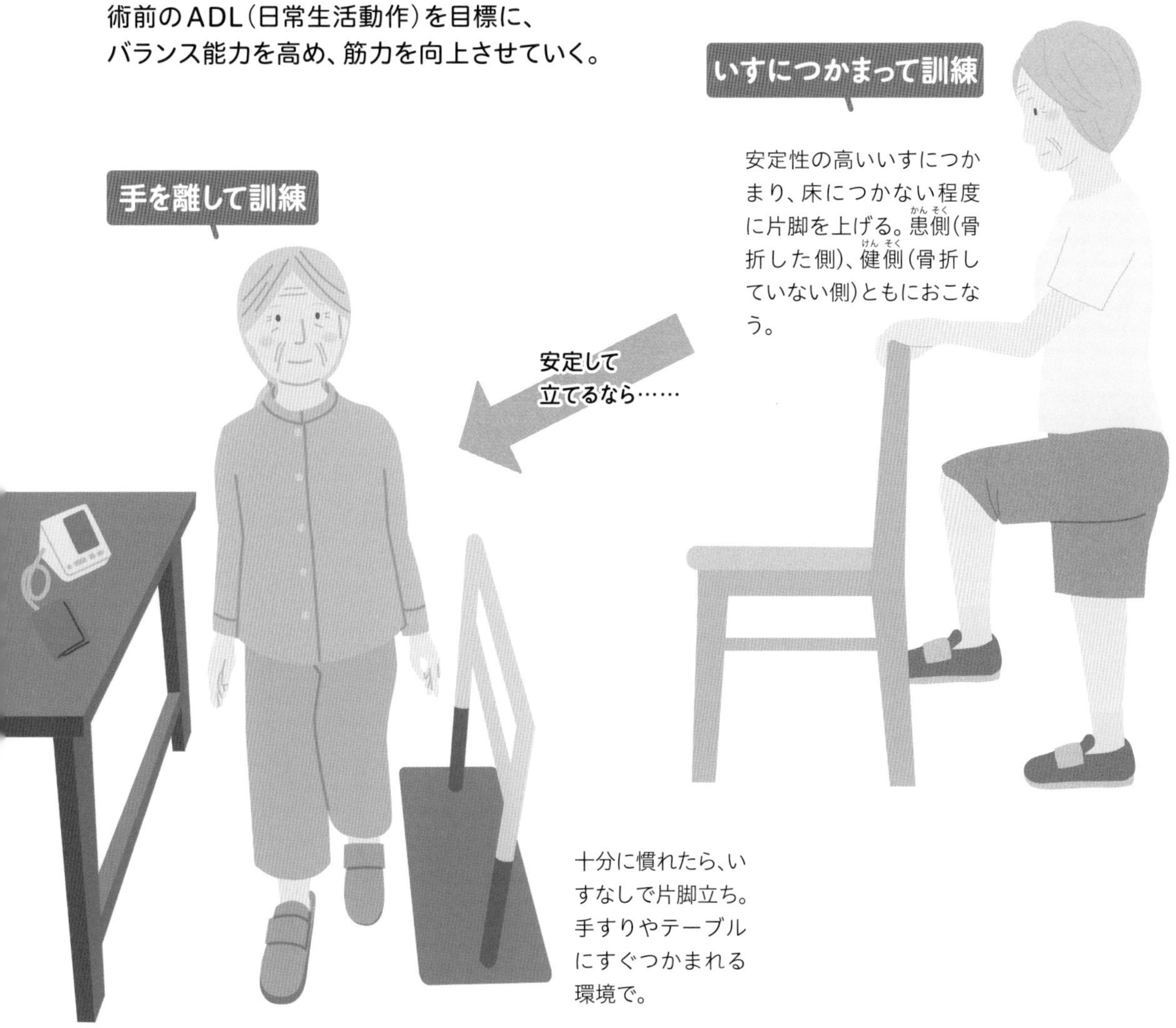

下肢の筋力をできるだけ高め、転倒しにくい体をめざす

大腿骨《だいたいこつ》骨折の手術後は、多くの場合、翌日から全荷重が可能になるので、すぐに立位《りつい》訓練が始まります。**つかまり立ちができれば、歩行訓練へと順調に進むことができます。**痛みがあるとリハビリが遅れてしまうことがあるため、痛み止めを適切に使って進めます。

　二次骨折を起こさないように、転倒を防ぐことも大切。そのためには、筋力強化や関節可動域の拡大に加え、バランス能力を高める訓練を積極的におこないます。病院でも自宅でも簡単におこなえるのが、片脚立ちです。

　大腿骨骨折術後の人を対象に、一般的なリハビリ実施群と、バランス訓練を加えたリハビリの実施群を比較した研究もあります(Monticone M et al., 2018)。**バランス訓練を加えたほうが、身体機能、バランス能力、ADLの回復に効果的と実証されました。**

大腿骨骨折

自宅でできるリハビリ ▼ 杖歩行訓練

杖の使いかたが、自己流にならないように

持ちもののように杖をぶら下げて歩いていない？

一度骨折すると、転倒への不安から歩かなくなる人がいます。これでは回復が見込めず、寝たきりになるおそれも。積極的に歩くことが大切です。その不安を解消し、股《こ》関節を守ってくれるのが「杖」です。**健側《けんそく》（骨折のない側）で杖をつくと、患側《かんそく》（骨折した側）の股関節への荷重が減ります。支持基底面が広くなり、歩行も安定します。**

こうした杖の効果は、正しく使うことで得られるもの。**ところが、杖にきちんと荷重できていなかったり、杖を出すタイミングが間違っている人が多いのです。**股関節を守り、転倒を防ぐためにも、正しい杖歩行の習得を。高齢者ではとくに、確実に覚えるまで練習する必要があります。

二次骨折は避けたい。でも、歩かないのも危険！

大腿骨《だいたいこつ》骨折を起こした人は、二次骨折を防ぐためにも、歩いて筋力をつける必要がある。

サルコペニア／フレイルのリスク

サルコペニアの基準

歩行速度低下

1秒当たり
0.8m以下

筋力低下

男性 <7.0kg/m^2
女性 <5.7kg/m^2(BIA)
<5.4kg/m^2(DXA)

加齢により筋肉量も筋力も低下した状態。歩行速度も低下する。

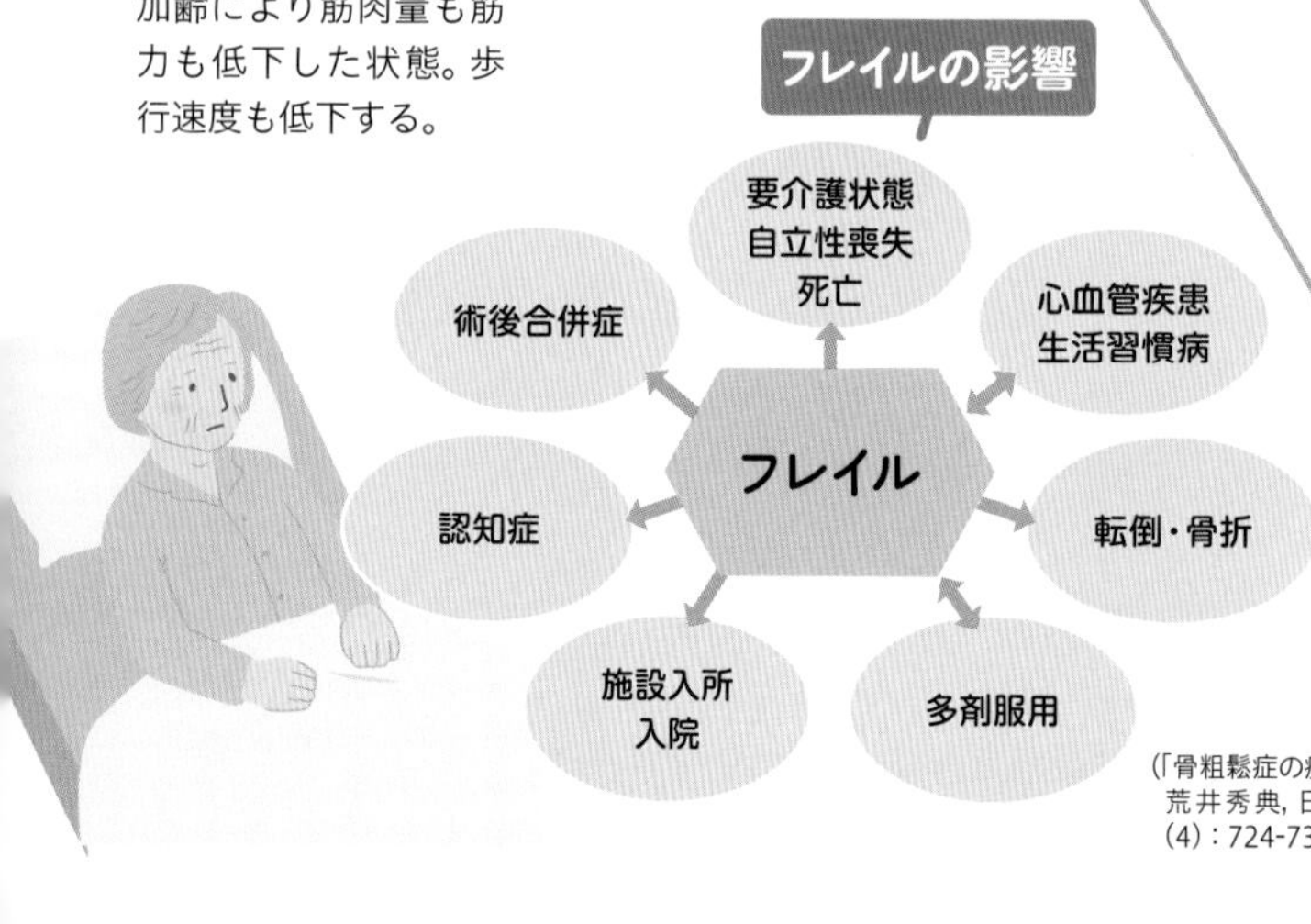

加齢で心身が脆弱《ぜいじゃく》になるのが、フレイル。要介護にも陥りやすく、転倒リスクも高い。

（「骨粗鬆症の疫学とサルコペニア・フレイル」荒井秀典, 日本内科学会雑誌 vol.111 (4)：724-731, 2022より引用）

二次骨折のリスク

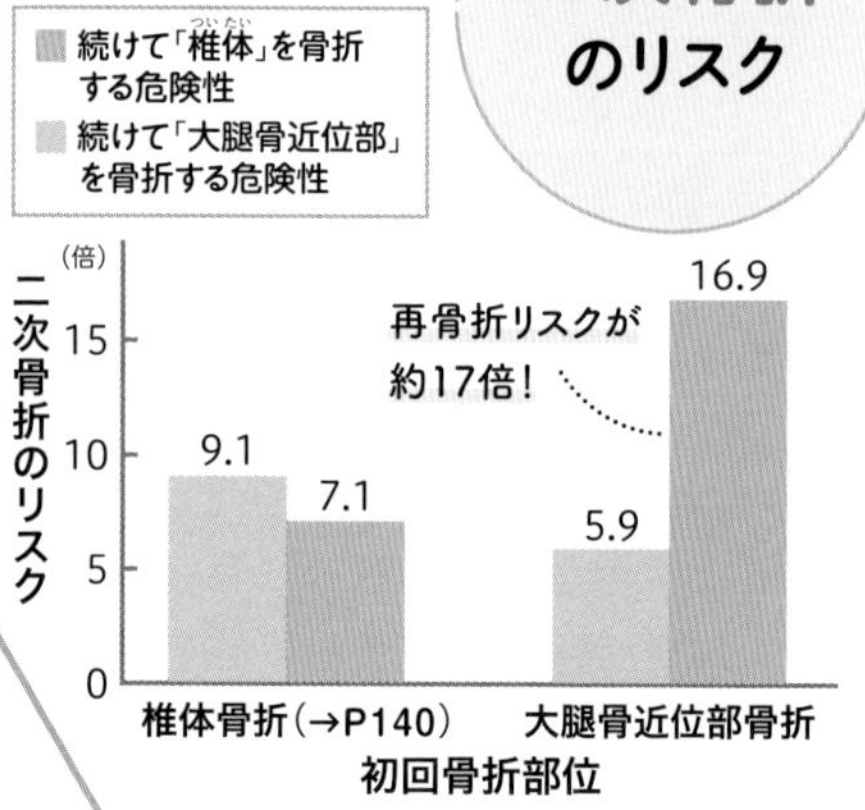

骨折経験がない人に比べ、骨折リスクは約17倍も高い。とくに2年以内がもっとも危険。

（「Fracture risk following an osteoporotic fracture.」Johnell O et al., Osteoporosis International vol.15 (3)：175-179, 2004より引用）

不安定な人はまず三動作。家でも外でも練習を

術後早期やもともとのADL（日常生活動作）が低い高齢者では、三動作歩行が勧められる。

基本の杖歩行

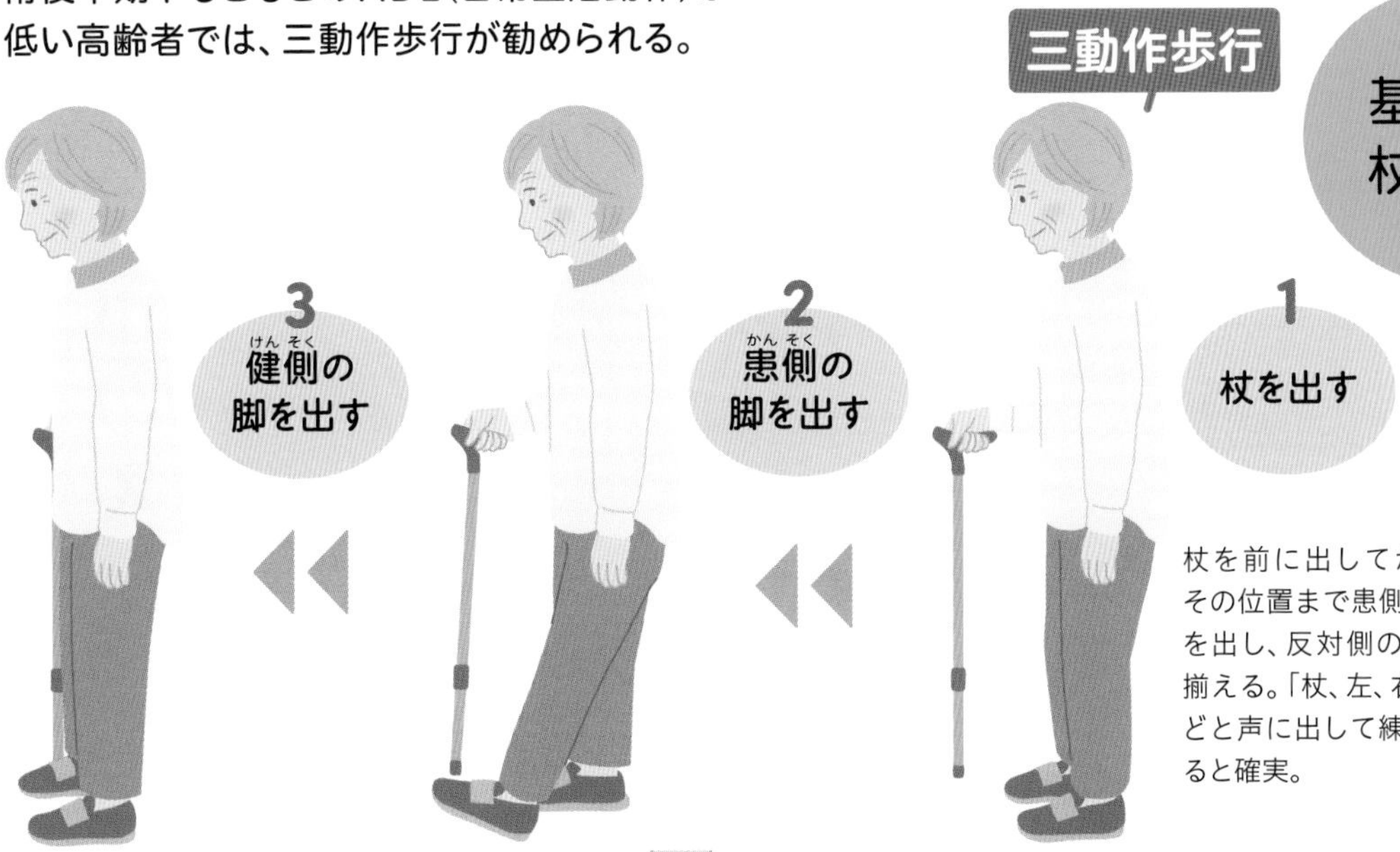

杖を前に出してから、その位置まで患側の脚を出し、反対側の脚も揃える。「杖、左、右」などと声に出して練習すると確実。

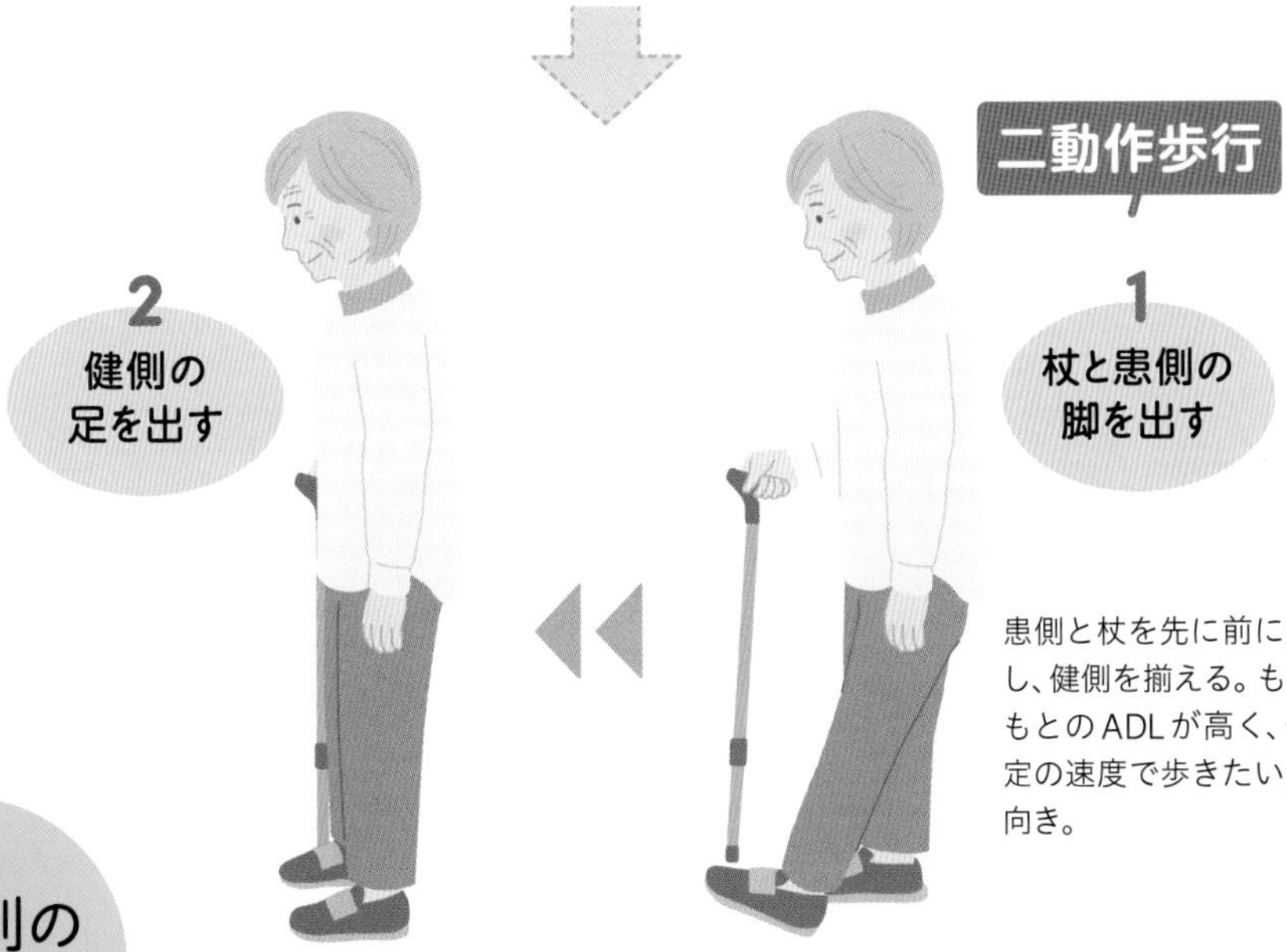

患側と杖を先に前に出し、健側を揃える。もともとのADLが高く、一定の速度で歩きたい人向き。

状況別の歩行法

生活のための室内移動

➡ 手すりや歩行器を使う

転倒の大多数は自宅で発生。浴室や階段などに手すりをつけるほか、歩行器や杖を使う習慣をつけると、自宅での活動量も保てる。

段差など障害物があるとき

➡ 杖を先に出すのが原則

杖歩行で障害物を越えるには、まず杖を出し、その次に患側、次に健側の脚を出す。神社などの敷居をまたぐときもこの方法で。

雪や土などで不安定なとき

➡ 地域事情にあわせて練習

多点杖（→P51）を使うなどして安定性を高める。雪道、砂利道など、生活圏の路面状況に応じ、介助者同伴で練習しておくといい。

自宅でできるリハビリ▼大腿四頭筋訓練

毎日のスクワットで、効率よく筋力アップ

いすを使ったスクワットなら、転倒リスクも低い

普通のスクワットができない人でも、
無理なくできる。

1 ダイニングチェアに浅く腰かける

テーブルといすの距離をあけた状態で、いすに浅く腰かけ、脚を軽く開く。

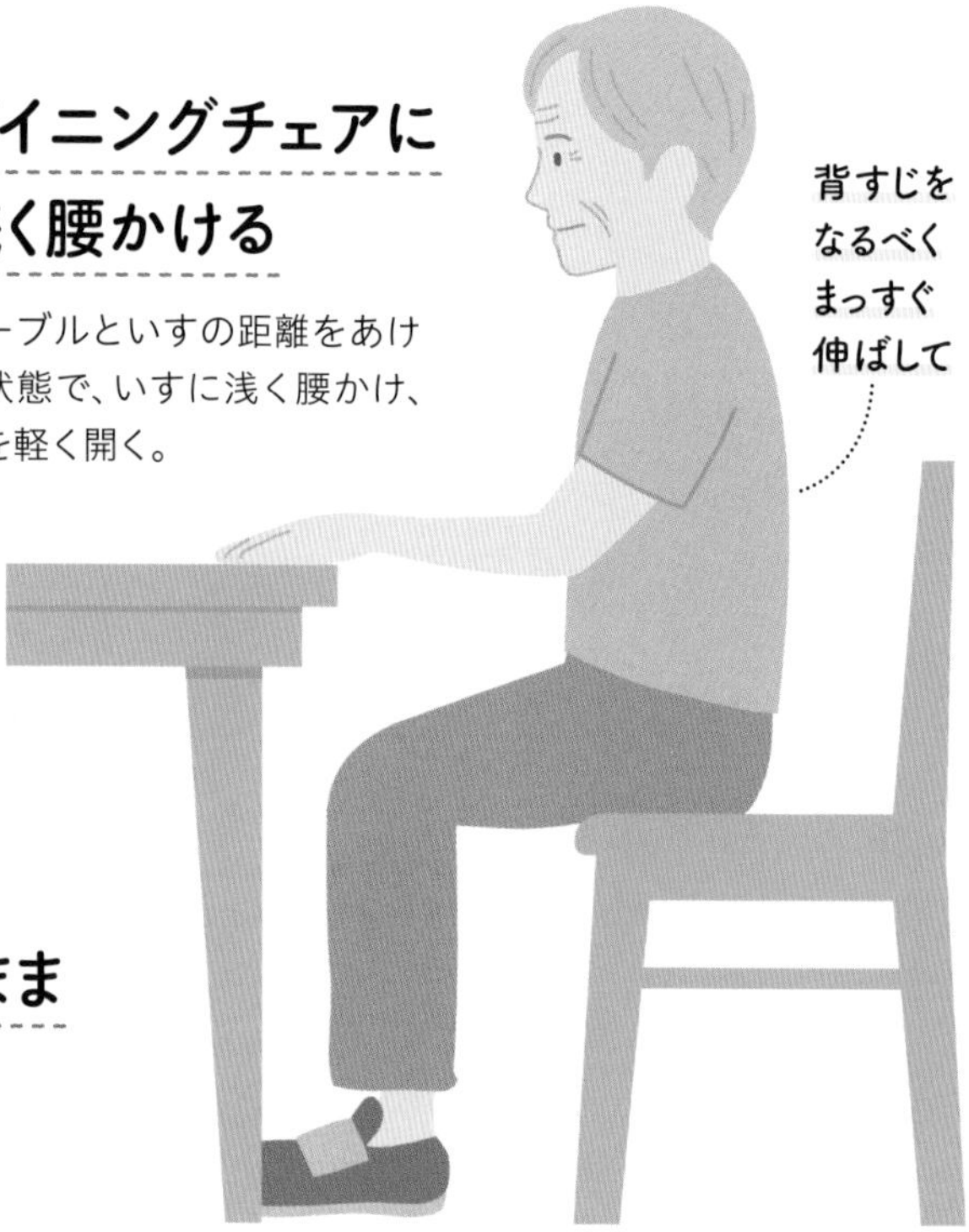

2 手をついたまま立ち上がる

手をついた状態でゆっくりと立ち上がる。次にゆっくりと腰を下ろし、もとの姿勢に戻す。

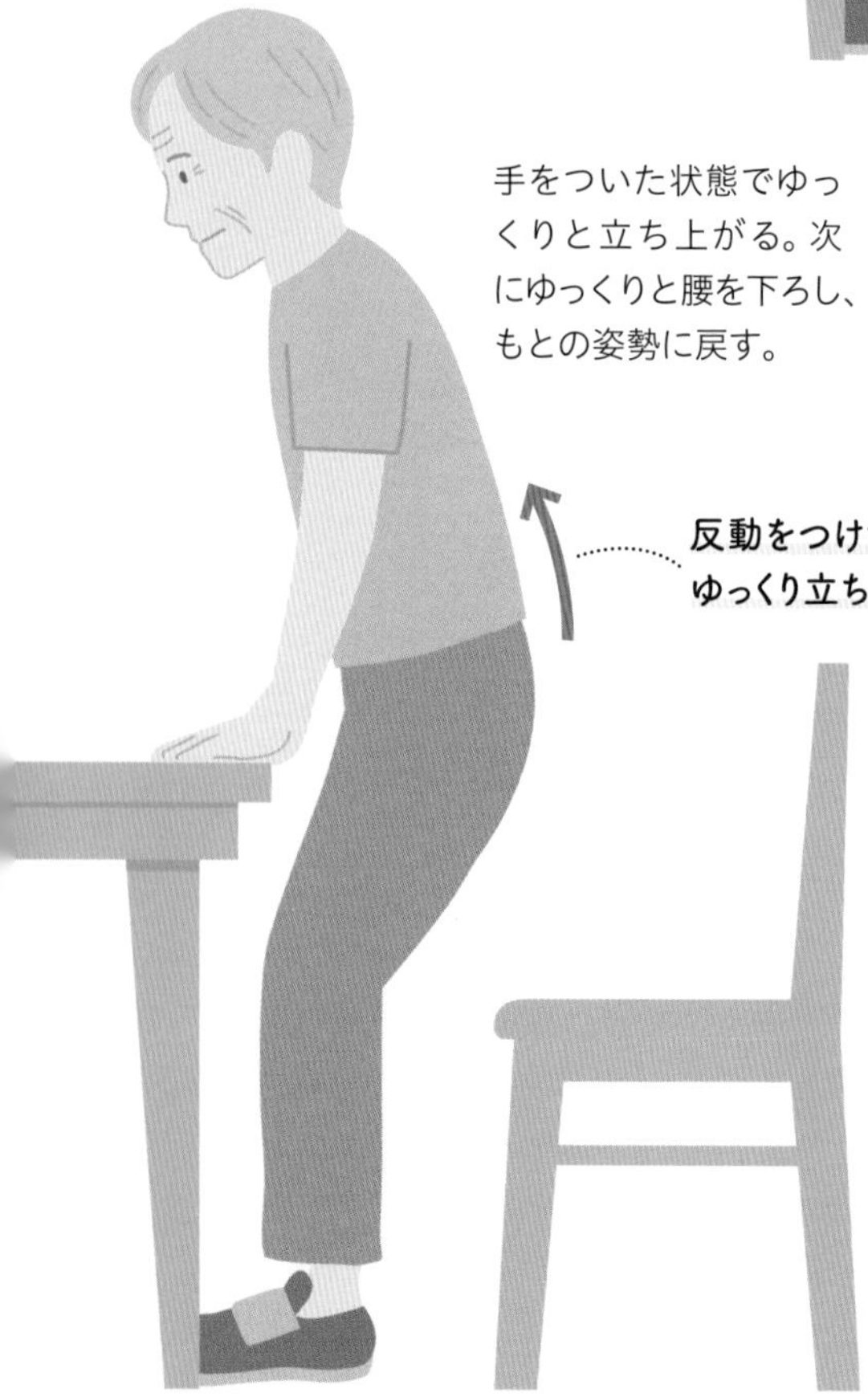

回数のめやす

10回
くり返す
▼
1日2〜3セット
おこなう

ココに効く！

ひざ関節の伸展、股《こ》関節の屈曲などにかかわる。立ち上がりなどの起居動作にも不可欠。

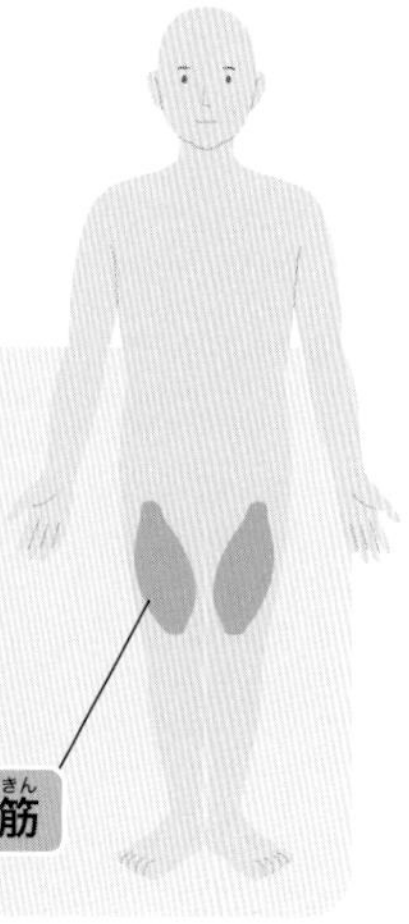

テレビ視聴時など、〝ながら〟トレーニングもおすすめ

テレビを見たり新聞を読んだりしているときも、脚を上下に動かすことで大腿四頭筋を鍛えられる。

回数のめやす
左右各10回 くり返す
▼
1日2〜3回 おこなう

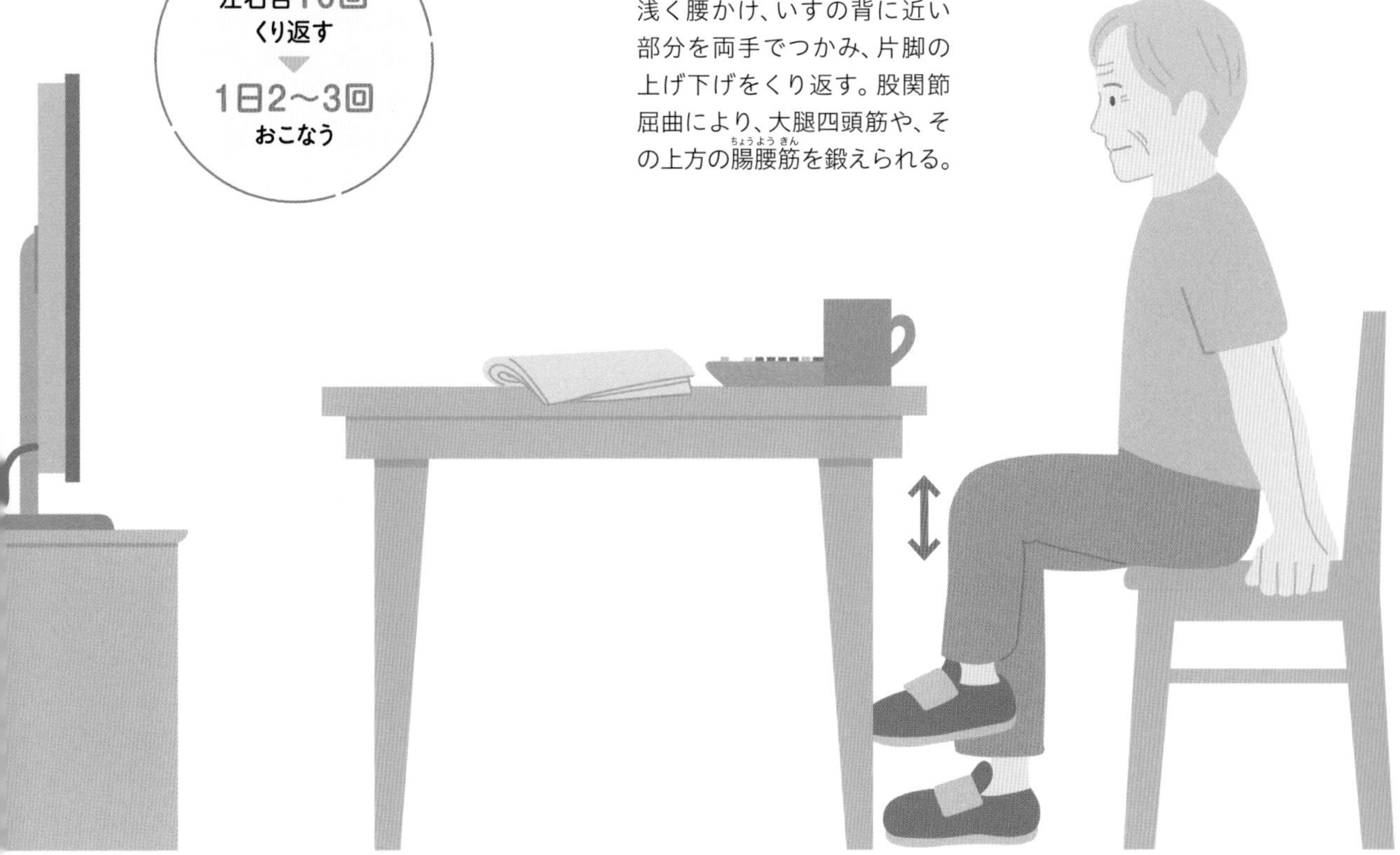

浅く腰かけ、いすの背に近い部分を両手でつかみ、片脚の上げ下げをくり返す。股関節屈曲により、大腿四頭筋や、その上方の腸腰筋《ちょうようきん》を鍛えられる。

太ももの筋トレで、転びにくい体をつくる！

二次骨折を起こさないためには転倒予防が大切です。そのためには、大腿四頭《だいたいしとう》筋《きん》をはじめとする下肢《かし》の筋力増強をはかります。筋力を強くすることで、転びにくい体にしておくのです。

自宅でできる運動で、もっとも効果的なのがスクワット。ひざ関節を伸展させるときに、大腿四頭筋が大きく収縮し、高いトレーニング効果が得られます。股《こ》関節の伸展もともなうので、おしりにある大殿筋《だいでんきん》や、太もも背面のハムストリングスの強化にも効果的。下肢全体を強化できます。高齢者や手術後の人にとっては、転倒がもっとも懸念されますが、安定性の高いいすやテーブルを使えば、リスクを大きく軽減できます。

やりかたで注意したいのは、立った姿勢から腰を下ろすとき、いすにストンと座ってしまわないこと。ゆっくりと腰を下ろし、大腿四頭筋に負荷がかかるのを感じながらおこないましょう。

自宅でできるリハビリ▼殿筋群訓練

歩行に欠かせない、おしりの筋肉を鍛える

中殿筋と大殿筋、両方のトレーニングを習慣に

立ったり歩いたりする動きには、中殿筋《ちゅうでんきん》と大殿筋《だいでんきん》両方の筋力が必要。

中殿筋トレーニング

1 健側《けんそく》の脚を下にして、横向きに寝そべる

下側のひざとひじを曲げておくと、横向きでも体が安定しやすい。

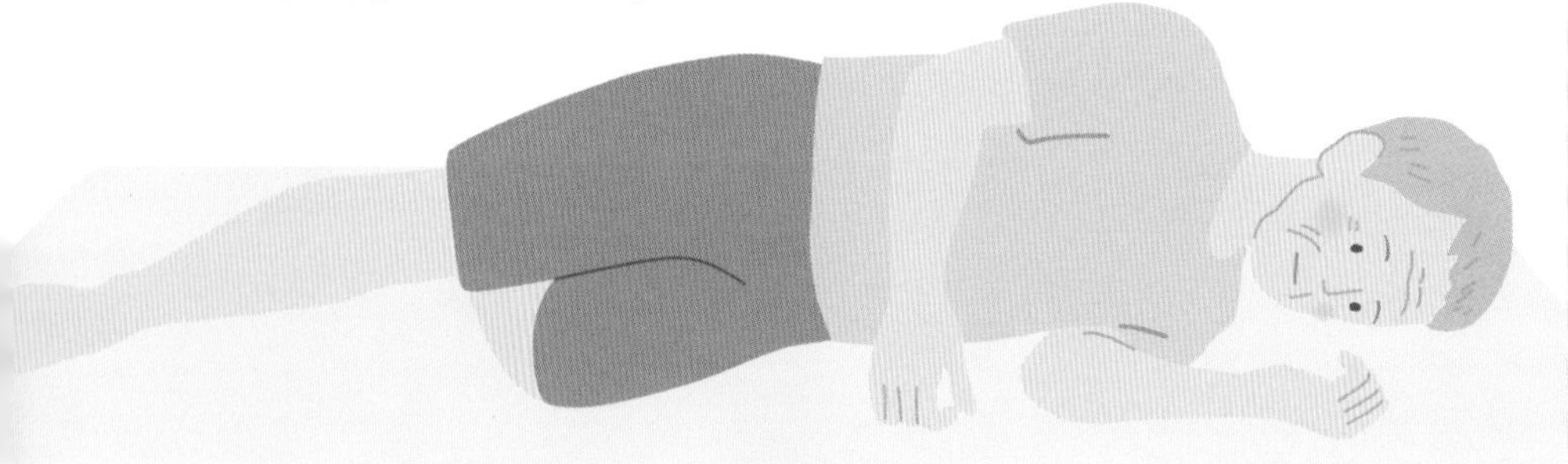

2 上側の脚を引き上げる

上げられる範囲までゆっくりと上げる。5秒間キープしてからゆっくり下ろす。

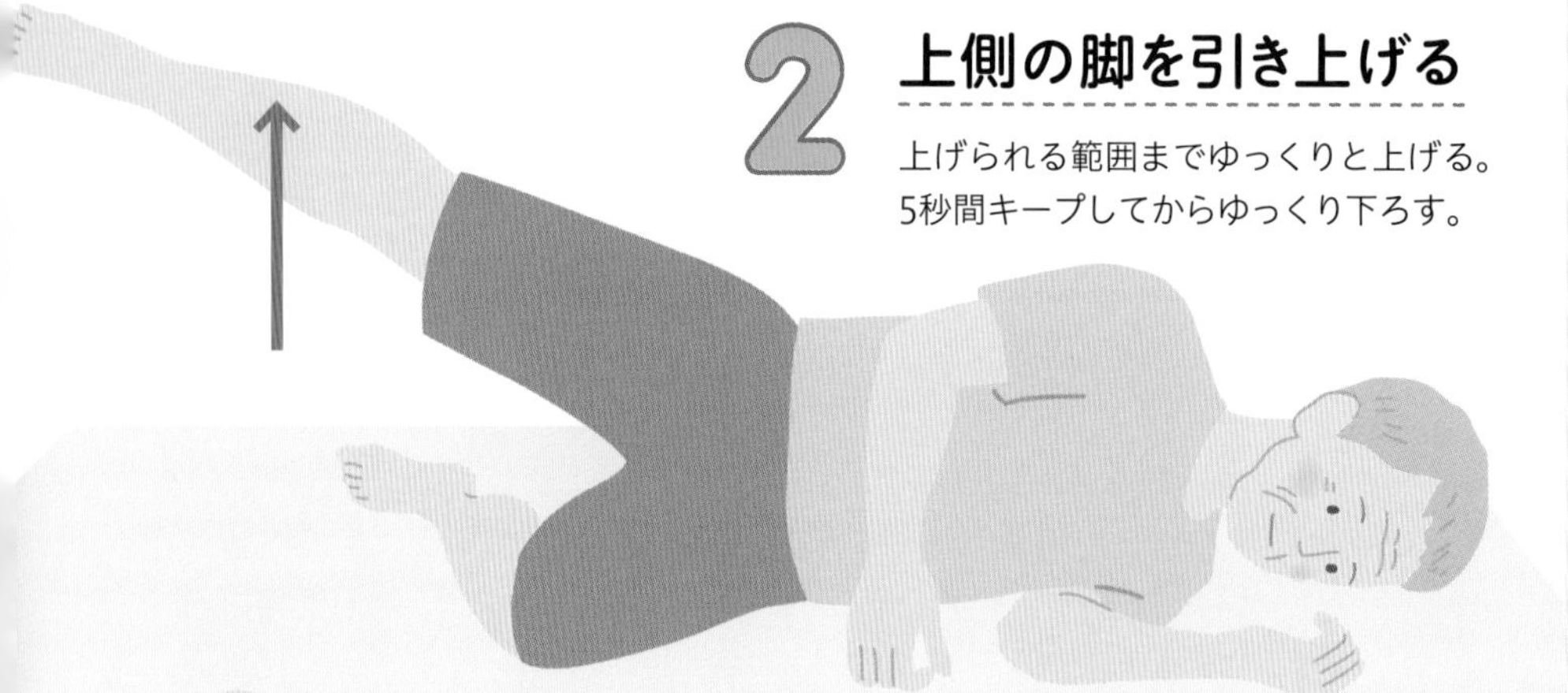

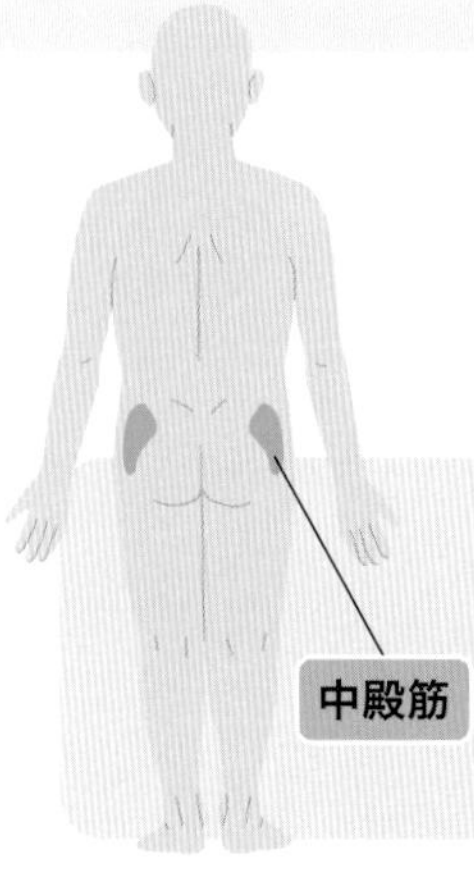

ココに効く！

おしりの外側上部にあり、股《こ》関節の外転（外に開く動き）にかかっている。

回数のめやす

脚を上げて
5秒間キープ
反対側も同様に
▼
1日10セットを
めやすにおこなう

大殿筋トレーニング

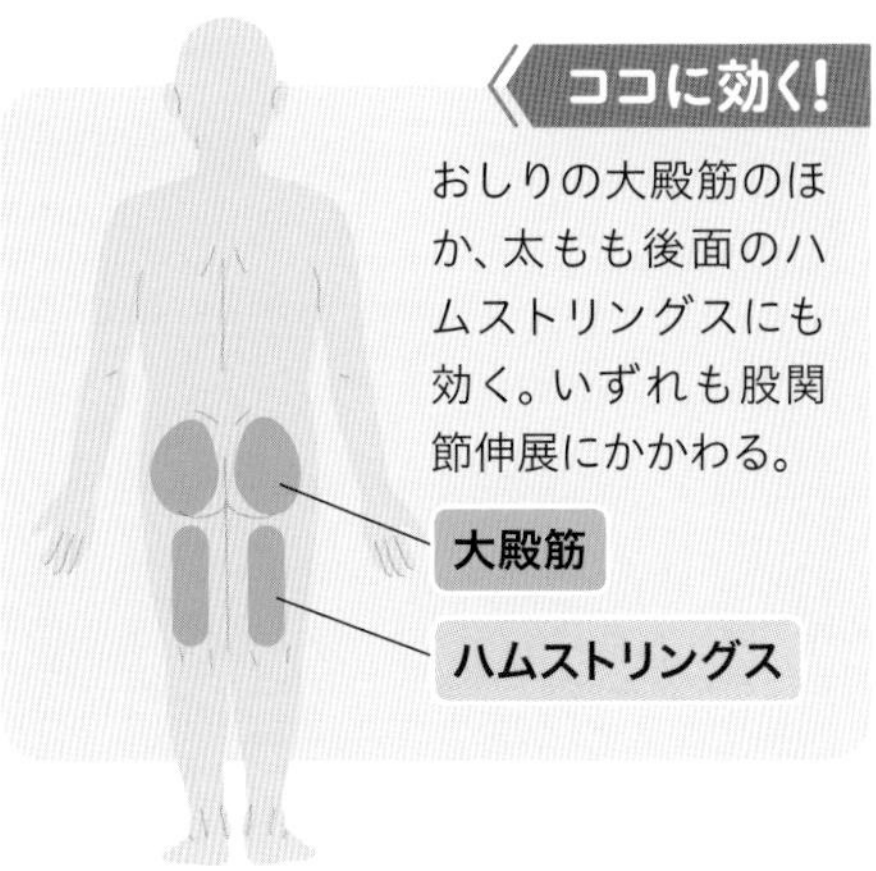

ココに効く！

おしりの大殿筋のほか、太もも後面のハムストリングスにも効く。いずれも股関節伸展にかかわる。

回数のめやす

5〜10回くり返す

1日2セットをめやすにおこなう

あおむけに寝て両ひざを立てた姿勢から、おしりをゆっくり上げていく。そのまま5秒間キープ。

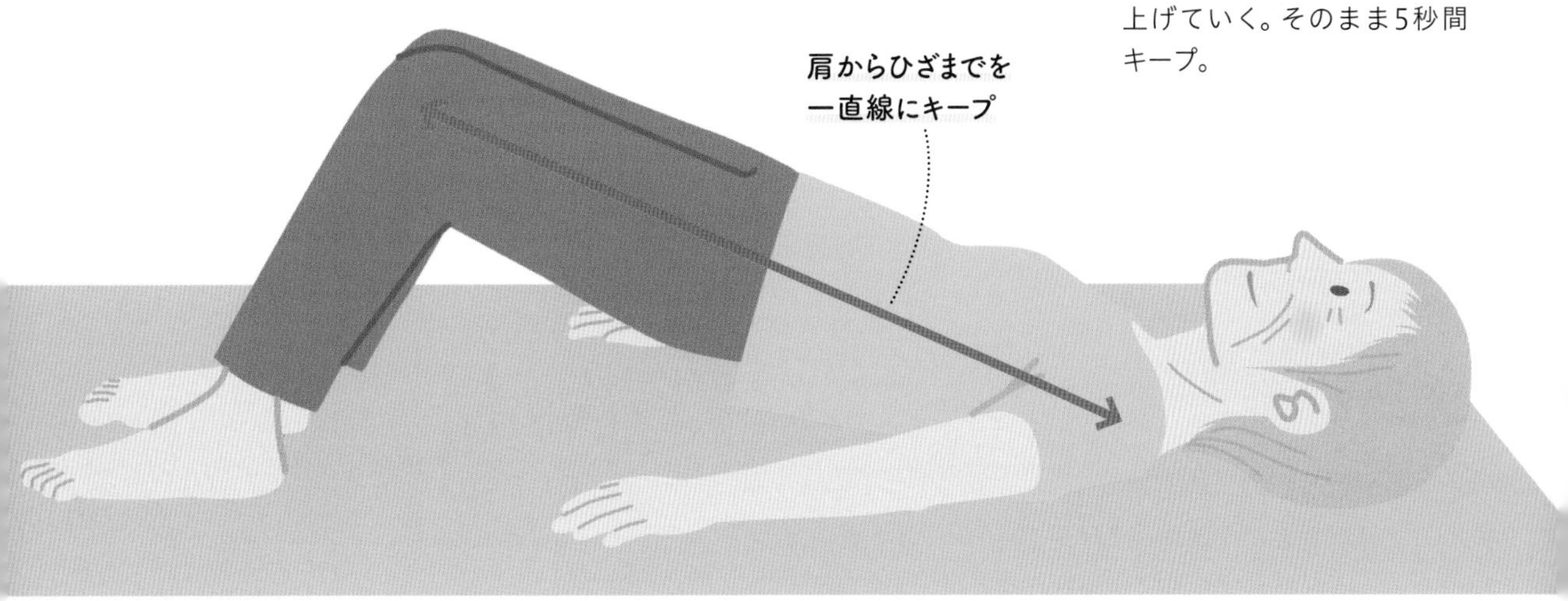

股関節が拘縮しないよう、可動域訓練もあわせておこなう

人間が立つためには股《こ》関節を伸展させておく必要があり、大殿筋《だいでんきん》がその動きを支えています。歩行時には一時的に片脚立ちになりますが、このときは中殿筋《ちゅうでんきん》の力で、脚を上げている側の骨盤を支えます。つまり立って歩くには、殿筋群の筋力が十分機能していなくてはなりません。**手術を受けて退院した後も、殿筋群のトレーニングを自宅で継続していきます。**

また手術後には、手術の影響で関節可動域がせばまることがあります。骨《こつ》粗《そ》しょう症が進んだ高齢者、認知症がある高齢者では、いつの間にか骨折していたという例もあり、手術までの期間があくことも。安静にしていることで関節に拘縮《こうしゅく》が生じやすく、関節可動域が制限されます。

こうした関節可動域制限で、リハビリが滞りやすくなりますし、転倒のリスクも高まります。病院で指導を受け、P122のような可動域訓練も、あわせておこないましょう。

生活に支障をきたすときは、手術を検討

腰部脊柱管狭窄症で、腰痛やしびれが起きる

加齢により脊椎《せきつい》、椎間板《ついかんばん》、靭帯が変形して脊柱管がせまくなる。

腰痛の原因

椎体の後ろ側の脊柱管がせまくなると、なかを通る神経が圧迫され、痛みや下肢《かし》のしびれが生じる。

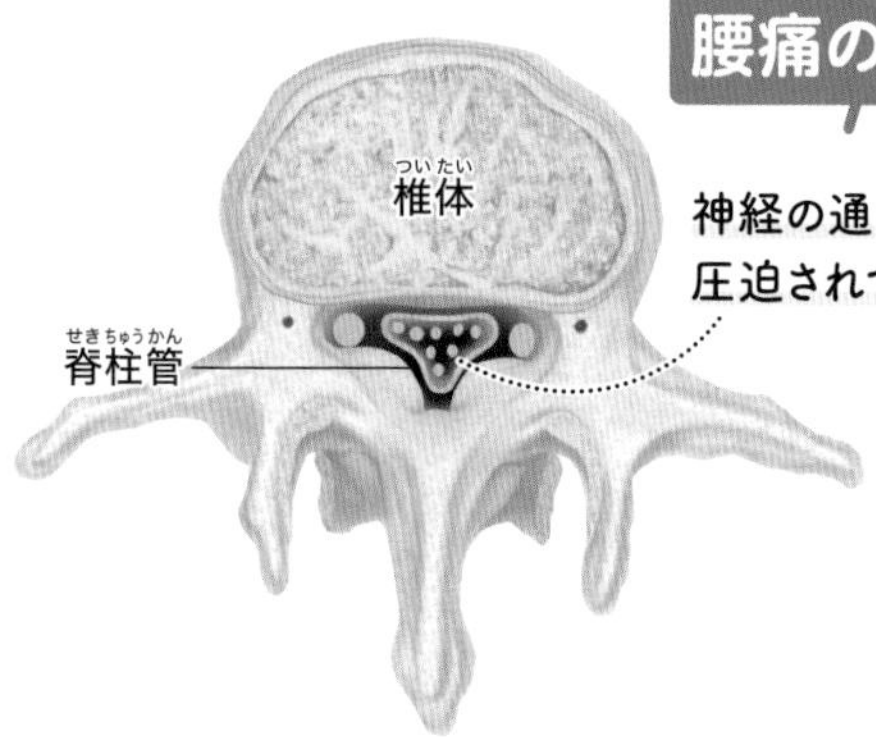

スコアで評価（JOAスコア）

Ⅰ 自覚症状 （9点）

A 腰痛に関して

- a まったく腰痛はない……3
- b ときに軽い腰痛がある……2
- c 常に腰痛があるか、あるいはときにかなりの腰痛がある……1
- d 常に激しい腰痛がある……0

B 下肢痛《かしつう》およびしびれに関して

- a まったく下肢痛、しびれがない……3
- b ときに軽い下肢痛、しびれがある……2
- c 常に下肢痛、しびれがあるかときにかなりの下肢痛、しびれがある……1
- d 常に激しい下肢痛、しびれがある……0

C 歩行能力について

- a まったく正常に歩行が可能……3
- b 500m以上歩行が可能であるが疼痛《とうつう》、しびれ、脱力を生じる……2
- c 500m以下の歩行で疼痛、しびれ、脱力を生じ、歩けない……1
- d 100m以下の歩行で疼痛、しびれ、脱力を生じ、歩けない……0

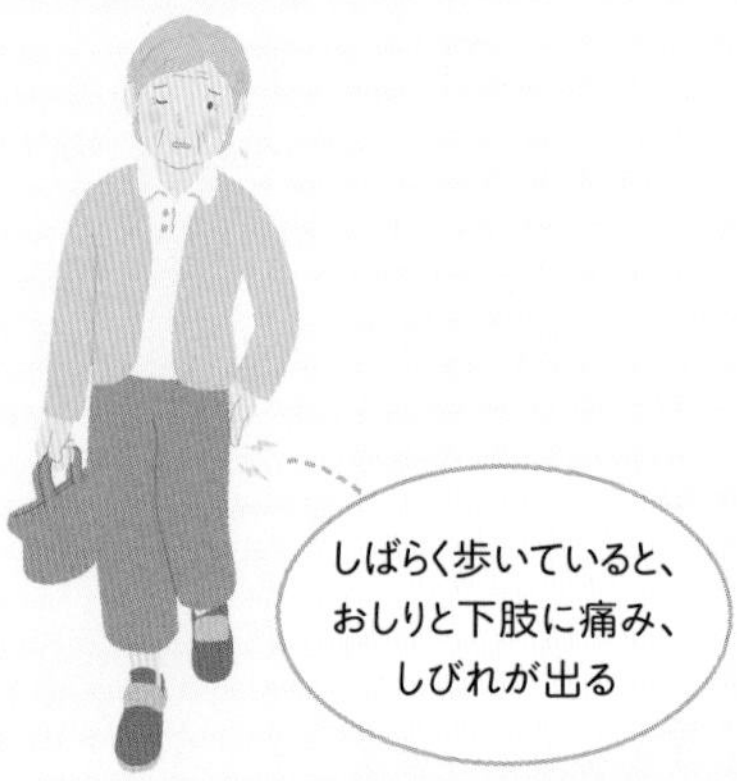

Ⅱ 他覚所見 （6点）

A SLR*（tight hamstringを含む）

- a 正常……2
- b 30〜70°……1
- c 30°未満……0

B 知覚

- a 正常……2
- b 軽度の知覚障害（患者自身が認識しない程度のもの）を有する……1
- c 明白な知覚障害（知覚の完全脱失、あるいはこれに近いもので、患者自身も明らかに認識しているものをいう）を有する……0

C 筋力

- a 正常……2
- b 軽度の筋力低下（筋力4程度）……1
- c 明らかな筋力低下（筋力3以下）……0

Ⅲ 日常生活動作 （14点）

	非常に困難	やや困難	容易
a 寝返り動作	0	1	2
b 立ち上がり動作	0	1	2
c 洗顔動作	0	1	2
d 中腰姿勢または立位《りつい》の持続	0	1	2
e 長時間座位《ざい》（1時間ぐらい）	0	1	2
f 重量物の挙上または保持	0	1	2
g 歩行	0	1	2

Ⅳ 膀胱《ぼうこう》機能 （−6点）

- a 正常……0
- b 軽度の排尿困難（頻尿、排尿遅延、残尿感）……−3
- c 高度の排尿困難（失禁、尿閉《にょうへい》）……−6

注：尿路疾患による排尿障害を除外する

計　　　点

自覚症状、他覚所見、日常生活動作、膀胱機能について29点満点で評価。点数が少ないほど症状が重い。

＊SLR…あおむけでの下肢伸展挙上時の角度、痛みの有無を見るテスト
（「腰椎疾患治療成績判定基準委員会」井上駿一, 日本整形外科学会雑誌 vol.60(3)：905-911, 1986より引用）

手術を受けた後も、腰痛が生じにくい生活を

軽い運動でよいので続けることが大事。腰を傷める姿勢や動作には注意。

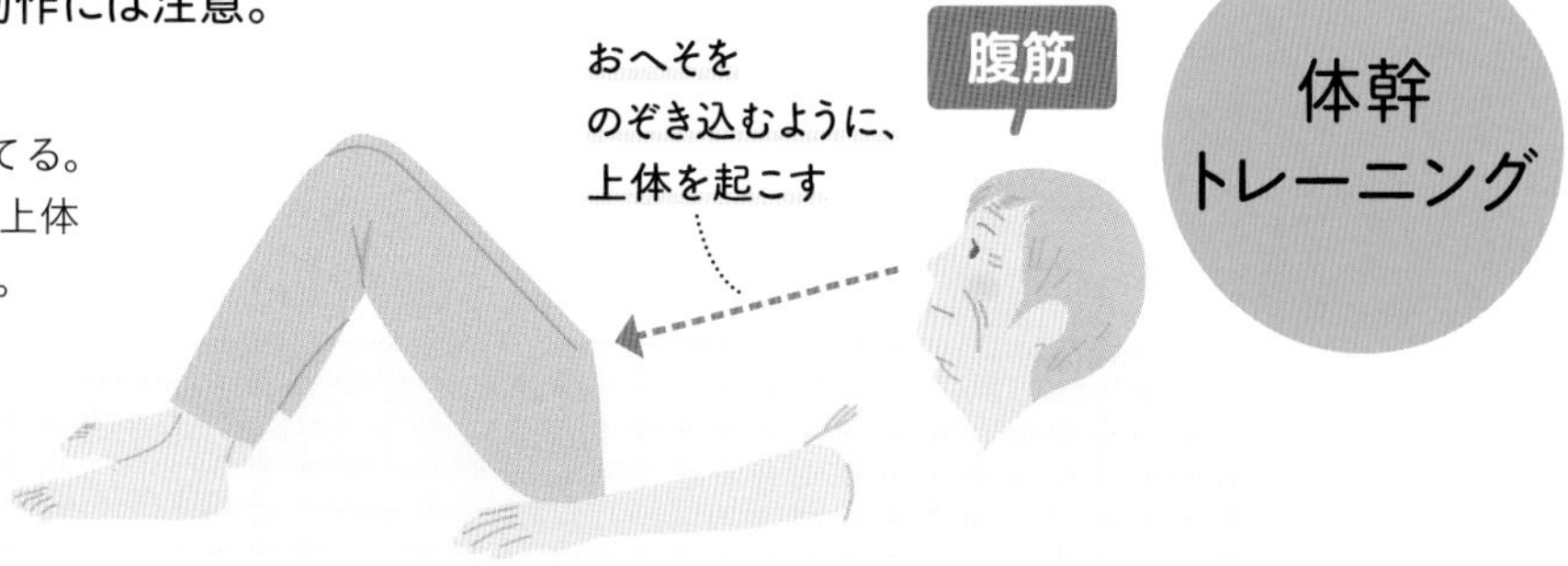

あおむけになりひざを立てる。おへそをのぞき込むように上体を起こし、5〜10秒間キープ。

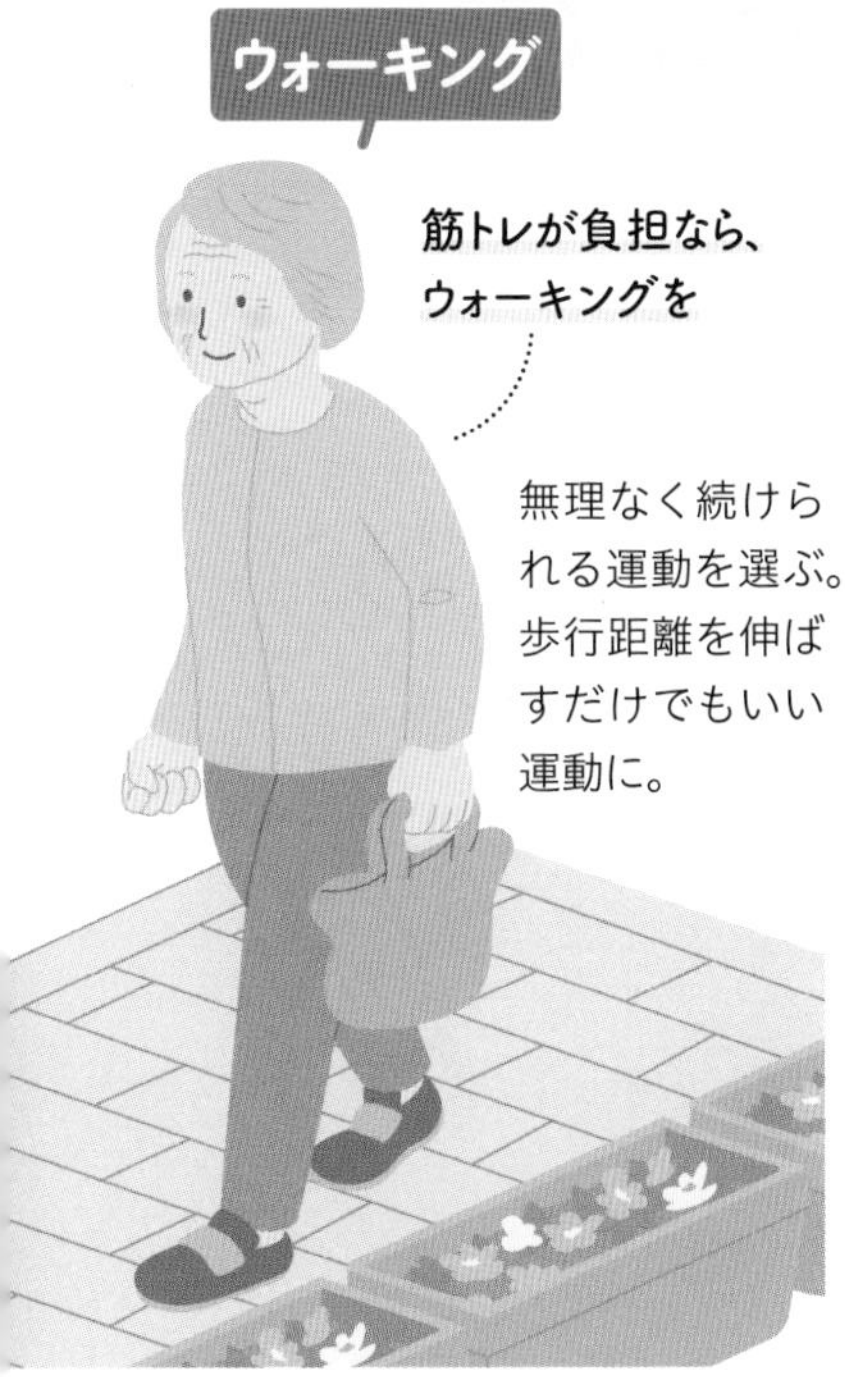

無理なく続けられる運動を選ぶ。歩行距離を伸ばすだけでもいい運動に。

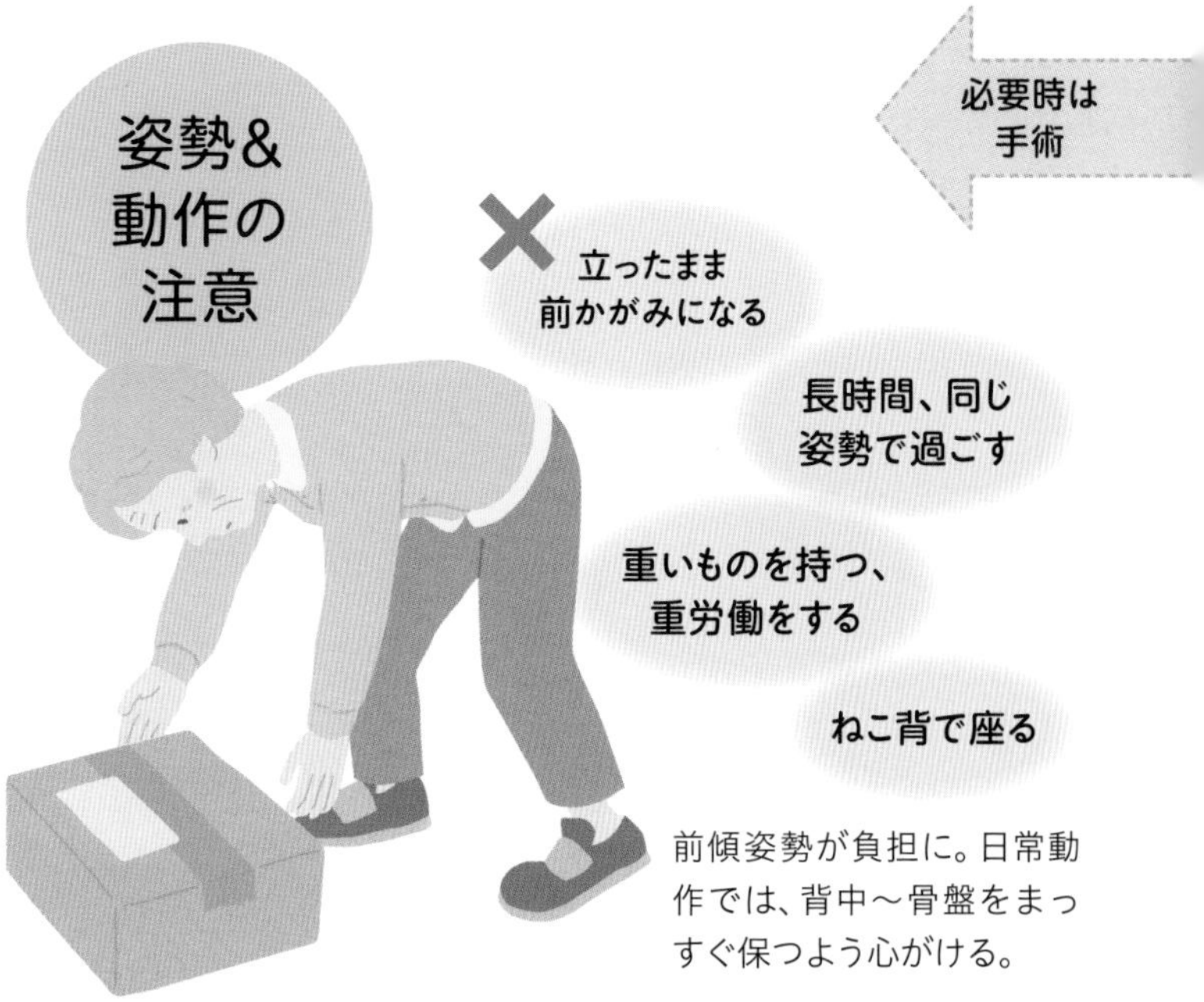

前傾姿勢が負担に。日常動作では、背中〜骨盤をまっすぐ保つよう心がける。

筋力低下や神経因性膀胱は、手術が必要なサイン

腰痛の原因となる病気は数多くありますが、高齢者では腰部《ようぶ》脊柱管狭窄症《せきちゅうかんきょうさくしょう》による腰痛がよく見られます。**脊柱管のなかを通る神経が圧迫されることで、腰痛や下肢《かし》のしびれなどの症状が現れます。**

症状が腰痛だけなら、まずは保存療法を。保存療法で痛みが抑えられない場合、神経症状が現れている場合は、手術の対象となることがあります。神経症状がしびれだけなら手術にならないこともありますが、神経の圧迫により下肢筋力低下や排尿障害などが起きている場合、それらの症状で日常生活に支障をきたしている場合には、手術を検討します。

保存療法では、運動療法などのリハビリが重要。腰を反らせると、脊柱管の狭窄が強まるので、そうした姿勢を避けながら運動をおこないます。**腰椎《ようつい》の安定性を高めるため、上図の体幹トレーニングや、下肢筋力トレーニング（→P134〜）を毎日おこないます。**

圧迫骨折

コルセットを正しく使用。体幹筋も鍛える

骨粗しょう症が原因で、背骨の圧迫骨折が起こる

骨が弱っていると、気づかないうちに骨折していることもある。

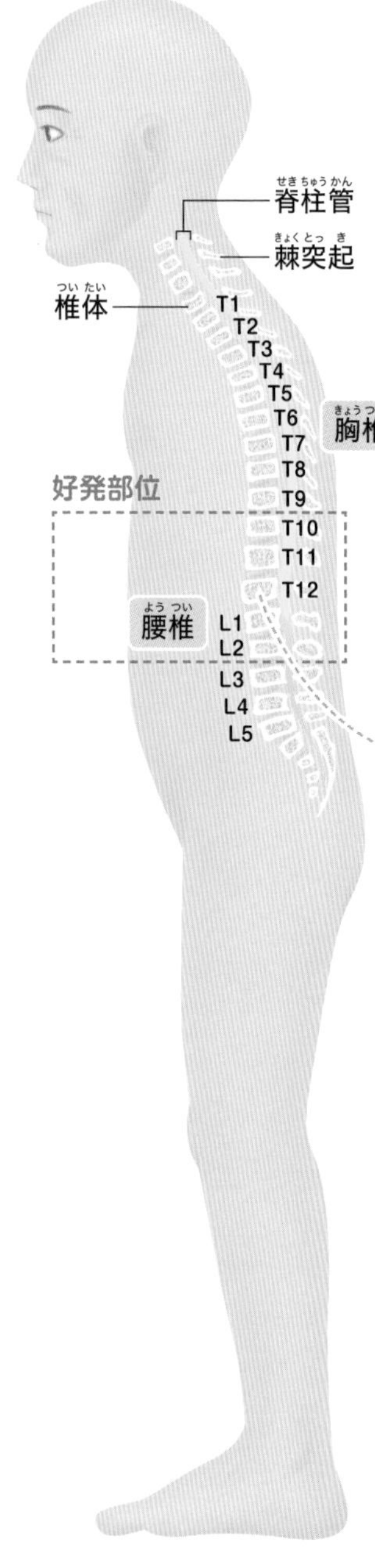

骨粗《こつそ》しょう症

骨密度の低下や骨質の劣化により、骨が脆弱《ぜいじゃく》になる病気。

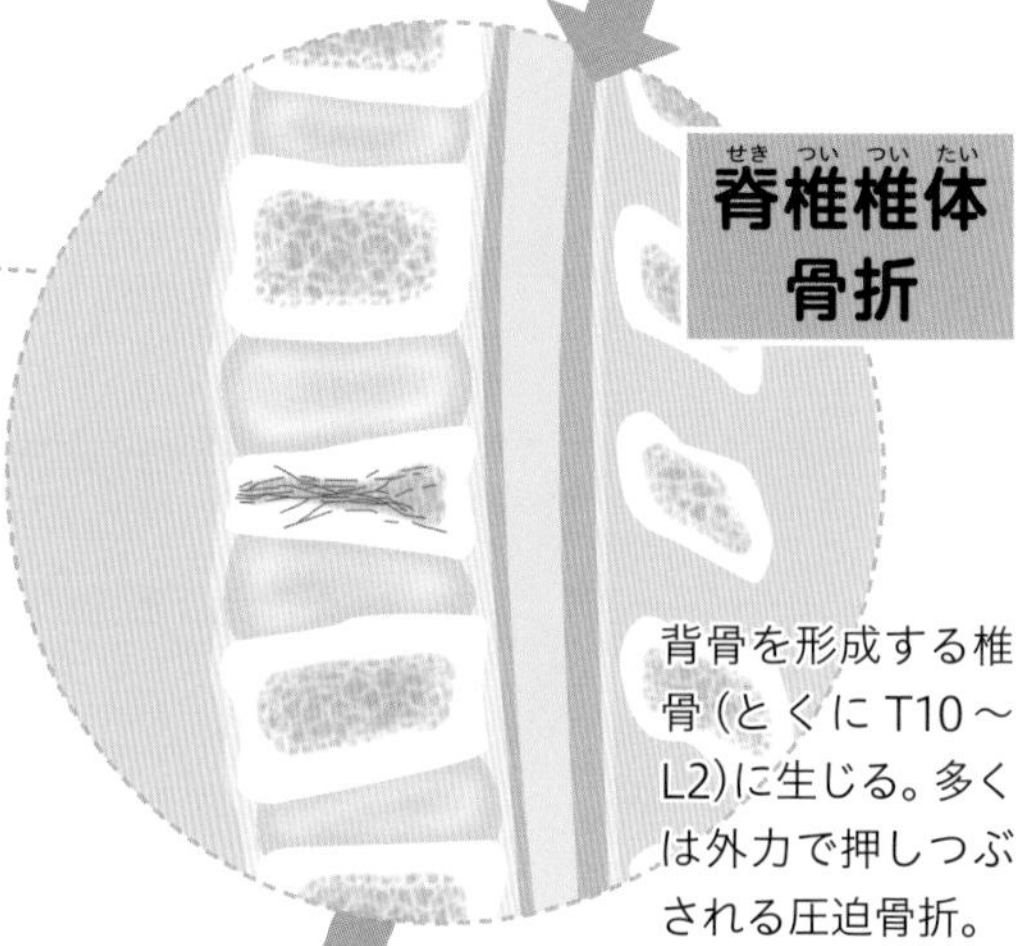

背骨を形成する椎骨（とくにT10～L2）に生じる。多くは外力で押しつぶされる圧迫骨折。

再骨折が、予後を悪化させてしまう

骨粗しょう症、高い転倒リスク、認知機能、サルコペニアなどがあると、再骨折リスクが高く、予後がよくない。

男女ともに多いが、女性ではより重症に

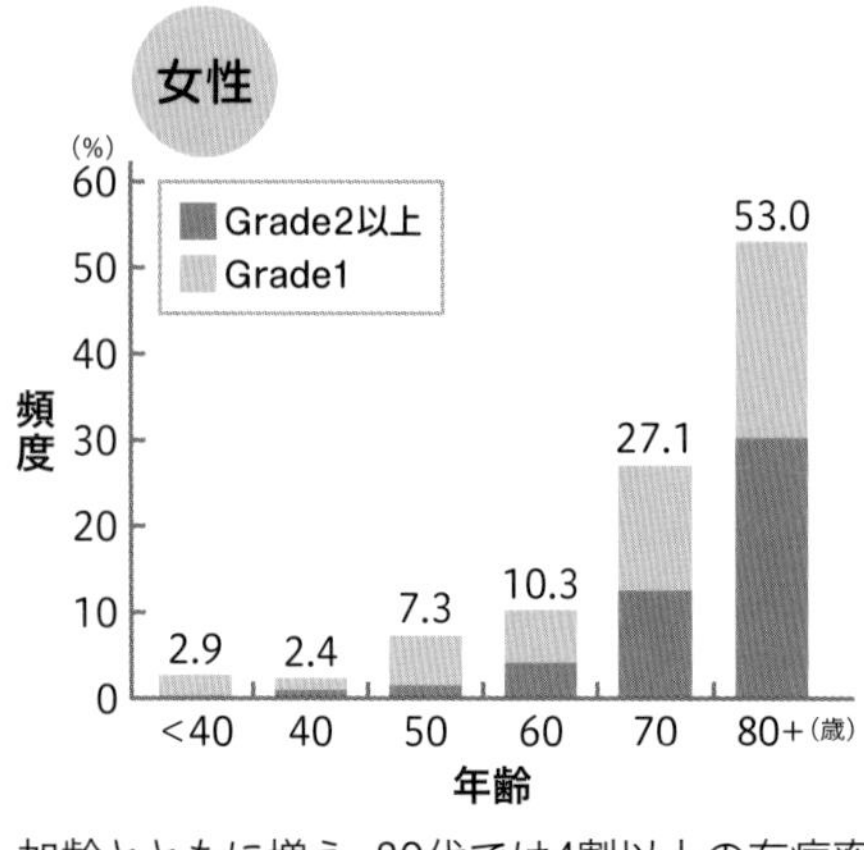

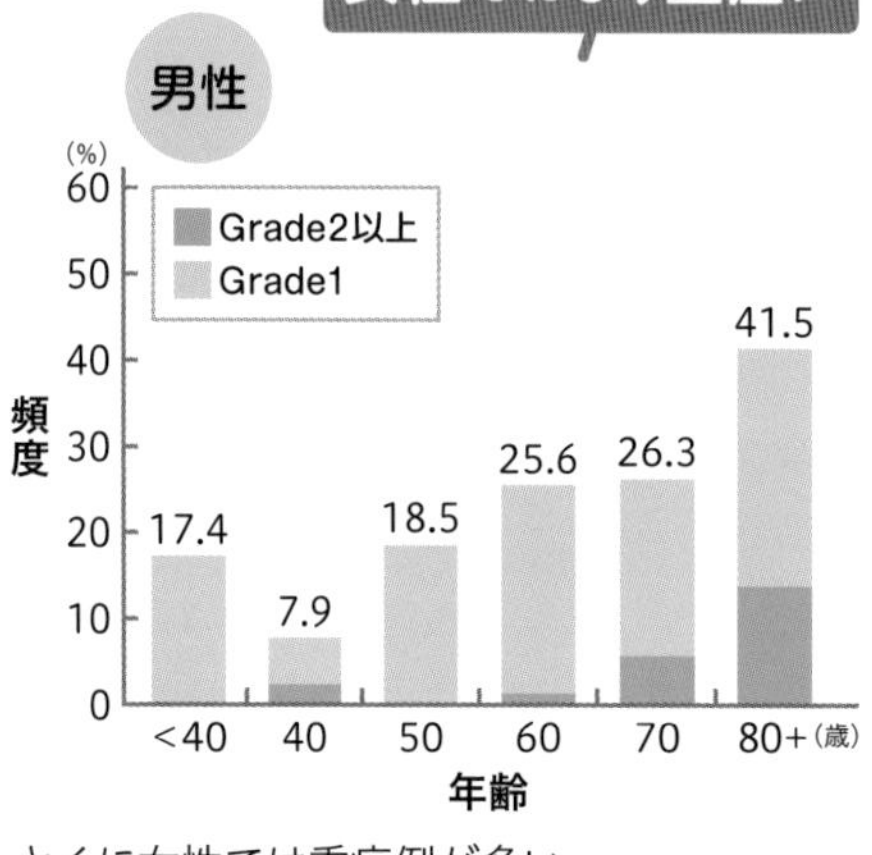

加齢とともに増え、80代では4割以上の有病率。とくに女性では重症例が多い。

（「Differences in prevalence and associated factors between mild and severe vertebral fractures in Japanese men and women : The third survey of the ROAD study.」Horii C et al., Journal of Bone and Mineral Metabolism vol.37(5) : 844-853, 2019／「骨粗鬆症に伴う骨折の疫学」吉村典子, 日本臨牀vol.81(増刊号1) : 399-404, 2023より引用）

通常は保存療法。コルセットを使い、動作にも注意

骨が癒合《ゆごう》するまで、3か月間をめやすに装具療法を。自己判断でやめないこと。

装具療法

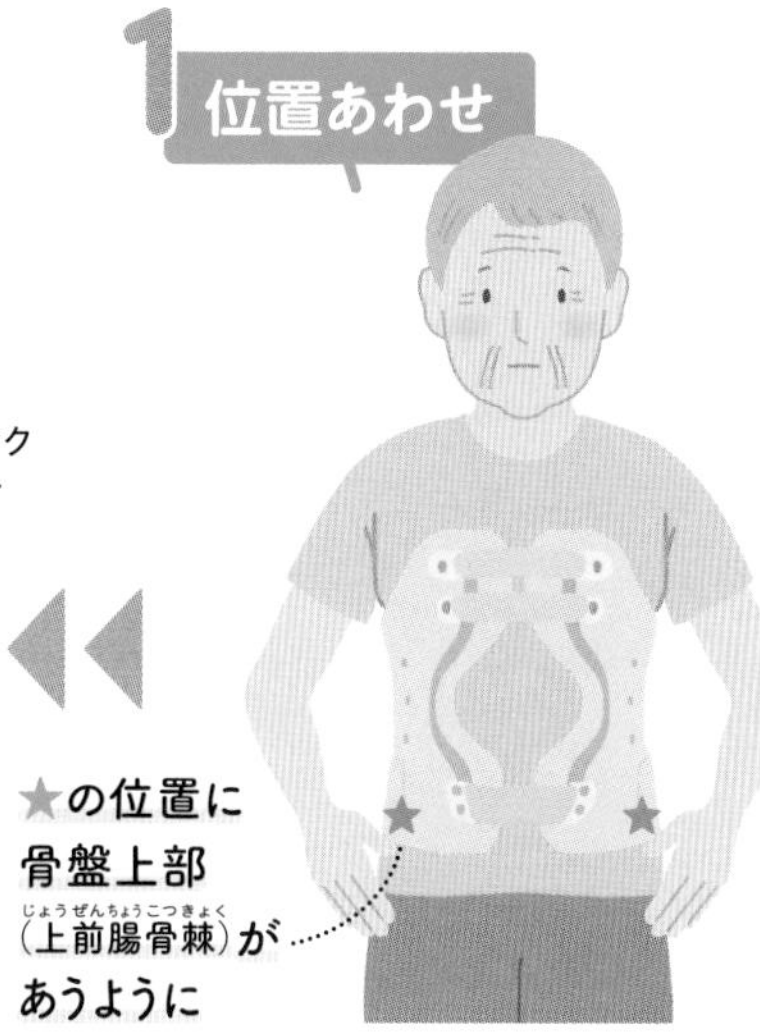

くぼみをウエストまわりにあわせ、コルセットの下部が骨盤の骨を覆うようにする。

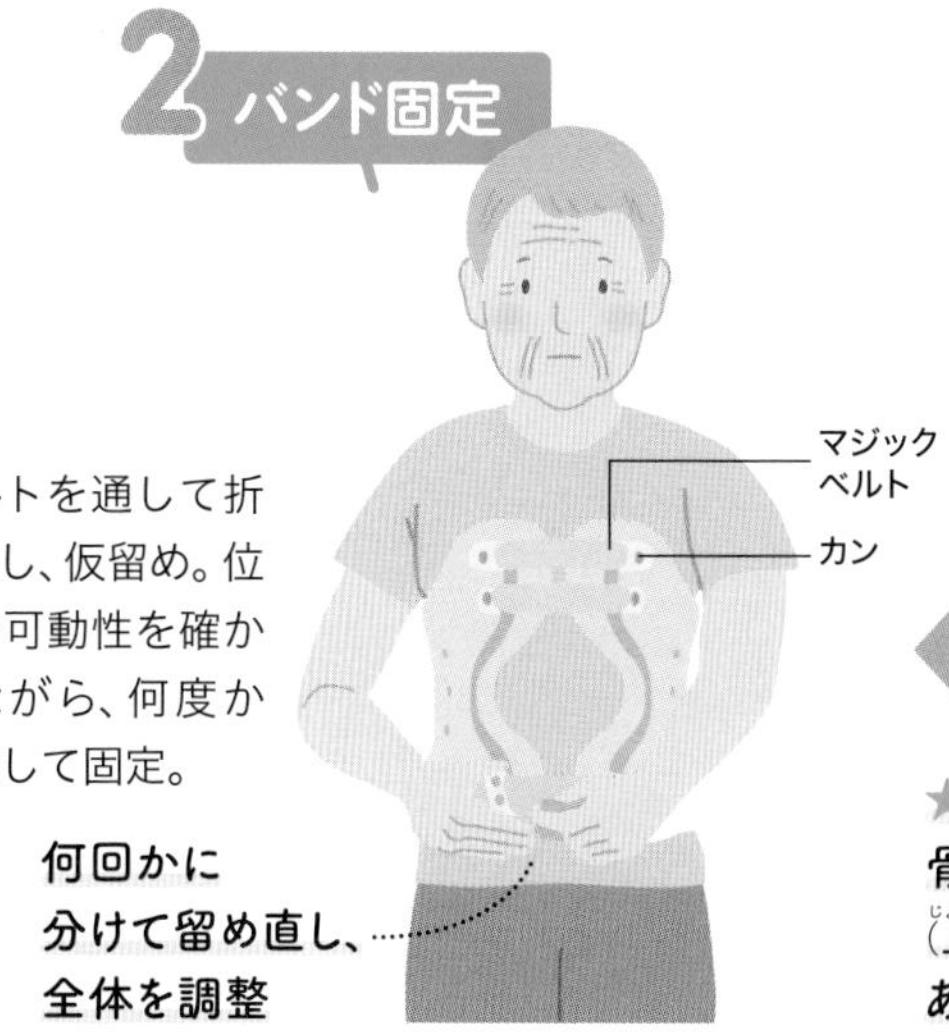

ベルトを通して折り返し、仮留め。位置や可動性を確かめながら、何度か調整して固定。

起居動作の練習

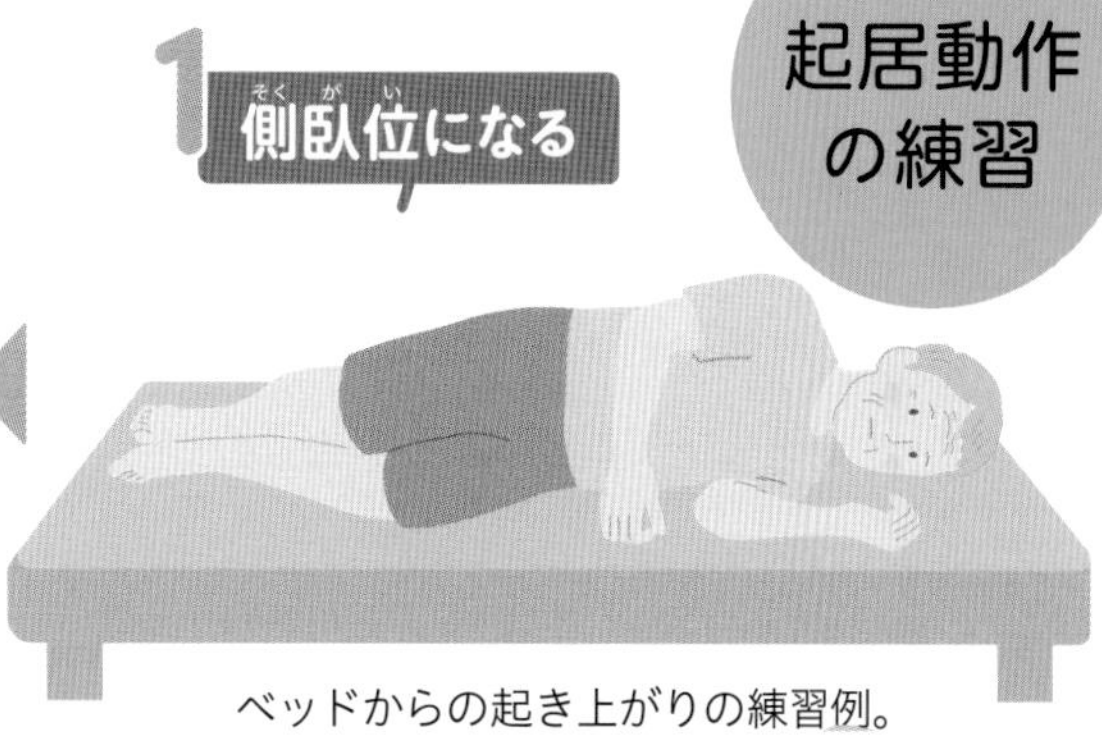

ベッドからの起き上がりの練習例。ベッドの端に体を近づけておく。

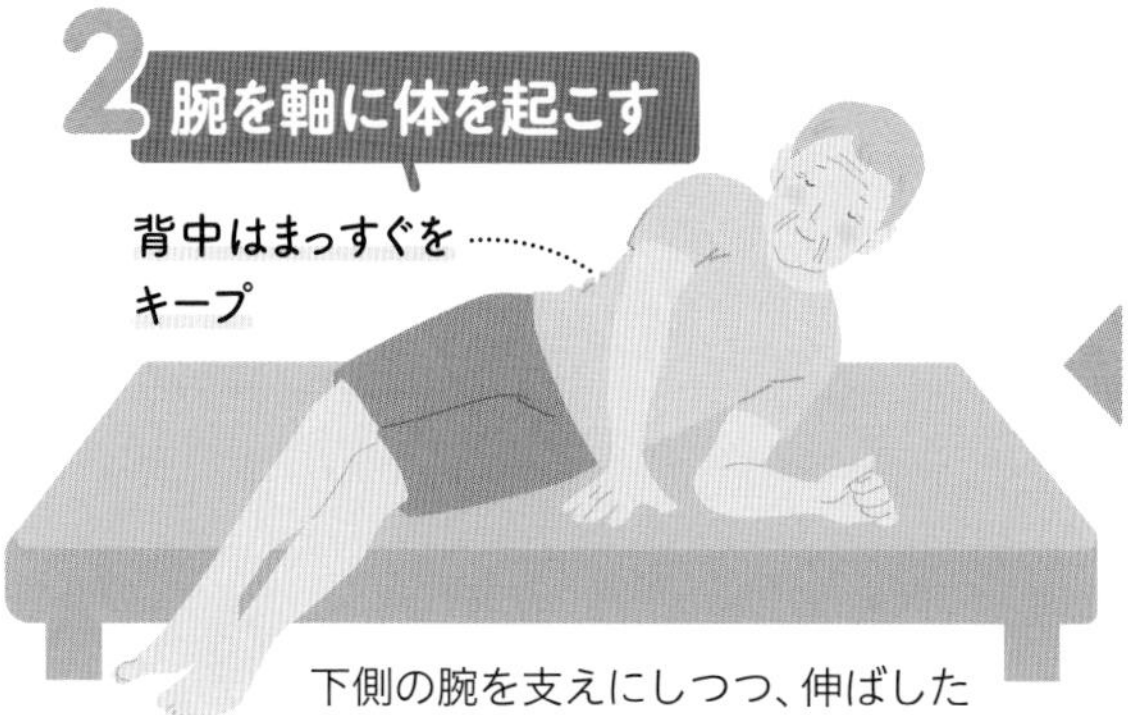

下側の腕を支えにしつつ、伸ばした右手に体重をかけて体を起こす。

気づかぬうちに、背骨が折れている人も多い

高齢者の背骨の圧迫骨折は、背景に骨《こつ》粗《そ》しょう症があることがほとんどです。再骨折が起きやすく、骨折をくり返してしまう人もいます。治療は基本的には保存療法。骨粗しょう症の薬物治療をしながら、リハビリを進めていきます。

もっとも重要なのが、コルセットで体幹部を固定し、患部の安静を保つこと。骨が癒合《ゆごう》するまではずっと固定を続け、日常生活動作にも注意します。痛みがある場合は、薬でコントロールします。

コルセットによる固定が十分でなかった場合には、骨が癒合せず、偽《ぎ》関節が生じてしまうことも。その結果、動くたびに痛みが生じるようになります。

また、骨が癒合しないことで、椎体《ついたい》の後壁《こうへき》が脊柱管《せきちゅうかん》のほうに突出し、神経障害を引き起こすことがあります。**骨折後半年ほどたってから起こる遅発性の障害で、下肢《かし》のしびれや麻痺《まひ》、さらには神経因性膀胱《ぼうこう》が起こることもあります。**

Column

早期からの運動習慣で、サルコペニアやフレイルを防ぐ

退職後も外に出て歩く。家ではできるだけ筋トレを

加齢とともに筋肉量、筋力が低下する「サルコペニア」は、ＡＤＬ（日常生活動作）低下の大きな要因です。運動機能が著しく低下し、転倒・骨折などから要介護状態に陥る可能性があります。

サルコペニアともかかわりが深い「フレイル」は、要介護の前段階。加齢によって心身のさまざまな機能が低下し、病気やケガなどをきっかけに、容易に要介護状態へと進みます。社会的要因の影響も大きく、外に出て人とつながり、活動する機会が減ると、「社会的フレイル」に。それにともない、「精神・心理的フレイル」「身体的フレイル」も加速します。

退職を機に閉じこもりがちになる高齢者も多くいますが、新たな居場所や役割を見つけ、外に出続けることが大事です。活動量が自然と増え、身体機能も保たれます。

筋力を増やすトレーニングも重要で、Ｐ１６６からのレジスタンス運動が役立ちます。すでに関節痛などがある人は、Ｐ１００〜、１１４〜の運動で、下肢《かし》の筋力を強化しましょう。

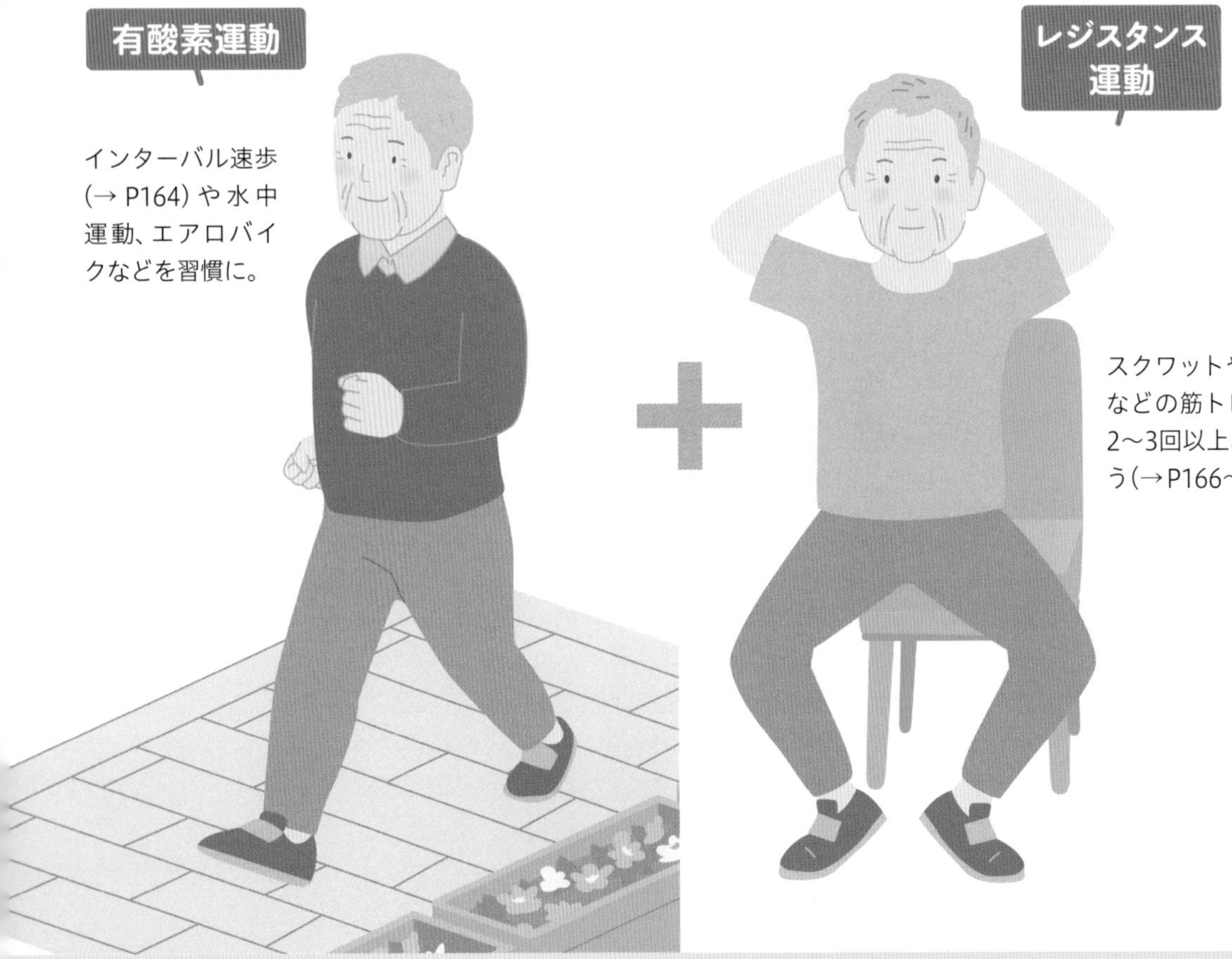

インターバル速歩（→ P164）や水中運動、エアロバイクなどを習慣に。

スクワットや腹筋などの筋トレを週2〜3回以上おこなう（→P166〜）。

Part 4

内科系の病気のリハビリテーション

糖尿病などの生活習慣病がある人は、運動療法で、心血管病や脳血管障害の予防を。
心臓病の場合も運動療法が有効で、心不全の発症・進行を予防できます。
高齢者に多い嚥《えん》下《げ》障害には、口まわりやのどの筋力トレーニングが有効です。

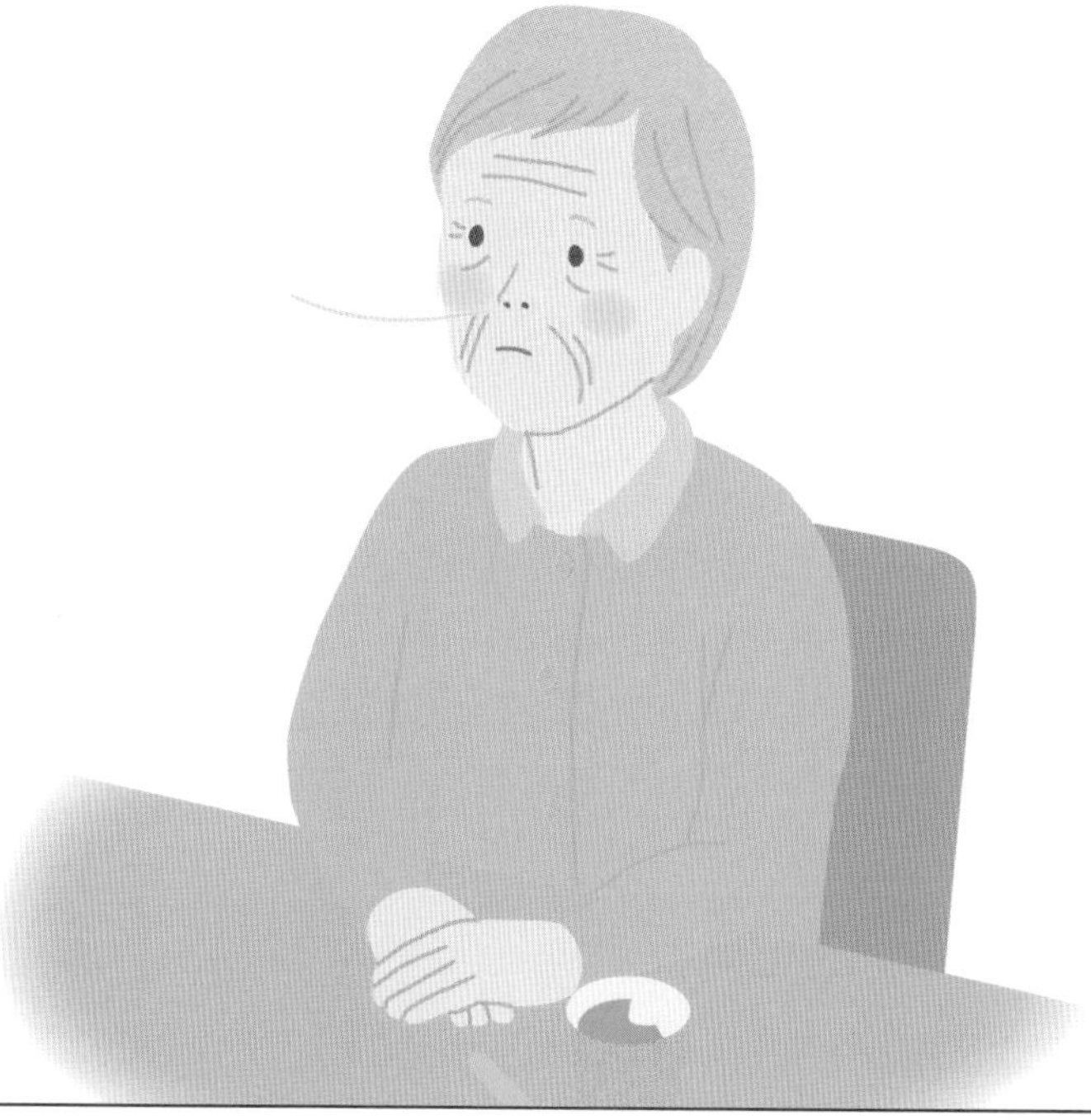

注意

＊リハビリをおこなうにあたっては、医師の処方、指導を必ず受け、自己判断で実施しないようにしてください。
回数等は疾患の状態や体力などによっても異なるため、あくまでめやすと考え、医師の判断を仰ぎましょう。

痛みや違和感などの不具合が生じたときは、すぐに中止し、医師に相談してください。

心臓病

リハビリの基本▼どんな病気？

心血管病や不整脈から、心不全を発症

心臓の持病で、心機能が徐々に低下していく

心臓の病気などで、心機能が低下した状態が心不全。全身に十分な血液を送れなくなる。

虚血性心疾患

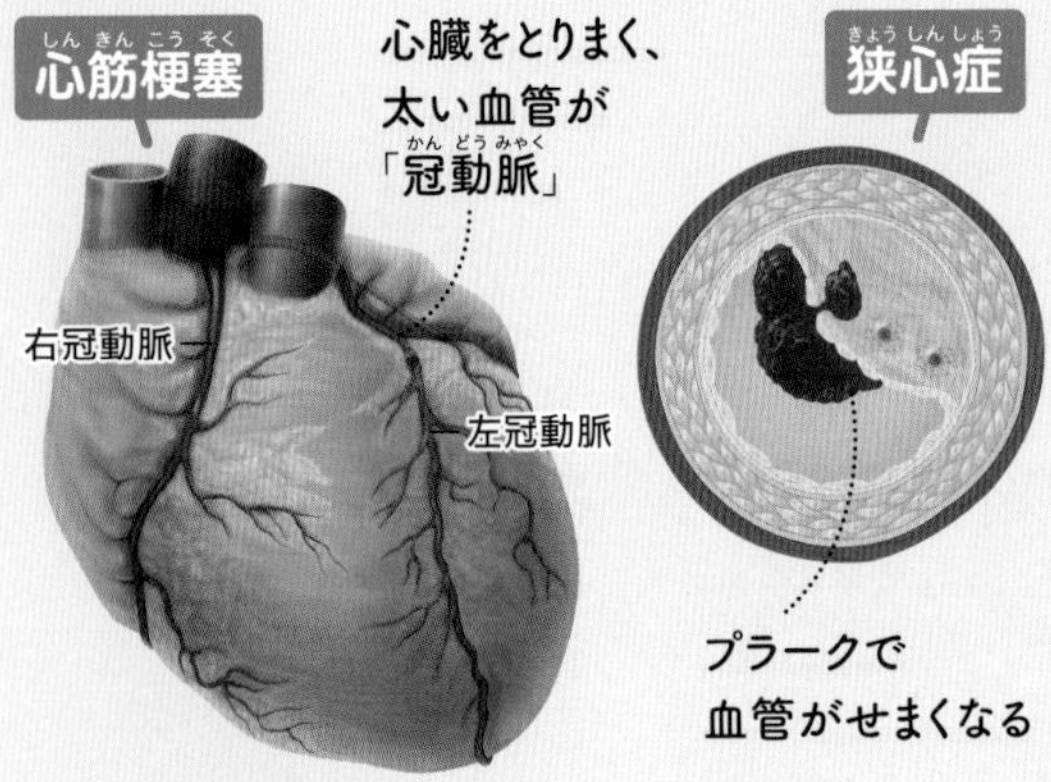

冠動脈が狭窄《きょうさく》・閉塞《へいそく》し、心臓への血流が不足する

血管をとりまく動脈（冠動脈）が狭窄・閉塞し、心臓を構成する筋肉に血液を届けられなくなる。冠動脈が狭窄した状態を狭心症、閉塞した状態を心筋梗塞という。

不整脈

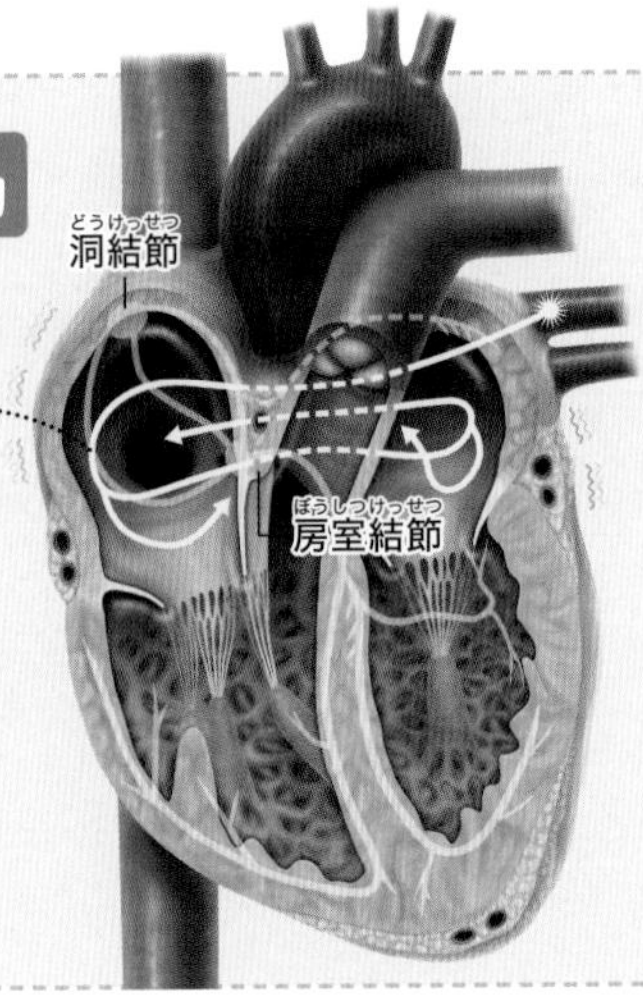

正常な心拍が損なわれる。命にかかわるタイプもある

心臓を拍動させる電気刺激の流れに異常が起き、規則正しいリズムがつくれない。加齢とともに増える「心房細動」は、電気刺激が無秩序になり、心臓がガタガタ震えている状態。

進行とともに症状が現れ、入退院をくり返すようになる

心臓病には、虚血性心疾患、不整脈、心臓弁膜症《べんまくしょう》などさまざまな種類があり、さらに背景には高血圧などの基礎疾患があります。これらの病気の多くは相互に関連し、心機能を徐々に低下させます。そして最終的には心不全をきたします。

心不全は慢性的に経過しますが、ときに急激に悪化し、呼吸困難などの症状をきたします。これを急性心不全といい、致死的な状態になることもあるため、入院治療が必要です。

入院していったんよくなっても、再び急性心不全を起こすことが多く、入退院をくり返すようになります。**こうなると起居動作もつらくなるほど全身機能が低下し、自立した生活は困難になります。**

心不全

酸素不足で、呼吸困難や疲労感が出る

心機能の要である左心室に血液を十分にため、全身に送り出すことができなくなる。その結果、全身の臓器が酸素不足に陥り、呼吸困難や疲労感などの症状が現れる。進行とともに、心機能はさらに低下する。

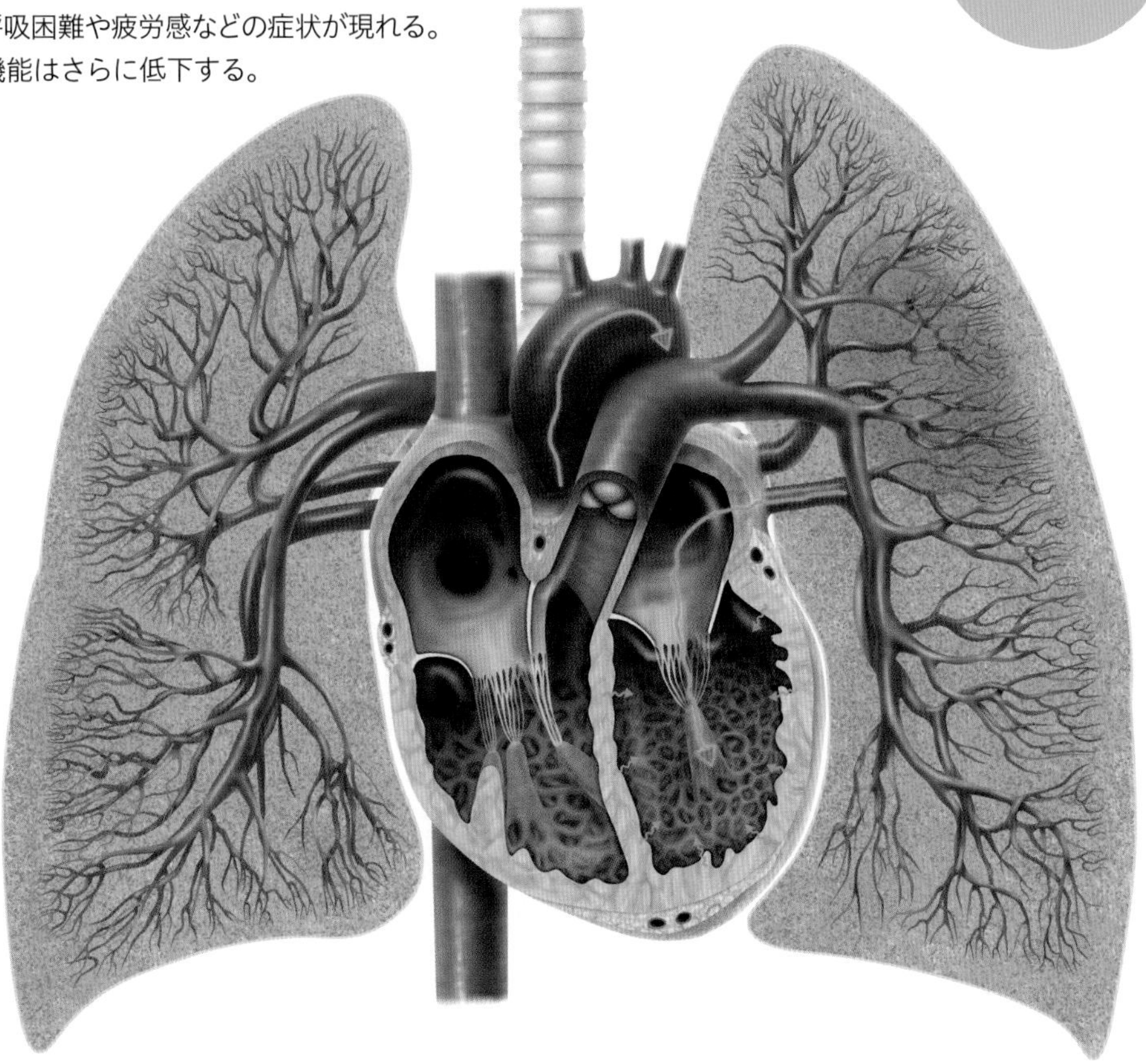

心不全の進行

徐々に症状が現れ、悪化していく。早期から適切に治療し、リハビリを進めることが大事。

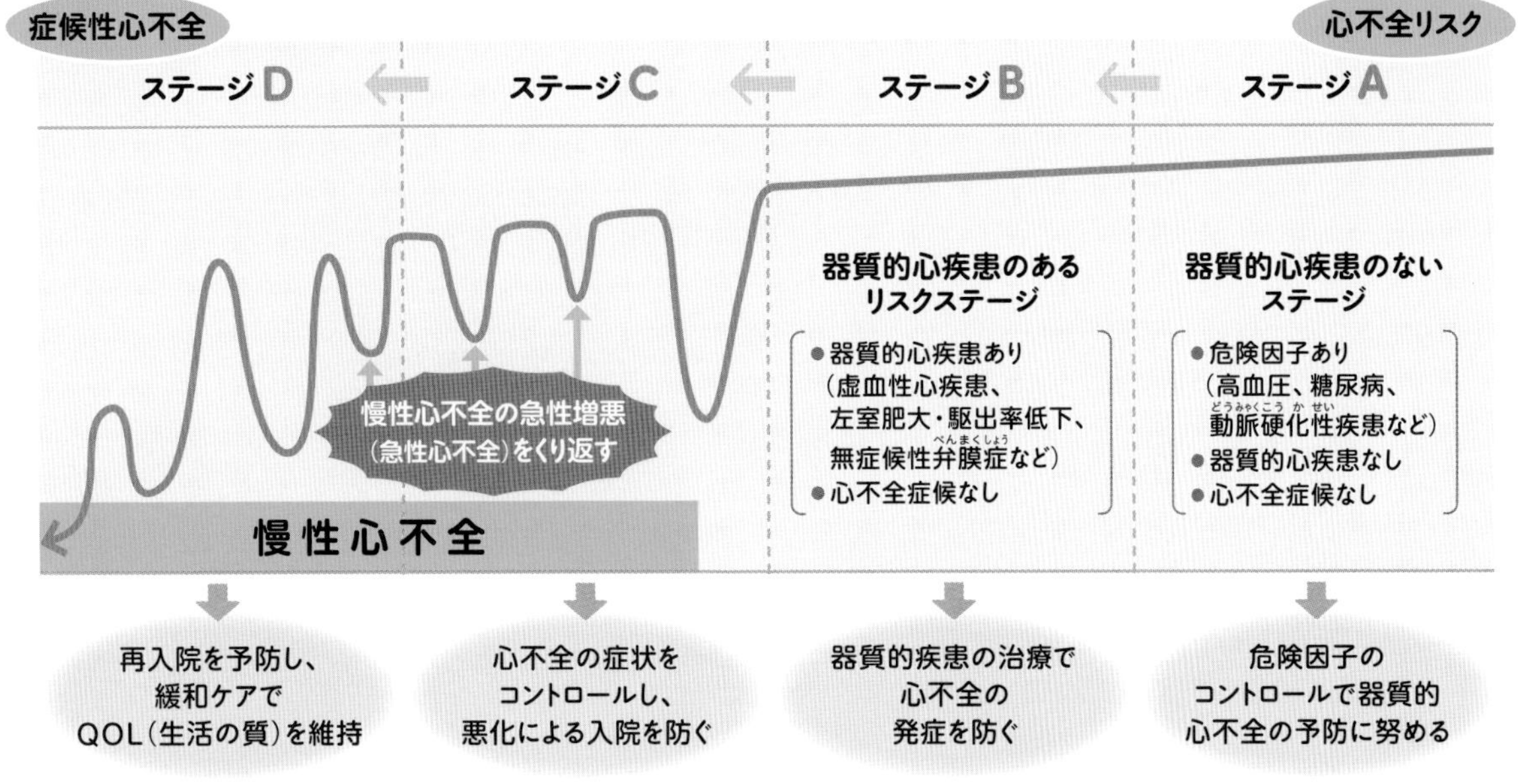

心臓病

リハビリの基本▼アセスメントのしかた

心エコー、心電図、血液検査の結果を確認

心機能だけでなく、日常の活動能力もチェック

心臓病が急激に悪化する危険もあり、リハビリ前の検査は非常に重要。

問診・身体所見

胸痛、呼吸困難・息切れ、動悸、めまい・失神、浮《ふ》腫《しゅ》、チアノーゼなどの有無を見る。心不全ではNYHA分類が重症度把握に役立つ。

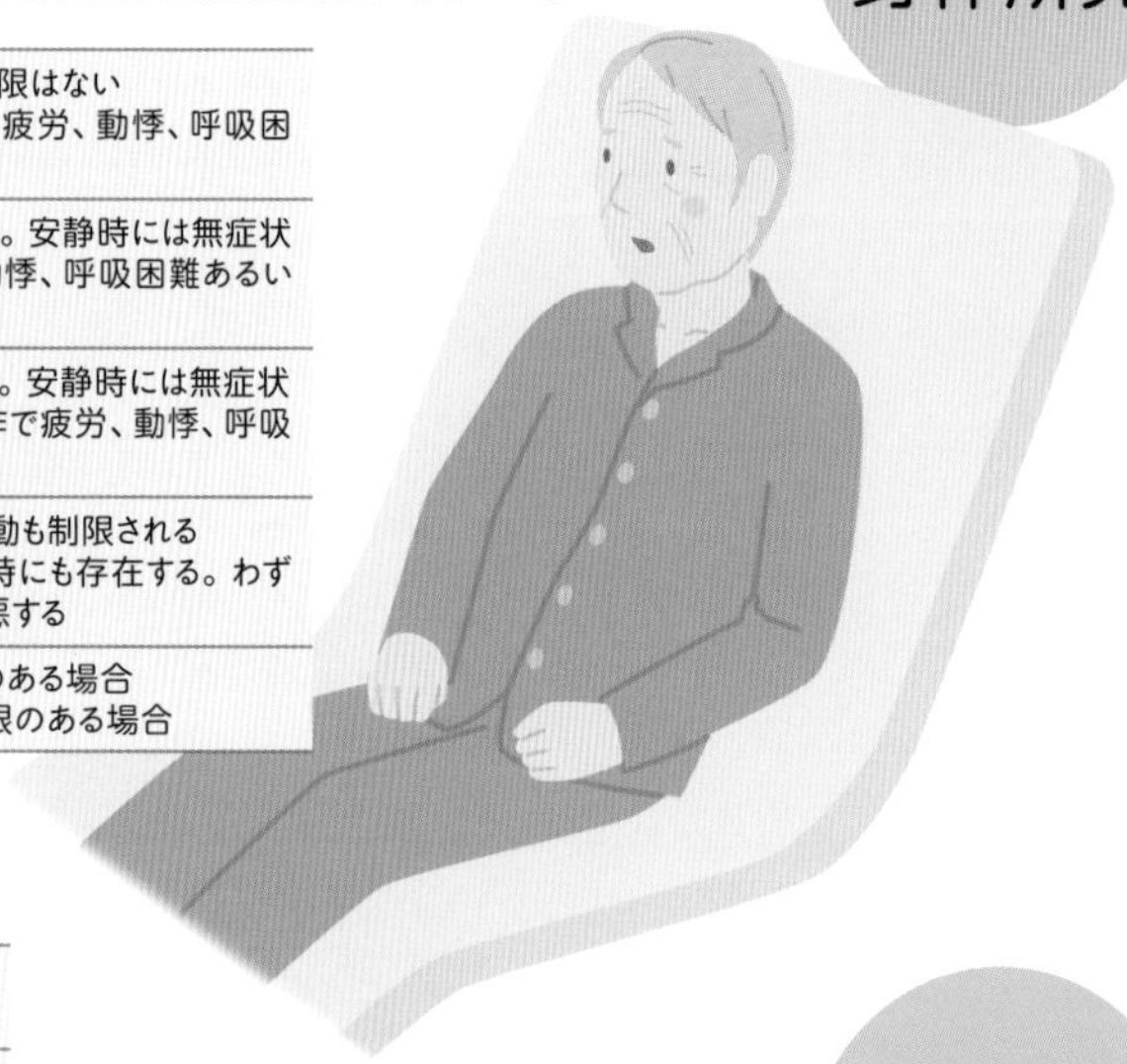

NYHA分類

Ⅰ度	心疾患はあるが身体活動に制限はない 日常的な身体活動では著しい疲労、動悸、呼吸困難あるいは狭心痛を生じない
Ⅱ度	軽度の身体活動の制限がある。安静時には無症状 日常的な身体活動で疲労、動悸、呼吸困難あるいは狭心痛を生じる
Ⅲ度	高度な身体活動の制限がある。安静時には無症状 日常的な身体活動以下の労作で疲労、動悸、呼吸困難あるいは狭心痛を生じる
Ⅳ度	心疾患のためいかなる身体活動も制限される 心不全症状や狭心痛が安静時にも存在する。わずかな労作でこれらの症状は増悪する
(付)	ⅡS度:身体活動に軽度制限のある場合 ⅡM度:身体活動に中等度制限のある場合

SAS(身体活動指数)

Ⅰ度	7METs以上の活動能力をもつ
Ⅱ度	5METs以上7METs未満の活動能力をもつ
Ⅲ度	2METs以上5METs未満の活動能力をもつ
Ⅳ度	2METs未満の活動能力しかもたない

血液検査

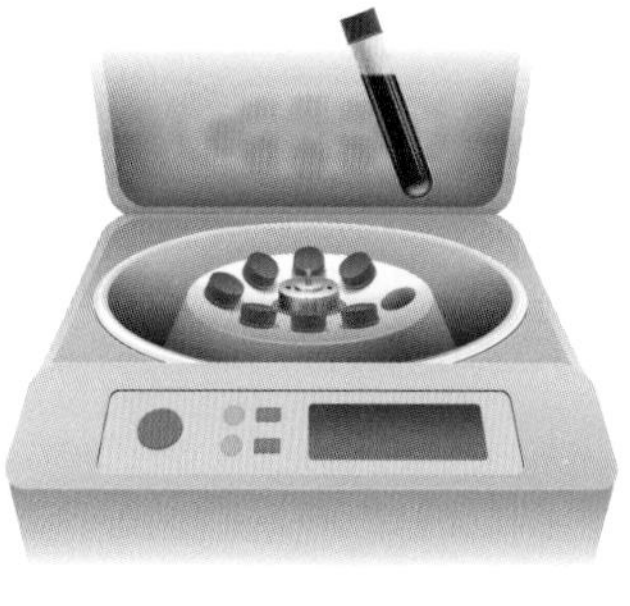

とくに重要なのが、CKなどの心筋生化学マーカーの値。心筋の傷害・壊《え》死《し》によって上昇。

運動負荷への耐性でリハビリの強度も変わる

心臓病の人にとっても運動することは大事で、基本的にはリハビリとして運動療法が勧められています。ただし、心臓病の人の運動にはリスクがともないます。**リハビリ前に、症状や身体所見、重症度を精査し、どの程度の身体的負荷をかけられるかを確かめます。**

心エコー、心電図、血液検査などで心臓の状態を調べることはもちろんですが、それだけでは不十分。**心電図をつけた状態で歩く、走るなどして実際に負荷をかける「運動負荷試験」も重要です。**

なお、高血圧、狭《きょう》心《しん》症《しょう》、不整脈などの基礎疾患が十分にコントロールされていない状態では、リハビリはできません。薬や生活改善による治療が不可欠です。

身体活動能力

下肢《かし》筋力測定

心不全によって生じる下肢筋力の低下を見る。リハビリの評価指標にもなる。

FRT（ファンクショナルリーチテスト）

立位《りつい》で上体を前傾させていくテスト(→P90)。バランス能力を評価する。

TUGテスト

歩行能力のテスト(→P90)。下肢筋力、バランス、転倒リスクの評価にも。

SPPB（ショートフィジカルパフォーマンスバッテリー）

立位バランス、4m歩行時間、立ち上がり時間から、下肢機能を評価する。

歩行速度

簡単に測定でき、サルコペニアやフレイル(→P142)の診断にも有用。

心エコー

左室機能がひと目でわかる

心臓の形態や血流を見る。左心室の内径、壁の厚さ、血液の駆出率などがとくに重要で、心臓のポンプ機能の指標となる。

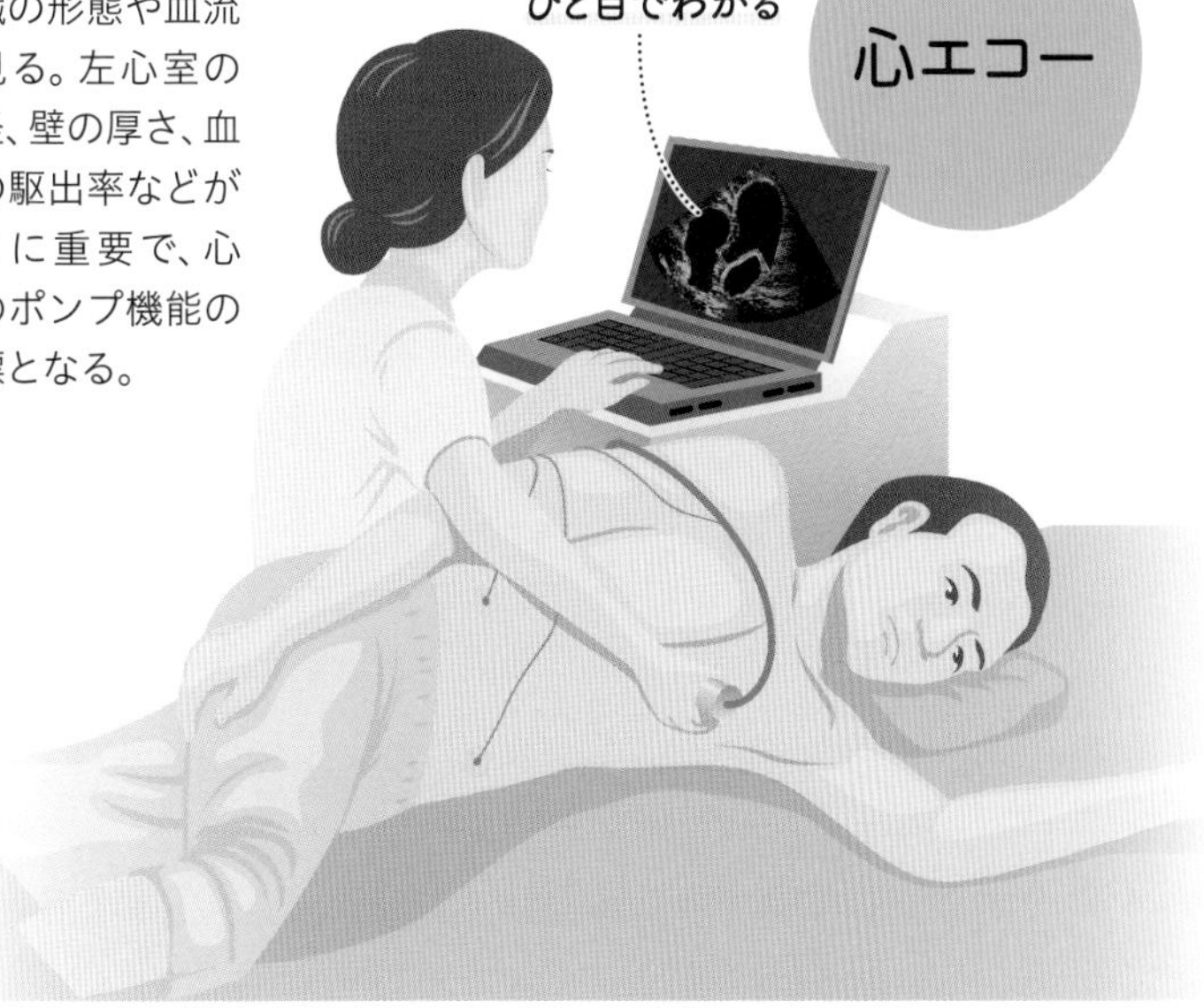

心電図・画像検査

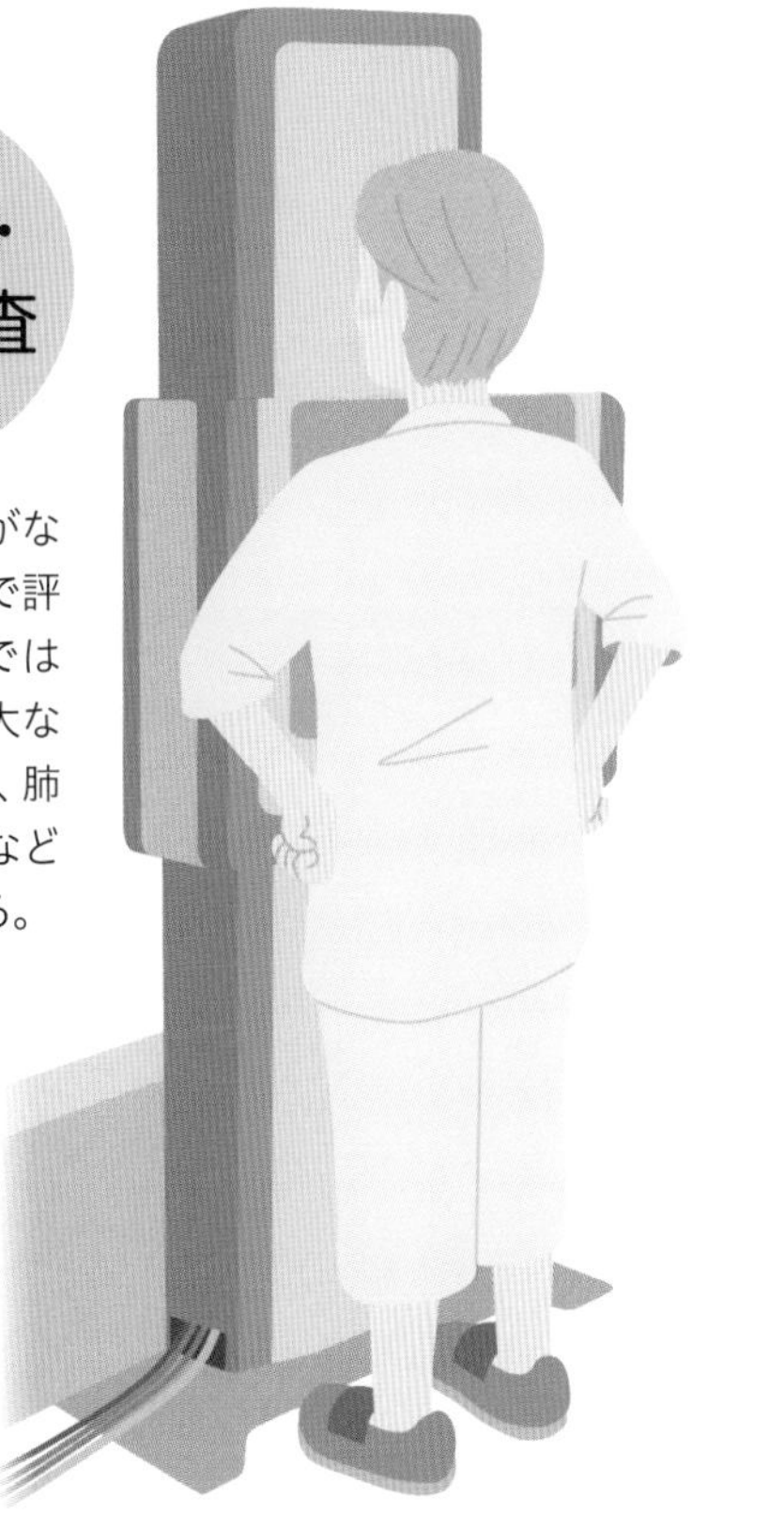

危険な不整脈がないかを心電図で評価。X線画像では心肥大や心拡大などの形態異常、肺うっ血《けつ》や胸水《きょうすい》などの病変がわかる。

運動負荷試験

心筋梗塞《しんきんこうそく》発症早期や急性心不全などでは禁忌！

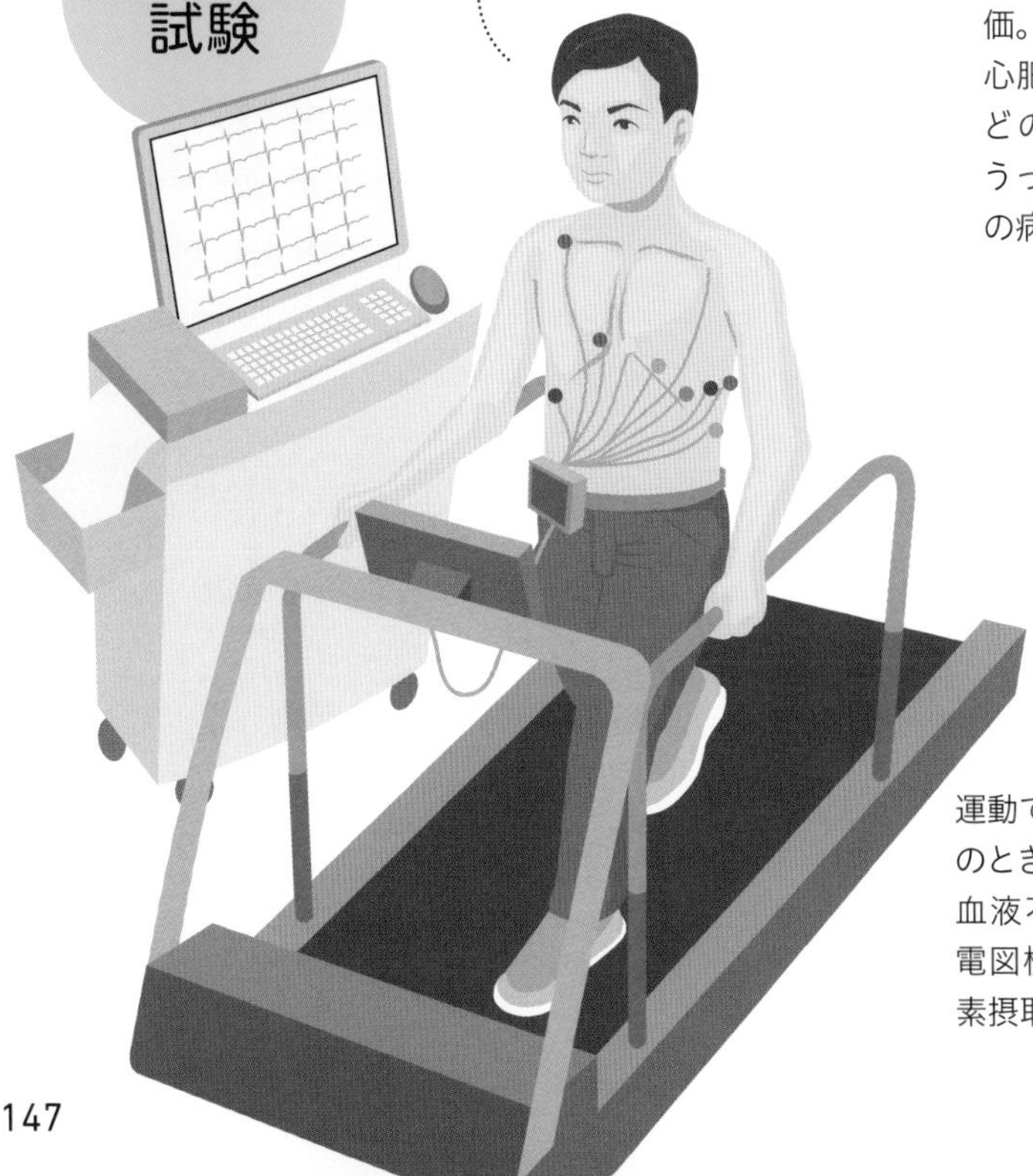

運動で心臓に負荷をかけ、そのときに現れる虚血（心臓の血液不足）などの変化を心電図検査で調べる。最大酸素摂取量などもわかる。

主治医と相談し、不整脈などに注意して進める

心臓病だからと安静にせず、動いたほうがよくなる

安静にしていると、筋肉の萎《い》縮《しゅく》、肺活量低下など、さまざまな弊害がある。

運動療法の効果

心不全がある人を、通常治療のみのグループと運動療法グループに分け、10年間追跡した研究。後者のほうが生存率が高かった。

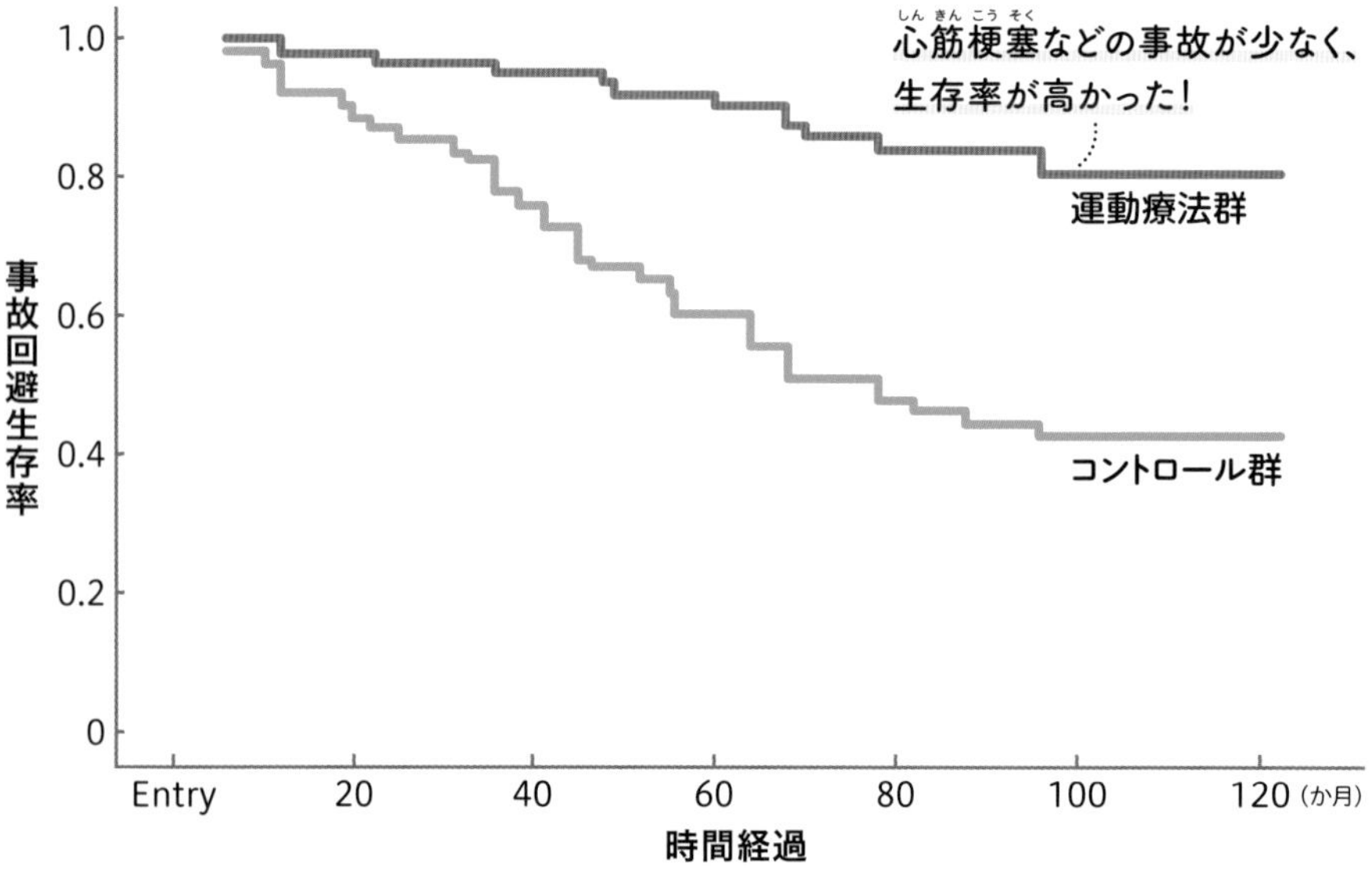

（「10-year exercise training in chronic heart failure: A randomized controlled trial.」Belardinelli R et al., Journal of the American College of Cardiology vol.60(16)：1521-1528, 2012より引用）

効果的な運動処方

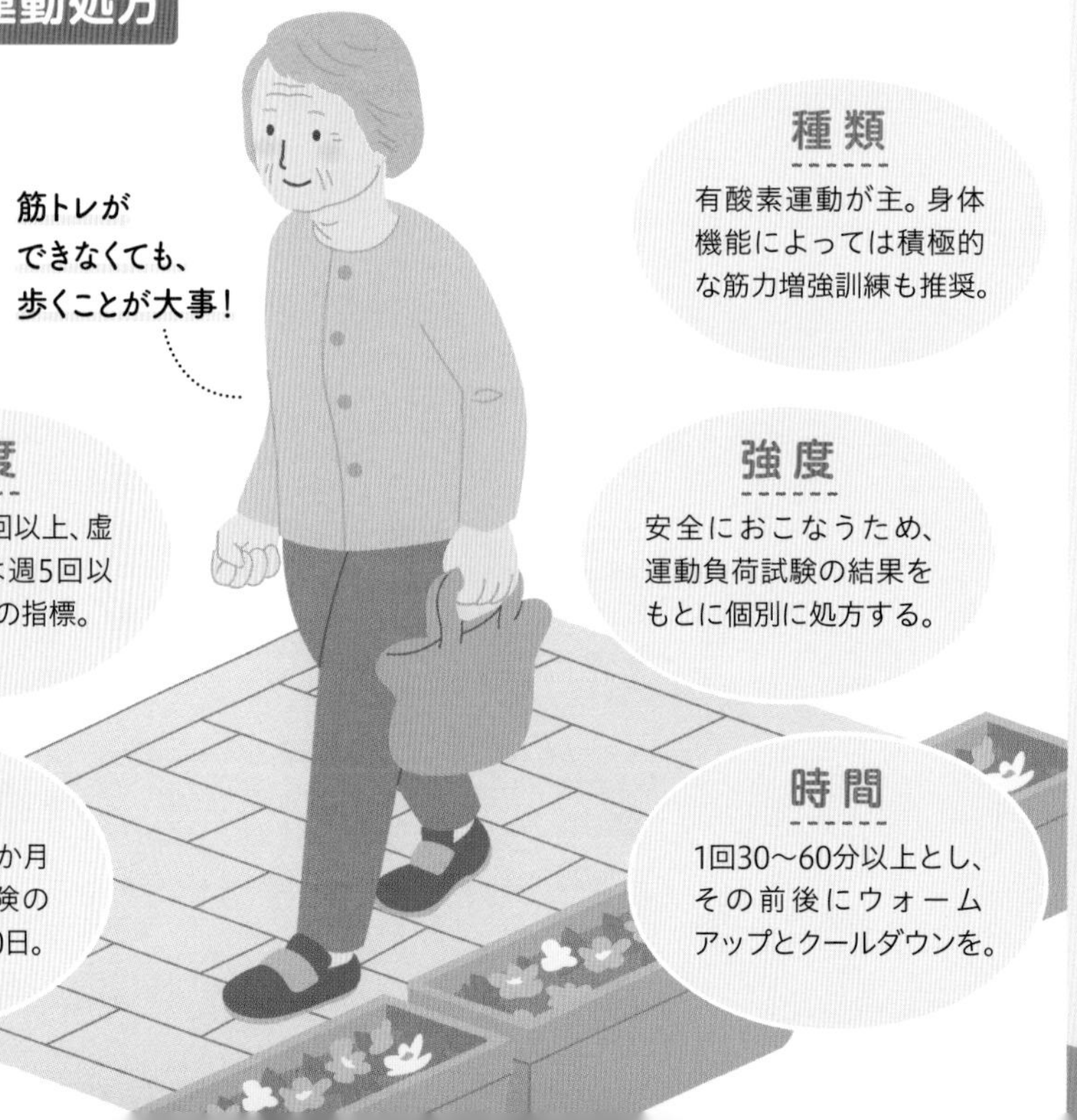

種類

有酸素運動が主。身体機能によっては積極的な筋力増強訓練も推奨。

頻度

心不全は週3回以上、虚血性心疾患は週5回以上がおおよその指標。

強度

安全におこなうため、運動負荷試験の結果をもとに個別に処方する。

期間

入院中も含め2～5か月間続ける。健康保険の対象となるのは150日。

時間

1回30～60分以上とし、その前後にウォームアップとクールダウンを。

医師の許可を得てスタート。血圧なども毎回測る

以下は慢性心不全の例。病態と重症度などにより運動療法が禁忌の場合もあるので、必ず医師の指導のもとでおこなう。

慢性心不全の運動療法の流れ

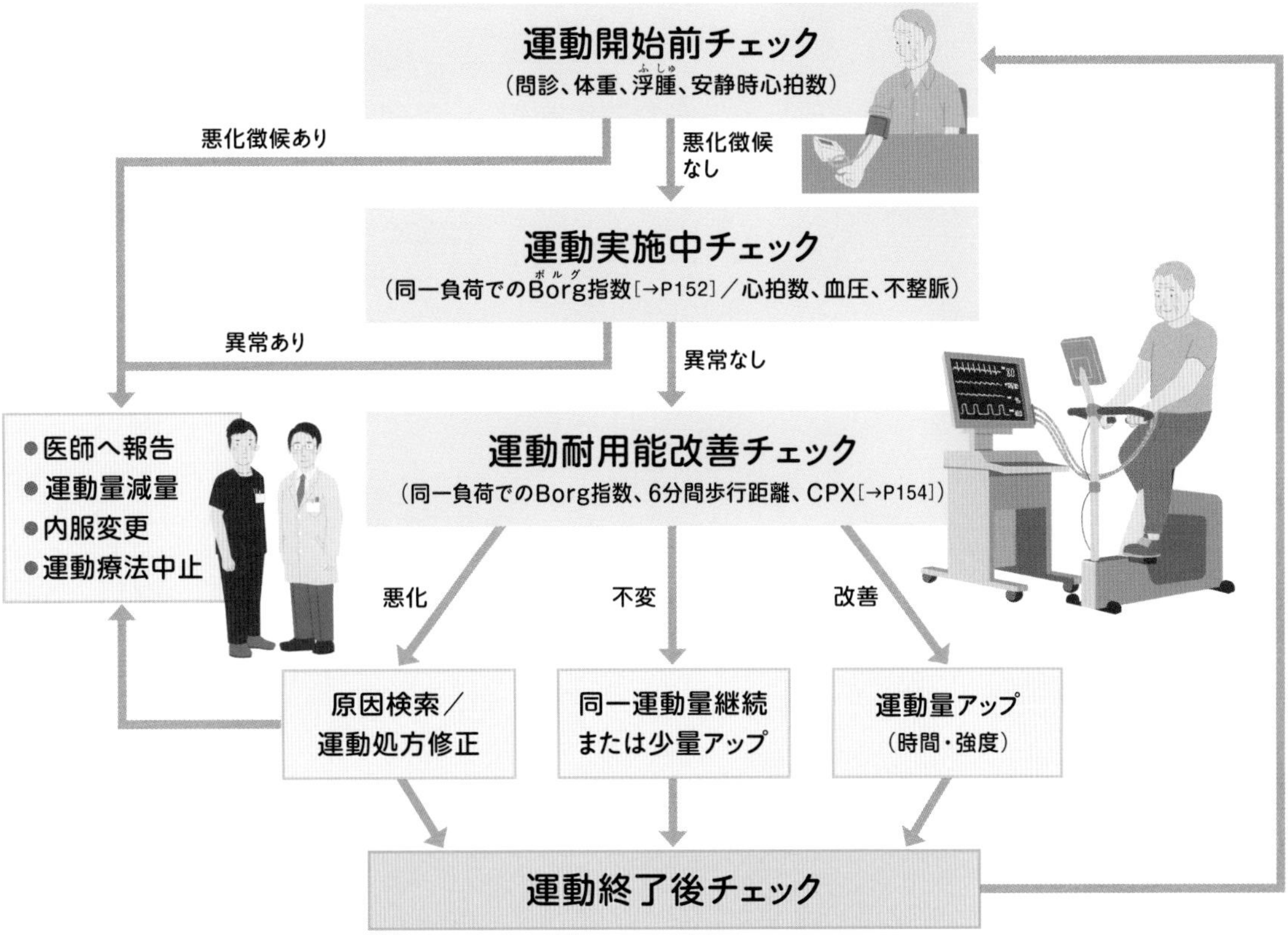

問診や体重測定などで病態が安定していることを確認してから、運動療法を開始。運動中に悪化の徴候があれば、すぐ中止して医師に連絡する。運動負荷の強さ、運動時間は、運動耐用能の改善度合いに応じて見直していく。

（「慢性心不全の疾病管理プログラムとしての外来心臓リハビリテーションをどう構築し運営するか？」後藤葉一, Heart View vol.18(5)：520-527, 2014より引用）

血圧などのコントロール、水分などのケアをしながら実施

心臓病のリハビリにおいても、要となるのは運動療法。ただし心臓病の人にとって、運動療法がリスクをともなうのも事実です。そこで運動療法を実施するときは、医師の運動処方にしたがって、適切な強度の運動をおこなうようにします。**中心となるのはウォーキングなどの有酸素運動ですが、心機能や全身機能のレベルによっては、スクワット（→P120）や腹筋（→P168）などの筋力増強訓練も推奨されます。**

心臓病があると、日常生活でも引きこもってしまいがちですが、なるべく体を動かすよう心がけます。食事では塩分制限を心がけ、心臓の負担となる水分のとりすぎにも注意します。喫煙や多量飲酒もよくありません。**急な体重増加は心不全悪化の兆候なので、体重は毎日チェック。**こうしたセルフケアを実施しながら、ウォーキングなどをおこない、活動性をできるだけ保つようにします。

有酸素運動の前に、まずストレッチを

運動前に、ストレッチでウォームアップを

有酸素運動や筋力増強訓練の前後に実施し、心臓や肺の負担を減らす。

ストレッチのタイミング

血圧測定&問診
医療職や介助者が、毎回、血圧測定や体調チェックをおこなう。

▶▶

ストレッチ&準備体操
運動で使う部位を回したり伸ばしたりする。10～20分程度。

▶▶

有酸素運動
全身を使う主運動を、筋トレとあわせて20～60分程度。

▶▶

筋力増強訓練
病態や体力によっては、筋トレ（無酸素運動）も積極的に実施。

▶▶

ストレッチ&整理体操
負荷をかけた筋肉の緊張をゆるめ、クールダウン。5～10分程度。

上半身のストレッチ&体操

肩の上げ下ろし

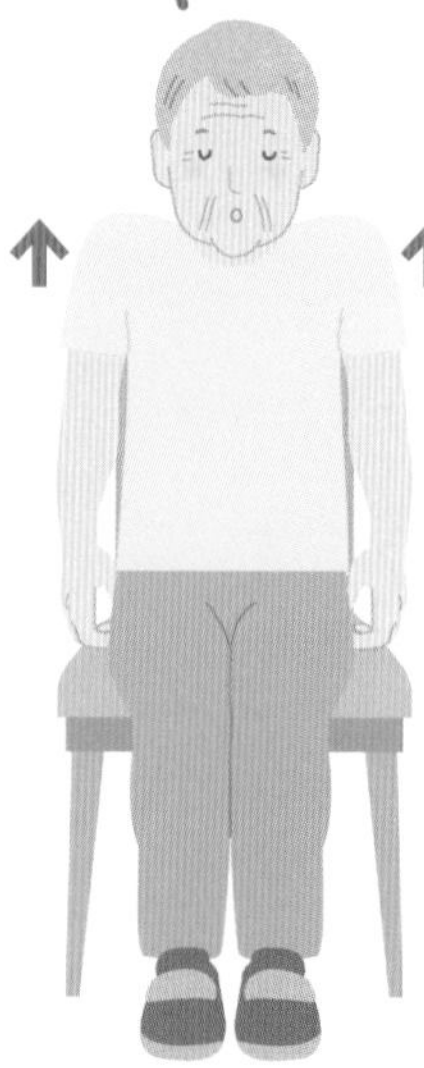

鼻から息を吸いながら肩をゆっくり上げ、口から息を吐きながら下ろす。

首のストレッチ

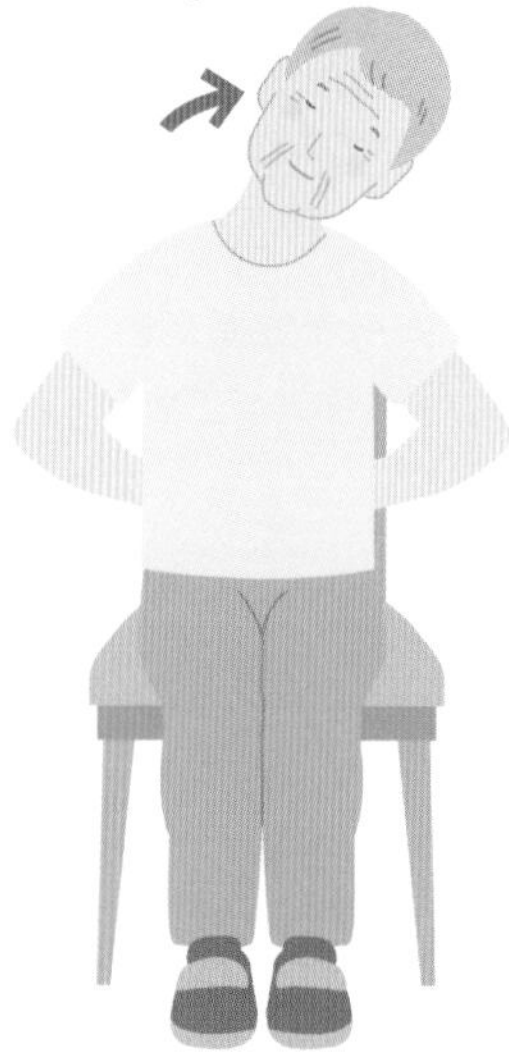

首をゆっくり傾ける。反対側の筋肉が伸びているのを感じながら。

体側ストレッチ

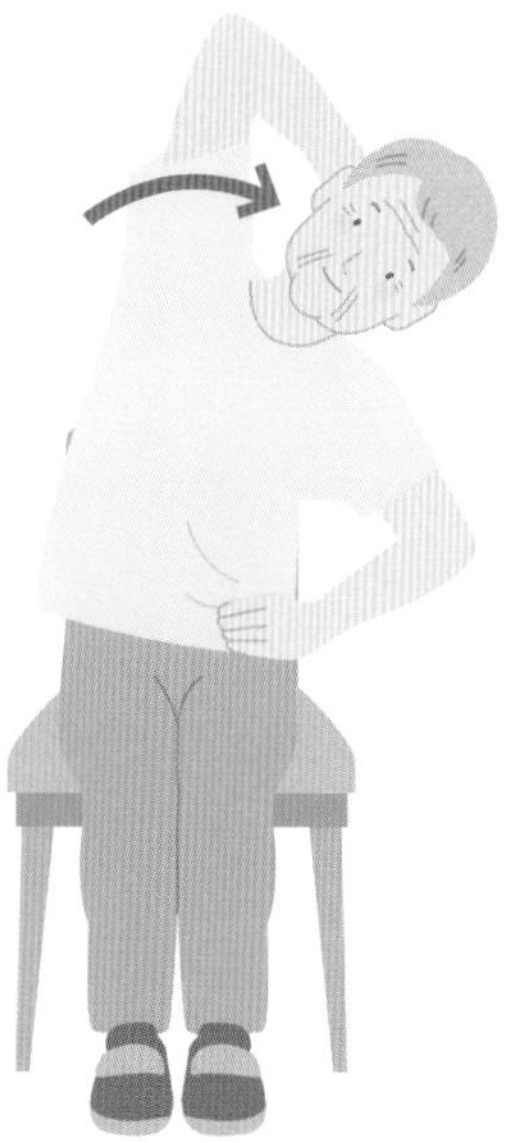

片手を頭の後ろに、反対の手を腰にあてて息を吸い、吐きながら上体を傾ける。

背伸び

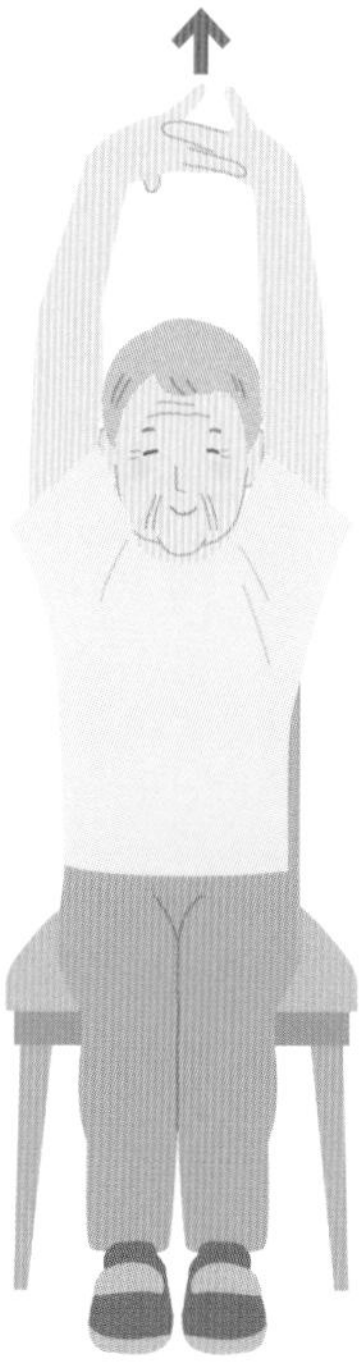

両手を頭の後ろで組んで息を吸い、息をゆっくり吐きながら腕を上に伸ばす。

徐々に負荷をかけていくのが心臓リハビリのコツ

心臓病のリハビリは、ウォームアップ、有酸素運動、筋力増強訓練、クールダウンという4つの要素で構成されています。中心となるのは有酸素運動。筋力増強訓練は、高齢者では負担になることもあり、状態に応じて加えます。

ウォームアップが必要なのは、主運動を安全に実施するため。安静時よりも心拍数が10～30拍上がり、体が運動に適した状態になります。各5～10回をめやすに、下図のストレッチをおこないましょう。P104～、122のような下肢《かし》のストレッチも有効です。次にゆるやかな歩行などから主運動を始め、速度を上げるなどして負荷をかけていきます。

主運動後のクールダウンは、心拍数や血圧を徐々に安静時の状態に戻すのが目的。ストレッチや体操をゆっくりおこないます。リハビリ前後やリハビリ中に、脈拍の変化などがないか確認することも忘れないでください。

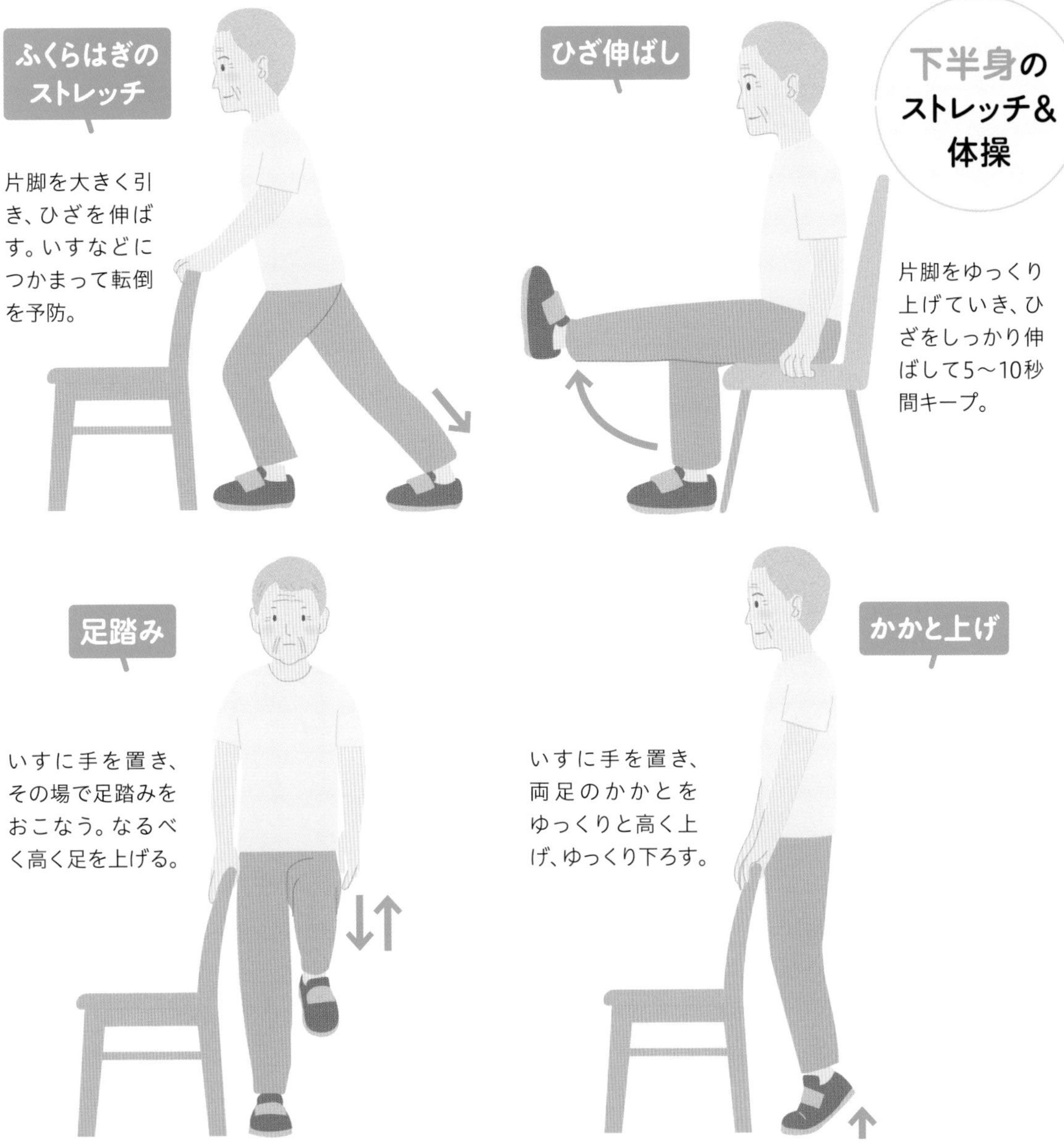

自宅でできるリハビリ▼ウォーキング

全身機能にあわせ、歩行距離を伸ばしていく

1回30～60分が目標。2回に分けて、計40分程度でも

心臓リハビリで中心的な役割を果たすのが有酸素運動です。体にとり入れた酸素でエネルギーを生み出して運動するので、長時間続けられ、心肺機能を鍛えられます。ウォーキングは、もっとも手軽におこなえる有酸素運動といえます。

リハビリとして歩く場合は、「楽に感じる」から「ややきつい」くらいの強度をめやすとします。1回に30～60分程度歩くのが理想的ですが、朝夕20分ずつ、計40分でも効果があるとわかっています。

大切なのは、毎日継続すること。「やるぞ！」と意気込んで始めるより、外出範囲を広げ、歩行時間を増やすのも手です。**自分にあった方法で、ウォーキングを習慣化することが大切です。**

外出距離を伸ばすだけでも、いいトレーニングに

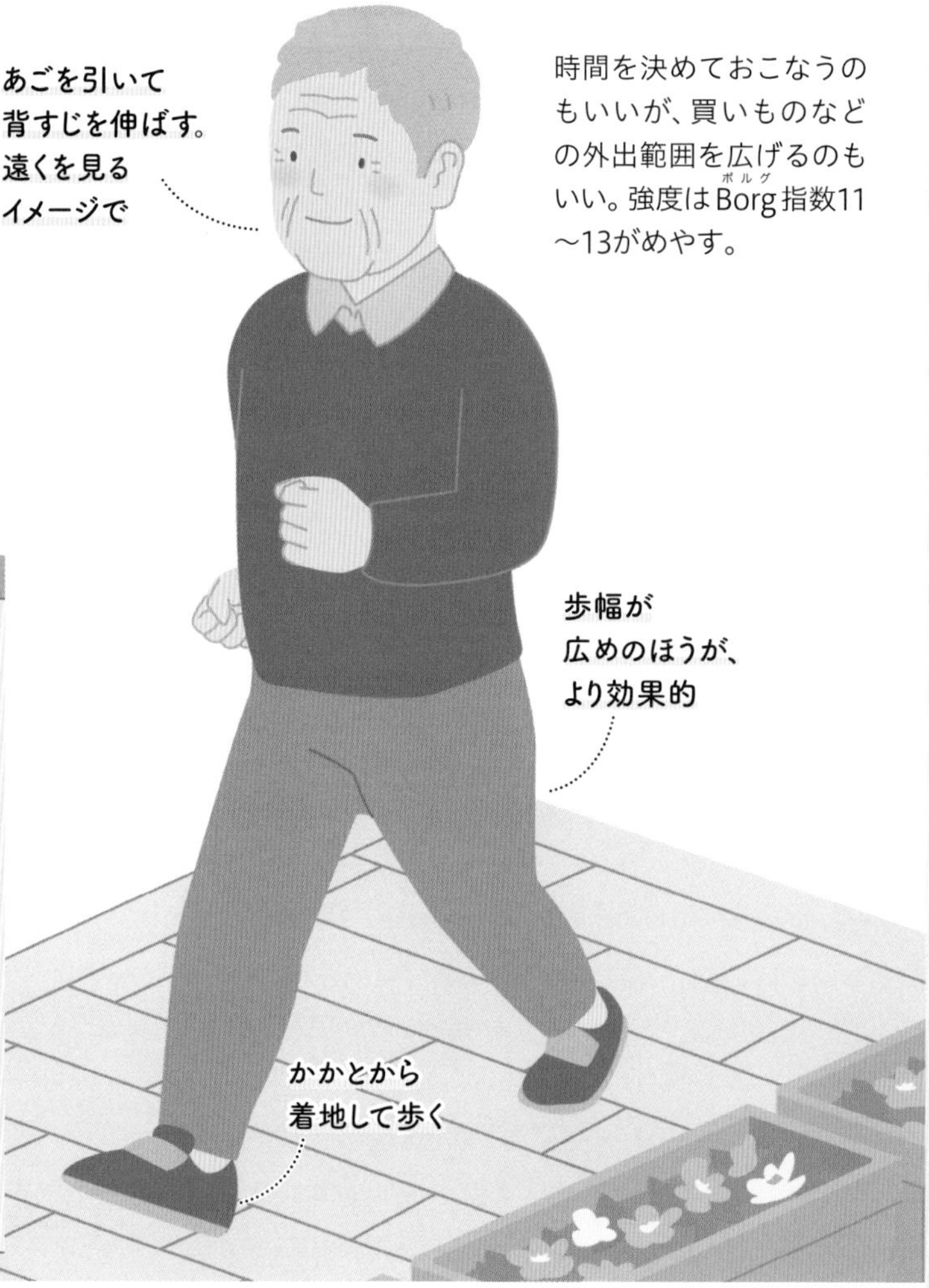

Borg指数

指数	自覚度
20	もうダメ
19	非常にきつい
18	
17	とてもきつい
16	
15	きつい
14	
13	ややきつい
12	
11	楽に感じる
10	
9	かなり楽に感じる
8	
7	非常に楽である
6	安静

日常生活でも、活動量を増やしていこう

日々の生活には運動のチャンスがたくさんある。
積極的に体を動かすことを心がけよう。

生活行動別の活動量

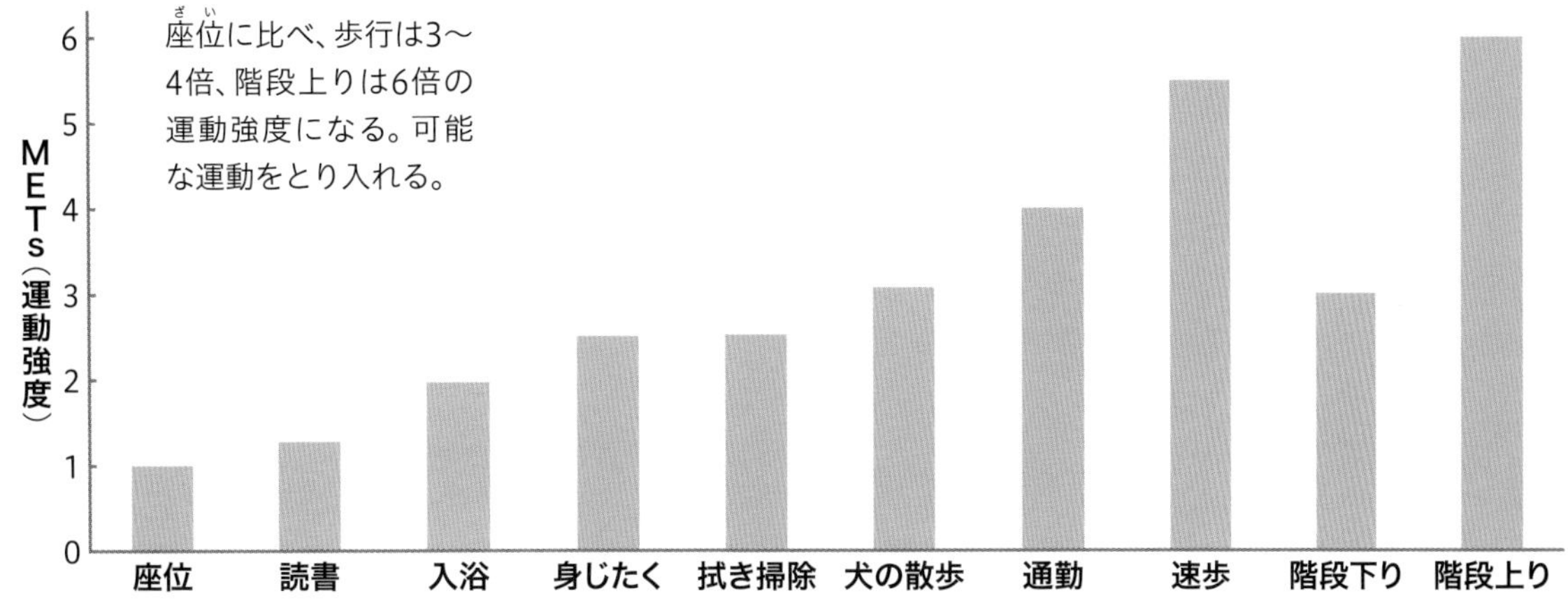

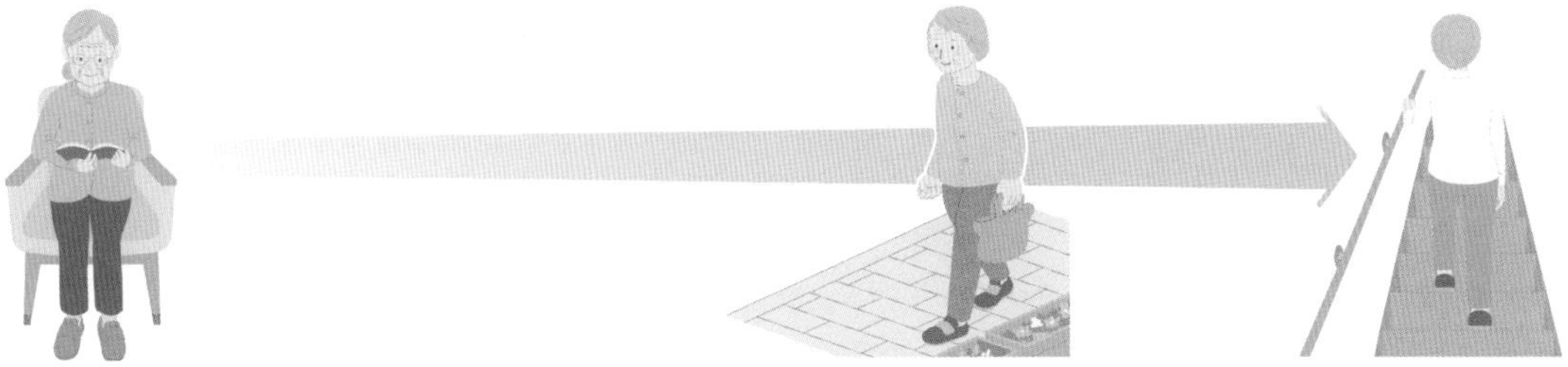

（「Compendium of physical activities：Classification of energy costs of human physical activities.」Ainsworth BE et al., Medicine & Science in Sports & Exercise vol.25(1)：71-80, 1993／「心臓リハビリテーションのすすめ」河村 彰ほか, 日本内科学会雑誌 vol.102(10)：2723-2732, 2013より引用）

生活機能も、リハビリで徐々に回復していく

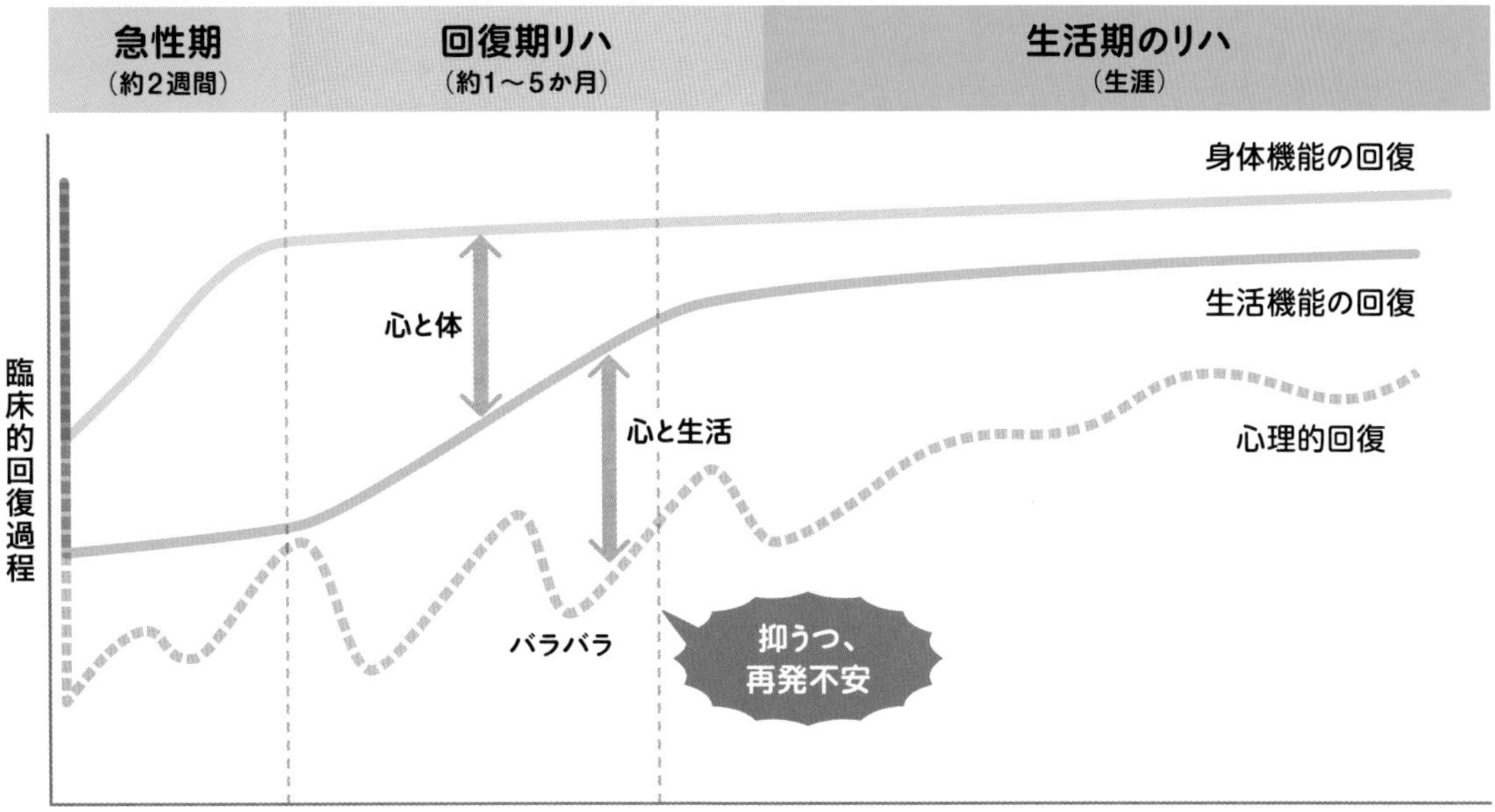

（「さあはじめようナビゲート(6)精神的援助」加藤真樹子, ハートナーシング vol.19(4)：373-379, 2006より引用）

リハビリを続けるうち、身体機能だけでなく生活機能も回復してくる。抑うつなどの心理的問題も改善に向かう。

自宅でできるリハビリ▼自転車エルゴメータ

会話ができる程度の負荷でおこなう

CPX（心肺運動負荷試験）で適切な強度を決めておこなう

強度が弱すぎると効果がなく、
強すぎると心臓の負担になる。

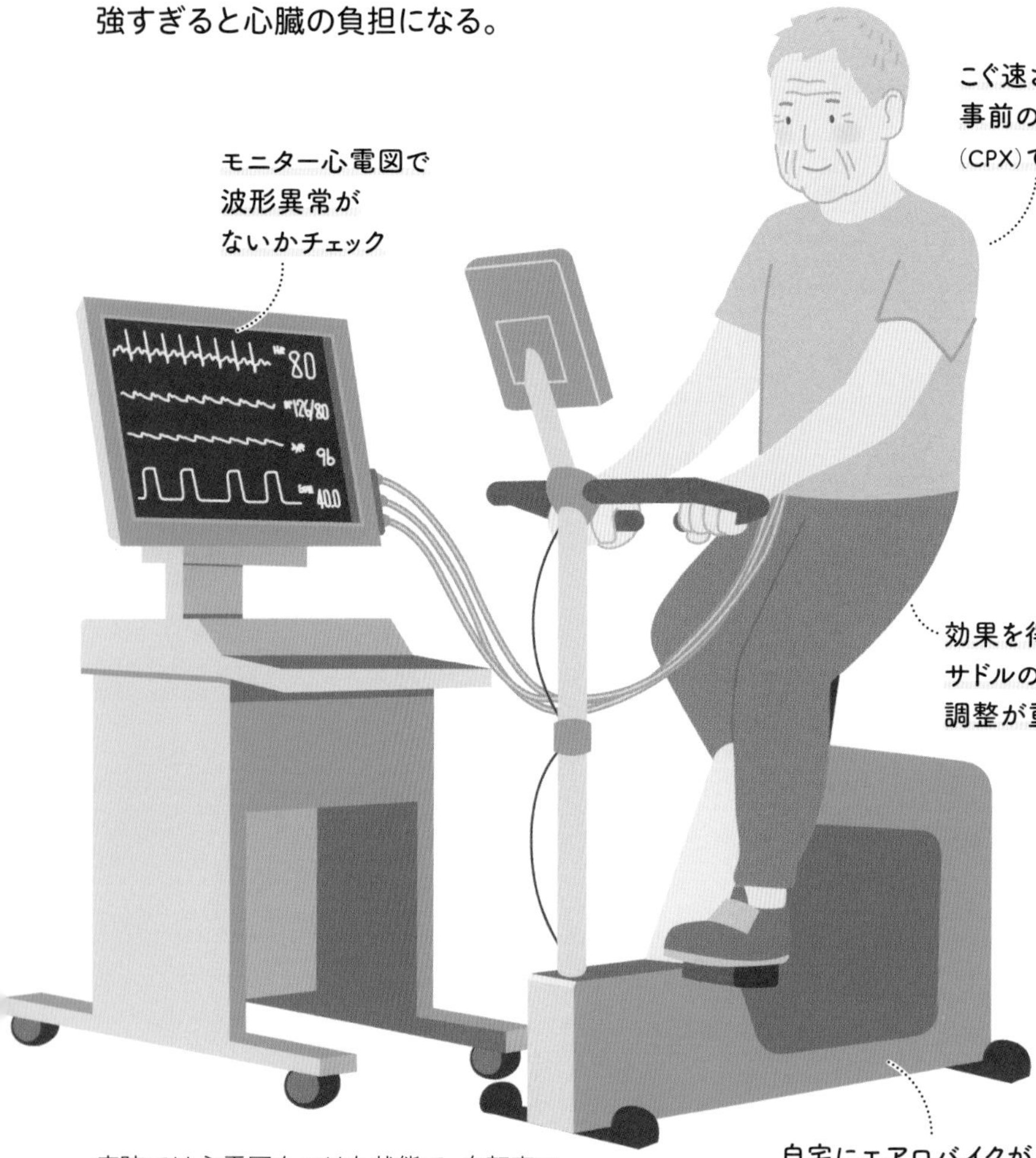

病院では心電図をつけた状態で、自転車エルゴメータでおこなうことが多い。最初に試験をして、適切な強度を決める。

状態が安定していれば
自転車も活用！

ADL（日常生活動作）が保たれているなら、日常的に自転車に乗るのもいい。安定性の高い三輪、四輪タイプもある。ヘルメットを着用するとより安心。

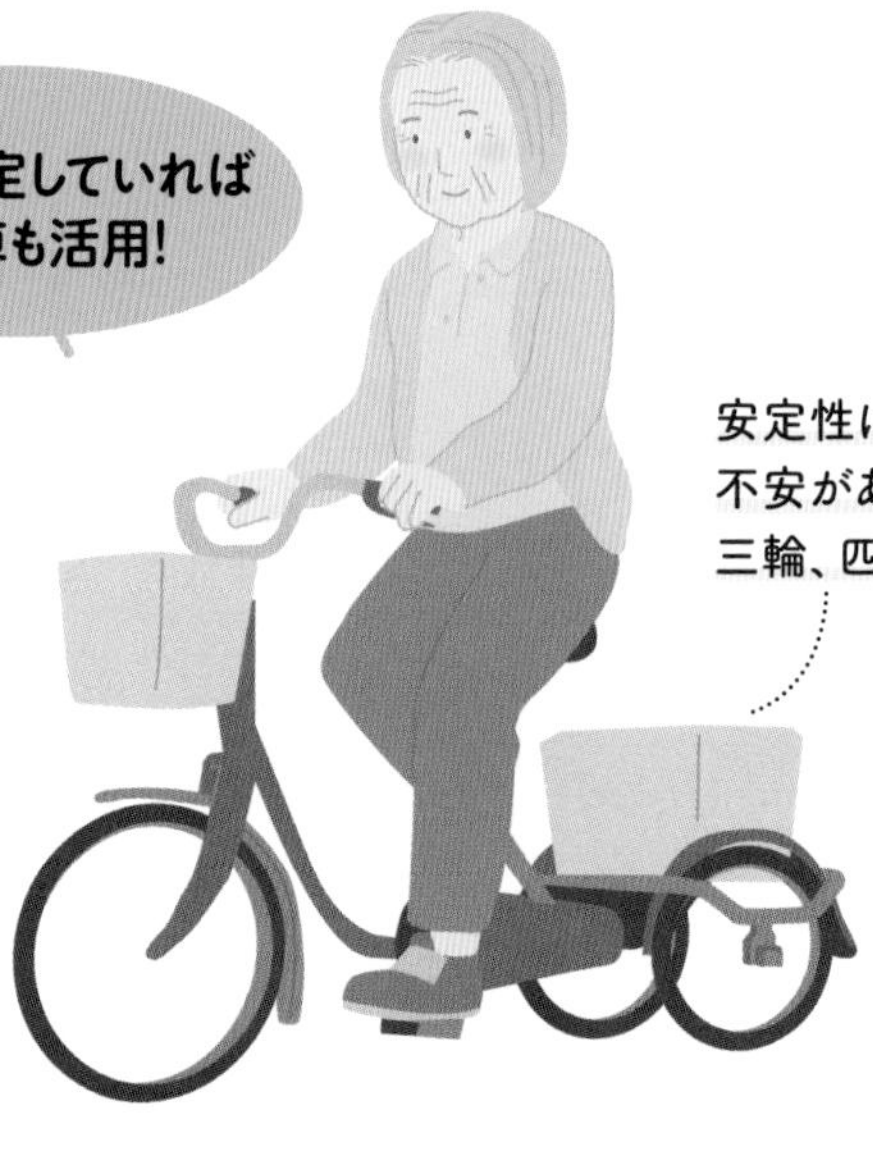

安定性に
不安がある人には
三輪、四輪タイプもある

転倒リスクが低い人では、トレッドミルもおこなう

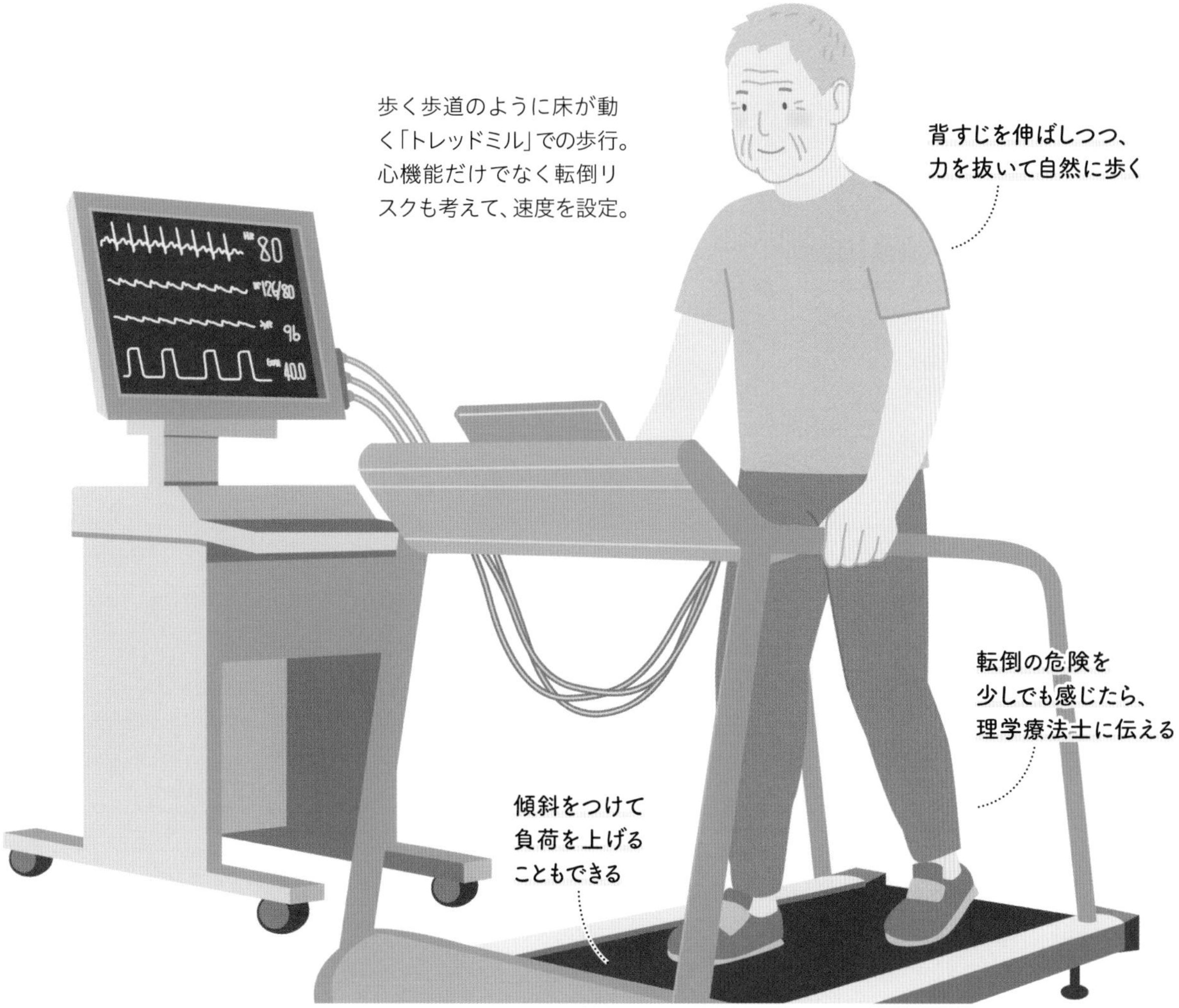

効率のよい有酸素運動。血圧や血糖値も下がる

心臓病のリハビリにおいて、有酸素運動は症状を改善したり、入院を減らしたりするのに有効とわかっています。**実施するときに重要なのが、その強度。CPX（心肺運動負荷試験）でAT（無酸素性代謝閾《いき》値《ち》）などを確認し、AT以下の強度で有酸素運動をおこないます。**

自転車エルゴメータやトレッドミルを使った運動は、目標とする強度で運動できるという利点があります。とくに自転車エルゴメータは転倒の心配がなく、ひざにかかる負担も少ないので、高齢者でも安心しておこなえます。

自宅にエアロバイクがあれば、自宅でも積極的におこないます。もともと自転車に乗る習慣がある人は、転倒リスクに注意しながら、自転車を活用する方法も。最近では高齢者に適した三輪、四輪も多く市販されています。認知機能とのかねあいもあるので、主治医に相談したうえで活用するとよいでしょう。

自宅でできるリハビリ ▽ 水中運動

ひざ痛などで、ウォーキングがつらい人にも向く

関節への負荷が小さく、高齢者の体力アップに最適

水中運動には、陸上でおこなう運動とは異なるいくつかの利点があります。**一つは浮力が働くため、関節への負荷がかかりにくいこと。**ひざが痛む人や肥満している人でも、無理なく運動することができます。**もう一つは、水の抵抗を利用して、筋力を増強できることです。**水の抵抗を受けながら体を動かすと、大きな力が必要になるため、レジスタンストレーニングになるのです。

水中でのウォーキングは、効果の高い有酸素運動です。ただし強度が高く、陸上でのジョギングと同程度の負荷がかかります。主治医に相談したうえで、実施する場合も十分なウォーミングアップの後でおこないましょう。

水中ウォーキング+筋力トレーニングが効果的

関節症などをもつことの多い高齢者には、とくに適した有酸素運動。

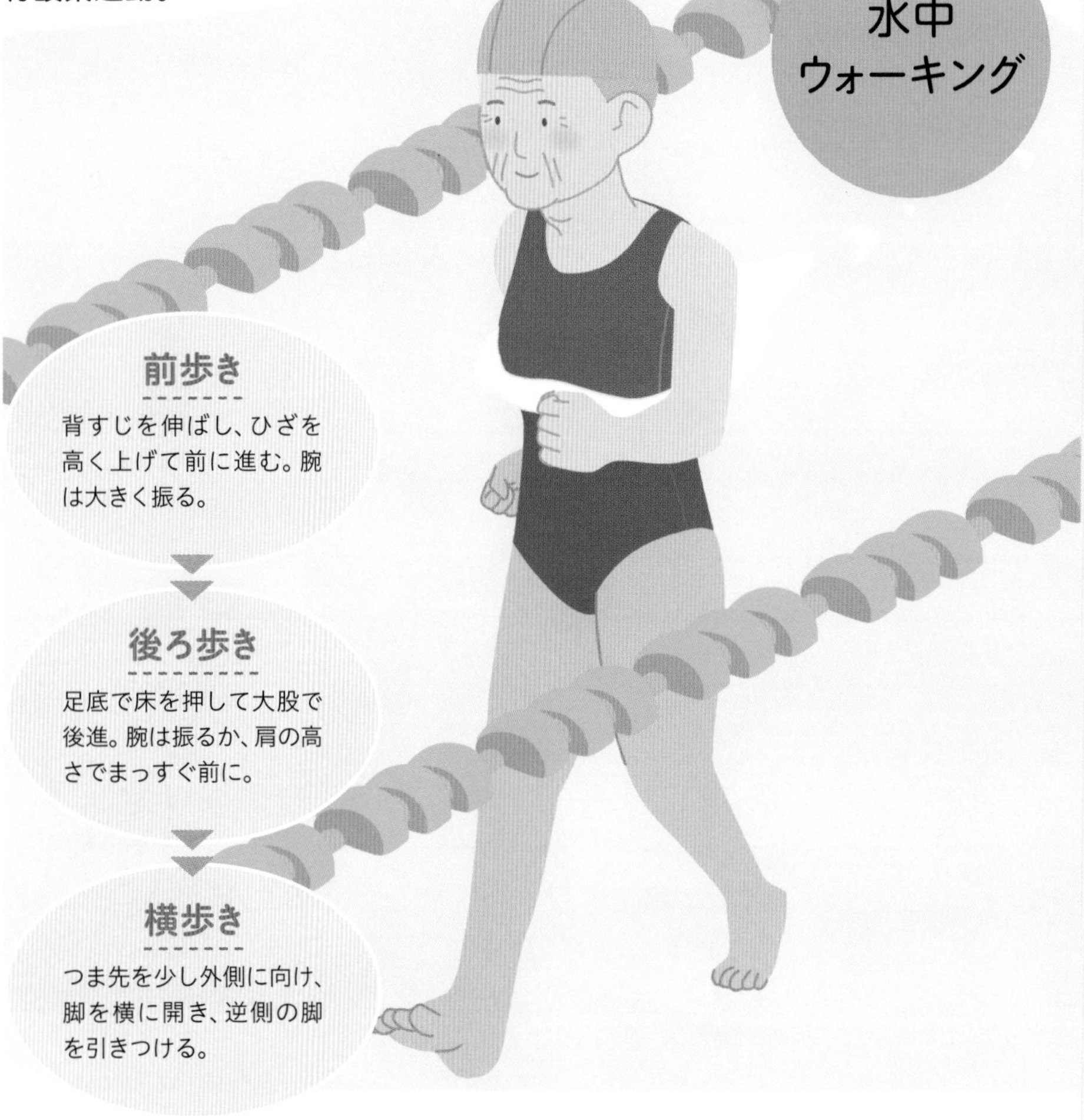

水中レジスタンストレーニング

スクワット

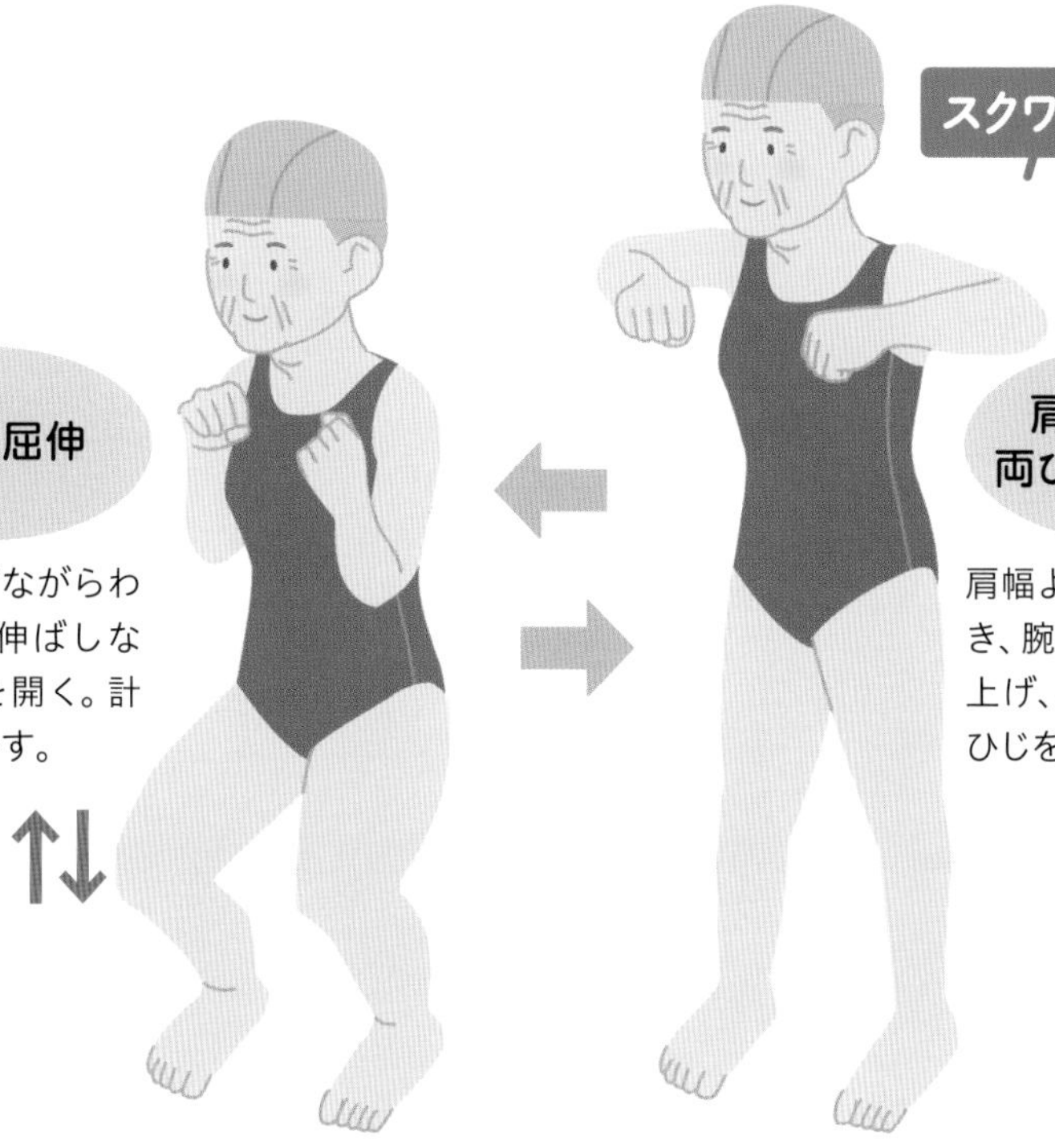

ひざを屈伸

ひざを曲げながらわきを締め、伸ばしながらわきを開く。計10回がめやす。

肩の高さで両ひじを曲げる

肩幅より広く脚を開き、腕は肩の高さに上げ、左右に開いてひじを曲げる。

カーフレイズ

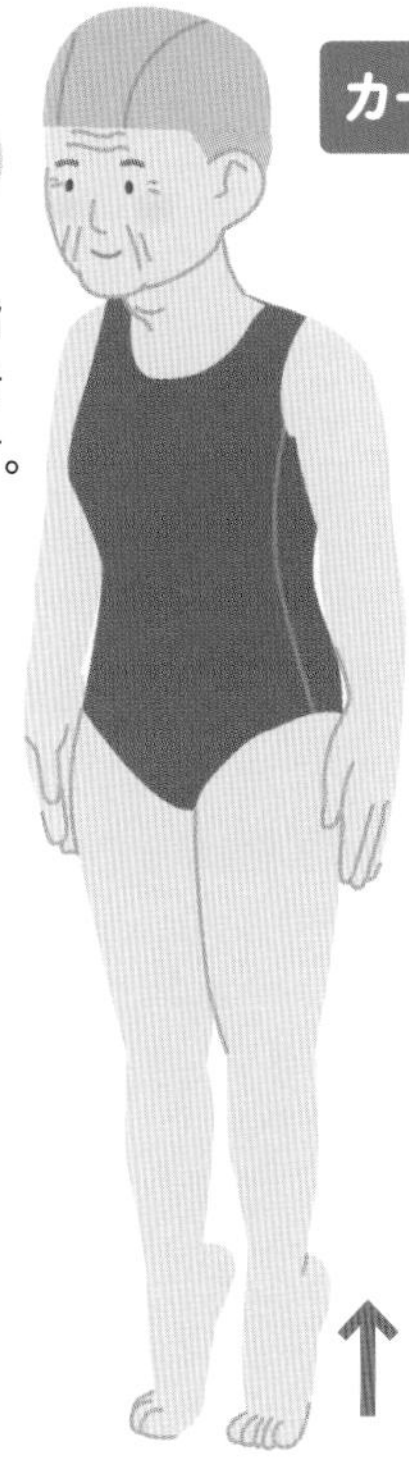

かかと上げ

脚を肩幅に開き、足指のつけ根に体重を乗せてかかとを上げ、下ろす。計10回。

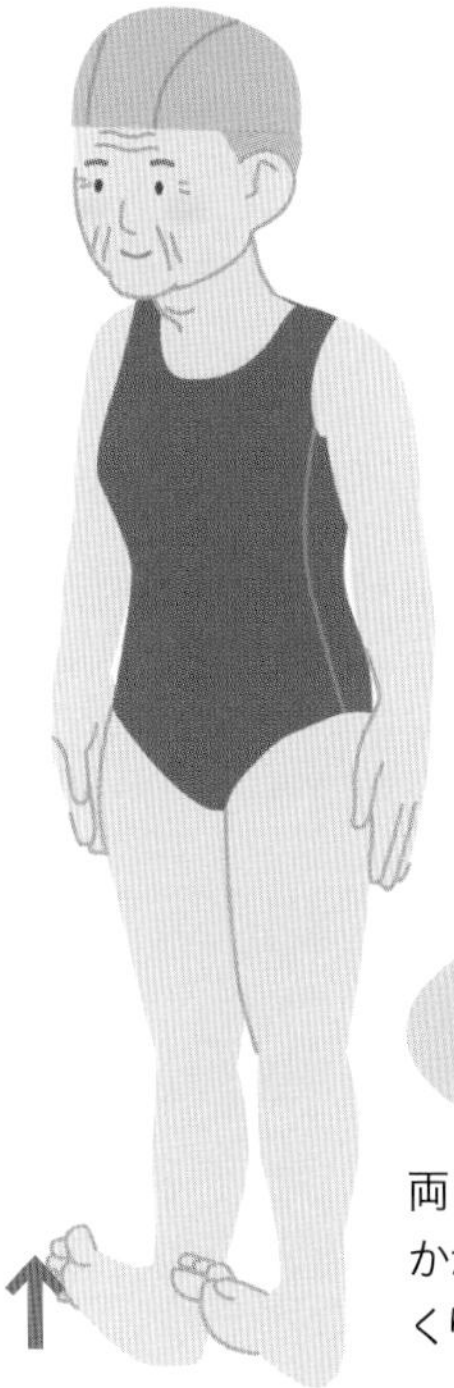

つま先上げ

両足のつま先を上げ、かかとだけで立つ。ゆっくりもとに戻す。計10回。

レッグレイズ

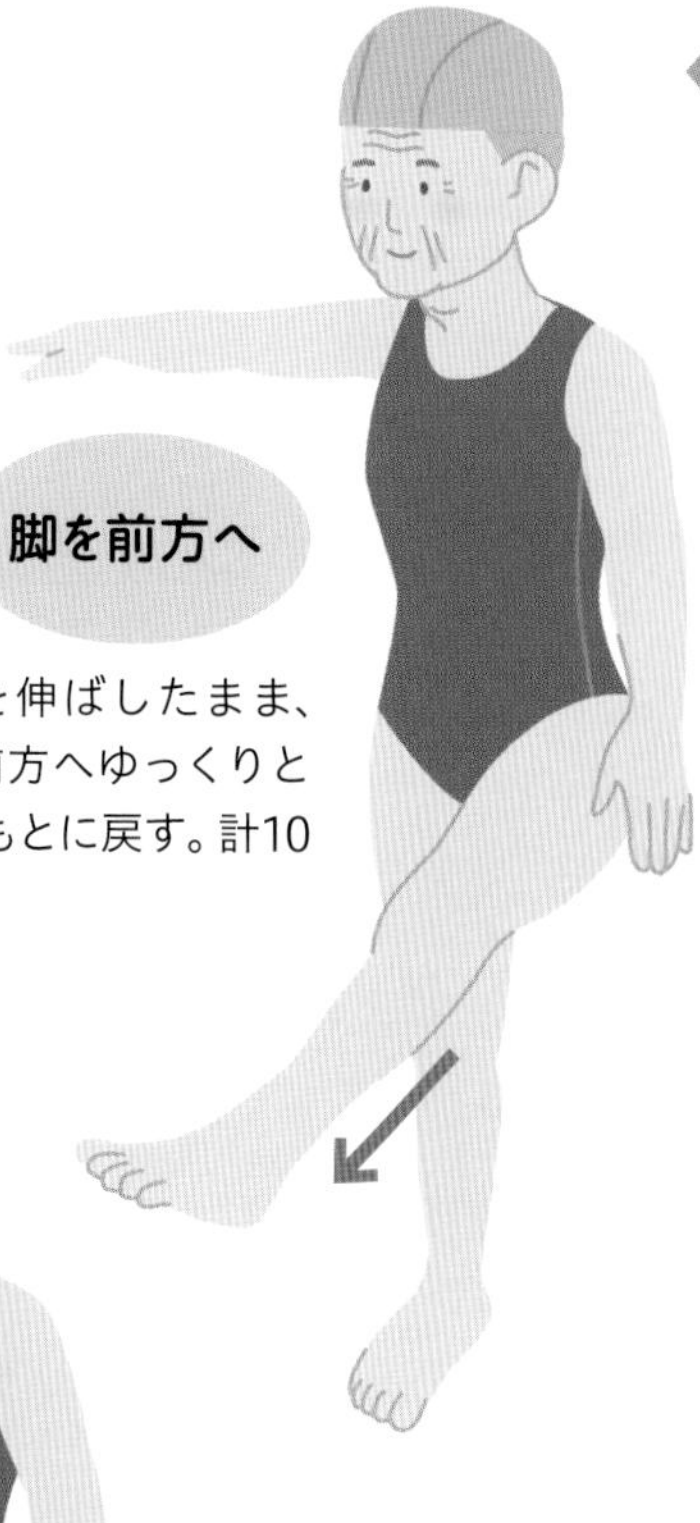

脚を前方へ

ひざを伸ばしたまま、脚を前方へゆっくりと上げ、もとに戻す。計10回。

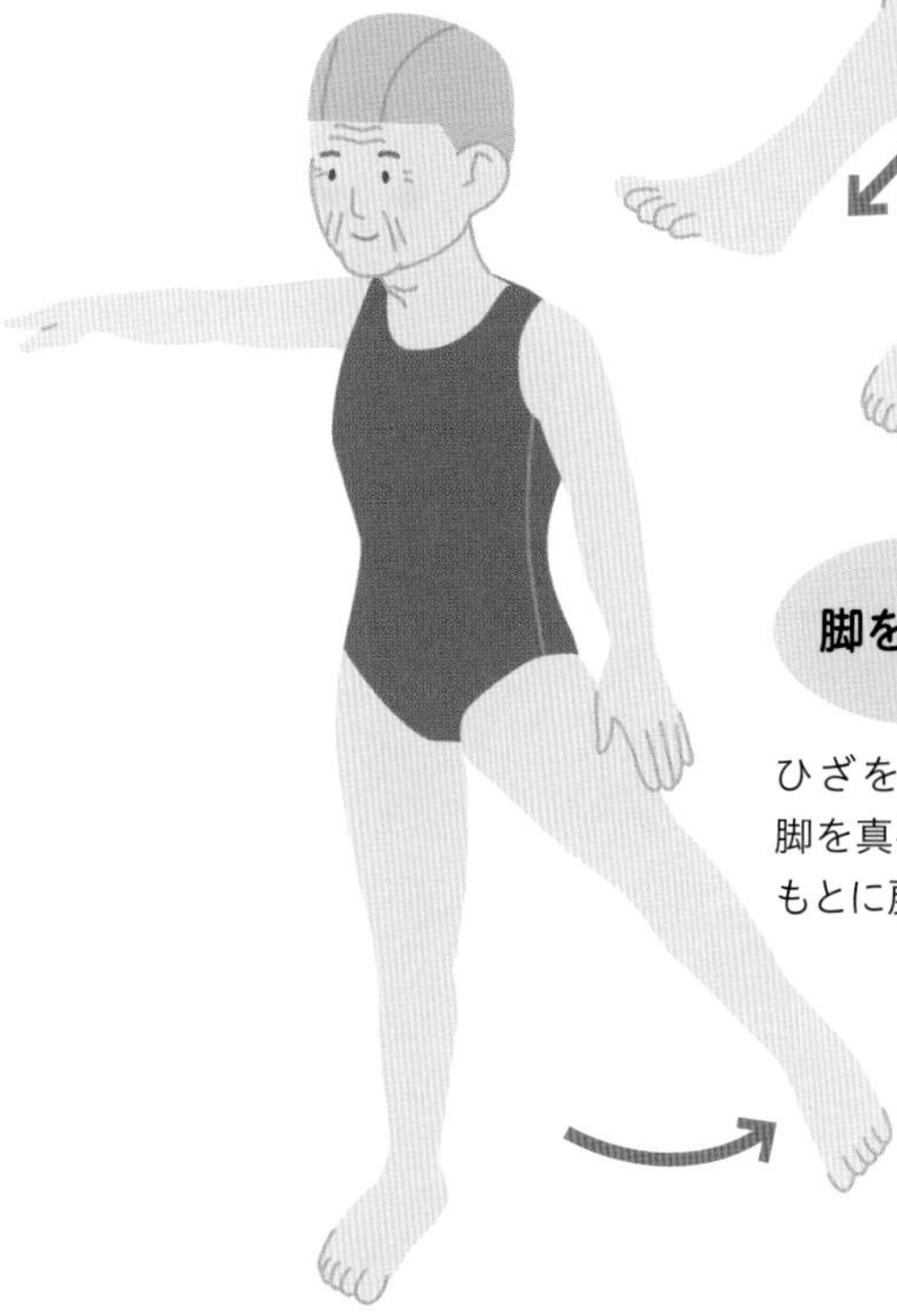

脚を側方へ

ひざを伸ばしたまま、脚を真横に上げていき、もとに戻す。計10回。

リハビリの基本▼どんな病気？

糖尿病から、心血管病や腎臓病に至る人が多い

糖尿病

複数の生活習慣病がある人は、とくに高リスク

糖尿病や高血圧を併発していると、心血管病などのリスクが高まる。

全身への影響

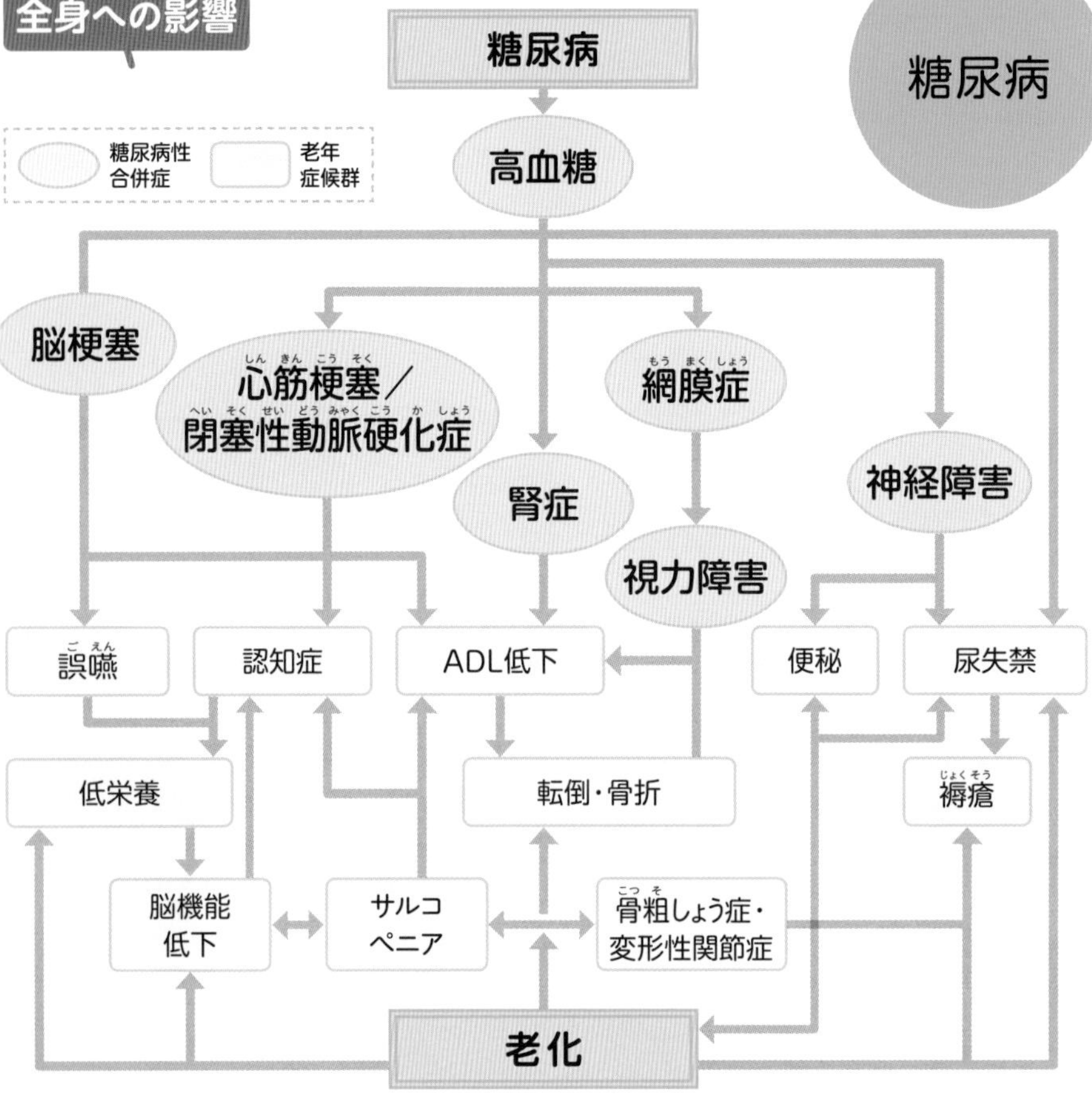

（「高齢者糖尿病の特徴」井藤英喜, 最新醫學 vol.72(1)：20-26, 2017より引用）

3大合併症の腎症・網膜症・神経障害、心筋梗塞などの心血管病に加え、多くの老年症候群の引き金にもなる。

治療目標

死亡リスク 約3倍（カテゴリーI→カテゴリーIII）
死亡リスク 約2倍（カテゴリーI→カテゴリーII）

		カテゴリーⅠ	カテゴリーⅡ	カテゴリーⅢ
患者の特徴・健康状態		①認知機能正常 かつ ②ADL自立	①軽度認知障害～軽度認知症 または ②手段的ADL低下、基本的ADL自立	①中等度以上の認知症 または ②基本的ADL低下 または ③多くの併存疾患や機能障害
重度低血糖が危惧される薬剤（インスリン製剤、SU薬、グリニド薬などの使用）	なし	7.0％未満	7.0％未満	8.0％未満
	あり	65歳以上75歳未満：7.5％未満（下限6.5％） 75歳以上：8.0％未満（下限7.0％）	8.0％未満（下限7.0％）	8.5％未満（下限7.5％）

治療指標のHbA1cをどこまで厳格に下げるかは、認知機能とADL低下の度合いで異なる。

（『高齢者糖尿病診療ガイドライン2023』日本老年医学会・日本糖尿病学会編著、南江堂、2023より作成）

脂質異常症

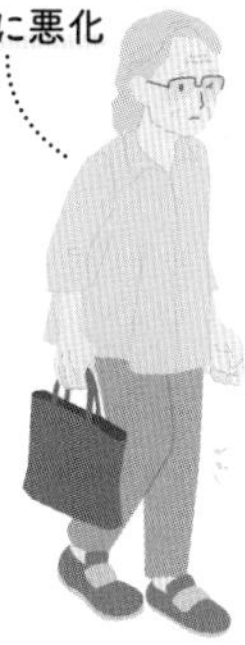

LDLコレステロール	140mg /dL以上	高LDLコレステロール血症
	120〜139mg /dL	境界域高LDLコレステロール血症
HDLコレステロール	40mg /dL未満	低HDLコレステロール血症
トリグリセライド（中性脂肪）	150mg /dL以上	高トリグリセライド血症
non-HDLコレステロール	170mg /dL以上	高non-HDLコレステロール血症
	150〜169mg /dL	境界域高non-HDLコレステロール血症

いずれかに該当すれば脂質異常症。動脈硬化が進行し、心血管病を起こすリスクがある。

高血圧

分類	診察室血圧（mmHg）			家庭血圧（mmHg）		
	収縮期血圧		拡張期血圧	収縮期血圧		拡張期血圧
正常血圧	<120	かつ	<80	<115	かつ	<75
正常高値血圧	120-129	かつ	<80	115-124	かつ	<75
高値血圧	130-139	かつ／または	80-89	125-134	かつ／または	75-84
Ⅰ度高血圧	140-159	かつ／または	90-99	135-144	かつ／または	85-89
Ⅱ度高血圧	160-179	かつ／または	100-109	145-159	かつ／または	90-99
Ⅲ度高血圧	≧180	かつ／または	≧110	≧160	かつ／または	≧100
（孤立性）収縮期高血圧	≧140	かつ	<90	≧135	かつ	<85

左が診断基準。治療目標は140/90mmHg未満で、糖尿病などのリスクもあれば130/80mmHg未満をめざす。

メタボリック・シンドローム

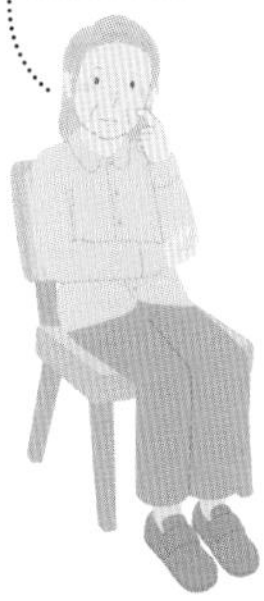

腹腔内脂肪蓄積　ウエスト周囲長	男性≧85cm 女性≧90cm（内臓脂肪面積 男女とも≧100cm^2に相当）
上記に加え、以下のうち2項目以上に該当	
高トリグリセライド血症	≧150mg /dL
かつ／または	
低HDLコレステロール血症	<40mg /dL
収縮期血圧	≧130mmHg
かつ／または	
拡張期血圧	≧85mmHg
空腹時高血糖	≧110mg /dL

ウエスト周囲長に加え、血清脂質・血圧・血糖値の3つのうち2つ以上に該当すれば、メタボと診断。

自覚症状がなくても「歳だから」ではすまされない

生活習慣病の代表は糖尿病、脂質異常症、高血圧など。自覚症状がないからと放置していると、重大疾患のリスクが高まります。**とくに複数の病気がある人は危険で、血糖、血圧、脂質、体重などを目標値まで管理することが重要です。**

高齢者の治療目標値は、若年者ほどきびしくしないのが以前の常識でした。ただ現在は平均寿命が延び、心身の機能が高い高齢者も多数。**健康寿命を延ばすためにも、血圧などは若年者と同様に考え、薬で確実に下げるのが目標です。**脂質異常症も、糖尿病などのほかのリスクがあれば、厳格なコントロールをめざします。

血糖値についても考えかたは同様ですが、高齢者では重度低血糖に陥りやすいという問題も。とくに認知機能やADL（日常生活動作）が低下していて服薬管理が困難な人、残された時間でQOL（生活の質）維持を優先したい場合などは、目標値を高めに考えます。

リハビリの基本▼アセスメントのしかた

網膜症など、合併症の有無をチェック

太い血管と細い血管、それぞれの障害が進む

高血圧などは太い血管の病変を、糖尿病は細い血管の病変をきたしやすい。

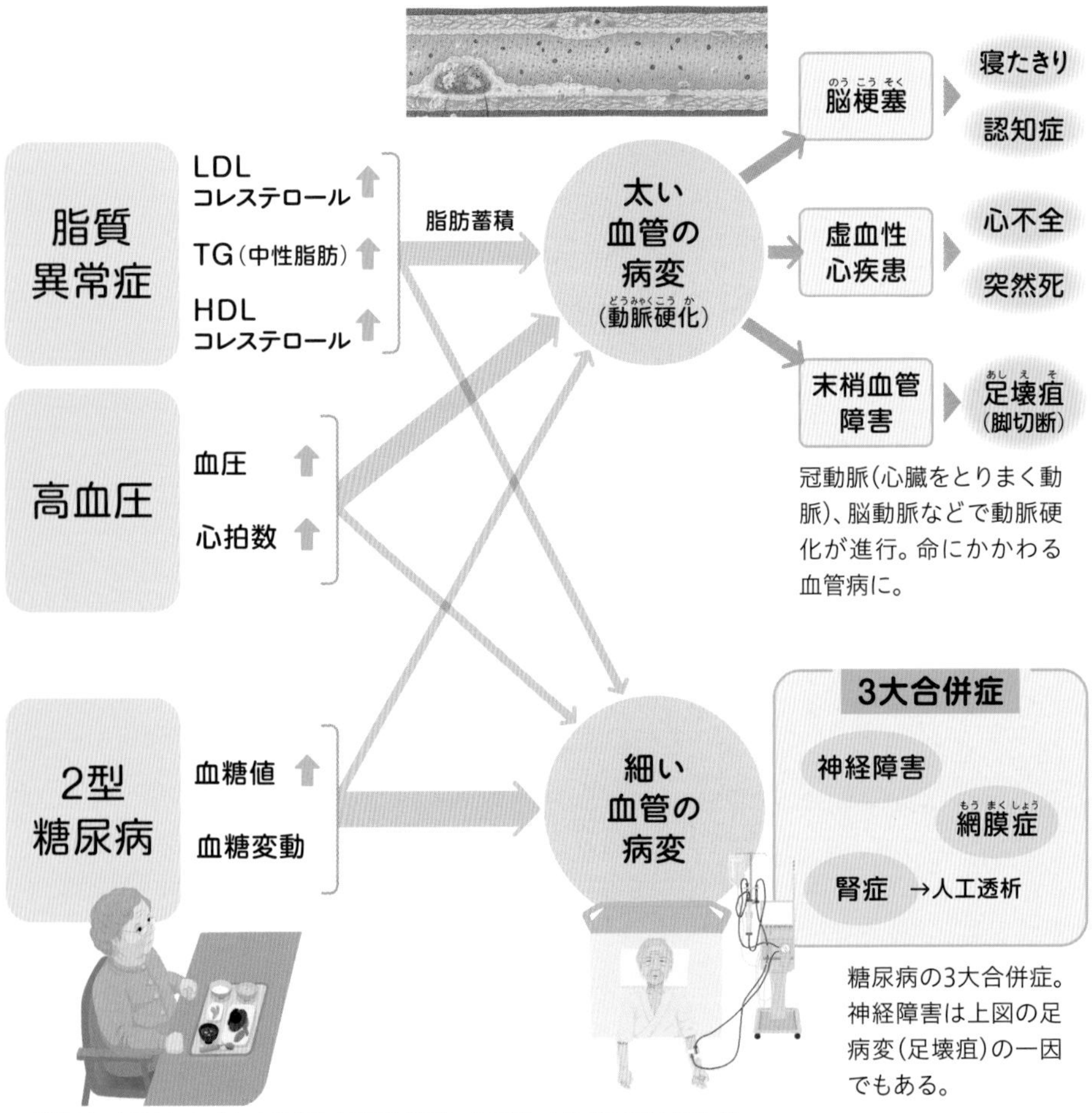

（「糖尿病の合併症とその対応」保坂利男, 杏林医学会雑誌 vol.47(4)：167-170, 2016より作成）

リハビリ開始前にまず合併症の有無と進行度を見る

生活習慣病があると、さまざまな合併症のリスクが高まります。**リハビリ中のリスク軽減のため、合併症の有無と進行度をまず確かめておきます。**

太い血管では、血管内に炎症が起き、動脈が硬くなる「動脈硬化《どうみゃくこうか》」が起こります。血管が狭窄《きょうさく》・閉塞《へいそく》し、心血管病や脳血管障害を発症しやすいため、そのリスクや既往を確認します。

糖尿病の場合は、細い血管の狭窄・閉塞による合併症も大きな問題。**目の血管の障害で網膜症《もうまくしょう》があれば、強度の高い運動で眼底出血を起こし、失明するおそれもあります。**このような危険な事態を防ぐためにも、左ページのような検査と診断が欠かせません。

糖尿病では、3大合併症の検査が欠かせない

糖尿病がある人はリハビリ前の検査が必須。眼科医による眼底検査も欠かせない。

神経障害

初期症状

痛み

しびれ

感覚異常

進行後の症状

感覚鈍麻《どんま》

運動神経障害

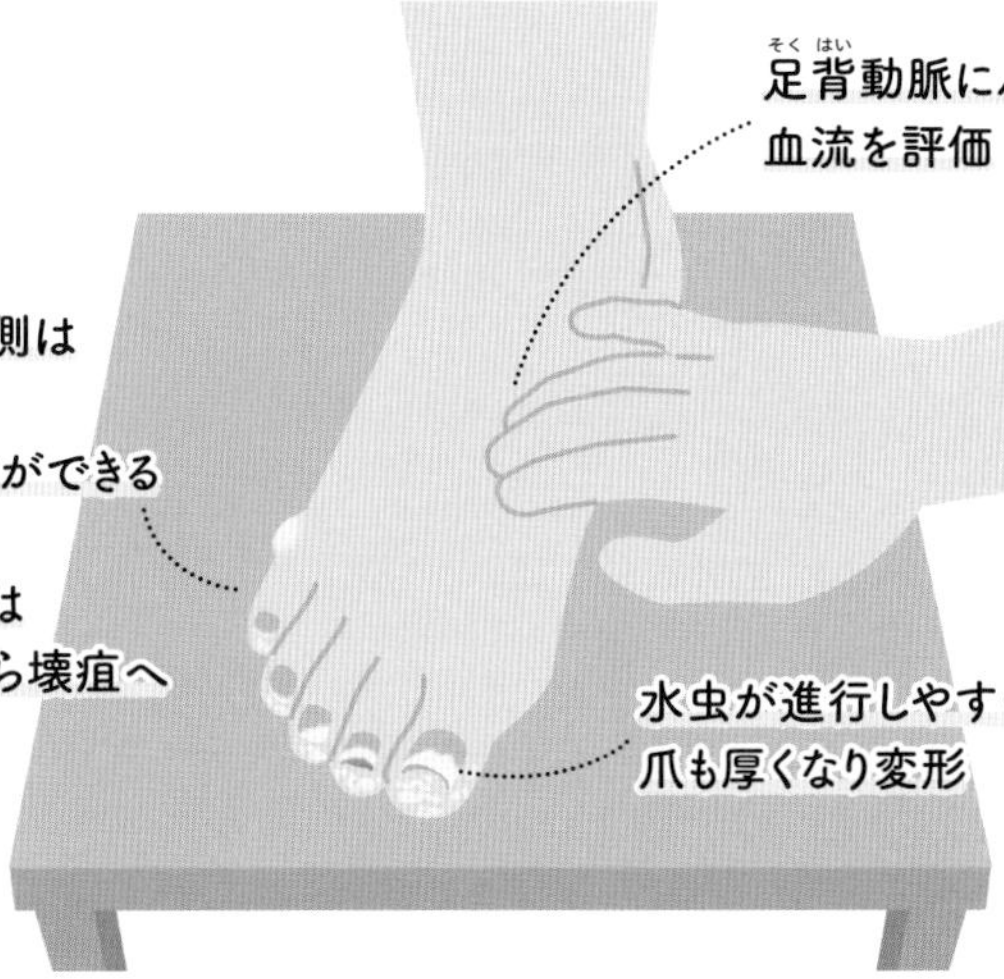

おもに足部に痛みやしびれが生じる。感覚鈍麻のため、小さな傷が放置され、組織の壊《え》死《し》に至ることも。水虫やタコもできやすい。

網膜症

微小血管の障害で網膜に十分な血液が届かない。やがて異常血管が増殖して出血や網膜剥《はく》離《り》をまねき、最悪は失明に至る。

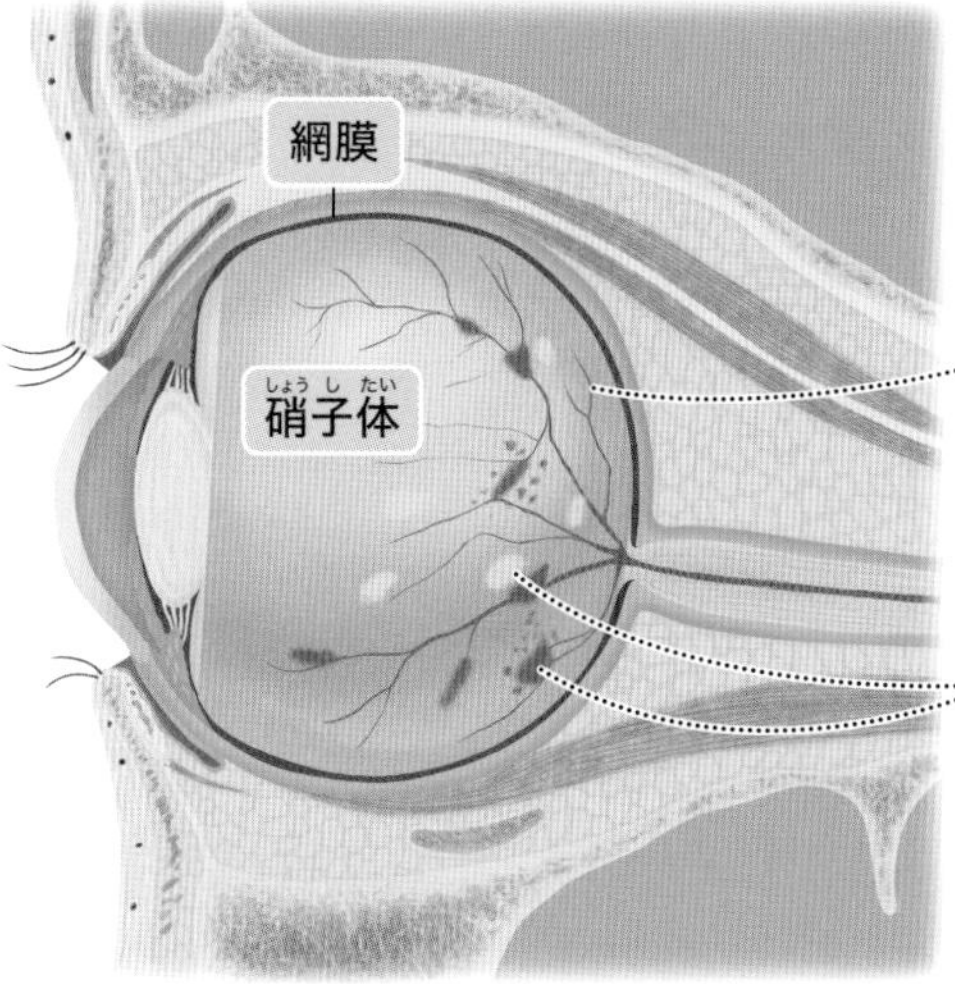

網膜症の進行

軽症非増殖性網膜症

↓

中等度非増殖性網膜症

↓

重症非増殖性網膜症

↓

増殖網膜症

腎症

血液検査、尿検査で進行度がわかる。末期になると、人工透析か腎移植が必要に。

病期		UACR（尿中アルブミン／クレアチニン比）あるいは UPCR（尿中蛋白／クレアチニン比）	eGFR（推算糸球体ろ過量）
第1期	正常アルブミン尿期	UACR 30mg/g未満	30mL/分/1.73㎡以上
第2期	微量アルブミン尿期	UACR 30～299mg/g	30mL/分/1.73㎡以上
第3期	顕性アルブミン尿期	UACR 300mg/g以上 あるいは UPCR 0.5g/g以上	30mL/分/1.73㎡以上
第4期	GFR高度低下・末期腎不全期	問わない	30mL/分/1.73㎡未満
第5期	腎代替療法期	透析療法中あるいは腎移植後	

（「糖尿病性腎症病期分類2023の策定」糖尿病性腎症合同委員会・糖尿病性腎症病期分類改訂ワーキンググループ，日本腎臓学会誌 vol.65（7）：847-856，2023より作成）

リハビリの基本▽進めかた&注意点

十分な血糖管理のもとで、運動療法を実施

低血糖に注意しておこなう。シックデイは安静に！

糖尿病の人の運動には、多様なメリットがあります。**代表的な急性効果（短期的効果）は血糖値の低下で、とくに食後2時間以内の運動は血糖値の上昇を抑えます。**慢性効果としてはインスリン抵抗性の改善があげられ、その効果は運動後24〜72時間も持続します。筋肉が増えることで、糖代謝そのものも改善します。

ただしリハビリ中の低血糖には注意を要します。とくにシックデイ（感染症などで体調の悪い日）は、血糖値が変動しやすいので、無理せず休みましょう。リハビリを安全に進めるには、規則的な食事も重要です。空腹時は低血糖になりやすいので、運動は食後に。症状の変化が生じたときはすぐ中止してください。

血糖値低下に加え、肥満解消などの効果も高い

有効性につながる機序が複数あるため、多彩な効果が。
血糖や脂質、体重を減らす直接的効果に加え、全身機能改善に役立つ。

おもな効果

血糖降下
運動のエネルギー源に血中の糖が使われる。インスリン抵抗性も改善。

体重減少
運動のエネルギー源に遊離脂肪酸が使われるため、体脂肪が減る。

脂質代謝
中性脂肪やLDLコレステロールが減り、HDLコレステロールが増加。

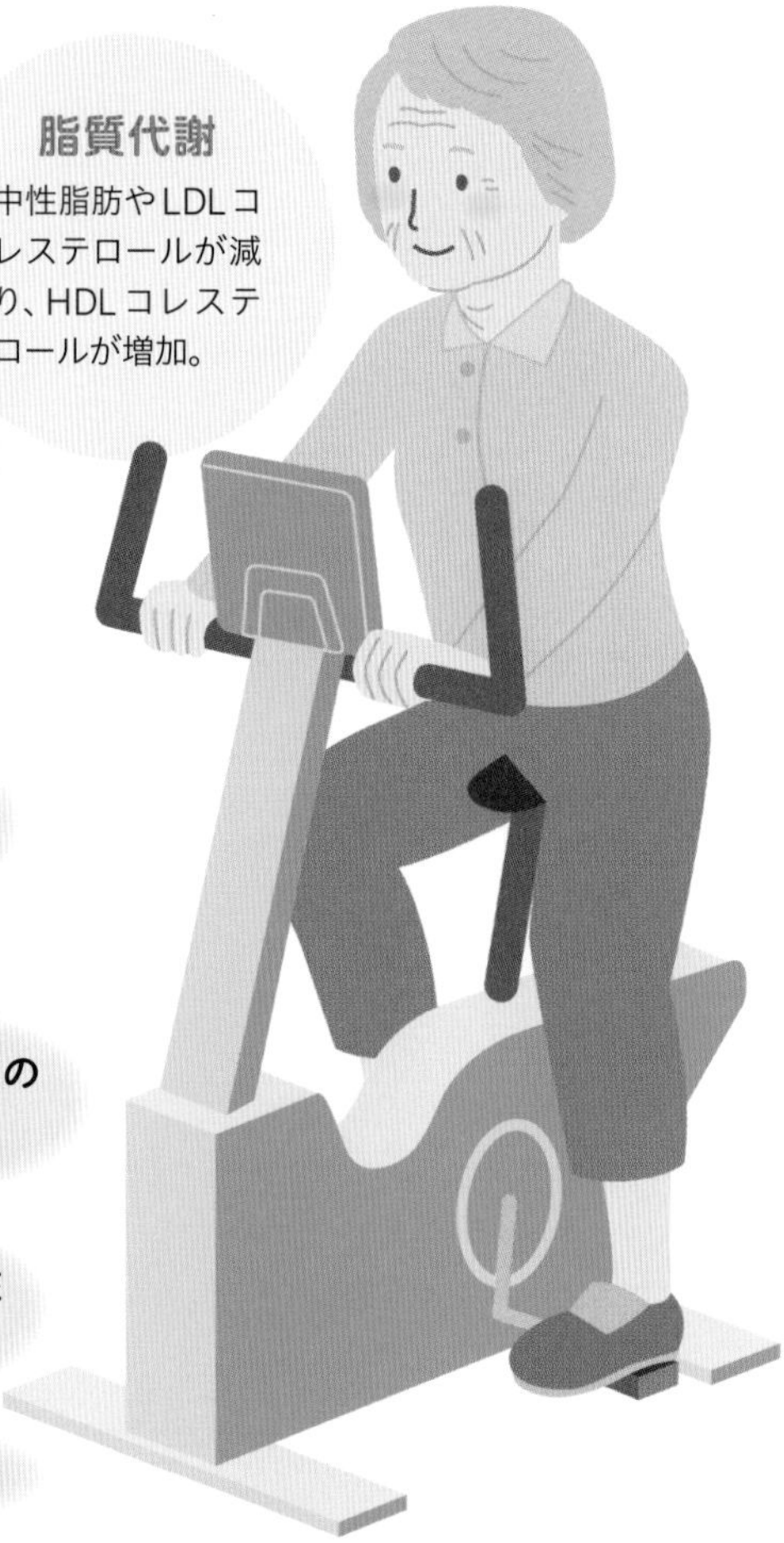

その他の効果

- 軽・中等度の高血圧の改善
- 心肺機能の強化
- エネルギー消費の増加
- 血液循環の改善
- 下肢《かし》筋力強化による要介護状態の予防
- 体力&柔軟性向上
- ストレス解消
- QOL（生活の質）の向上

運動習慣や合併症に応じて、プログラムを作成

糖尿病の人の運動処方と注意点。医師の運動処方に沿って、適切な強度で。

運動処方のしかた

糖尿病の人の運動処方のおおよその基準。病状だけでなく、もとの運動習慣も加味する。

（「糖尿病の運動療法」勝川史憲，成人病と生活習慣病 vol.47（4）：451-455, 2017より作成）

		心血管病、代謝疾患、腎臓病の既往なし／徴候・自覚症状なし	心血管病、代謝疾患、腎臓病の既往あり／自覚症状なし	自覚症状あり（胸痛、軽動作での息切れ・めまい、浮《ふ》腫《しゅ》、間《かん》欠《けつ》跛《は》行《こう》など）
運動習慣なし	医学的クリアランス*	不要	推奨	推奨
	運動習慣	低～中強度から開始。徐々に高強度まで	クリアランス後、低～中度から開始。徐々に可能な強度まで	クリアランス後、低～中強度から開始。徐々に可能な強度まで
運動習慣あり	医学的クリアランス	不要	中強度は不要、高強度は推奨	運動を中止し、医学的クリアランスを
	運動強度	中～高強度運動を継続し、徐々にレベルアップ	中強度を継続。クリアランス後に徐々に可能な強度まで	クリアランス後、運動に復帰。徐々に可能な強度まで

＊医学的クリアランス…いわゆるメディカルチェックのこと

こんなときは中止か制限を!

- 代謝コントロールが極端に悪いとき（空腹時血糖250mg／dL以上、またはケトン体中等度以上陽性）
- 増殖前網《もう》膜《まく》症《しょう》以上の場合（専門医に相談）
- 腎不全に陥っている場合（専門医に相談）
- 虚血性心疾患や心肺機能の障害がある場合
- 骨・関節疾患がある場合（専門医に相談）
- 急性感染症を発症したとき
- 糖尿病性壊疽を認めるとき
- 高度の糖尿病性自律神経障害があるとき

リハビリ処方後に病態が悪化することも。上のような場合は一度中止し、今後の方針を医師が判断。

合併症別の注意点

腎症

第3期以上では強度を調節。運動で、薬の効果が一時的に強まることがあり、低血糖にも注意。

網膜症

進行度により許容される強度が変わる。息をこらえて力む運動などは、出血の原因となるため禁忌。

大血管病

心血管障害なら心臓リハビリプログラムに沿った運動。末梢動脈疾患なら軽・中等度の運動を。

神経障害

フットケアや足の治療を徹底し、足の壊《え》疽《そ》を起こさないように。感染時は歩行運動を避ける。

サルコペニア肥満も問題。糖尿病以外でも運動療法を！

肥満、脂質異常症、高血圧、メタボリック・シンドロームに対しても、運動は効果的です。**有酸素運動は内臓脂肪の分解を促進しますし、遊離脂肪酸をエネルギーとして使うため、内臓脂肪を減少させます。**心血管病のリスクである中性脂肪を減らしたり、動《ど》脈《うみゃく》硬《こう》化《か》の進行を抑えるHDLコレステロールを増やす働きもあります。腎臓でのナトリウム排泄を促し、血圧を下げる効果も期待できます。

肥満に関しては、中年期までの肥満と分けて考えます。中年期までの肥満は心血管疾患のリスクを上昇させますが、高齢者ではBMIの増加がリスクに直結しません。**むしろ肥満でBMI値が高いのに、筋肉量・筋力が低い「サルコペニア肥満」が問題。**インスリン抵抗性も心血管病のリスクも高まり、フレイル（心身の虚弱）にも陥りやすくなります。改善には有酸素運動に加え、週3回以上のレジスタンストレーニングが役立ちます。

自宅でできるリハビリ▽速歩

「インターバル速歩」で、糖代謝を改善

有酸素運動とレジスタンス運動、どちらも大事

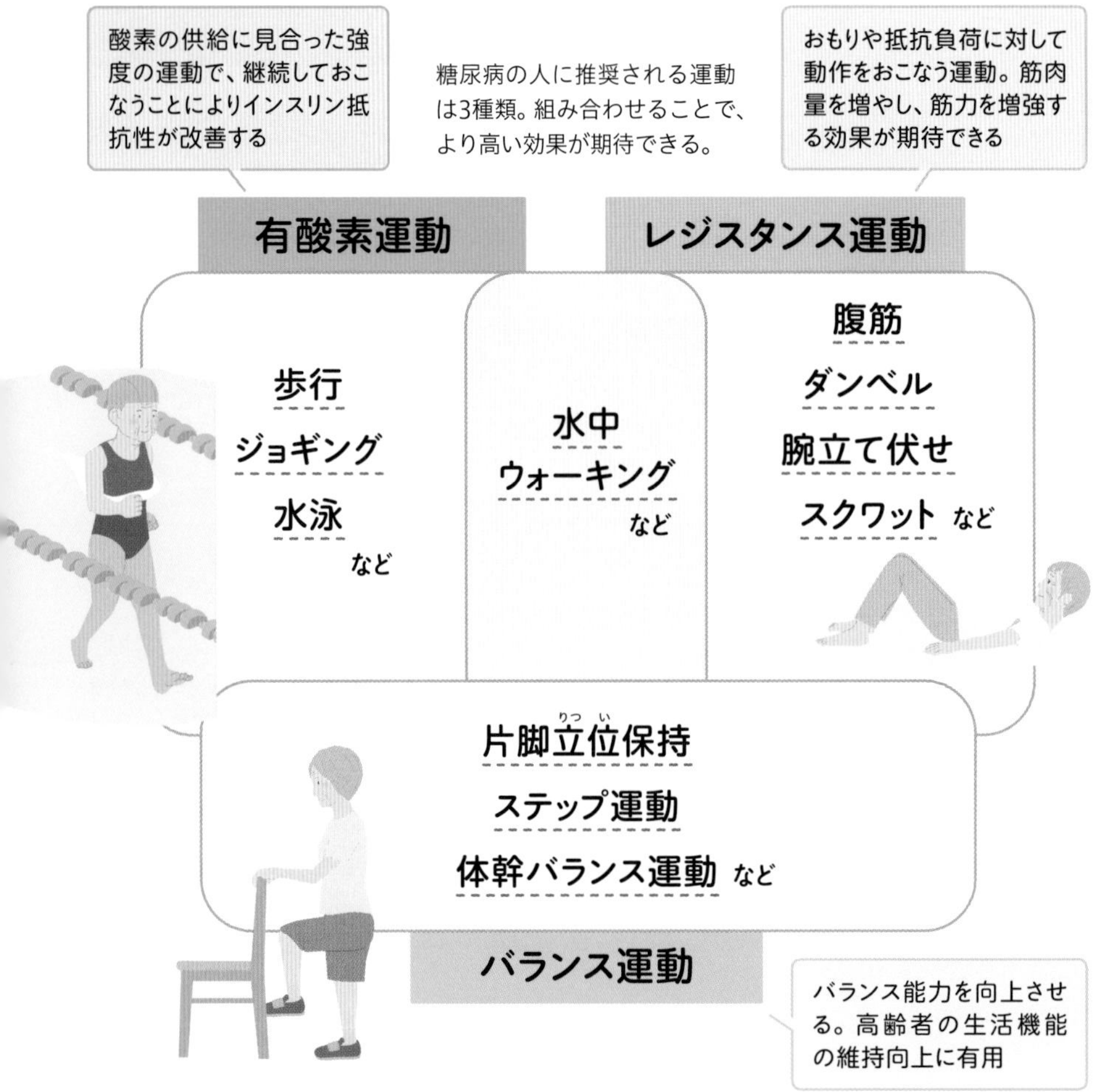

（「糖尿病の運動療法—有酸素運動かレジスタンス運動か—」細井雅之・薬師寺洋介・元山宏華, The Japanese Journal of Rehabilitation Medicine vol.59(12)：1202-1208, 2022より作成）

ウォーキングなどの有酸素運動を、週１５０分実施

生活習慣病の運動療法で中心的な役割を果たすのが有酸素運動。**週に１５０分おこなうことが勧められています。**

ウォーキングの場合は、ややきついと感じる程度でおこないます。**さらに早歩きとゆっくり歩きをくり返す「インターバル速歩」にすると、生活習慣病の改善効果が高まり、筋力や持久力などの体力も向上すると報告されています。**歩行に近い速度で走る「スロージョギング」もあり、筋肉への負荷とエネルギー消費量を増やすことができます。

可能なら、Ｐ１６６〜のレジスタンス運動もあわせて習慣にします。バランス運動を加えれば、高齢者に多い転倒の防止や、生活機能の向上にも役立ちます。

ゆっくり歩きと早歩きを、3分間ずつくり返す

**ゆっくり歩くだけのウォーキングより、
生活習慣病の改善効果が高い。**

ゆっくり歩き

3分間

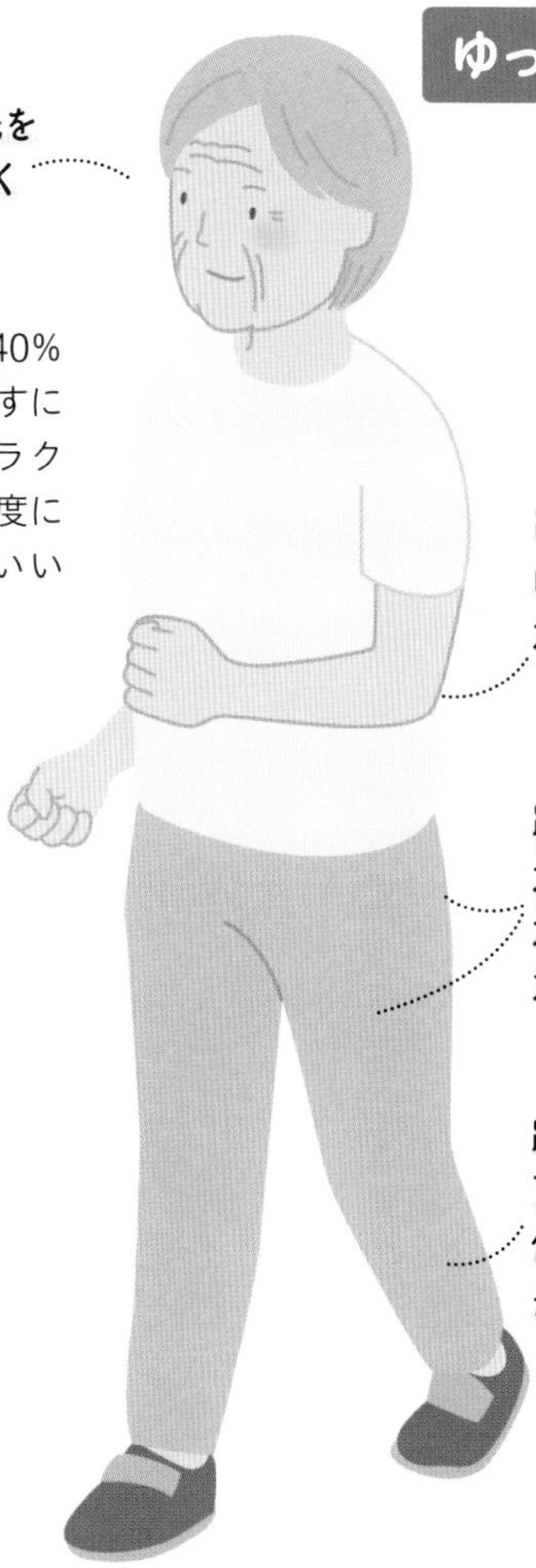

最大体力の40%未満をめやすに3分歩く。ラクに感じる速度にしつつも、いい姿勢で歩く。

早歩き

3分間

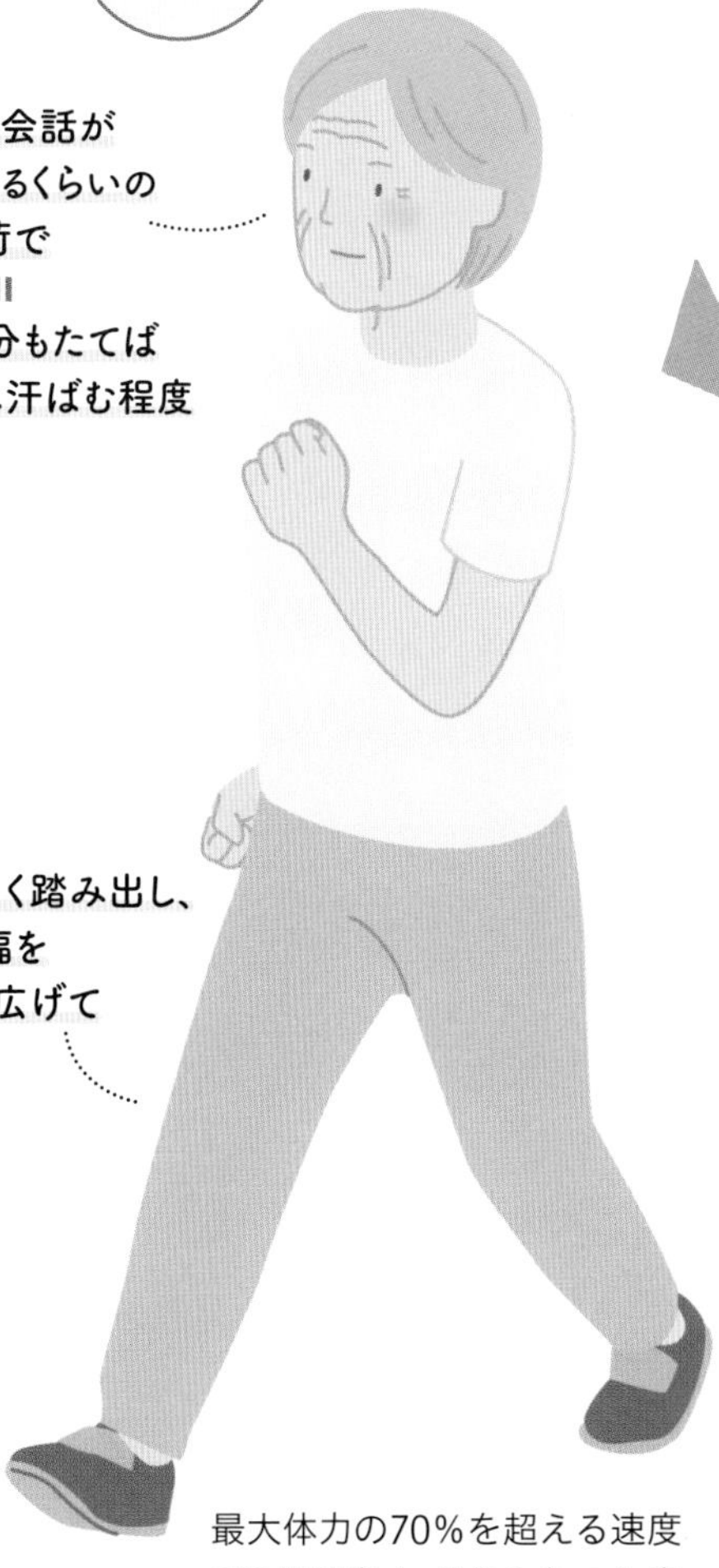

最大体力の70%を超える速度で3分間歩く。5分もたつと息がはずむ程度の速さがめやす。

ノルディックウォーキングなら消費エネルギーがさらにアップ！

上半身の筋肉も使うため、通常のウォーキングの1.2倍のエネルギー消費量に。転倒リスクも減らせる。ポールを体の真横につき、地面を斜め後ろに強く押すイメージで、体を前に進めるのがコツ。

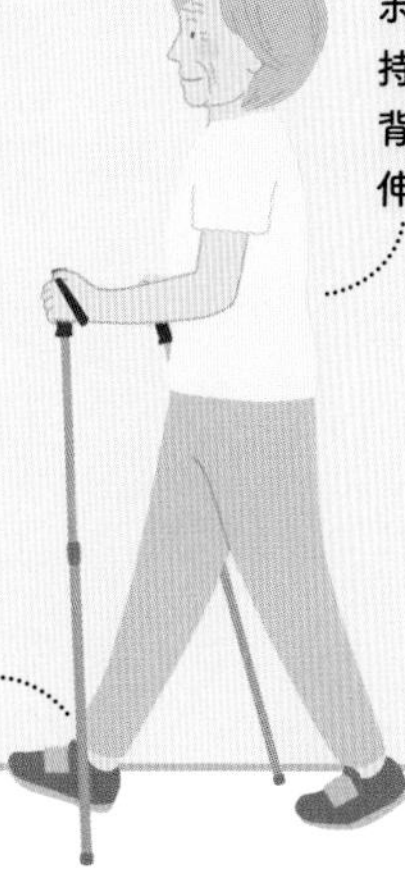

自宅でできるリハビリ ▼ スクワット

太ももとおしりの筋肉を鍛える

バリエーションで、スクワットの負荷を高める

転倒リスクが高い人や、困難に感じる人は、無理せずP134の方法で。

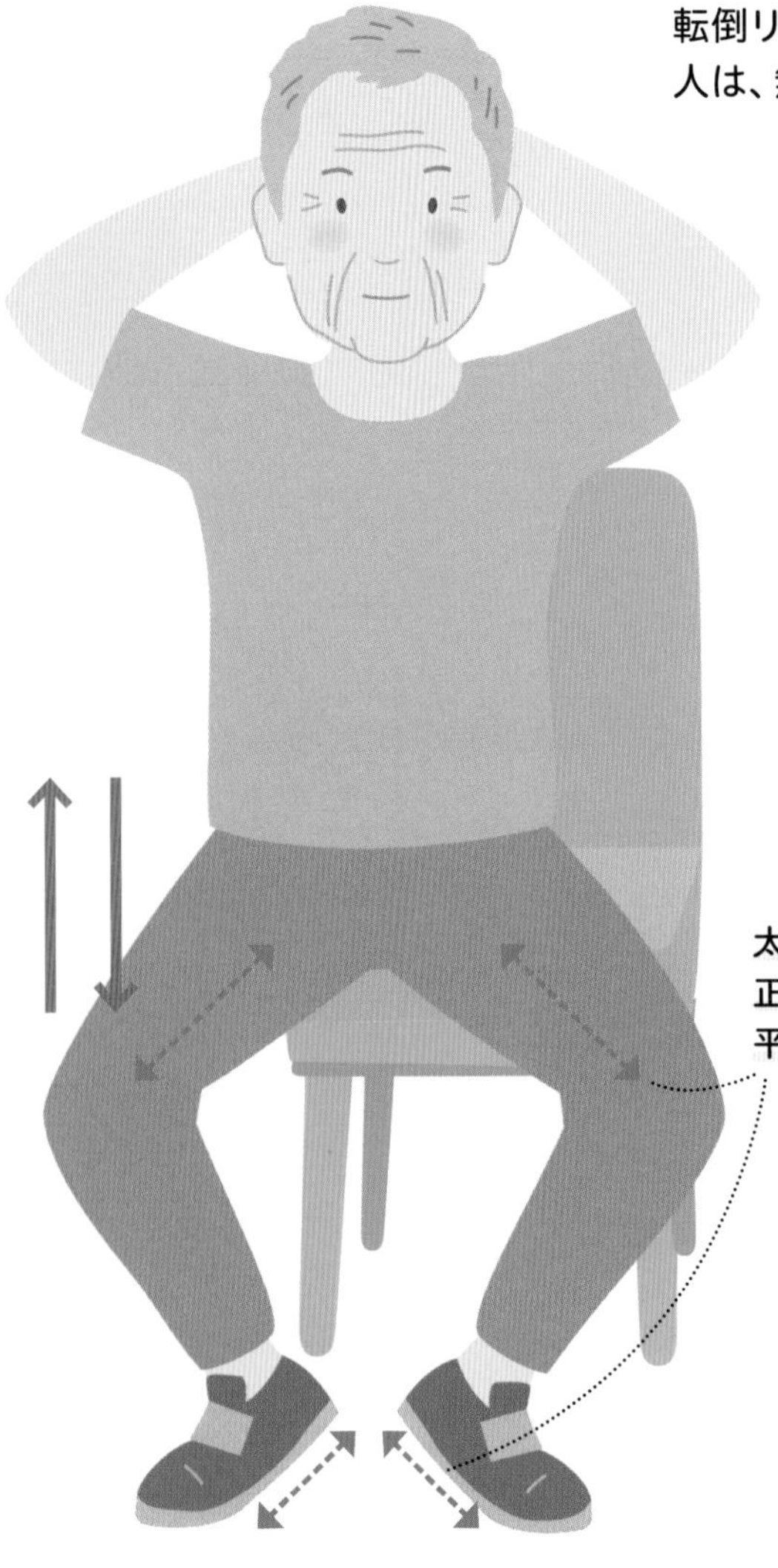

バリエーションⅠ

股を開いてスクワット

脚は肩幅程度に開き、つま先とひざはやや外側向きに。5秒かけて腰を落とし、5秒かけてもとの姿勢に戻る。転倒予防策として、いすの前でおこなう。

回数のめやす

腰を下ろした姿勢を
5秒間キープ
▼
Ⅰ、Ⅱともに10回
おこなう

レジスタンス運動は最大筋力の55%以上をめやすに

レジスタンス運動は、筋肉量を増やし、筋力を向上させる効果があります。生活習慣病の運動療法としておこなうと、インスリン抵抗性の改善や基礎代謝の向上といった効果が期待できます。

そのために推奨されるのが、最大筋力の半分以上の負荷です。何度でもくり返せる軽い運動では、十分な効果が得られません。運動効率を高めるには、大きな筋肉を使う運動を選ぶことも大切です。

スクワットでは、太ももとおしりの大きな筋肉を鍛えます。**腰を落とすときも上げるときも5秒ずつかけ、ゆっくりおこなうと効果的です。**つらく感じる場合は、腰を落とす深さや、その姿勢を保つ時間などで強度を調節します。

バリエーションⅡ

上体を倒してスクワット

脚は肩幅程度に開き、上体を軽く前傾させる。5秒かけて腰を下ろし、5秒かけてもとの姿勢に戻る。

余裕がある人は、手を前方に持ってくる

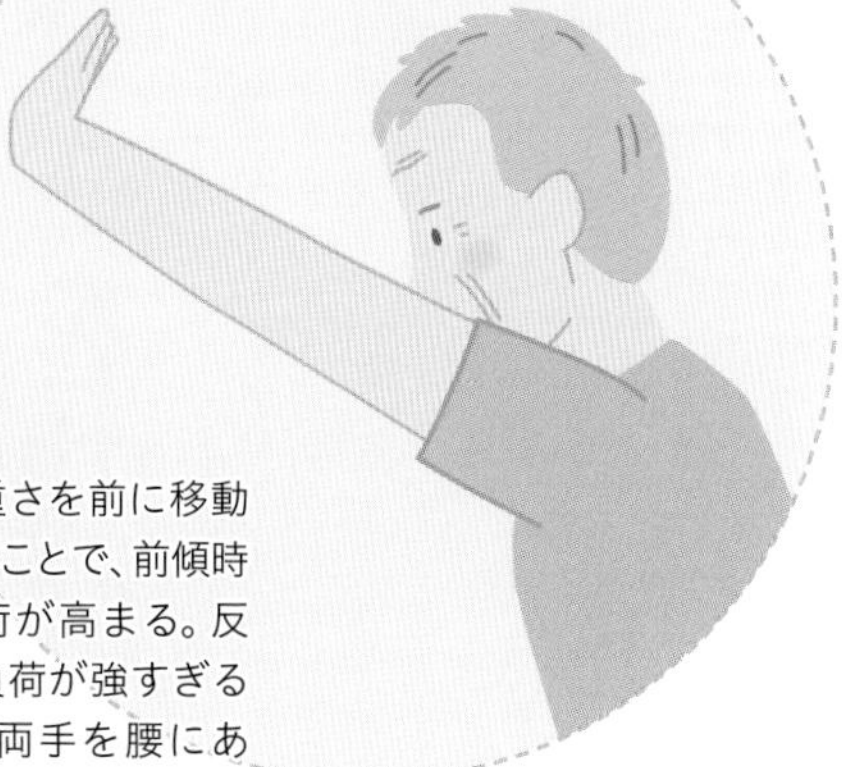

腕の重さを前に移動させることで、前傾時の負荷が高まる。反対に負荷が強すぎる人は、両手を腰にあてておこなう。

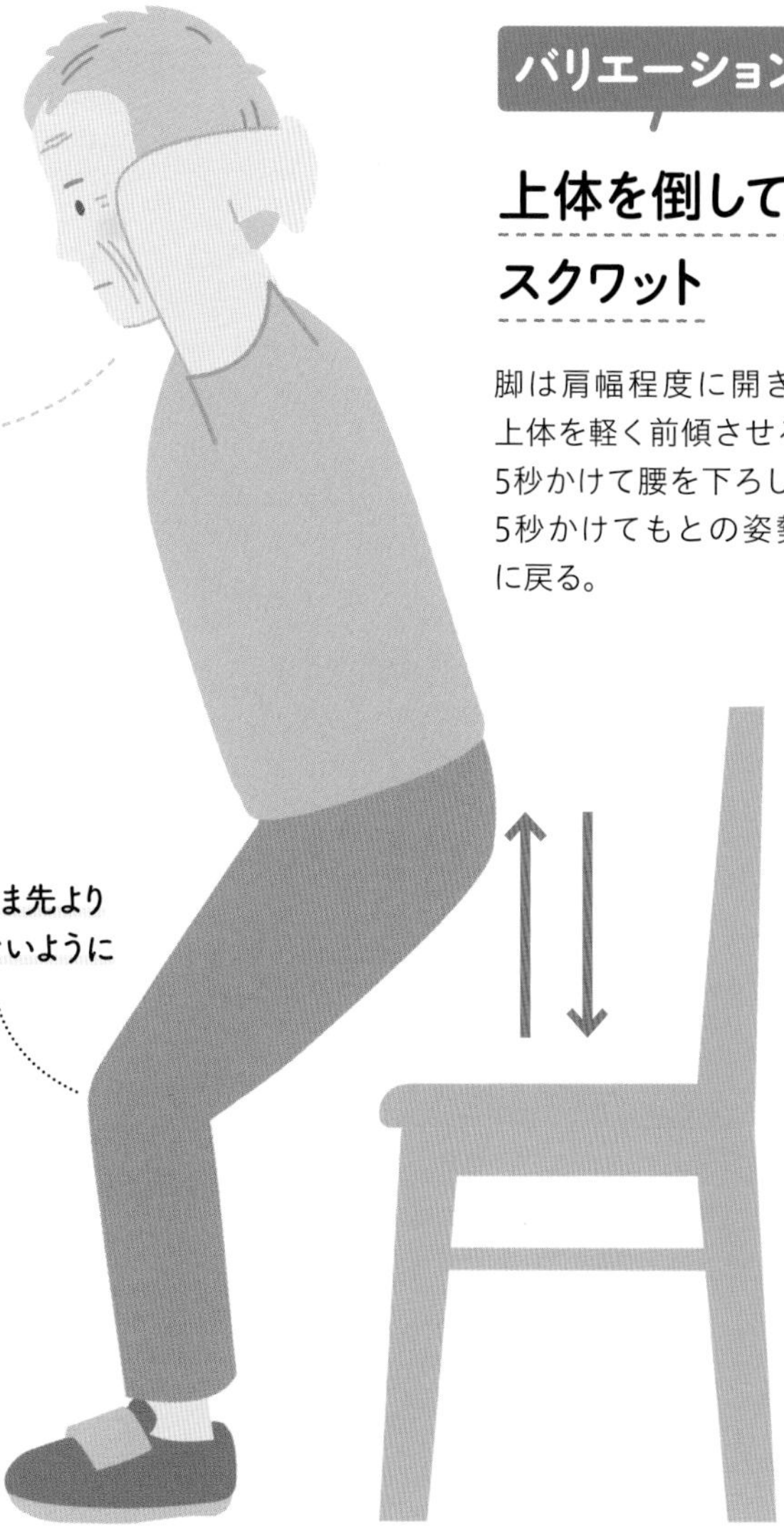

ひざがつま先より前に出ないように

ココに効く！

太もも前面の筋肉。大きな筋肉なので、運動で糖を消費し、血糖値を下げる効果も高い。

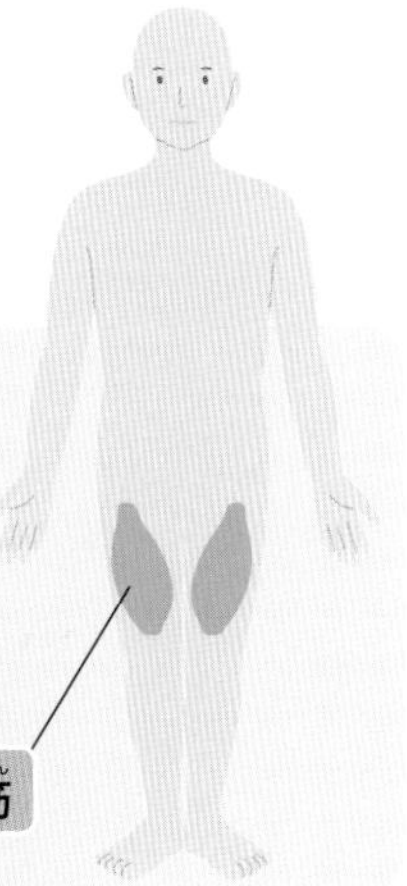

大《だい》腿《たい》四《し》頭《とう》筋《きん》

太ももをさらに鍛えるトレーニングに挑戦！

ランジは前側の脚で体重の大部分を支えるため、スクワット以上に大きな負荷をかけられる。サイドステップでは中《ちゅう》殿《でん》筋《きん》も鍛えることができ、転倒防止に役立つ。

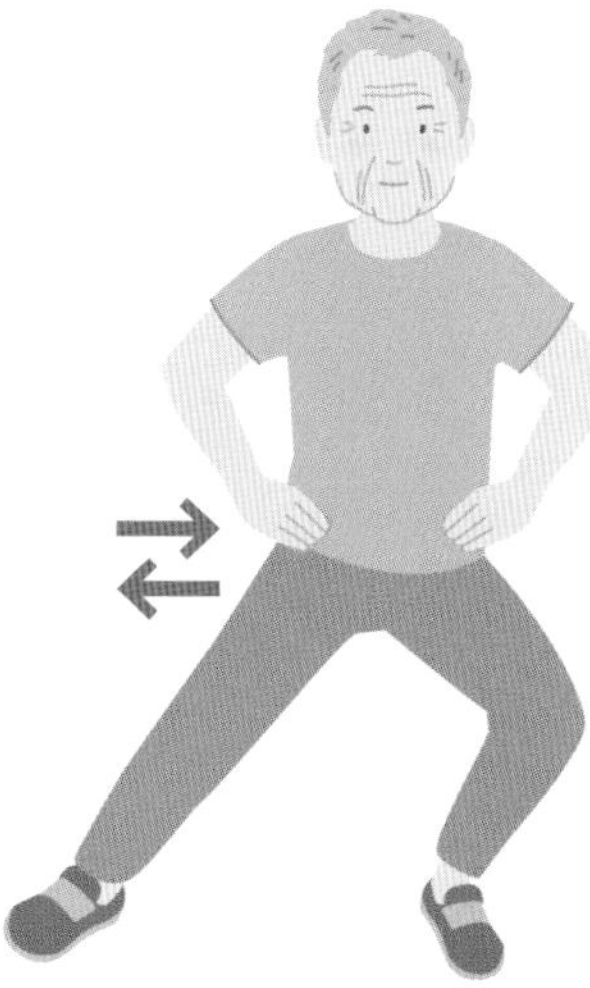

サイドステップ

横に一歩踏み出して体を支え、もとに戻る。左右交互におこなう。

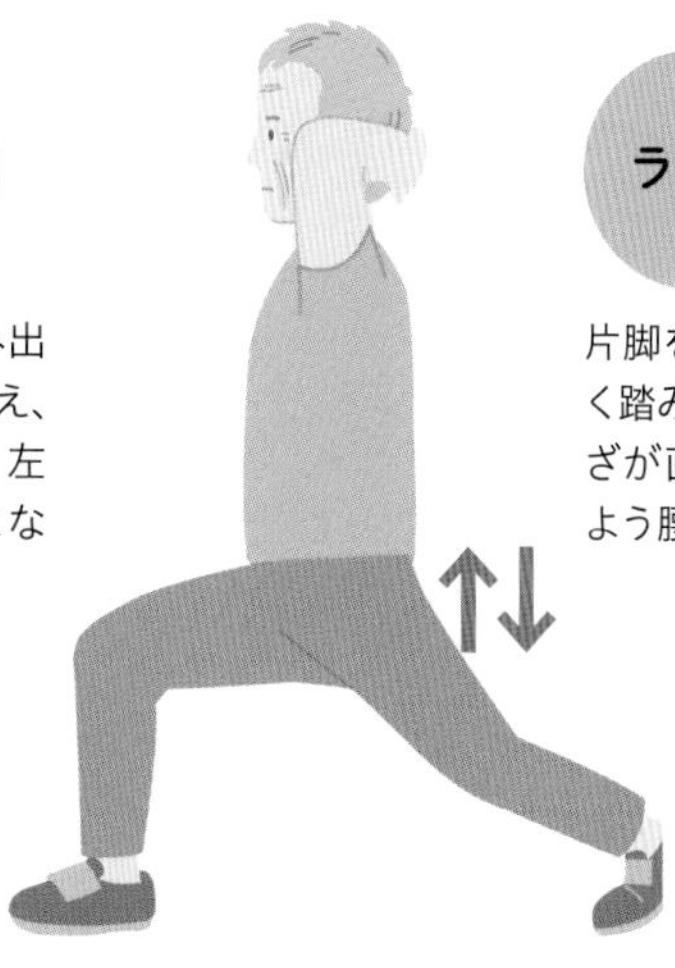

ランジ

片脚を一歩大きく踏み出して、ひざが直角になるよう腰を落とす。

自宅でできるリハビリ▼腹筋

ひざを曲げて上体を起こし、10秒間キープ

血糖値や脂質を改善しつつ、要介護状態も予防する

体幹の筋肉を強化するレジスタンス運動も効果的で、基礎代謝の向上や、インスリン抵抗性の改善が期待できます。**おすすめは腹筋運動で、回数よりも正しい動作を意識してください。**筋肉に十分な負荷をかけられ、腰を傷めることも防げます。うつぶせで上体を上げる背筋運動もあわせておこなうといいでしょう。

腹筋など体幹の筋肉は、寝返り、起き上がり、座位《ざい》や立位《りつい》の維持など、すべての起居動作の要となるもの。歩くのにも重要な役割を果たしています。ＡＤＬ（日常生活動作）低下や転倒が心配な人は、とくに積極的におこなってください。廃用症候群による要介護状態の予防にも役立ちます。

起居動作を支える筋肉。円背予防にもなる

体幹の筋肉は、多くの日常生活動作で必要になる。

1 あおむけになり、ひざを立てる

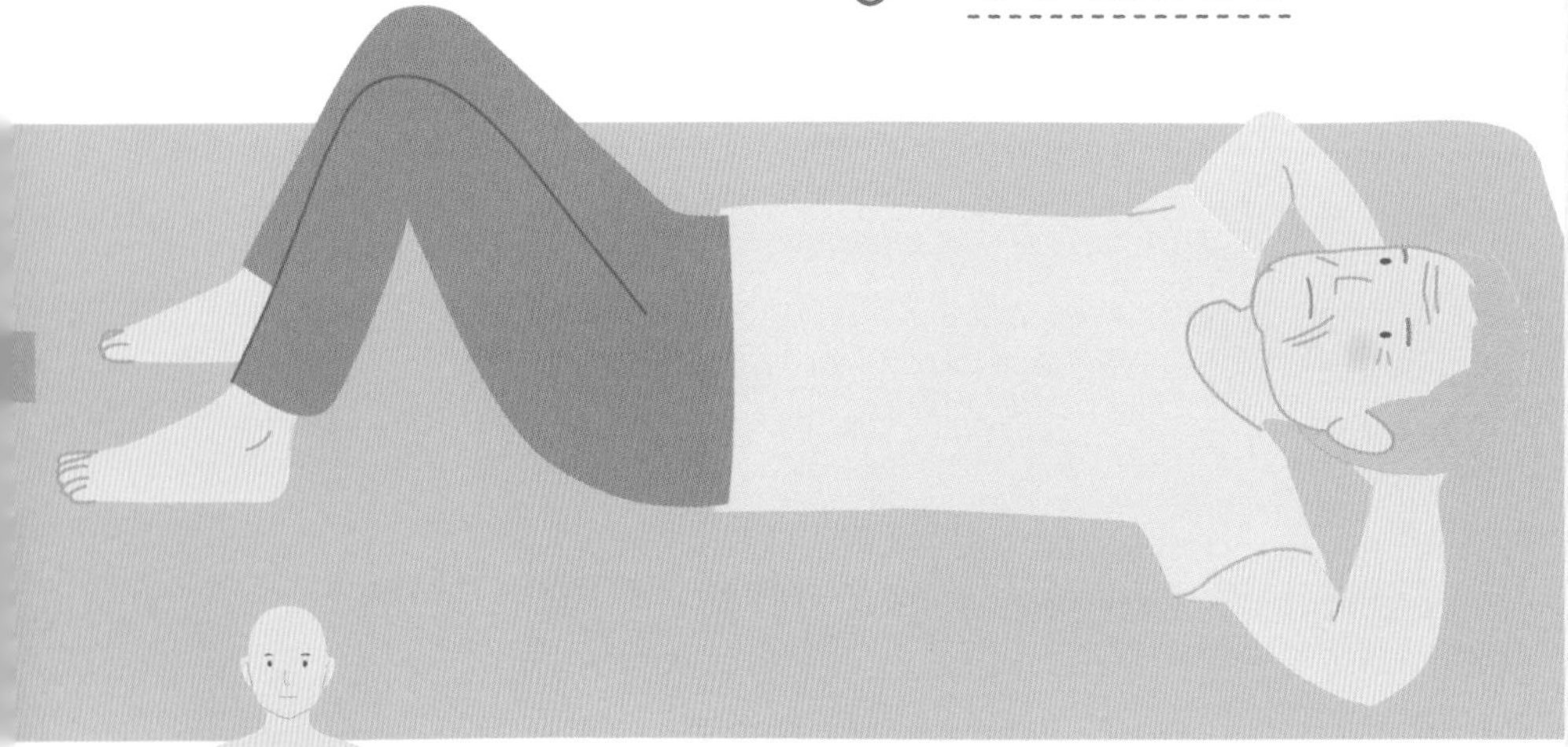

頭の後ろで腕を組み、ひざを立てて、あおむけになる。

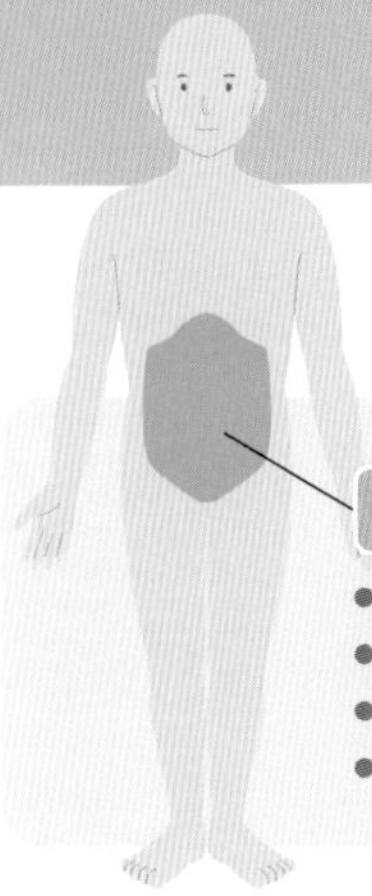

ココに効く！

腹筋
- 腹直筋《ふくちょくきん》
- 腹横筋《ふくおうきん》
- 内腹斜筋《ないふくしゃきん》
- 外腹斜筋《がいふくしゃきん》

腹筋。体表側から、腹直筋、外腹斜筋、内腹斜筋、腹横筋がある。背中を丸める動作や上体の姿勢維持にかかわっている。

2 頭を持ち上げ、おへそをのぞきこむ

ゆっくりと頭を上げ、おへそをのぞき込む姿勢を10秒間キープ。血圧が上がらないよう、息を止めずにおこなう。

回数のめやす

頭を持ち上げて
10秒間キープ
▼
1セット10回として、
1日2〜3セット
おこなう

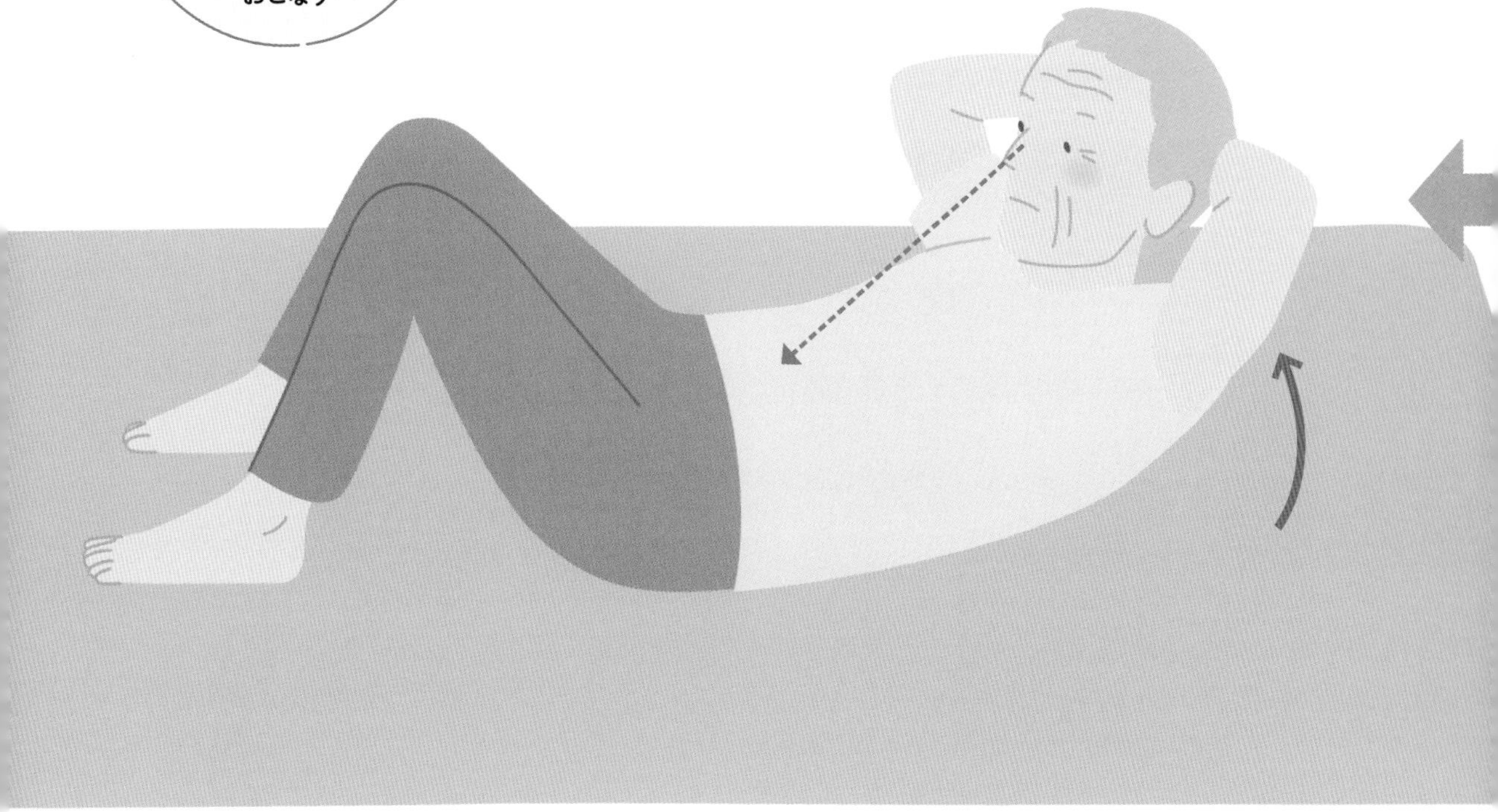

腰痛がある人は、座位で腹筋を鍛えよう

腰痛や円背《えんぱい》(ねこ背)で、臥位《がい》での腹筋がつらい人は、体幹を伸ばしたまま座位《ざい》でおこなうといい。腕を真上に上げ、5秒かけてゆっくり息を吐く。さらに上体を右に90°回旋《かいせん》させ、5秒かけて息を吐く。反対側も同様に。

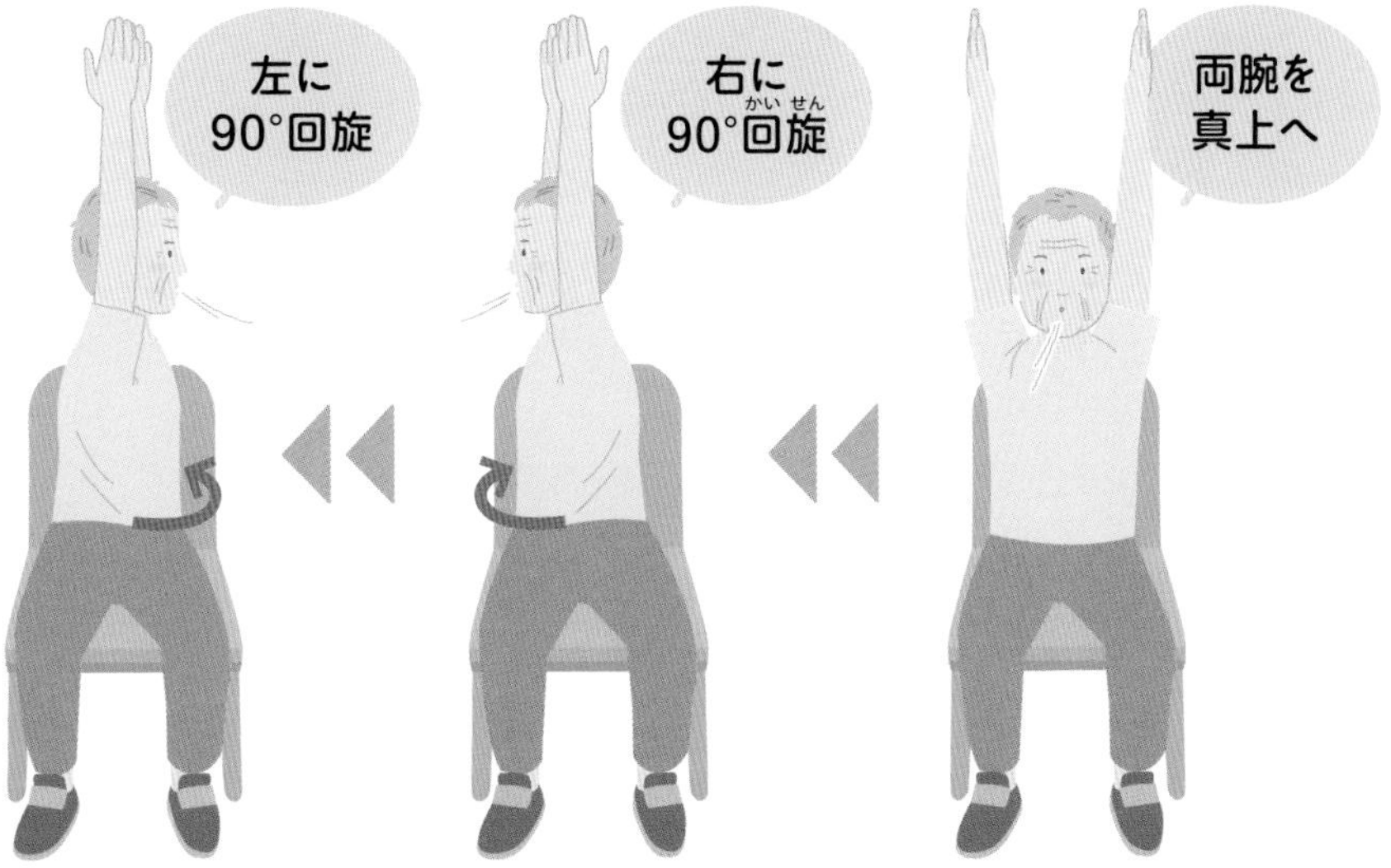

生活
習慣病

自宅でできるリハビリ ▽ フロントブリッジ

ひじとつま先だけで、全身を支える

腹筋運動と異なり、腰に負担がかかりにくい

体幹トレーニングは、生活習慣病の改善だけでなく、サルコペニアやフレイル（→P142）予防にも有用です。高齢者の場合、マシンなどで高い負荷をかけずとも、自重だけで体幹の筋力を鍛えられます。

その一つが、頭からかかとまでをまっすぐにし、その姿勢をキープする「フロントブリッジ」。**関節を動かさずにおこなう等尺性運動で、腰に負担がかかりにくいのが特徴です。**

腹筋運動もフロントブリッジも1日2～3セットが基本ですが、それでは負担が大きすぎる高齢者もいるでしょう。**その場合は1セットから始め、筋力増加にあわせてセット数を増やしていきます。**

自重を使って、体幹の筋肉を鍛える

大きな筋肉を鍛えることで代謝を改善。介護予防にも役立つトレーニング。

1 うつぶせになり、両ひじをつく

腕は肩幅に開き、ひじを曲げて前腕を床につける。ひじが肩《けん》甲骨《こうこつ》の真下にくるように。

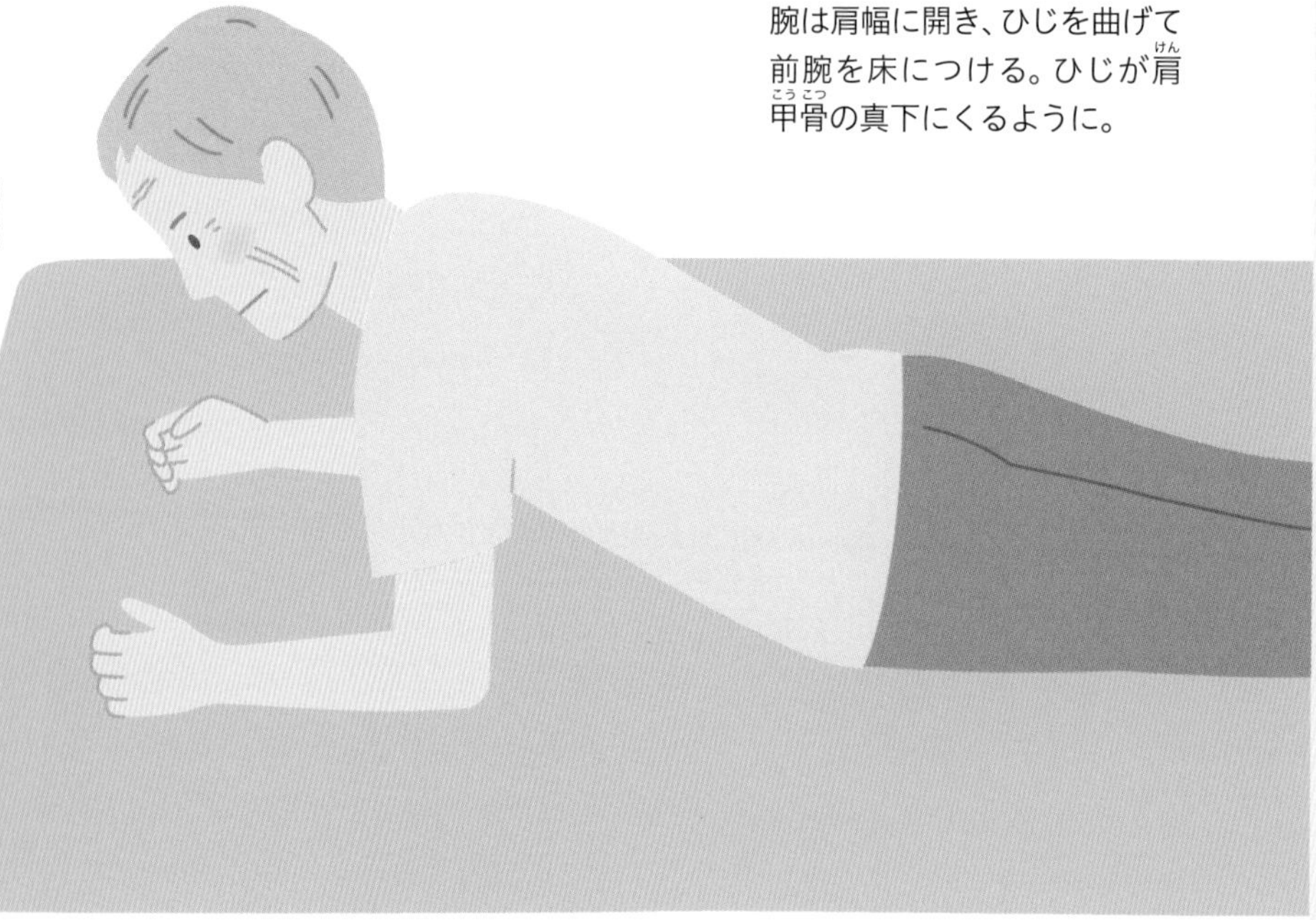

2 頭〜かかとをまっすぐにキープ

つま先と前腕だけ床につけて全身をまっすぐにし、そのまま10秒間キープ。呼吸は止めない。

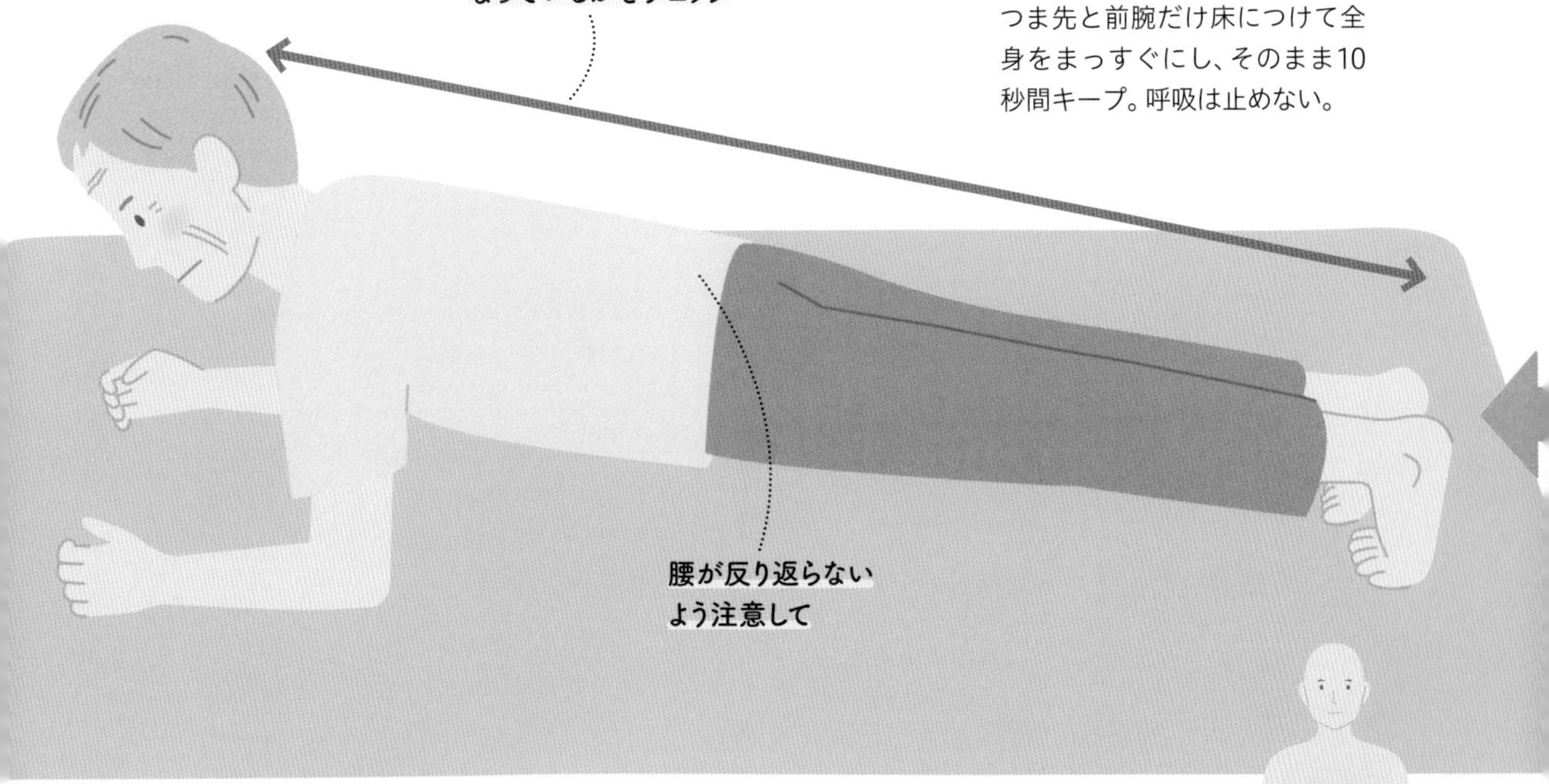

回数のめやす

全身をまっすぐにして **10秒間キープ**

▼

1セット10回として、**1日2〜3セット**おこなう

ココに効く！

腹筋は腹直筋、内・外腹斜筋、腹横筋からなり、とくに内・外腹斜筋を鍛えられる効果が高い。

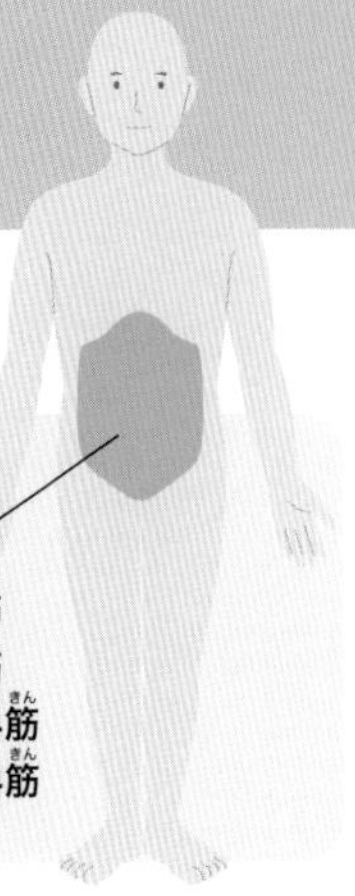

腹筋

- 腹直筋《ふくちょくきん》
- 腹横筋《ふくおうきん》
- 内腹斜筋《ないふくしゃきん》
- 外腹斜筋《がいふくしゃきん》

Column

日常生活で、NEAT《ニート》(非運動性熱産生)を増やす工夫を

例

テレビを見ながら足踏み

ただ座っているのはもったいない。左右交互に太ももを上げ、大腿四《だいたいし》頭筋《とうきん》を鍛えよう。

庭や植物の手入れ

草むしり、水やりなどをスクワットやランジ(→P167)の姿勢でおこなうと、いい訓練に。

立ったままで作業

同じ事務仕事でも、立《りつ》位《い》での活動量は座《ざ》位《い》の2倍。座ってできる家事も、なるべく立位で。

肥満者は非肥満者に比べ、立位での活動時間が1日約150分も少ないとわかっている(Levine E et al., 2005)。左のような工夫で、運動以外の日常生活でのエネルギー消費「NEAT(非運動性熱産生)」をできるだけ増やそう。

リハビリの基本▼どんな病気？

食道と気道を隔てるフタが、うまく働かない

摂食嚥下は、5つの段階に分けられる

のどの奥には食道と気道があり、飲食物が気道に入らないような構造となっている。

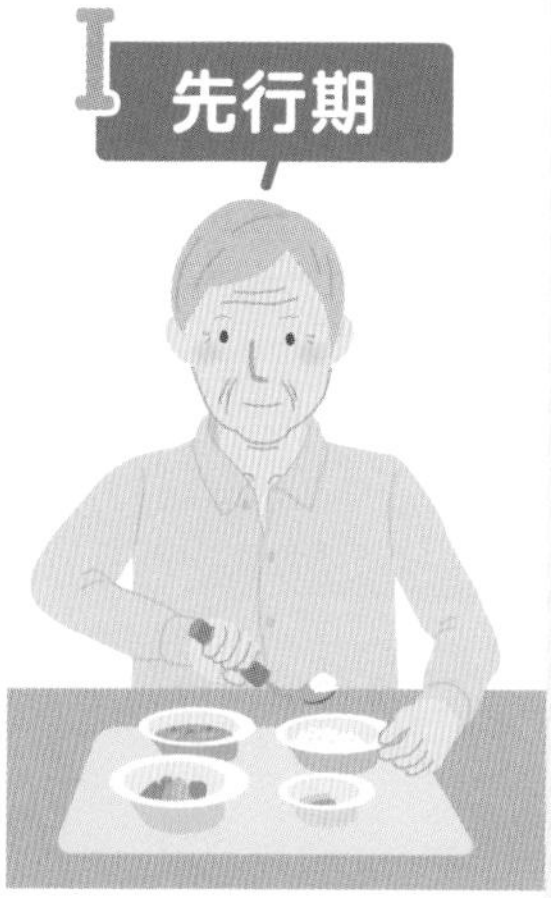

食べものを認知し、食欲がわいて唾液が出る。摂取量も目で判断。

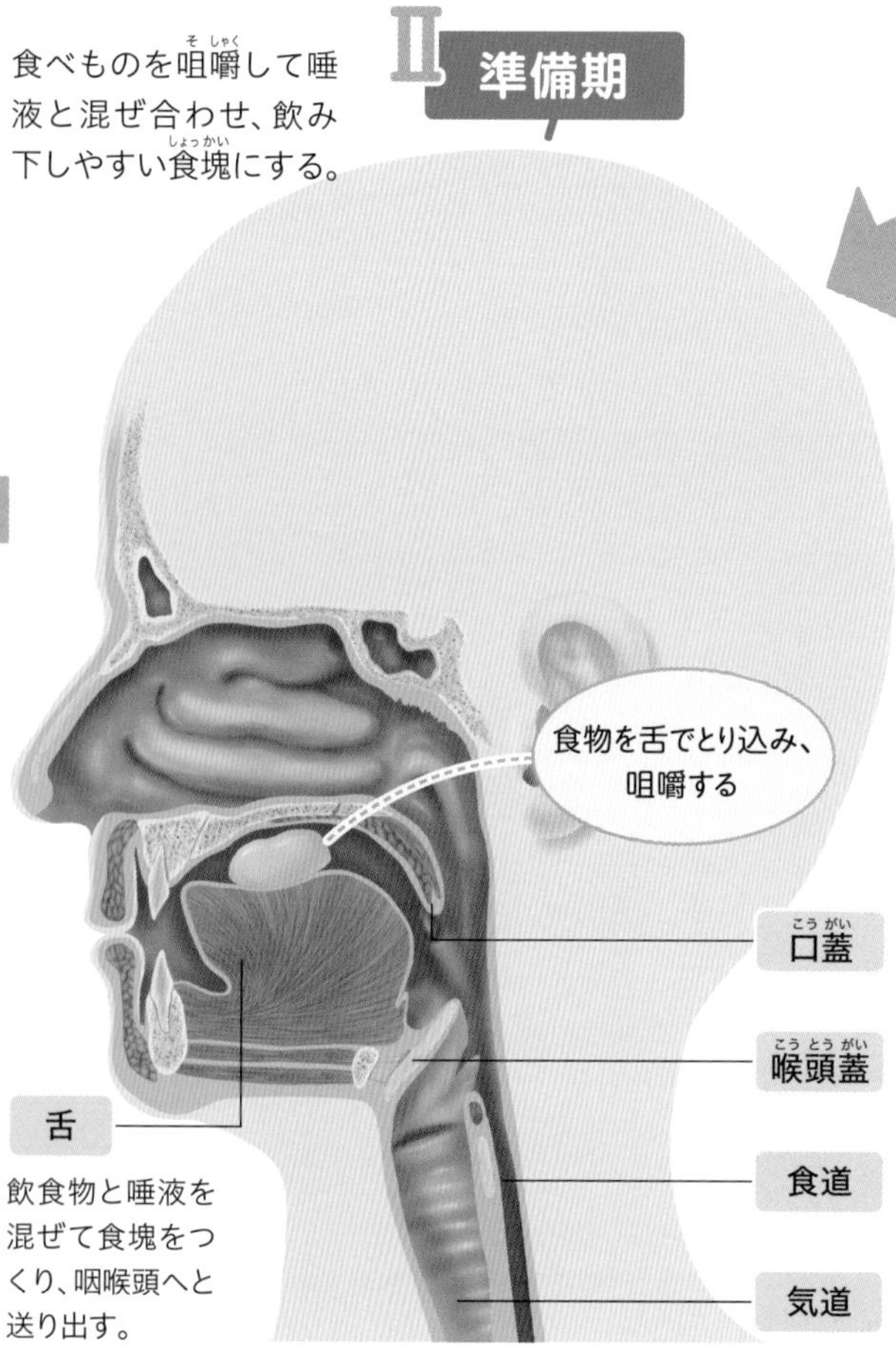

食べものを咀嚼《そしゃく》して唾液と混ぜ合わせ、飲み下しやすい食塊《しょっかい》にする。

口蓋《こうがい》：口腔《こうくう》と鼻腔《びくう》を隔てる口腔内の天井。後部は咽頭《いんとう》側に下垂。

喉頭蓋《こうとうがい》：のどの奥「喉頭」の入り口部分。食道と気道を隔てる役割。

食道：胃につながる消化管の一部。蠕動《ぜんどう》運動で飲食物を胃に送る。

気道：空気の通り道。ここに飲食物などが入るのが「誤嚥《ごえん》」。

舌：飲食物と唾液を混ぜて食塊をつくり、咽喉頭へと送り出す。

肺炎は死因の第6位。嚥下リハビリで予防を！

高齢者の死因として、肺炎は高い割合を占めています。**とくに多いのが、嚥下《えんげ》機能が低下することで起こる「誤嚥性《ごえんせい》肺炎」**。口腔内の細菌が混じった飲食物や唾液を誤嚥し、肺のなかで細菌が増殖し感染を起こすことで、肺炎を発症します。

誤嚥性肺炎を予防するには、嚥下リハビリをおこない、摂食嚥下の機能を高める必要があります。**摂食嚥下には口腔《こうくう》から食道のいくつもの組織がかかわり、タイミングよく連携することで、飲食物を胃に送り込んでいます**（図を参照）。タイミングがずれただけでも、誤嚥の原因に。

各部位の機能をきちんと評価し、弱っている機能を向上させることが、誤嚥性肺炎を防ぐことにつながります。

Ⅲ 口腔期

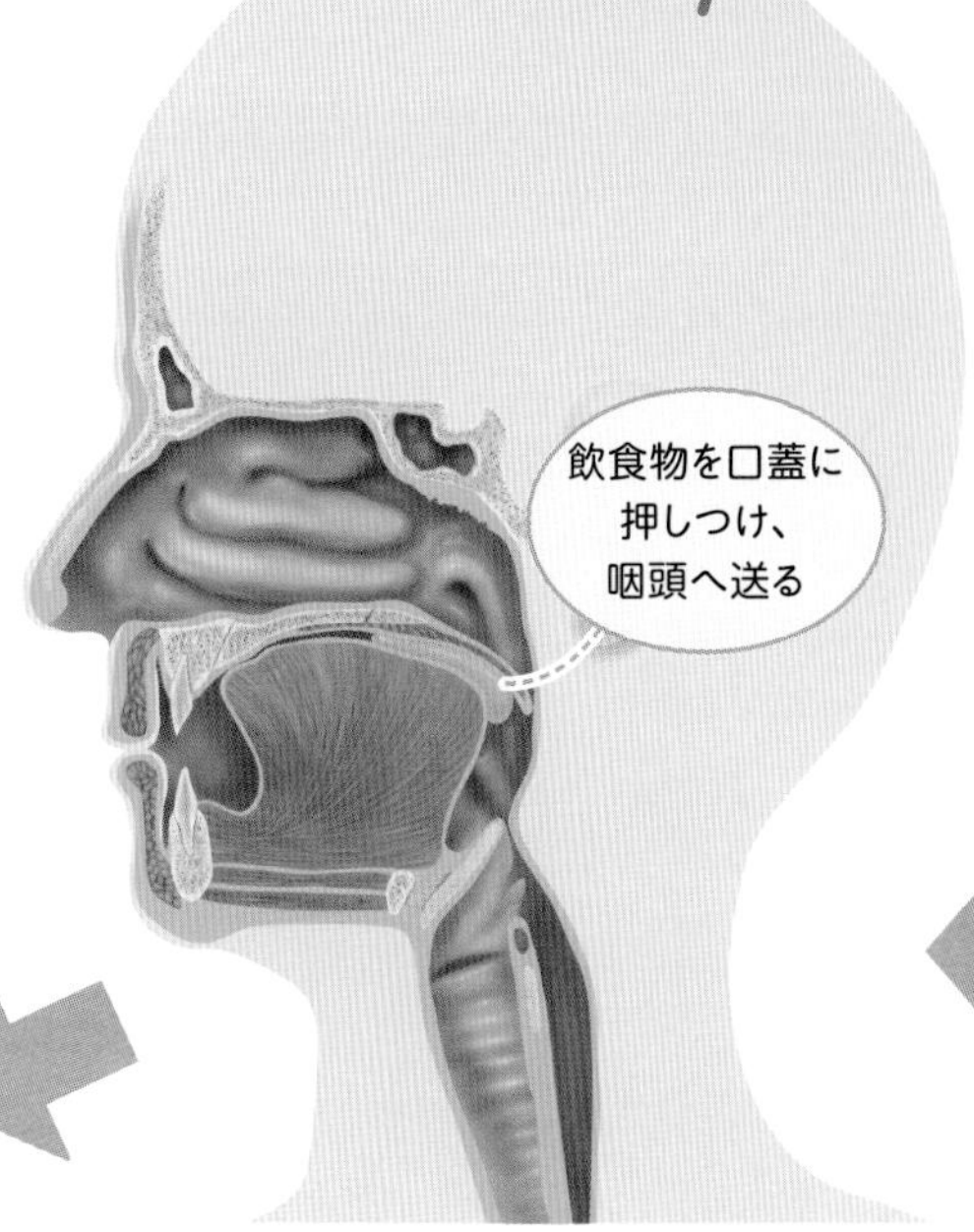

食塊を舌に乗せ、舌の動きで口蓋に押しつけて、口腔内の圧を高めて咽頭へと送り込む。

Ⅳ 咽頭期

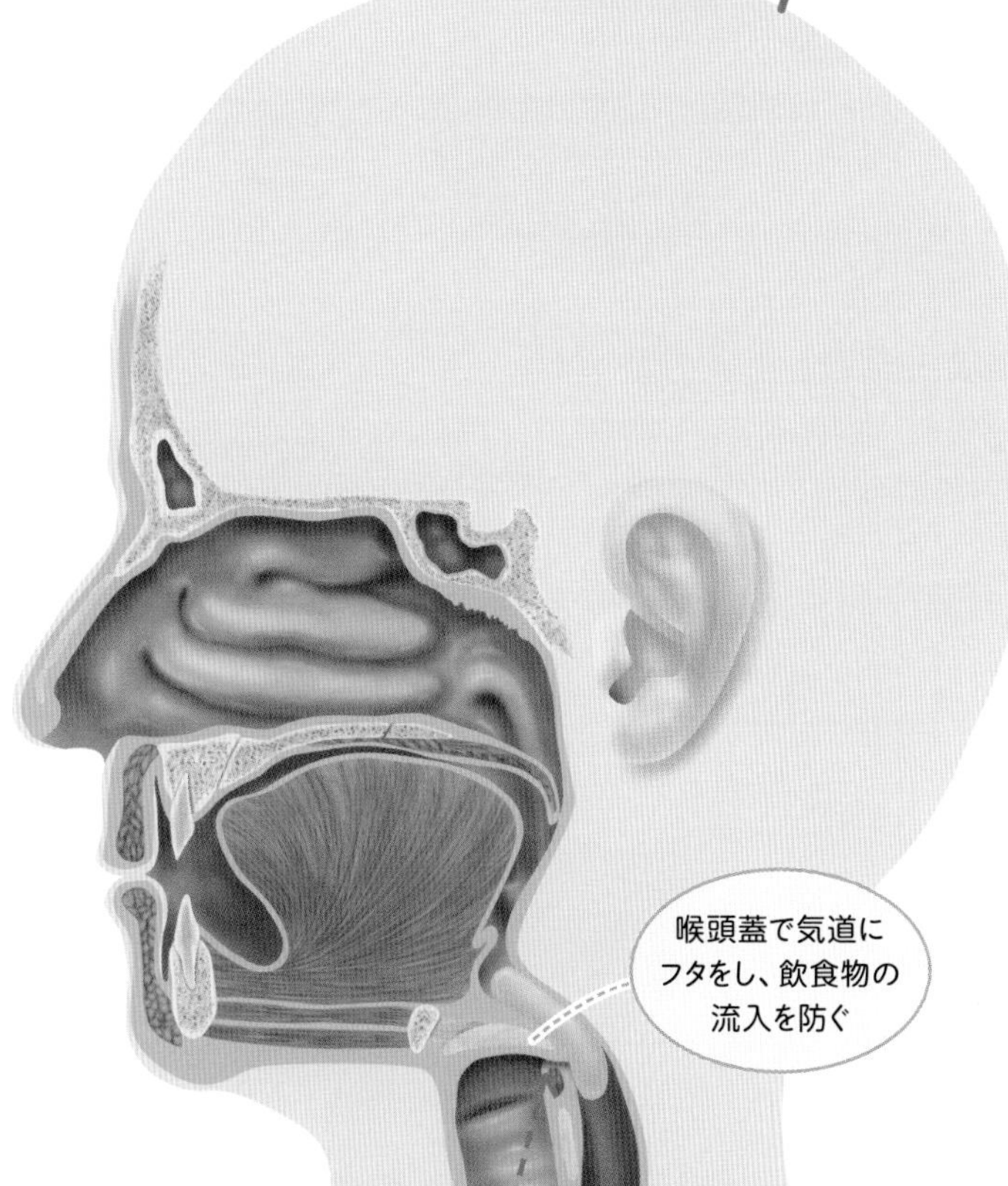

食塊が咽頭に達すると嚥《えん》下《げ》反射が起こり、喉頭蓋で気道をふさぐ。食道の入り口は開大。

誤嚥のメカニズム

高齢者では、フタの動きと飲み込みのタイミングがずれやすい

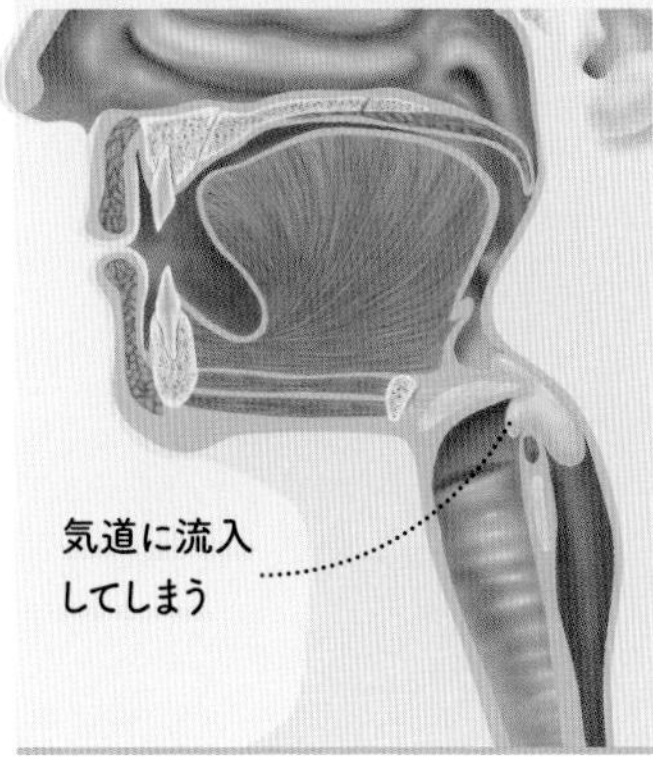

喉頭蓋がフタをするタイミングが遅すぎたり、嚥下に時間がかかりすぎて、フタがはずれてから飲み込んでしまう。

Ⅴ 食道期

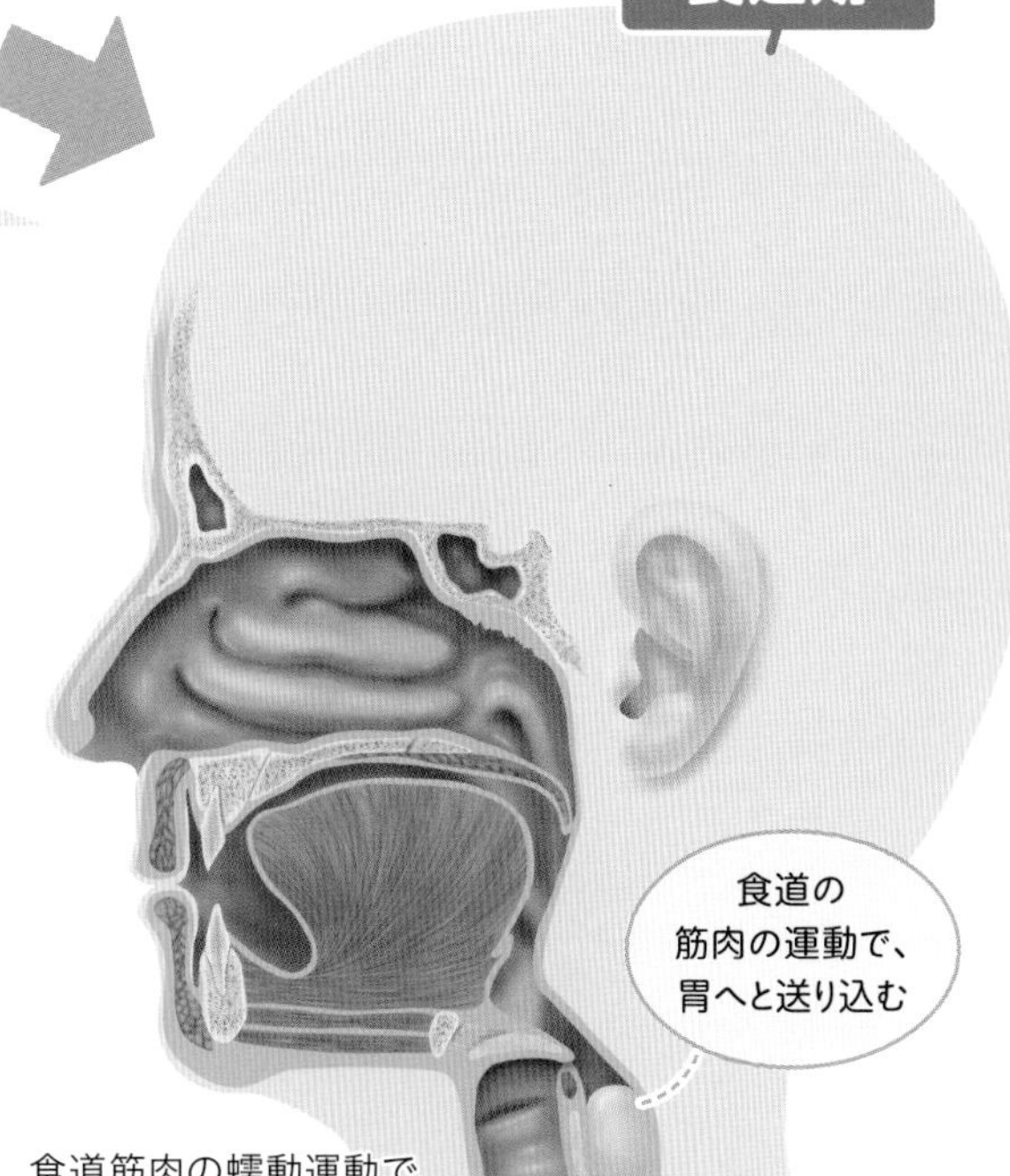

食道筋肉の蠕動運動で、しぼり出すようにして食塊を胃に送る。

リハビリの基本▼アセスメントのしかた

反復唾液嚥下テスト、水飲みテストで評価

自宅でできるスクリーニングテストを試してみる

誤嚥《ごえん》が心配な高齢者は、以下の方法でチェック。詳細な検査は耳鼻咽喉科で。

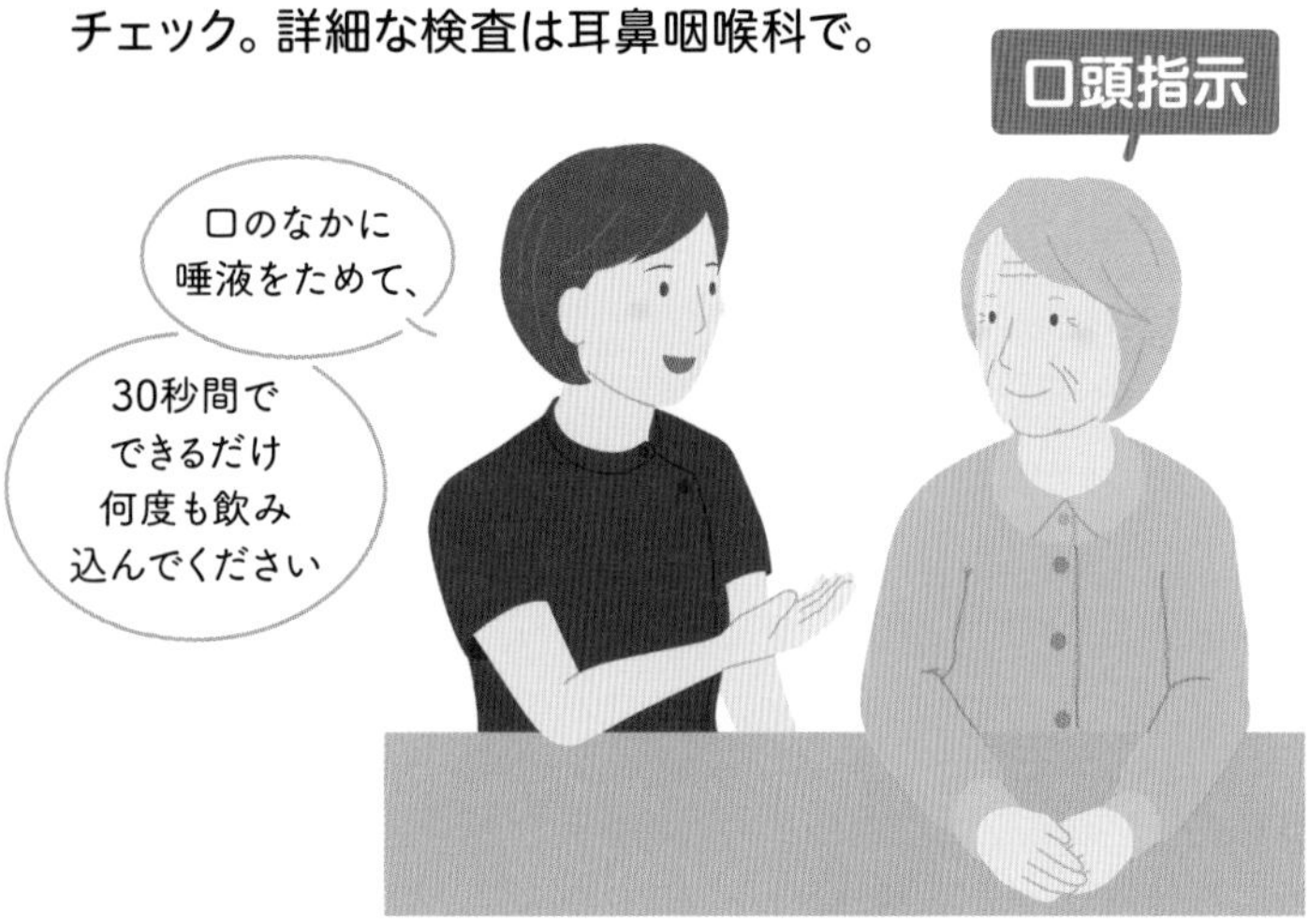

反復唾液嚥下《えんげ》テスト

30秒間に、唾液をできるだけ何度も飲み込むよう指示。途中でしゃべったりしないことも伝えておく。

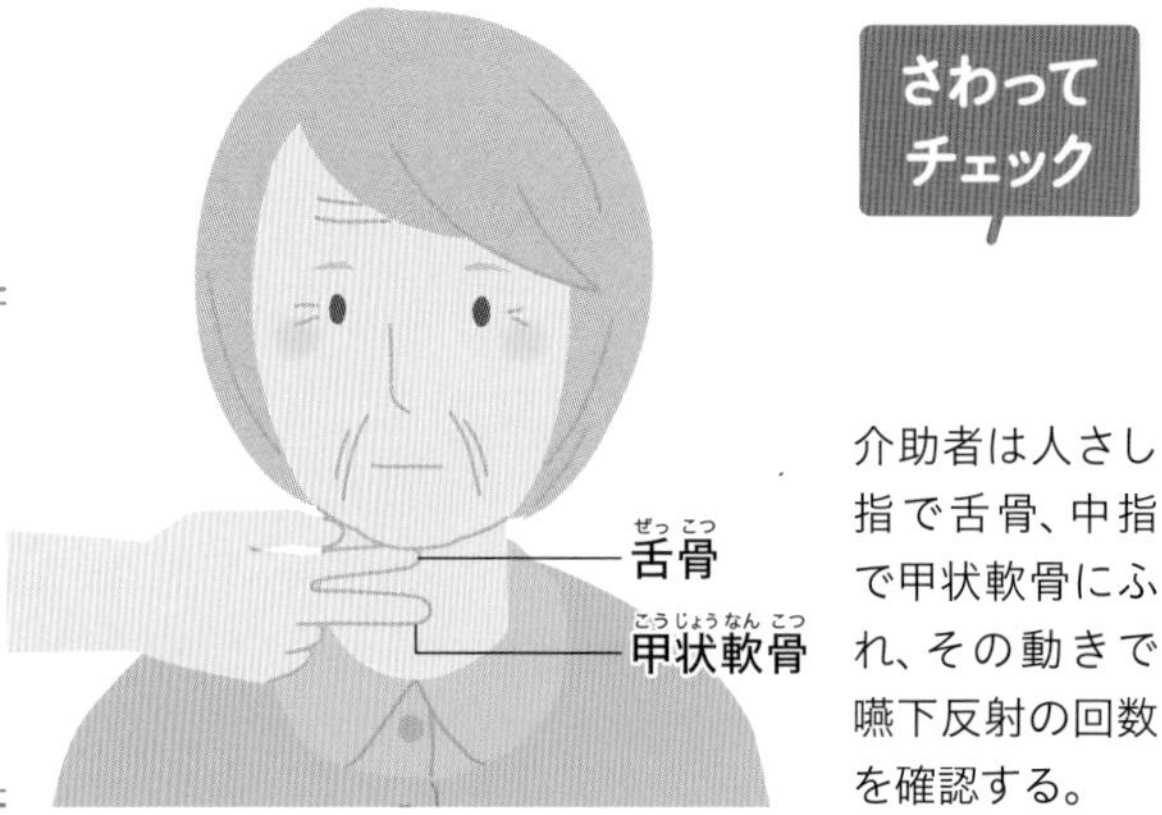

介助者は人さし指で舌骨、中指で甲状軟骨にふれ、その動きで嚥下反射の回数を確認する。

評価のしかた

2回以下
➡ 陽性（嚥下《えんげ》障害疑い）

3回以上
➡ 陰性（正常）

＊ただし、精度は完璧ではない

むせたり苦しくなったりせず唾液や水を飲めるかを見る

嚥下《えんげ》機能を調べるうえで、もっとも簡単におこなえるのが「反復唾液嚥下テスト」「水飲みテスト」です。

反復唾液嚥下テストでは、30秒間で空《から》嚥下《えんげ》を何回できるか調べ、2回以下なら嚥下障害を疑います。水飲みテストでは、シリンジに入れた少量の水を舌の下方に注ぎ、嚥下機能を確かめます。**むせる、呼吸が苦しくなる、痰がからんでゴロゴロした「湿性《しっせい》嗄声《させい》」が出るなどの異常が見られれば、嚥下障害疑いです。**

これらのテストは、家庭でも簡単にできます。もし誤嚥《ごえん》してしまっても、食物に比べると安全なことから、広く浸透している方法です。ただし、精度が100％ではないことも知っておいてください。

水飲みテスト

改訂水飲みテスト

3mLの冷水を嚥下し、さらに唾液を2回嚥下。嚥下できずにむせる、呼吸が困難になるなどの症状があれば、嚥下障害の可能性が高い。

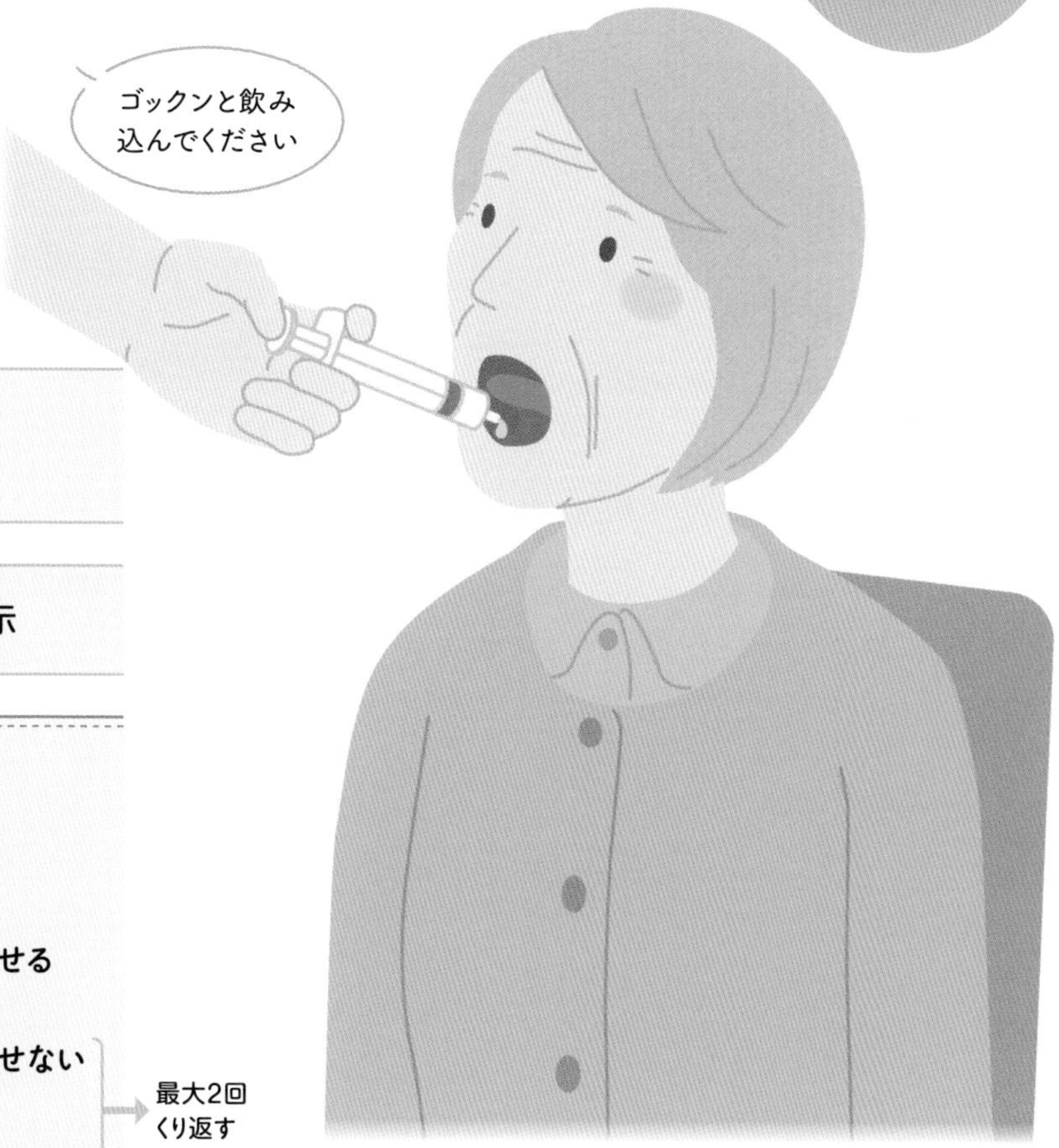

方法

冷水3mLを口《こう》腔《くう》底《てい》に注ぎ、嚥下を指示する

▼

さらに2回、反復嚥下を指示

▼

評価

1 嚥下なし、むせる and/or 呼吸切迫
2 嚥下あり、呼吸切迫（不《ふ》顕《けん》性《せい》誤《ご》嚥《えん》の疑い）
3 嚥下あり、呼吸良好、むせる and/or 湿《しっ》性《せい》嗄《さ》声《せい》
4 嚥下あり、呼吸良好、むせない
5 4に加え、反復嚥下が30秒以内に2回可能

（4・5）→ 最大2回くり返す

嚥下障害疑いなら よりくわしい画像検査を

嚥下機能をくわしく評価する画像検査もあります。**反復唾液嚥下テストや水飲みテストで嚥下障害が疑われる場合、日ごろの食事でも頻繁にむせている場合などは、耳鼻咽喉科で画像検査を受けるのが確実です。**

おもな検査法は二つ。VF（嚥下造影検査）では、色つきの造影剤を加えた模擬食を食べてもらい、嚥下の様子をX線画像検査で観察します。もう一つのVE（嚥下内視鏡検査）では、内視鏡を鼻から入れ、液体などを嚥下するときの咽頭や喉頭などのようすを観察します。

いずれの方法も嚥下時の各器官の動きを立体的に捉えられ、どの段階で嚥下障害が生じるか、どの部位に問題があるかがわかります。そのため、効果的なリハビリにつなげることができます。嚥下機能を積極的に診ている耳鼻咽喉科では、通院や在宅医療で嚥下リハビリの指導をしてくれる場合もあります。

食形態を工夫する。食前マッサージも有効

障害の程度にあわせて、飲み込みやすさの調整を

嚥下《えんげ》障害がある人の食事では、食形態の工夫で誤嚥《ごえん》を防ぐことも大事。

普通食と変わらない見た目の「ソフト食」も勧められている

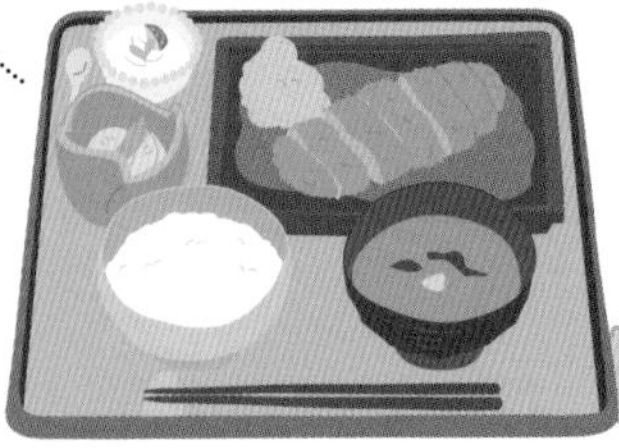

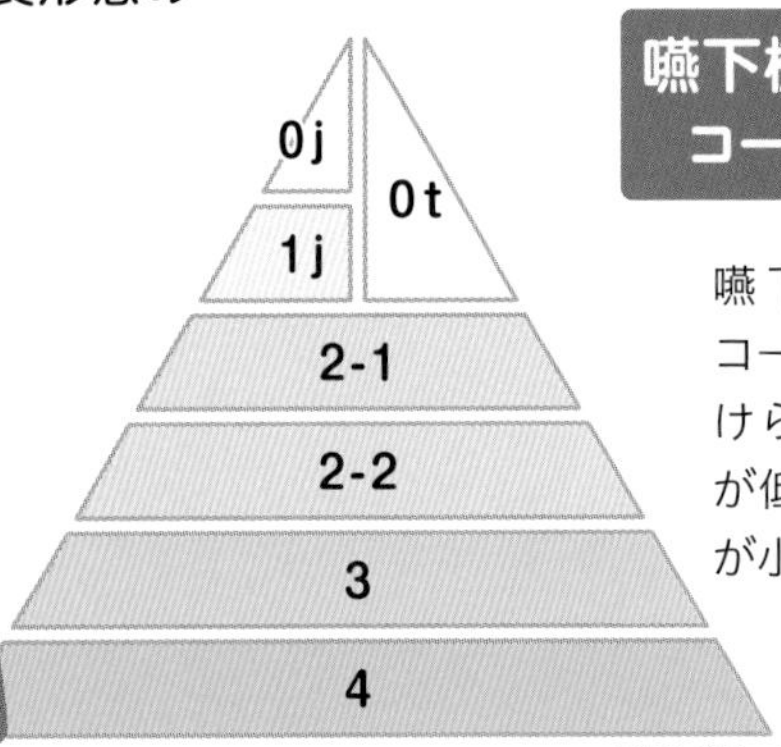

嚥下機能別のコード分類

嚥下調整食はコード0〜4に分けられる。機能が低いほど数字が小さい。

※jはゼリー状、tはとろみ状の略

食形態早見表

コード		名称	形態	目的・特色	主食の例	必要な咀嚼能力
0	j	嚥下訓練食品 0j	均質で、付着性・凝集性・かたさに配慮したゼリー 離水が少なく、スライス状にすくうことが可能なもの	重度の症例に対する評価・訓練用／少量をすくってそのまま丸呑み可能／残留した場合にも吸引が容易／たんぱく質含有量が少ない	—	（若干の送り込み能力）
	t	嚥下訓練食品 0t	均質で、付着性・凝集性・かたさに配慮したとろみ水 （原則的には、中間のとろみあるいは濃いとろみのどちらかが適している）	重度の症例に対する評価・訓練用／少しずつ飲むことを想定／ゼリー丸呑みで誤嚥したりゼリーが口中で溶けてしまう場合／たんぱく質含有量が少ない	—	（若干の送り込み能力）
1	j	嚥下調整食 1j	均質で、付着性、凝集性、かたさ、離水に配慮したゼリー・プリン・ムース状のもの	口腔《こうくう》外ですでに適切な食塊《しょっかい》状となっている（少量をすくってそのまま丸呑み可能）／送り込む際に多少意識して口蓋《こうがい》に舌を押しつける必要がある／0jに比し表面のざらつきあり	おもゆゼリー、ミキサー粥《かゆ》のゼリー　など	（若干の食塊保持と送り込み能力）
2	1	嚥下調整食 2-1	ピューレ・ペースト・ミキサー食など、均質でなめらかで、べたつかず、まとまりやすいもの スプーンですくって食べることが可能なもの	口腔内の簡単な操作で食塊状となるもの （咽頭では残留、誤嚥をしにくいように配慮したもの）	粒がなく、付着性の低いペースト状のおもゆや粥	（下顎《かがく》と舌の運動による食塊形成能力および食塊保持能力）
	2	嚥下調整食 2-2	ピューレ・ペースト・ミキサー食などで、べたつかず、まとまりやすいもので不均質なものも含む スプーンですくって食べることが可能なもの		やや不均質（粒がある）でもやわらかく、離水もなく付着性も低い粥類	（下顎と舌の運動による食塊形成能力および食塊保持能力）
3		嚥下調整食 3	形はあるが、押しつぶしが容易、食塊形成や移送が容易、咽頭《いんとう》でばらけず嚥下しやすいように配慮されたもの 多量の離水がない	舌と口蓋間で押しつぶしが可能なもの／押しつぶしや送り込みの口腔操作を要し（あるいはそれらの機能を賦活《ふかつ》し）、かつ誤嚥のリスク軽減に配慮がなされているもの	離水に配慮した粥　など	舌と口蓋間の押しつぶし能力以上
4		嚥下調整食 4	かたさ・ばらけやすさ・貼りつきやすさなどのないもの 箸やスプーンで切れるやわらかさ	誤嚥と窒息のリスクに配慮して素材と調理法を選んだもの／歯がなくても対応可能だが、上下の歯槽堤《しそうてい》*間で押しつぶすあるいはすりつぶすことが必要で、舌と口蓋間で押しつぶすことは困難	軟飯・全粥　など	上下の歯槽堤間の押しつぶし能力以上

口のなかでのまとまりやすさが重要で、とろみがあると飲み込みやすい。
刻み食はかえって誤嚥しやすいため、現在は推奨されていない。

＊歯槽堤…歯がなくなって歯肉のみとなった部分
（「日本摂食嚥下リハビリテーション学会嚥下調整食分類2021」日本摂食嚥下リハビリテーション学会嚥下調整食委員会, 日本摂食嚥下リハビリテーション学会誌 vol.25(2)：135-149, 2021より引用）

誤嚥を防ぐ食習慣を身につけて。肺炎の徴候にも注意する

嚥《えん》下《げ》機能が低下した人のリハビリでは、食形態の工夫も欠かせません。**一般的には、とろみをつけてまとまりをよくすると、嚥下が楽になります。**食事前に唾液の分泌を促したり、口もとの筋肉を動かしておくのも効果的なリハビリです（下図参照）。毎日の習慣にしましょう。

食事中の姿勢にも注意します。姿勢が悪いと、食道前方にある気道に飲食物が入り込みがちです。**深く腰かけて体幹をまっすぐにすると、食道もまっすぐになり、誤嚥《ごえん》しにくくなります。あごをしっかり引くのも重要なポイントです。**ベッドに寝たまま食事しなくてはならない場合は、30度のギャッチアップにし、頭部はしっかり起こすようにしてください。

嚥下リハビリは合併症の危険も低く、安心して実施できます。ただし、発熱している、ぐったりしているなど、誤嚥性肺炎を疑わせる症状がある場合には、すぐに受診しなくてはなりません。

食事中の唾液分泌、口もとの筋肉の動きをよくする

食事の前の習慣に。唾液腺マッサージは、介助者がおこなってもいい。

構音練習

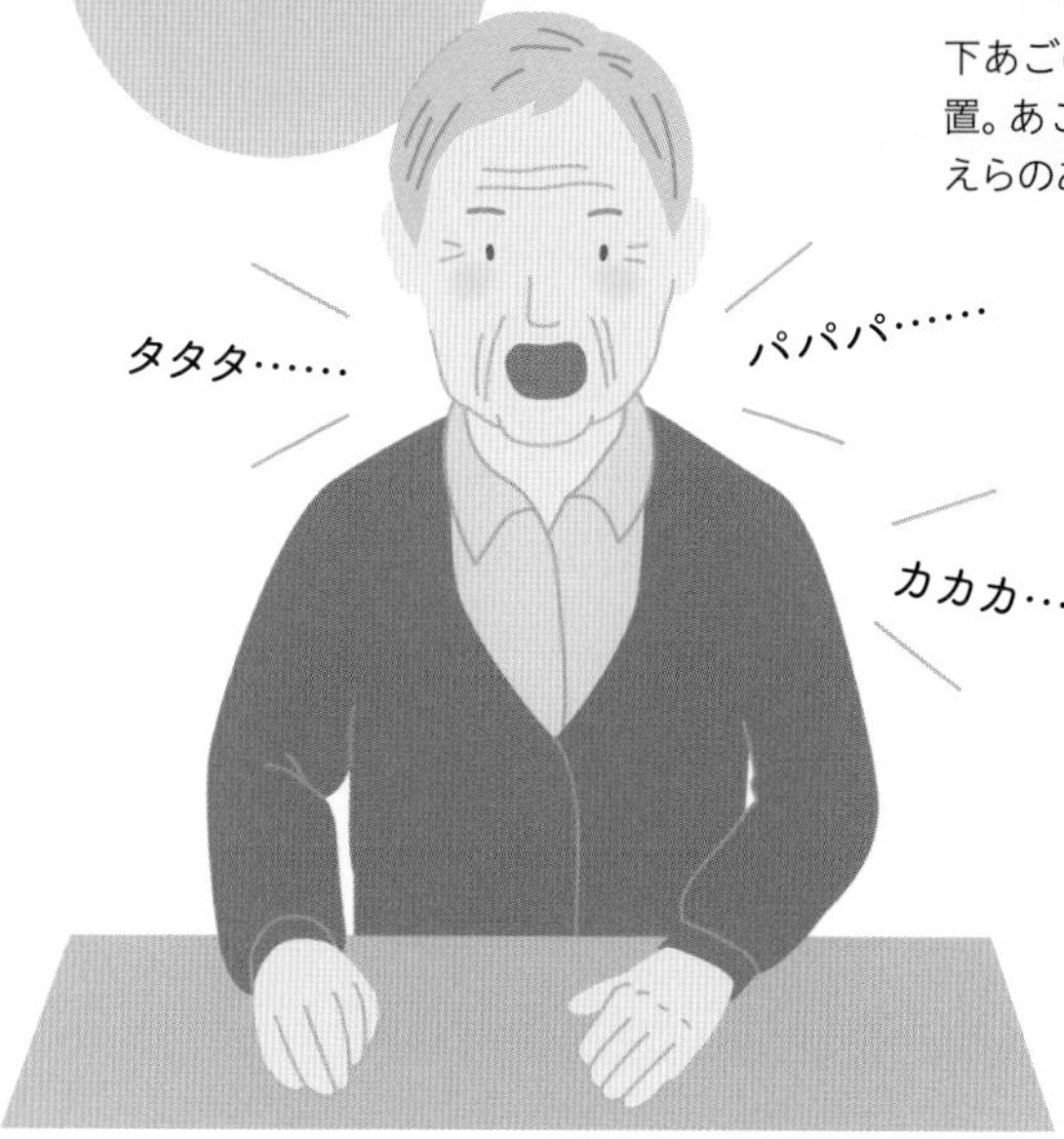

口もとの筋肉が大きく動くのが、「パ」「タ」「カ」の発音。「パタカパタカ……」と続けても、同じ音を続けて発声してもいい。

唾液腺《だえきせん》マッサージ

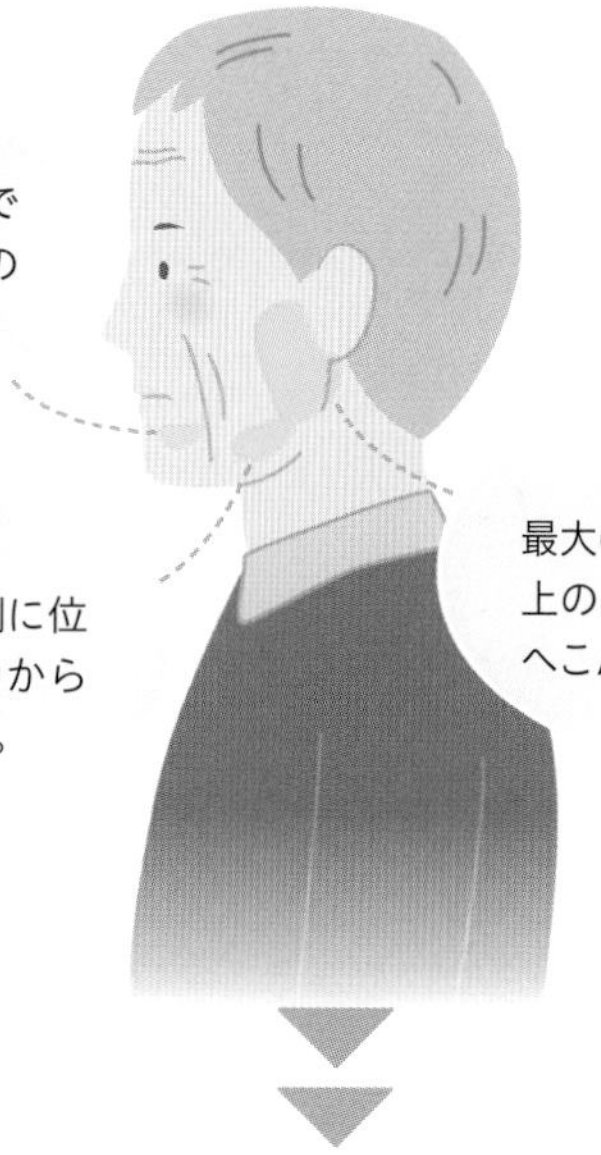

舌下腺《ぜっかせん》
舌の両側の下方。指でふれるときは、下あごの骨のすぐ内側。

顎下腺《がくかせん》
下あごの骨の内側に位置。あごの真ん中からえらのあたりまで。

耳下腺《じかせん》
最大の唾液腺。耳の前、上の奥歯あたりの少しへこんだ部分。

大きな唾液腺は3つ。マッサージすると唾液の分泌がよくなる。

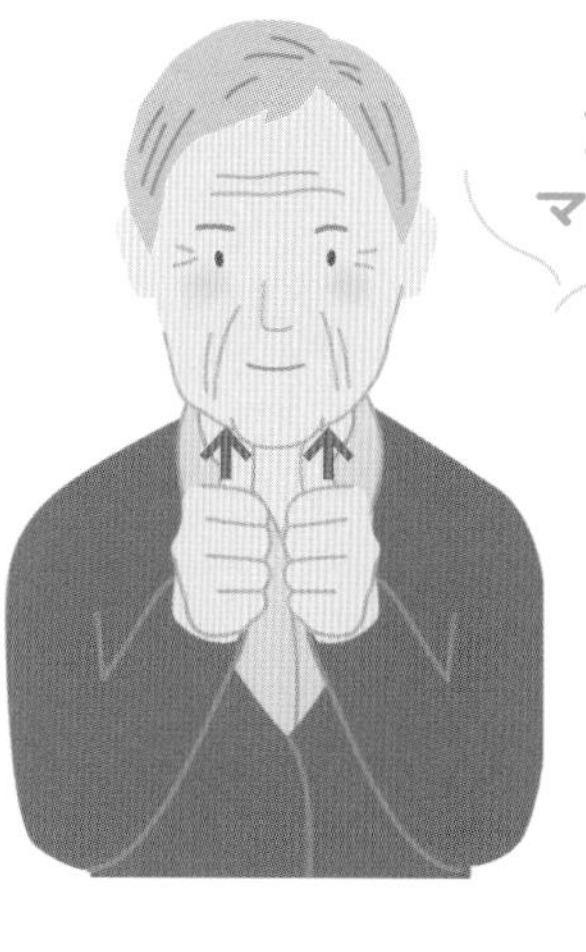

あごの内側は、親指を立てて上に押す。それ以外は人さし指～薬指の3指でくるくるとマッサージ。

自宅でできるリハビリ▼開口訓練

口まわりの筋肉を鍛え、飲み込みをスムーズに

めいっぱい口を開くと、舌骨筋群を鍛えられる

舌のつけ根周辺にある舌骨筋群《ぜっこつきんぐん》は、喉頭《こうとう》を挙上させる筋肉として重要。

回数のめやす

1→2を計5回で1セット
▼
1日2セットおこなう

1 開口して10秒間キープ

口をできるだけ大きく開けて、力を抜かずにそのまま10秒間キープ。

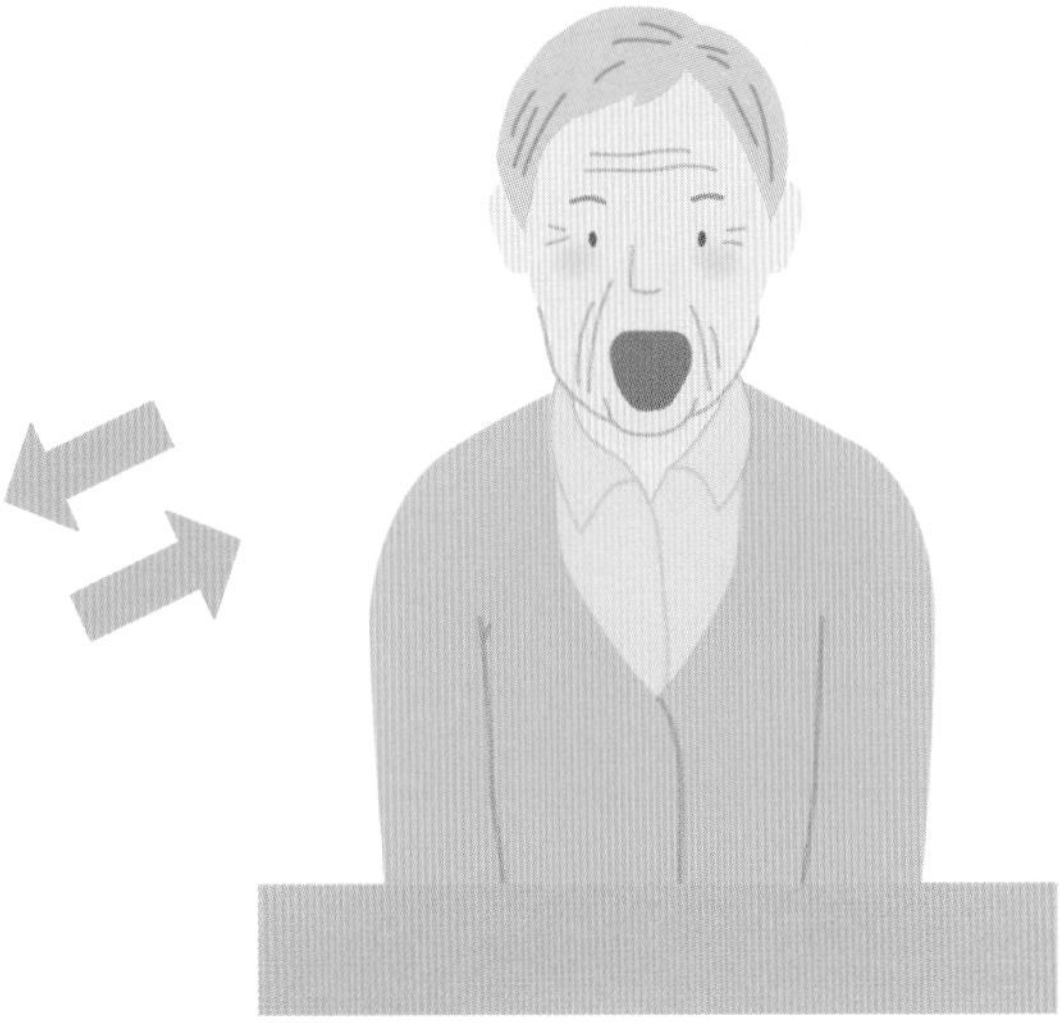

2 閉口して10秒間休む

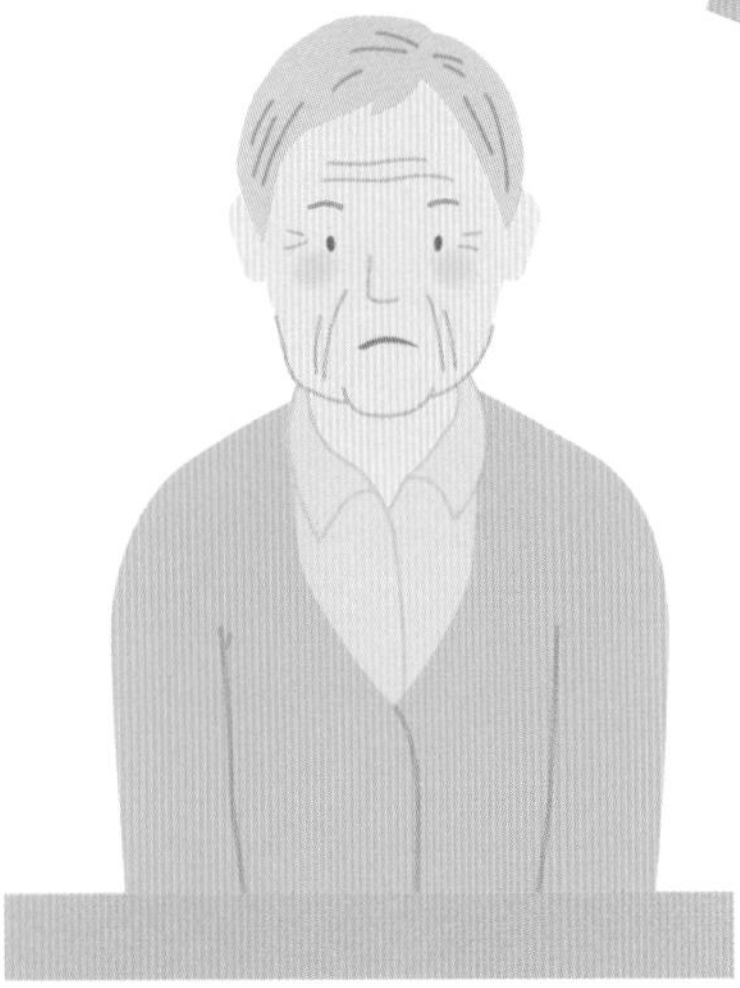

口を閉じて力を抜き、10秒休んだら、再び**1**に戻る。

ココに効く！

咬筋はあごの外側にあり、ものをかむときに働く。舌骨筋群は下あご内側にあり、開口や喉頭挙上にかかわっている。

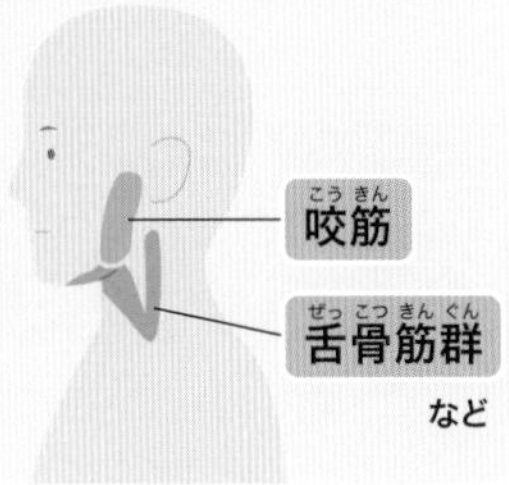

舌骨が挙上しやすく、食道の入り口も開きやすくなる

飲食物を飲み込むときには、喉頭《こうとう》がゴクンと挙上します。このとき大きな働きをしているのが舌骨筋群《ぜっこつきんぐん》。この筋肉の働きが弱く喉頭がしっかり上がらないと、食道の開大が不十分になり、食べものが咽《いん》頭《とう》に残留しやすくなります。

この舌骨筋群は、口を大きく開くときにも働きます。**そのため、口を大きく開くトレーニングをすると、舌骨筋群が鍛えられ、喉頭挙上を改善することができるのです。**それにより、食塊《しょっかい》の咽頭通過時間が短くなり、咽頭残留による誤嚥《ごえん》も起きにくくなります。

口を閉じる筋肉、口唇《こうしん》を動かす筋肉も重要。食べものをよくかんで食塊にし、飲み込みやすくするのに役立ちます。

自動運動がむずかしいときは、他動運動で

反対方向に抵抗を加えながら、口を開く筋力、閉じる筋力を強化する。

1 あごの下に力を加え、閉口してもらう

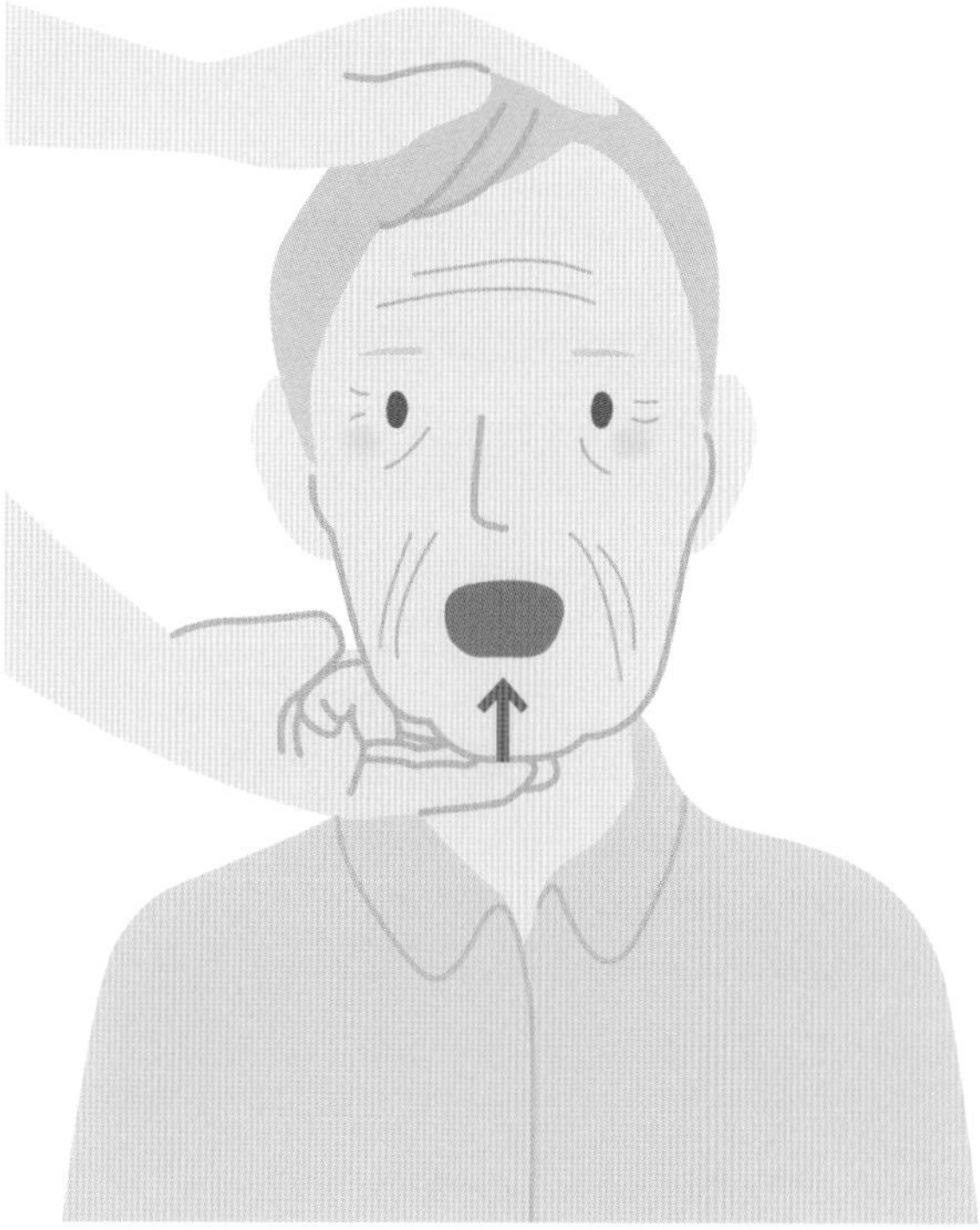

あごの下から上向きの抵抗を加えた状態で開口してもらう（時間、回数は右ページと同じ）。口を開く筋肉を強化。

2 頭の上から力を加え、閉口してもらう

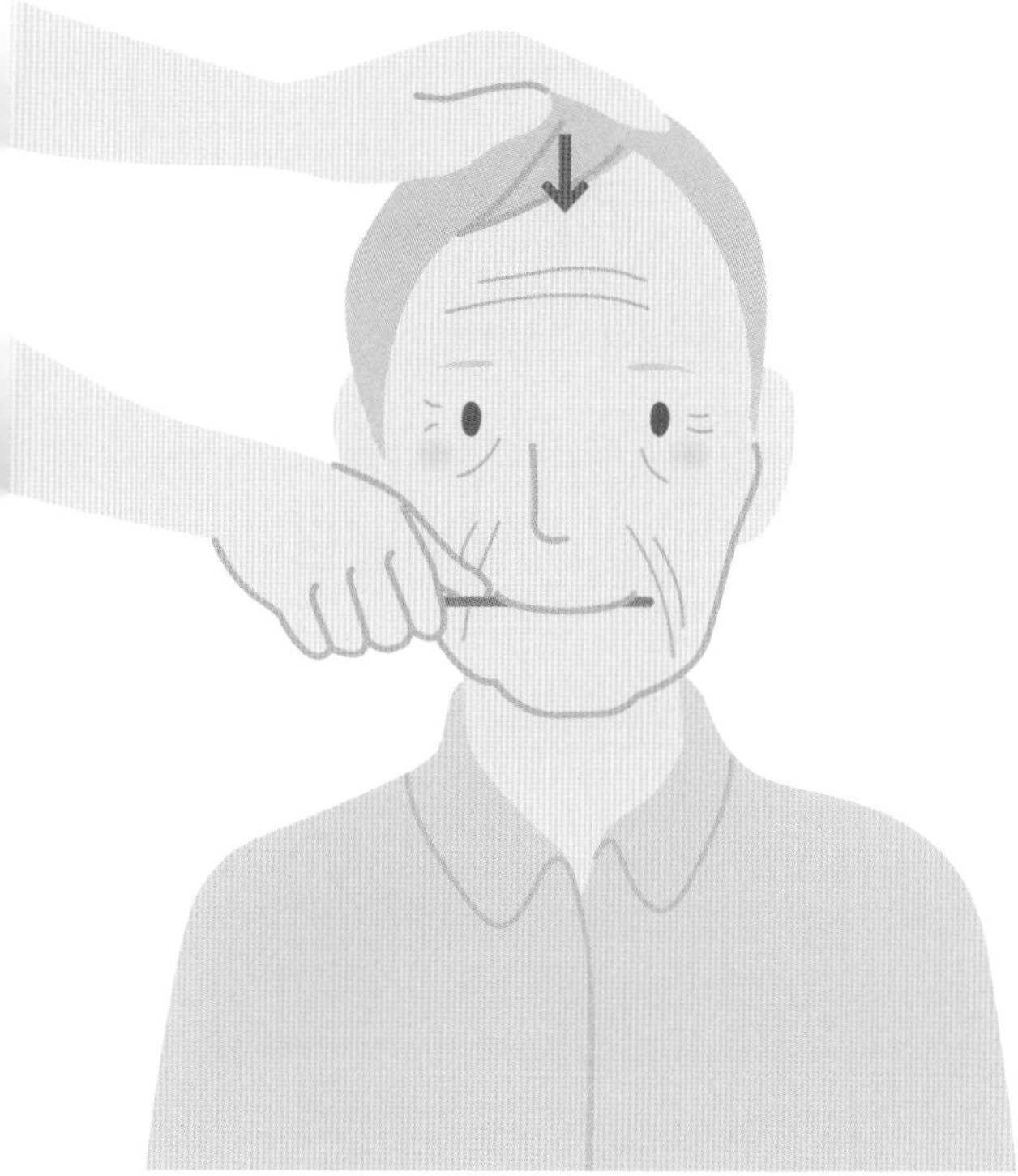

頭頂部から下向きに抵抗を加えた状態で、口にはさんだ舌《ぜつ》圧《あつ》子《し》をしっかりかんでもらう。口を閉じる筋力を強化。

食べこぼしがある人には、口《こう》唇《しん》のトレーニングを

唇のトレーニングで口唇閉鎖機能を高めると、食べこぼししにくく、摂食嚥《えん》下《げ》もスムーズに。唇を前に突き出す動き、左右に伸ばす動きを各10秒間おこなう。

自分でできない場合は、口の周囲をマッサージしてから他動的におこなう。

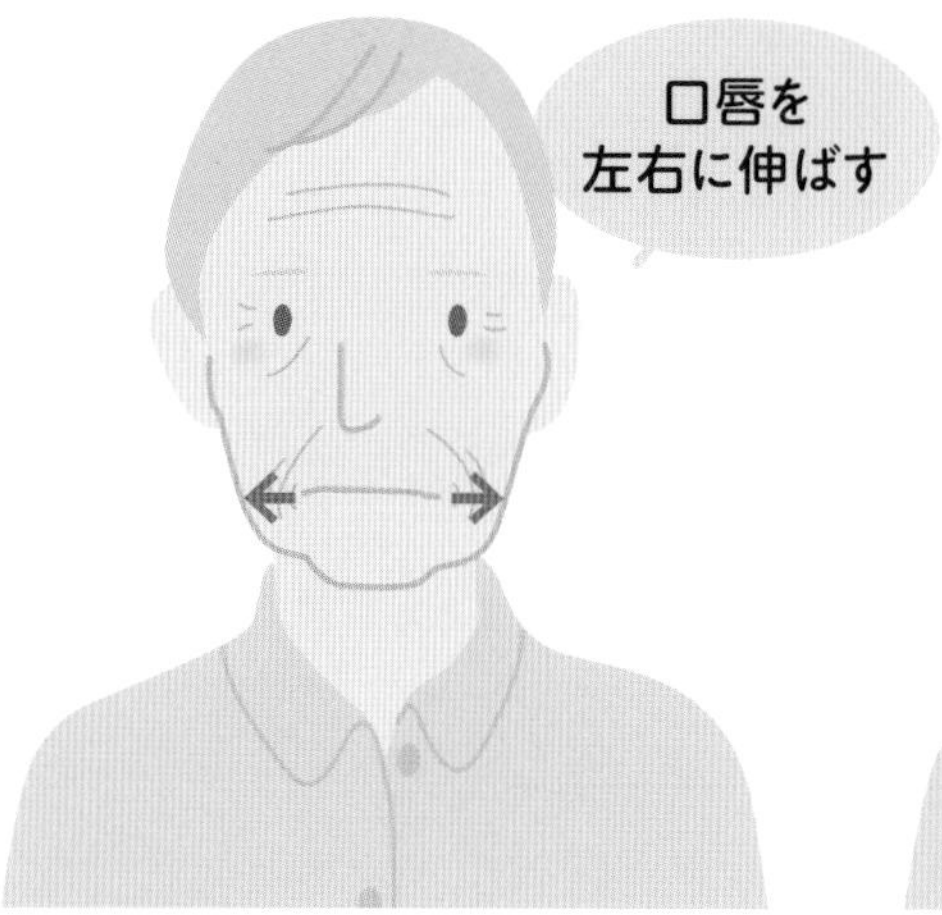

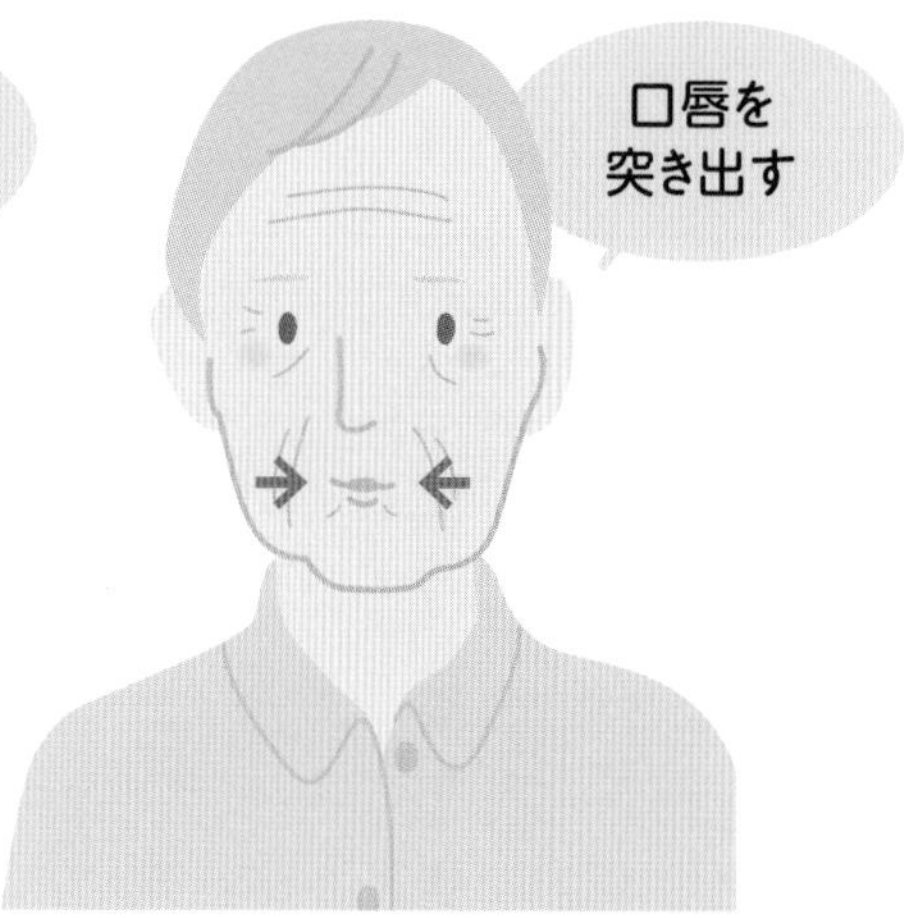

自宅でできるリハビリ▼舌可動域訓練

摂食嚥下には、舌の動きが大きくかかわる

加齢やサルコペニアで舌の筋肉が萎縮する

高齢になると全身の筋肉が筋力低下を起こしますが、舌の筋肉も例外ではありません。四肢《しし》や体幹の筋肉と同じように、筋の萎縮《いしゅく》や脂肪組織の沈着が起こり、筋力が低下してしまうのです。サルコペニアの人ではこの傾向が顕著です。

舌の筋力が低下すると、飲み込みやすい食塊《しょっかい》をつくる力も、食塊を食道に送り込むのに必要な駆出力も不足します。食べものが咽頭《いんとう》に残留しやすくなり、それが誤嚥《ごえん》の原因となります。

舌を動かす運動は筋力増強訓練の一種ですから、力を入れて大きく動かしましょう。自分では大きく動かしているつもりでも、不十分なことがあるので、鏡を見ながらおこなうと確実です。

食前のほか、手があいたときに舌を動かす習慣を

テレビを見ている時間などに、ながら
トレーニングとして習慣にしよう。

1 舌を前後に動かす

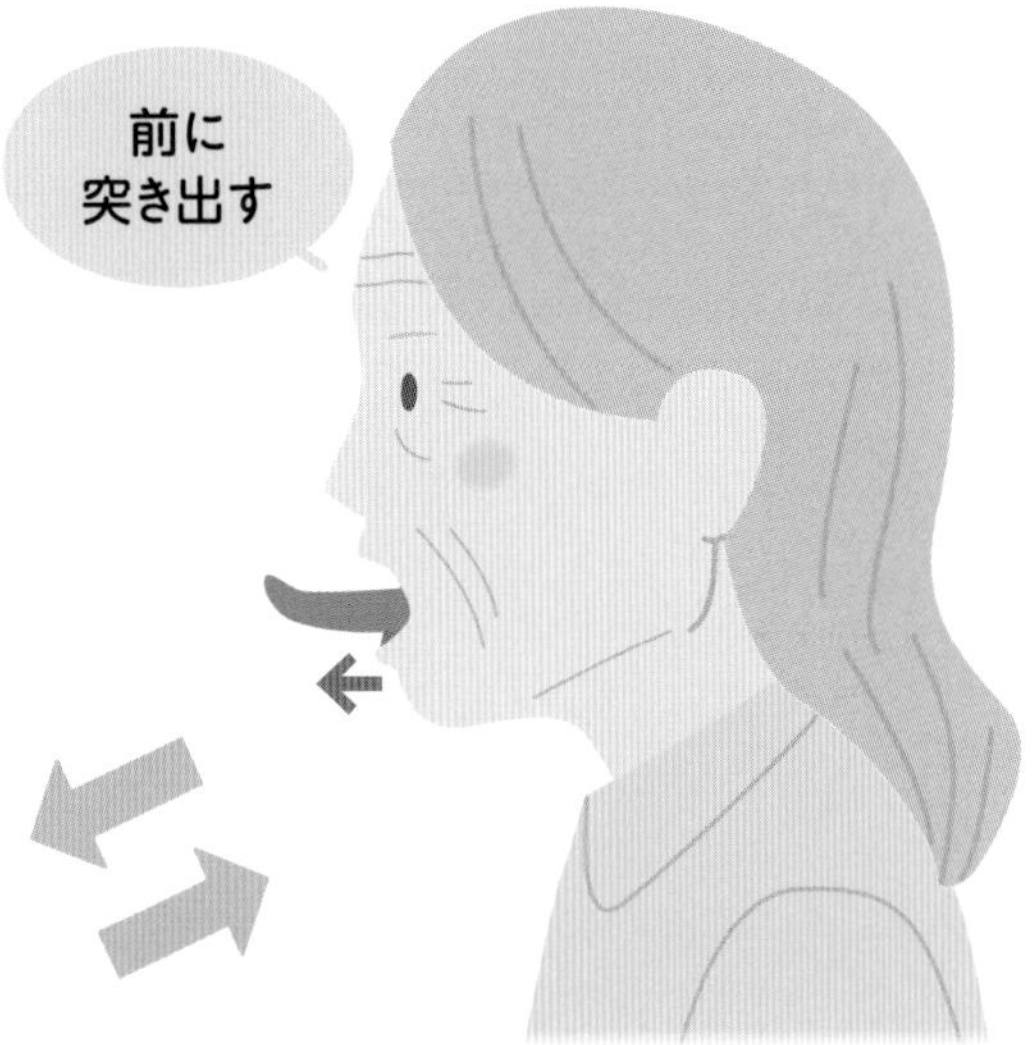

口を開け、舌を思いきり前に突き出すようにして前方に動かす。

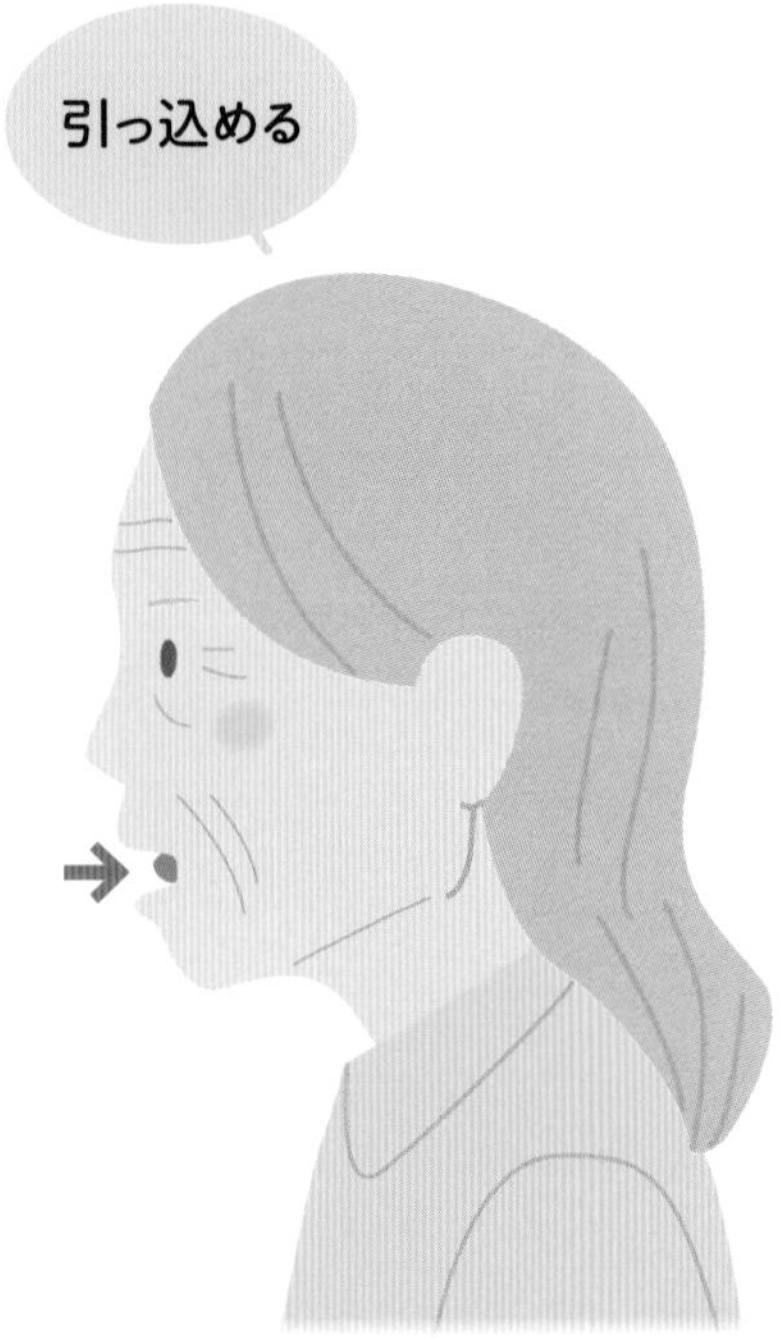

舌を後方に動かし、奥に引っ込める。再び前に動かし、この動きをくり返す。

ココに効く！

舌筋には内舌筋と外舌筋がある。内舌筋は舌の形を変化させ、外舌筋は舌を移動させる働きをする。

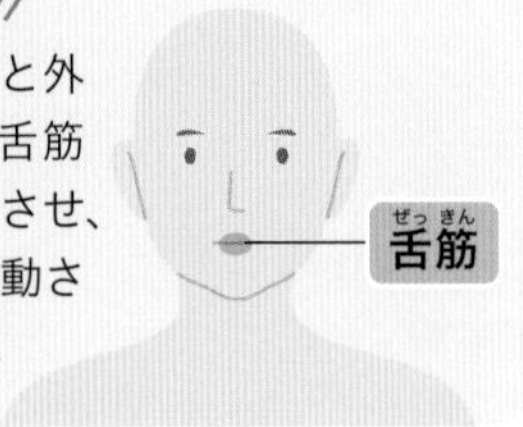

2 舌を上下に動かす

上に動かす

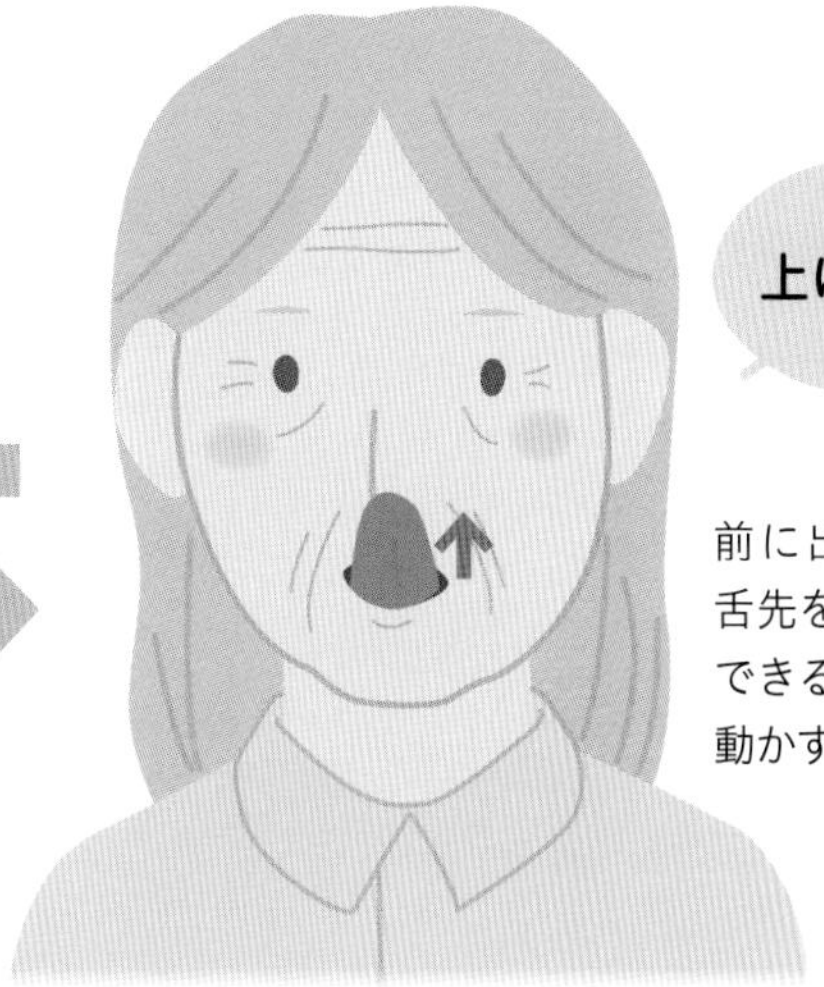

前に出した舌を、舌先を上に向けて、できるだけ上まで動かす。

下に動かす

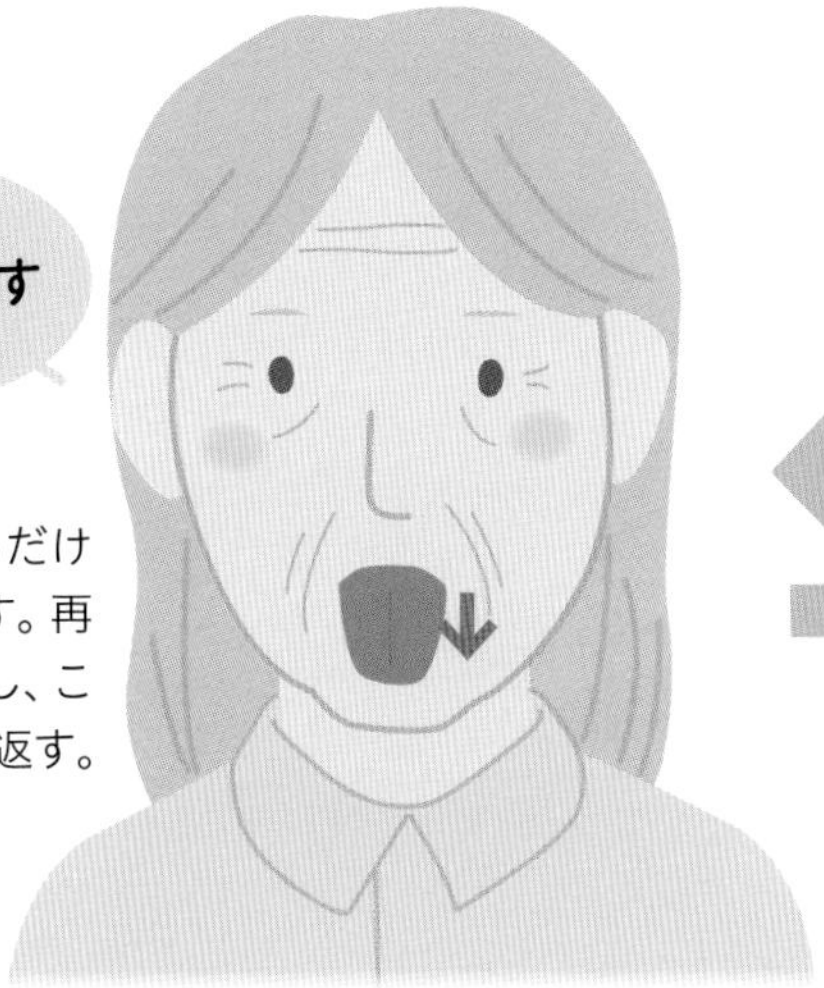

舌先をできるだけ下まで動かす。再び上に動かし、この動きをくり返す。

3 舌を左右に動かす

左に動かす

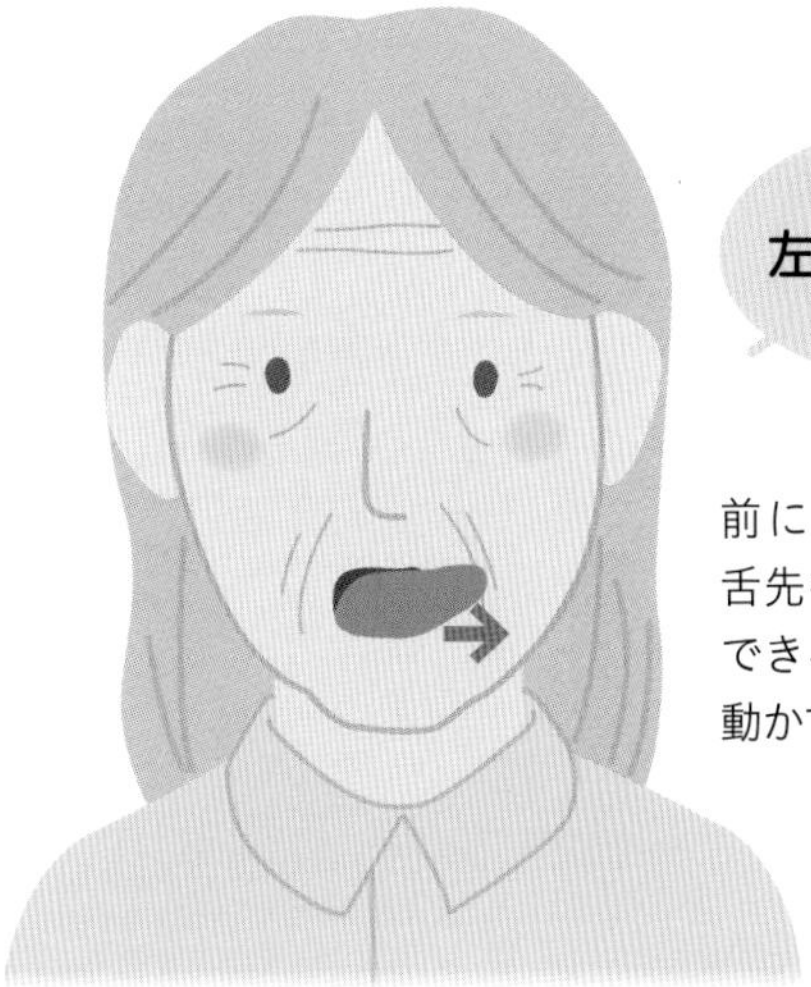

前に出した舌を、舌先を左に向けて、できるだけ左まで動かす。

右に動かす

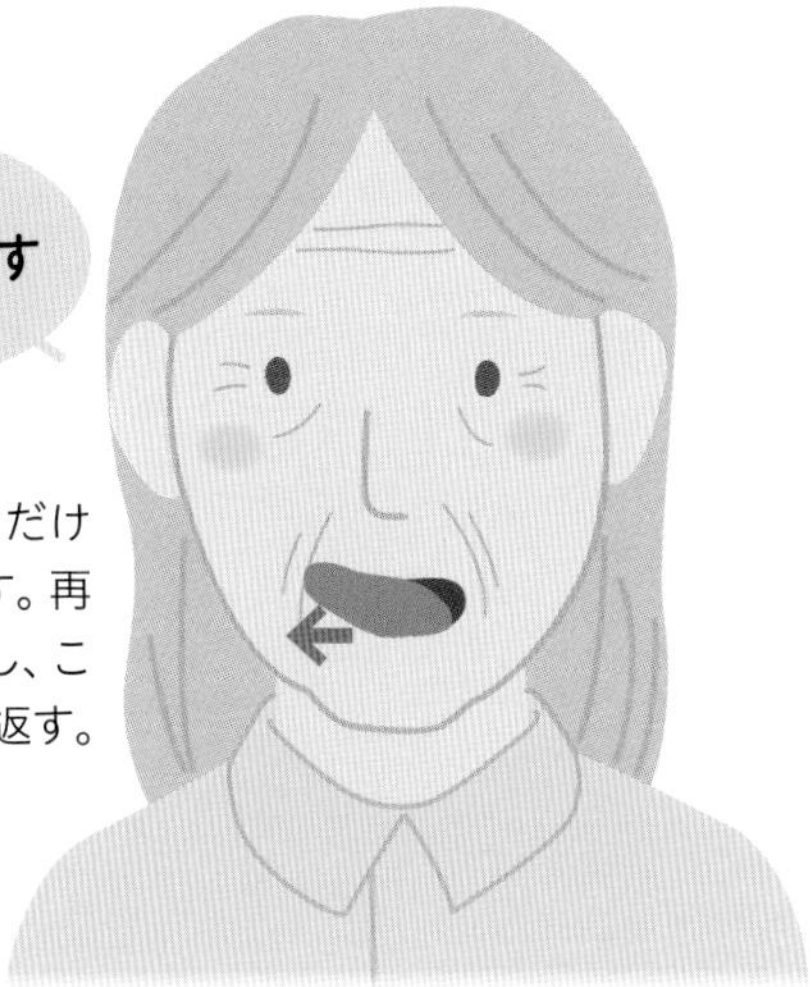

舌先をできるだけ右側に動かす。再び左に動かし、この動きをくり返す。

Column

食事の際にも、舌の動きを意識して

食べものを口に入れて咀《そ》嚼《しゃく》するとき、咽頭《いんとう》に送り出すときにも、舌に力を入れて口蓋《こうがい》に押しつけることを意識すると、摂食嚥下《えんげ》力が高まる。口腔《こうくう》内に食べものをため込む人にも効果的。

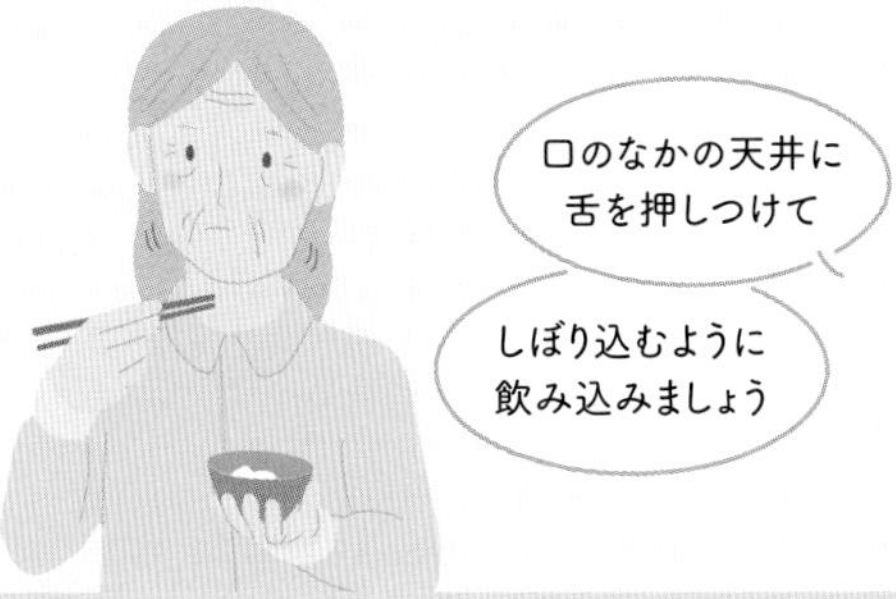

回数のめやす

1、2、3それぞれ10回で1セット

1日2〜3セットおこなう

自宅でできるリハビリ ▼ シャキア訓練
あおむけで頭部を上げ、つま先を見る

あごを引く動きで、舌骨上筋群が収縮する

気道にフタをし、食道の入り口を広げるための筋肉を強化する。

1 あおむけになる

あおむけに寝る。脚は閉じ、両腕は自然に体に沿わせる。

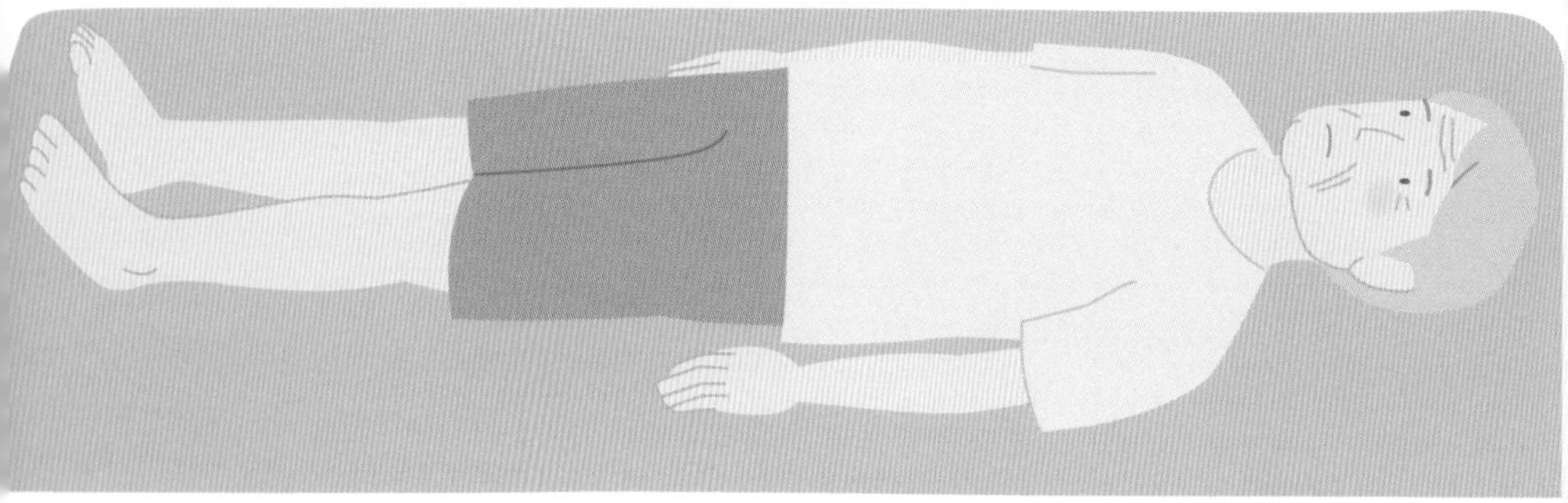

回数のめやす

頭部を上げて
1分間キープ
▼
休憩をはさみ、
計3回くり返す

ココに効く！

舌のつけ根の「舌骨《ぜっこつ》」の上側にある筋肉。摂食嚥下《えんげ》のほか、あごを引いて姿勢よく食べるためにも必要な筋肉。

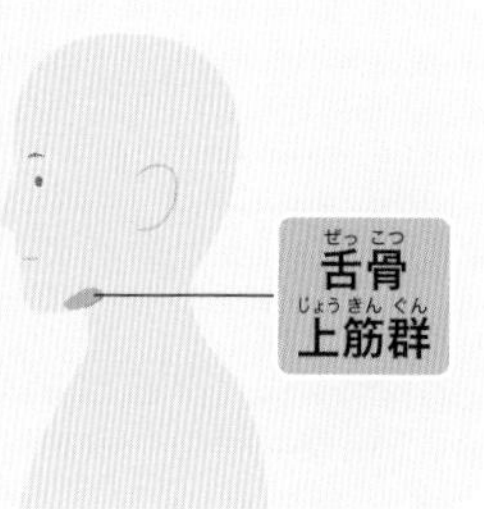

トレーニングの直後から飲み込む力が高まる

シャキア訓練は、喉頭《こうとう》を挙上させる筋力を高めるためのトレーニングです。**あおむけの姿勢で頭部を前傾させるときに、喉頭挙上機能を担っている舌骨上筋群《ぜっこつじょうきんぐん》が収縮して、力を発揮します。**

頭を上げた姿勢を1分間キープし、休みをはさみながら3回くり返します。しかし、これでは負荷が大きすぎる人も多いはず。時間や回数はあくまでめやすなので、筋力や障害の程度にあわせ、毎日続けられる範囲でおこないます。

このトレーニングには、即時効果もある程度期待でき、実施直後から飲み込みがよくなるとされます。**日常的にトレーニングするほか、食事の直前におこなうと、誤嚥《ごえん》の予防に役立ちます。**

2 頭部を上げてつま先を見る

肩を床につけたまま、頭だけを高く上げてつま先を見る。このとき、あごの下にある舌骨上筋群が収縮している。

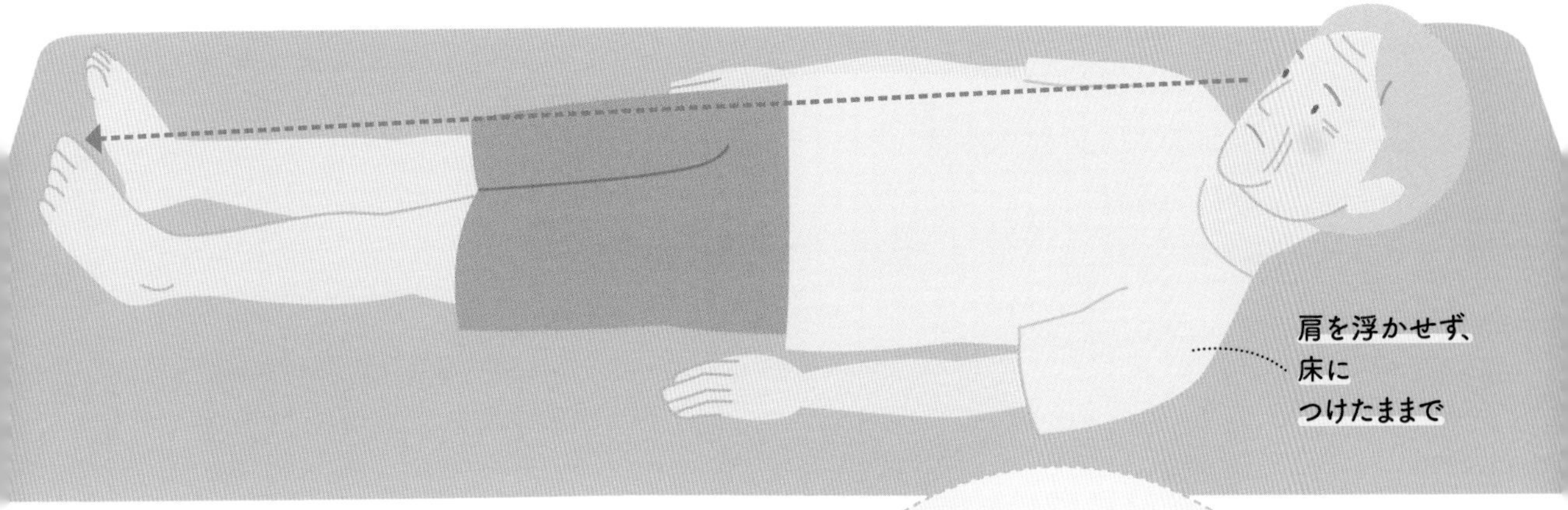

低い位置で保てる人ほど、筋力が高い

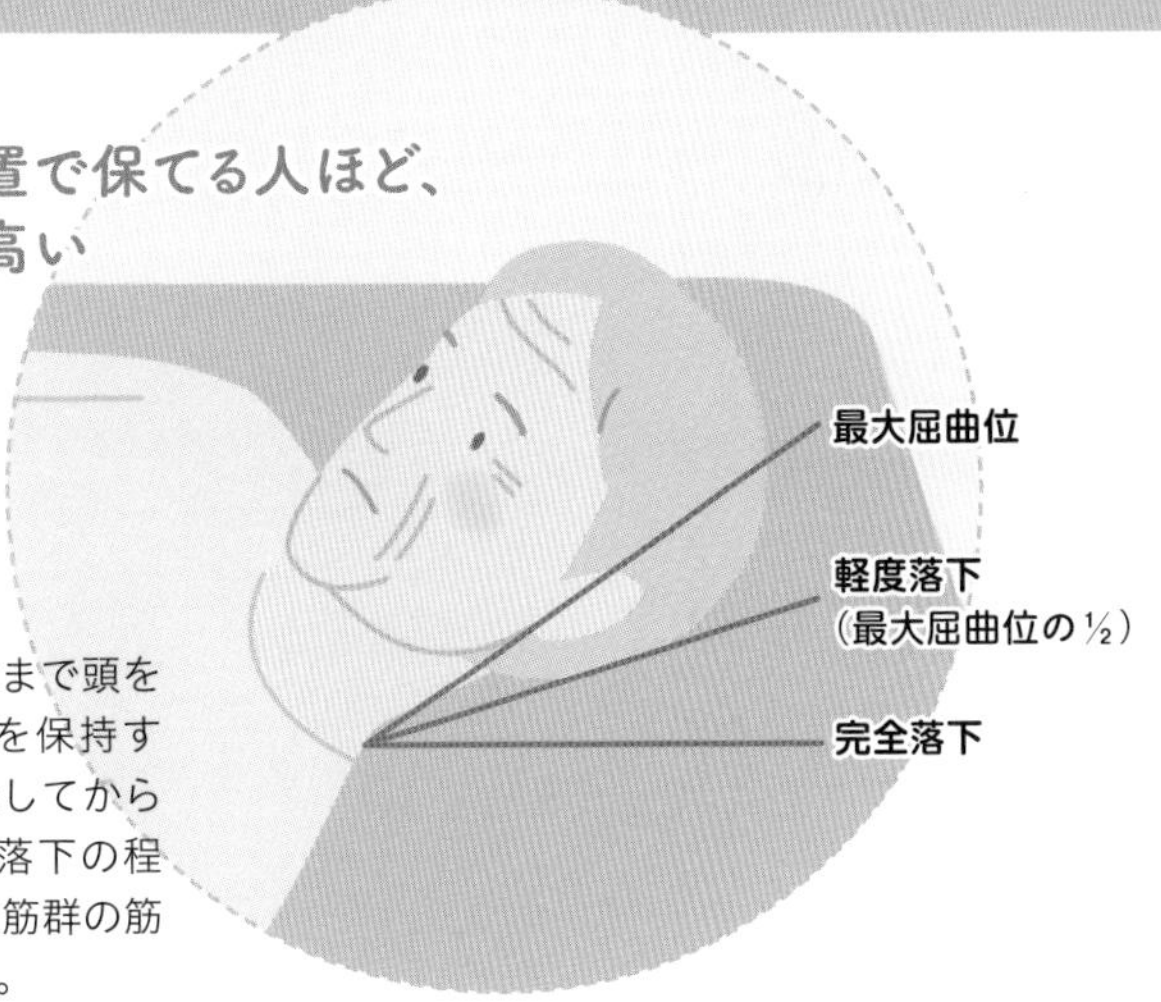

最大屈曲位まで頭を上げ、姿勢を保持するよう指示してから手を放す。落下の程度で舌骨上筋群の筋力がわかる。

評価のしかた

1	完全落下	途中で保持できず、床上まで落下する
2	重度落下	頸部屈曲可動域の½以上落下するが、止められる
3	軽度落下	可動域の½以内で落下を止められる
4	静止保持	最大屈曲位で落下することなく止められる

臥《が》位《い》でできない人には、座位で簡易トレーニングを

いすに座って、あごを引いておへそをのぞき込む方法もある。片手を額にあてて手前側に押して抵抗を加えながら、そのまま5秒間キープ。5〜10回をめやすにおこなう。

もう一方の手をあごの下にあててみると、のどもとの筋肉がしっかり働いているかどうかがわかる。

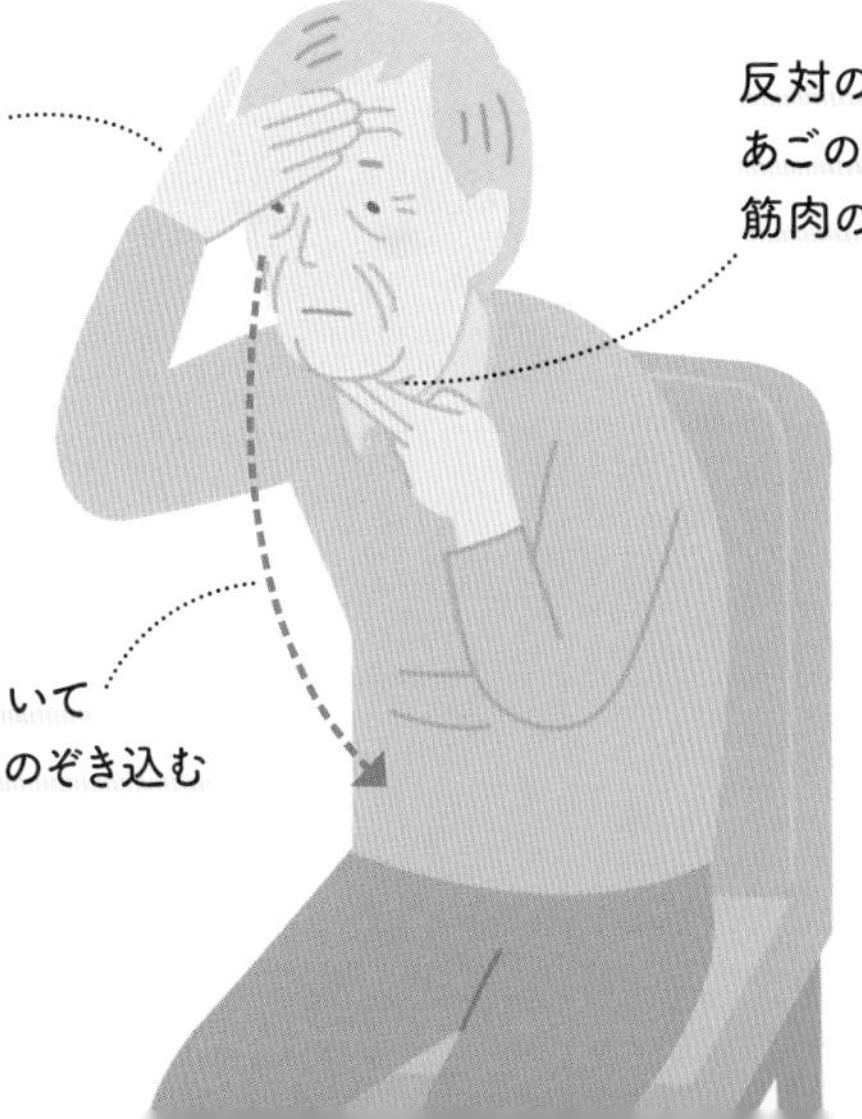

嚥下障害／誤嚥性肺炎

自宅でできるリハビリ▼息こらえ嚥下法

飲食物を口に入れたまま、息を止める

タイミングよく声門を閉じられると、誤嚥しにくい

息こらえをすることで、嚥下《えんげ》直前から嚥下動作中に気道が閉まる。

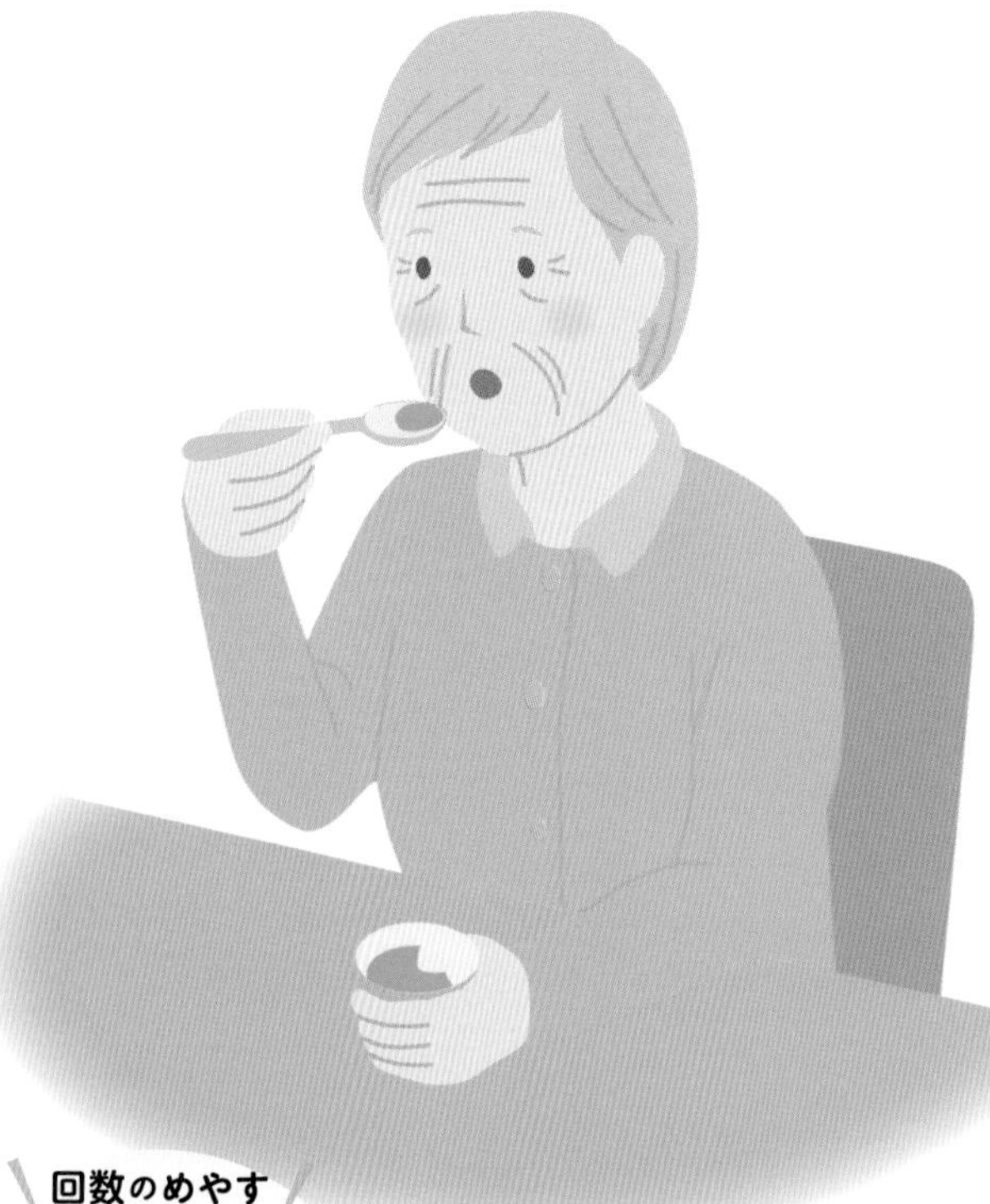

1

少量の食物を口に含む

口のなかでまとまりやすいゼリー状の食べものを用意。ごく少量をスプーンで口に入れ、口のなかに保持する。

回数のめやす

1日何回でもOK。食事のたびに最初におこなってもいい

ココに効く！

喉頭蓋《こうとうがい》の下部に接し、喉頭蓋の動きに関与。奥には声帯があり、気道へとつながる。発声にも大きくかかわる。

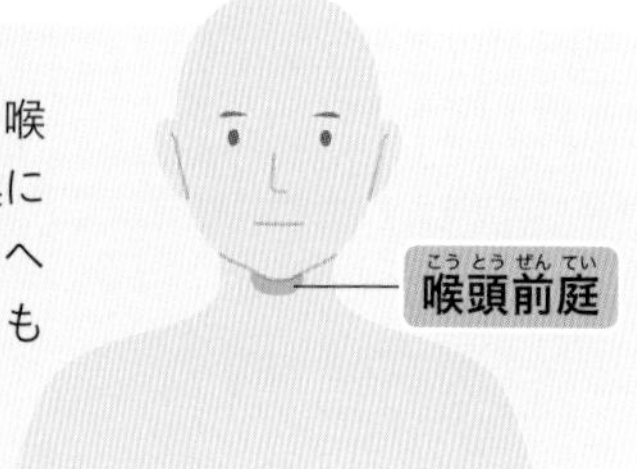

食物を口のなかで保持し、タイミングよく飲み込む練習

誤嚥《ごえん》を防ぐためには、嚥下《えんげ》の直前に喉《こう》頭蓋《とうがい》が挙上して、気道にフタをしている必要があります。**飲み込みの際にその動きが間に合わなかったり、喉頭蓋を挙上したままにできない人は、トレーニングが必要です。**

　息こらえ嚥下法は、飲食物を使っておこなう「直接訓練法」の一種。口のなかに食べものを入れたまま、意識的に息を止めます。すると気道入り口近くの声門が閉まるので、そのタイミングで飲み込みます。**息を止めるのも、ハミングするのも、気道閉鎖を確実にするためのテクニックです。**飲み込んだ後に口から強く息を吐き出すことで、誤って気道に入り込んだ飲食物を喀出《かくしゅつ》する力も高まります。

2 鼻から息を吸い、息を止める

食べものを口のなかに保持したまま、鼻から大きく息を吸い、息を止める。

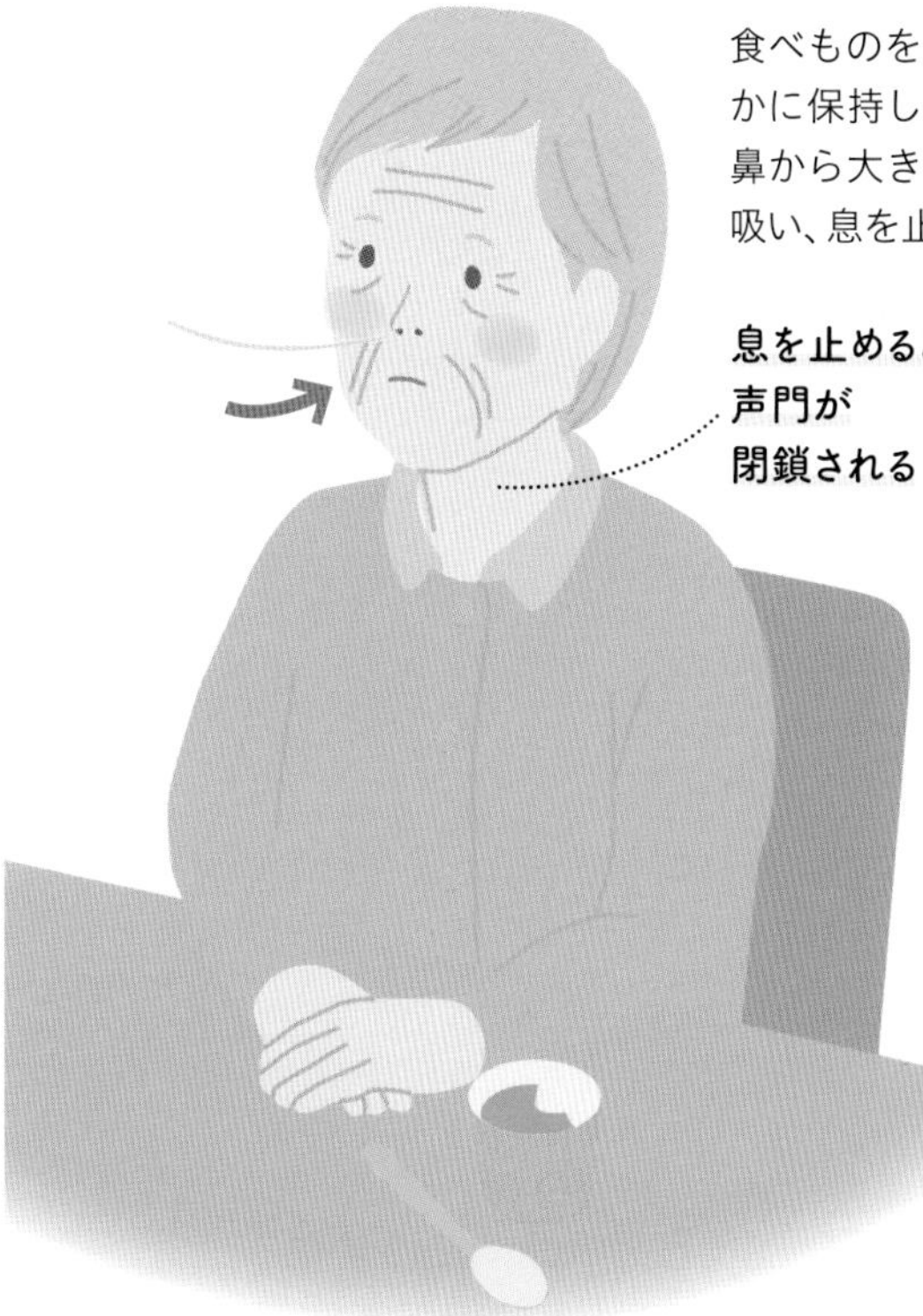

3 鼻から音を出したり、ハミングする

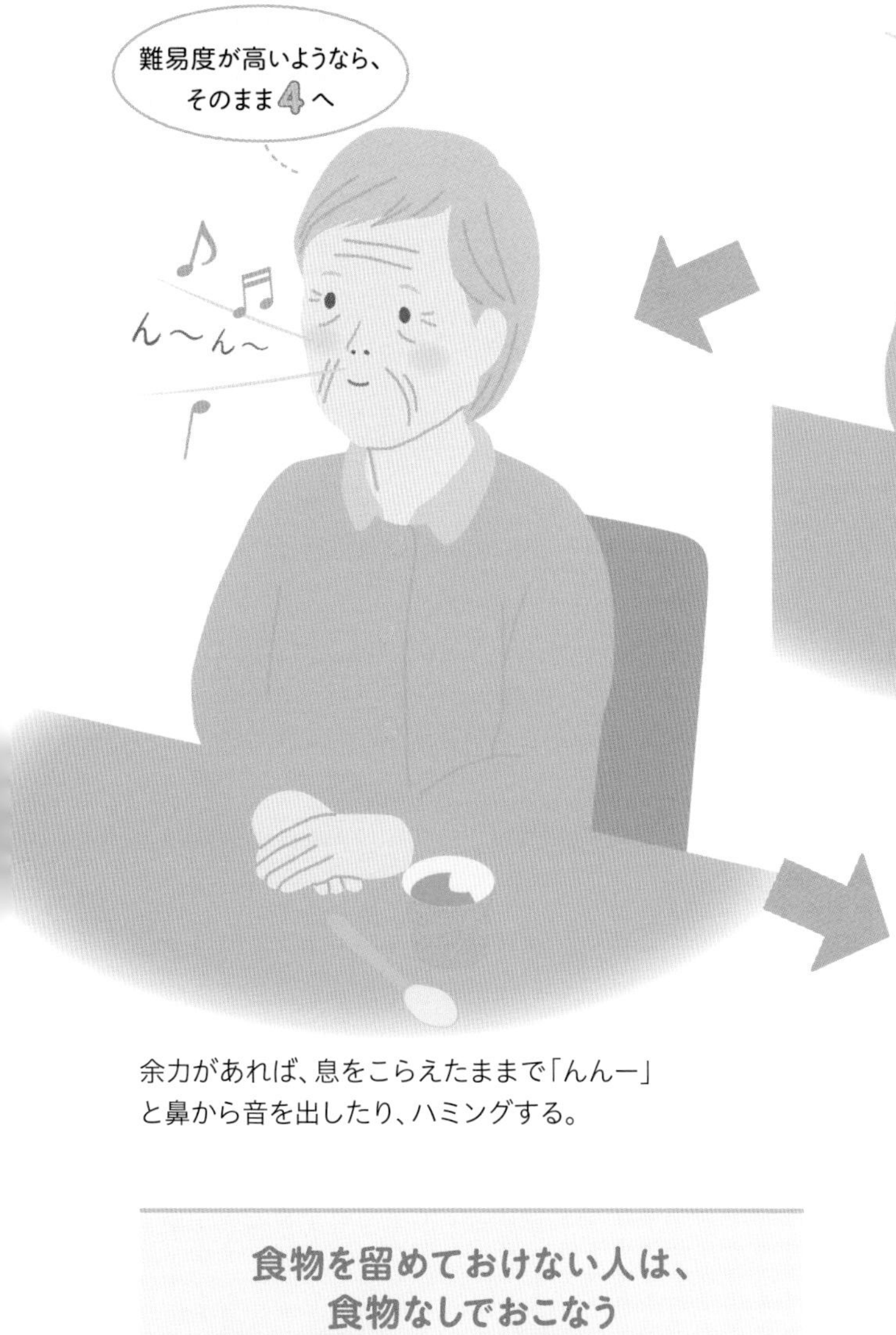

余力があれば、息をこらえたままで「んんー」と鼻から音を出したり、ハミングする。

4 食物を飲み込み、強く息を吐く

ゴクンと音が出るように強く飲み込み、直後に、「ハー」と口から力強く息を吐き出す。

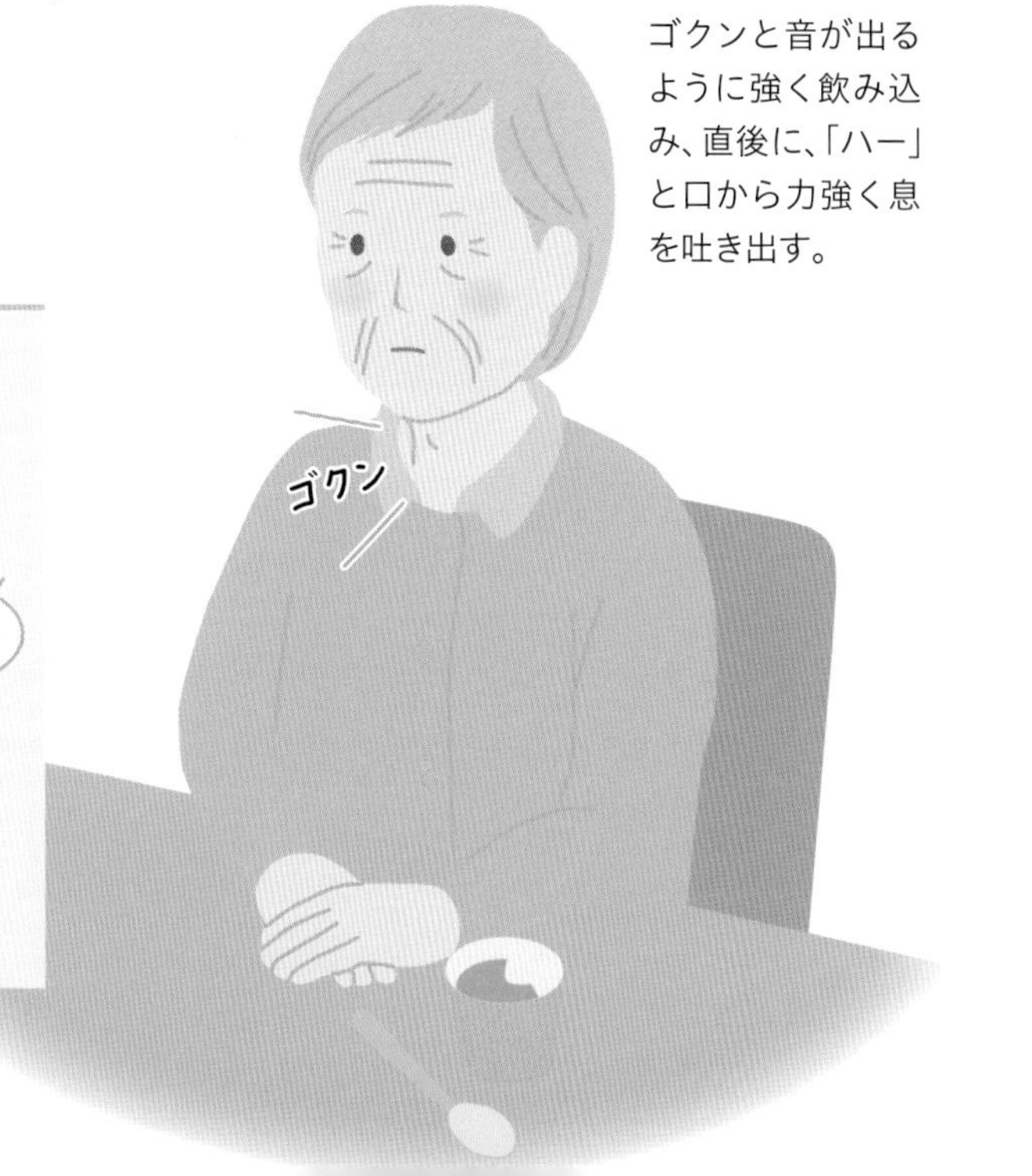

食物を留めておけない人は、食物なしでおこなう

訓練中に誤《こ》嚥《えん》しないよう、食べものを使わない方法で。鼻からゆっくり息を吸い、これ以上吸えないというところで止める。「ゴクン」と唾液を飲み込んでから、「ハー」と大きく息を吐く。

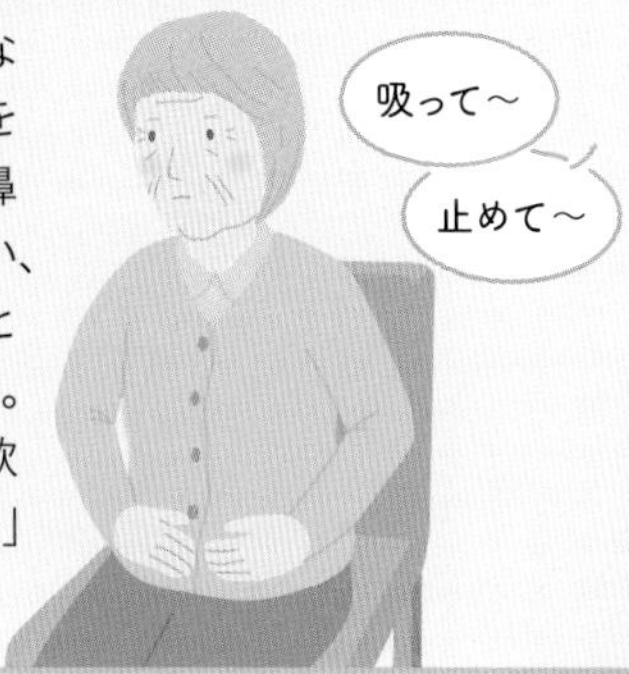

＊太字はとくにくわしく説明しているページです

「肥満高血圧患者における最新治療戦略」杉本 研・楽木宏実, 血管医学 vol.13（3）：261-267, 2012

「『肥満症診療ガイドライン2022』改訂のポイントと高齢者の肥満・肥満症の位置づけ」西影星二・廣田勇士・小川 渉, Geriatric Medicine vol.60（10）：869-873, 2022

「肥満症と認知機能障害・認知症に関する疫学・臨床研究」荒木 厚, 肥満研究 vol.26（2）：220-225, 2020

「肥満2型糖尿病の運動療法」勝川史憲, The Lipid vol.26（2）：157-161, 2015

『標準リハビリテーション医学 第4版』上田 敏・伊藤利之監修、佐伯 覚・高岡 徹・藤谷順子編集、2023（医学書院）

「Factors associated with recovered functionality after hip fracture in non-institutionalized older adults：A case-control study nested in a cohort.」Ramírez-García E et al., Clinical Interventions in Aging vol.16：1515-1525, 2021

「Fragility fracture prevention：Review from a Japanese perspective.」Hagino H, Yonago Acta Medica vol.55（2）：21-28, 2012

「Predicting Outcomes After Hip Fracture.」Hayward AD, Journal of General Internal Medicine vol.32（2）：143-144, 2017

「フロントブリッジ動作におけるバランス保持に関する研究」寺崎志織ほか, シンポジウム：スポーツ・アンド・ヒューマン・ダイナミクス講演論文集, 2016

「閉経後大腿骨近位部骨折後の続発骨折についての検討」上田章貴ほか, 整形外科と災害外科 vol.72（1）：47-50, 2023

「変形性股関節症」中島康晴・河野一郎・岩本幸英, JOURNAL OF CLINICAL REHABILITATION vol.24（4）：338-343, 2015

「変形性股関節症に対する理学療法」三谷 茂ほか, 運動器リハビリテーション vol.26（4）：397-402, 2015

「変形性股関節症に対する理学療法」室伏祐介・榎 勇人・川上照彦, 高知県理学療法 vol.19：15-23, 2012

「変形性股関節症例に対する理学療法」神先秀人, 理学療法京都 vol. 39：34-40, 2010

「変形性股関節症発症のメカニズムと進行（病期・症状）」松原正明, 日本医事新報 No.4794：18-23, 2016

「変形性関節症のリハビリテーション」鳥取部光司・帖佐悦男・宮﨑茂明, The Japanese Journal of Rehabilitation Medicine No.53：922-927, 2016

「変形性股関節症（OA）に対する理学療法」対馬栄輝, 徒手理学療法 vol.15（2）：91-100, 2015

「変形性膝関節症と運動療法」黒田栄史, 痛みと臨床 vol.4（2）：165-170, 2004

「変形性膝関節症に対する運動療法」木藤伸宏・小澤淳也・森山英樹, Pain Clinic vol.40（2）：166-176, 2019

「変形性膝関節症の診断と治療」宗田 大, 医学のあゆみ vol.236（5）：494-500, 2011

「変形性膝関節症の病態・診断・治療の最前線」石島旨章ほか, 順天堂醫事雑誌 vol.59（2）：138-151, 2013

「変形性膝関節症の病態と鍼灸治療」山口 智, 日本東洋医学系物理療法学会誌 vol.44（2）：9-16, 2019

「変形性膝関節症の病態と治療—新たな治療への期待も含め—」田中伸哉, 日本東洋医学系物理療法学会誌 vol.44（2）：1-7, 2019

「片麻痺上肢への革新的治療法」才藤栄一・生駒一憲, リハビリテーション医学：日本リハビリテーション医学会誌 vol.48（3）：184-205, 2011

「膀胱内圧測定（腹圧下漏出時圧測定、排尿筋漏出圧を含む）」橋田岳也ほか, Uro-Lo vol.26（4）：495-502, 2021

「保険薬局調剤データベースを用いた多剤服用の実態調査—全年齢を対象とした薬剤数, 薬効分類別薬剤数の検討—」後藤浩志ほか, 日本老年薬学会雑誌 vol.3（3）：56-64, 2020

「歩行補助具を知ろう 杖の基礎知識 杖の種類と使い分け・杖歩行の方法（平地の場合, 階段の場合）」甘井 努, 整形外科看護 vol.12（11）：1062-1066, 2007

「慢性合併症診療のポイント」大西由希子, 治療 vol.103（6）：680-685, 2021

「水飲みテスト」倉智雅子, Monthly Book Medical Rehabilitation No.240：16-20, 2019

「メタボリックシンドロームの予防と治療—高齢者に可能な運動療法—」佐々木 淳, Geriatric Medicine vol.43（5）：759-763, 2005

「メリハリをつけて歩くインターバル速歩—その方法と効果のエビデンス—」能勢 博, 日本顎口腔機能学会雑誌 vol.19（1）：1-9, 2012

「薬剤による認知機能障害」水上勝義, 精神神経学雑誌 vol.111（8）：947-953, 2009

「腰部脊柱管狭窄症に対する新型軟性flexion braceの臨床成績」本田 淳ほか, 日本腰痛学会雑誌 vol.12（1）：184-189, 2006

「理学療法診療ガイドライン 第1版“ダイジェスト版”」公益社団法人 日本理学療法士協会ガイドライン特別委員会, 2015（公益社団法人日本理学療法士協会）

「理学療法ハンドブック シリーズ17 変形性股関節症」公益社団法人 日本理学療法士協会, 2023

『リハビリテーション医学・医療コアテキスト 第2版』一般社団法人日本リハビリテーション医学教育推進機構・公益社団法人日本リハビリテーション医学会監修、久保俊一総編集、角田 亘・佐浦隆一・三上靖夫編集、2022（医学書院）

「リハビリテーション医療におけるリスクマネジメント」宮越浩一, The Japanese Journal of Rehabilitation Medicine vol.57（2）：167-173, 2020

『リハビリテーション・ADLトレーニング 写真CD-ROM付 患者さんに渡せる 姿勢・動作指導71』高橋仁美・金子奈央編著、2017（医歯薬出版）

「リハビリテーション室でGoodとBad！」伊藤多津美・三宅真一・戸田桂子, ハートナーシング vol.23（1）：10-15, 2010.

「リハビリテーション診療に必要なパーキンソニズムの基礎知識」野﨑園子, Monthly Book Medical Rehabilitation No.248：1-8, 2020

『リハビリテーションビジュアルブック 第2版』落合慈之監修、2016（学研メディカル秀潤社）

『リハビリテーション・ホームエクササイズ CD-ROM付 患者さんに渡せる自主トレーニング127』高橋仁美・金子奈央編著、2014（医歯薬出版）

「Relationship between Trunk Muscle Mass Index at Admission and Walking Independence in Patients with Hip Fracture.」Shiraishi R et al., Progress in Rehabilitation Medicine vol.8：20230036, 2023

「令和4年（2022）人口動態統計（確定数）の概況」厚生労働省, 2023

「レジスタンストレーニング（筋トレ）にチャレンジ！」溝口 桂, 糖尿病ケア vol.10（7）：680-681, 2013

『老人のリハビリテーション 第9版』福井圀彦原著、前田眞治・下堂薗 恵著、2022（医学書院）

「老年期（高齢者）の肥満」野村和至・大内尉義, 肥満研究 vol.17（3）：201-209, 2011

「中殿筋の肉眼解剖学的構造と歩行における機能」金 承革ほか, バイオメカニズム vol.25:151-165, 2020
「転倒を防ぐ環境、転倒しても安全な環境の整備(2)」安田 彩, おはよう21 vol.26(2):56-59, 2015
「展望記憶のリハビリテーションとトピック」太田信子, 高次脳機能研究 vol.39(3):320-325, 2019
「糖尿病運動療法の基本」木下 淳, 糖尿病ケア vol.17(5):425-433, 2020
「糖尿病患者が運動療法を行うときの注意点」音部雄平, 糖尿病ケア vol.20(5):610-613, 2023
『糖尿病診療ガイドライン2019』日本糖尿病学会編著, 2019(南江堂)
「糖尿病の検査2020(後編)」中島尚登, 糖尿病プラクティス vol.37(6):726-733, 2020
「糖尿病の人は1 万歩歩かなければいけないというのは本当?」熊野真美, 糖尿病ケア vol.9(11):1032-1035, 2012
『内部障害のリハビリテーション医学・医療テキスト』一般社団法人日本リハビリテーション医学教育推進機構・公益社団法人日本リハビリテーション医学会監修、久保俊一・海老原 覚総編集、上月正博・牧田 茂・伊藤 修・角田 亘編、2022(医学書院)
「NEATを増やす工夫」北村和也, 糖尿病ケア vol.16(6):532-535, 2019
「二次骨折予防手帖」公益財団法人 運動器の健康・日本協会監修, 脆弱性骨折予防委員会製作・編集, 2020(公益財団法人 運動器の健康・日本協会)
「二重課題トレーニングの理論と実践」太田康介・成田秀美, 青森県作業療法研究 vol.29(1):5-12, 2021
『日本摂食嚥下リハビリテーション学会　eラーニング対応　第4分野 摂食嚥下リハビリテーションの介入 Ⅰ 口腔ケア・間接訓練 Ver.2』日本摂食嚥下リハビリテーション学会編、2015(医歯薬出版)
「日本版　二次骨折予防のための骨折リエゾンサービス(FLS)クリニカルスタンダード 第3版」FLSクリニカルスタンダード　作成ワーキンググループ編, 一般社団法人日本骨粗鬆症学会・NPO法人日本脆弱性骨折ネットワーク監修, 2020
「入院初期における転倒転落の予測因子の検討―転倒予防チェックリスト作成のために―」宮越浩一ほか, 日本医療マネジメント学会雑誌 vol.11(2):114-118, 2010
「認知刺激」川島隆太, Progress in Medicine vol.26(2):397-400, 2006
「認知症高齢者とのコミュニケーション『バリデーション』に関する研究動向 ―文献レビューからの考察―」三田村知子, 総合福祉科学研究 No.6:61-68, 2015
「認知症高齢者に対するリアアリティ・オリエンテーション」若松直樹, 老年精神医学雑誌 vol.28(12):1361-1367, 2017
「認知症とリハビリテーション」原 寛美, JOHNS vol.34(3):360-364, 2018
「認知症における認知リハビリテーション」森山 泰・三村 將, 老年精神医学雑誌 vol.22(11):1277-1281, 2011
「認知症に対する非薬物的療法とそのエビデンス」大沢愛子・前島伸一郎, 日本老年医学会雑誌 vol.57(1):40-44, 2020
「認知症の運動療法」田中尚文, 臨床スポーツ医学 vol.36(4):444-449, 2019
「認知症の記憶障害に対する認知リハビリテーション」竹田里江, 北海道作業療法 vol.28(2):45-54, 2011
『認知症の標準的解釈とリハビリテーション介入』金谷さとみ、2017(文光堂)
「認知症のリハビリテーション:回想法と作業回想法」来島修志, Monthly Book Medical Rehabilitation No.164:23-30, 2013
「認知症リハビリの最前線」高尾芳樹, 日本内科学会雑誌 vol.103(8):1839-1846, 2014
「認知リハビリテーション(1):総論」穴水幸子・加藤元一郎・鹿島晴雄, 老年精神医学雑誌 vol.18(11):1235-1241, 2007
「認知リハビリテーション効果のエビデンス」渡邉 修, 認知神経科学vol.13(3):219-225, 2012
「認知リハビリテーションと家族指導」前島伸一郎・大沢愛子, Monthly Book Medical Rehabilitation No.127:59-63, 2011
「認知症リハビリテーションの現状とエビデンス」田中尚文, The Japanese Journal of Rehabilitation Medicine vol.55(8):653-657, 2018
『脳血管障害のリハビリテーション医学・医療テキスト』一般社団法人日本リハビリテーション医学教育推進機構・公益社団法人日本リハビリテーション医学会監修、久保俊一・安保雅博総編集、田島文博・角田 亘編集、2021(医学書院)
「脳卒中患者の摂食・嚥下障害と栄養管理」小原 仁・土肥 守, 医療 vol.68(8):409-414, 2014
「脳卒中急性期上肢麻痺患者に対する病棟実施型CI療法の効果」山本勝仁ほか, 作業療法 vol.39(4):478-485, 2020
「脳卒中における機能的予後予測に基づく目標設定の考え方」臼田 滋, 理学療法学 vol.49(4):327-335, 2022
「脳卒中により球麻痺・仮性球麻痺をきたした摂食・嚥下障害患者への支援の考え方」中村由子, ブレインナーシング vol.27(2):191-197, 2011
「脳卒中片麻痺患者に対するCI療法(constraint-induced movement therapy)の現状と課題」山口普己・柳 久子, 高齢者ケアリング学研究会誌 vol.3(2):1-14, 2013
「脳卒中リハビリテーション治療の最前線」才藤栄一・長谷公隆, リハビリテーション医学 vol.43(1):13-39, 2006
『脳卒中リハビリテーションマニュアル』宮越浩一編、2014(医学書院)
「『脳卒中レジストリを用いた我が国の脳卒中診療実態の把握』報告書 2021年」日本脳卒中データバンク, 2021
「脳損傷者に実施した遂行機能障害症候群の行動評価(BADS日本版)成績による遂行機能障害の因子分析的検討」用稲丈人ほか, 高次脳機能研究 vol.29(2):247-255, 2009
「ノルディックウォーキング」浅田史成・明崎禎輝・福住武陽, 糖尿病ケア vol.11(8):740-741, 2014
「パーキンソニズムの歩行障害の鑑別」赫 寛雄・相澤仁志・三苫 博, Monthly Book Medical Rehabilitation No.196:20-24, 2016
「排尿障害に対するリハビリテーションの目的と成果」仙石 淳・乃美昌司, 泌尿器外科 vol.32(12):1465-1469, 2019
「廃用症候群の高齢者における座位に必要な筋肉の実態―健康な高齢者との差異の検討」宮田久美子ほか, 日本ヒューマン・ナーシング研究学会誌 vol.8(1):1-6, 2019
「How balance task-specific training contributes to improving physical function in older subjects undergoing rehabilitation following hip fracture:A randomized controlled trial.」Monticone M et al., Clinical Rehabilitation vol.32(3):340-351, 2018
「半側空間無視のリハビリテーション治療」水野勝広, The Japanese Journal of Rehabilitation Medicine vol.58(1):53-58, 2021
「反復唾液嚥下テスト(RSST)」小口和代, Monthly Book Medical Rehabilitation No.240:21-25, 2019
「Behavioral vs drug treatment for urge urinary incontinence in older women : A randomized controlled trial.」Brugio KL et al., JAMA vol.280(23):1995-2000, 1998

「骨粗鬆症性脊椎椎体骨折」元文芳和, 日本医科大学医学会雑誌 vol.5(2):125-129, 2009

「骨粗鬆症性椎体骨折偽関節に伴う脊髄麻痺への手術治療法」柏井将文・岩崎幹季, Monthly Book Orthopaedics vol.26(3):45-53, 2013

「骨粗鬆症性椎体骨折の保存治療」酒井義人, 整形外科Surgical Technique vol.10(2):146-153, 2020

「骨粗鬆症性椎体骨折後の腰痛に椎体変形や偽関節および全脊柱アライメントが及ぼす影響」岩田 玲ほか, Journal of Spine Research vol.9(2):142-146, 2018

「骨粗鬆症と大腿骨近位部骨折」尾﨑まり, The Japanese Journal of Rehabilitation Medicine vol.56(5):381-385, 2019

『骨粗鬆症の予防と治療ガイドライン2015年版』骨粗鬆症の予防と治療ガイドライン作成委員会編, 2015(一般社団法人 日本骨粗鬆症学会/日本骨代謝学会/公益財団法人 骨粗鬆症財団)

『作業療法テキスト　高次脳機能障害・実習』石川 朗・種村留美総編集、酒井 浩・渕 雅子責任編集、2022(中山書店)

「The efficacy of a volunteer-administered cognitive stimulation program in long-term care homes.」van Zon L, Kirby JR & Anderson N, International Psychogeriatrics vol.28(6):995-1004, 2016

「施設入所認知症者に対するリハビリテーション～集団アプローチを中心に」田中繁弥, 認知症ケア研究誌 vol.5:16-23, 2021

「膝関節リハビリテーション治療の基本手技」大澤竜司ほか, Monthly Book Medical Rehabilitation No.258:17-22, 2021

「知っておきたい循環器病あれこれ　102 心不全のための心臓リハビリと運動療法」公益財団法人 循環器病研究振興財団, 2014

『社会活動支援のためのリハビリテーション医学・医療テキスト』一般社団法人日本リハビリテーション医学教育推進機構・公益社団法人日本リハビリテーション医学会監修、久保俊一・佐伯 覚総編集、三上靖夫・高岡 徹・中村 健編、2021(医学書院)

「周術期のケア:リハビリテーション 筋力増強訓練」星野ちさと・神野哲也, 整形外科看護 vol.24(7):710-712, 2019

「術後脱臼」鈴木 萌・神野哲也, 整形外科看護 vol.27(8):749-753, 2022

「術前・術後のリハビリ」佐藤のぞみ, 整形外科看護 vol.15(8):810-817, 2010

「ジョギング」浅田史成・明崎禎輝・福住武陽, 糖尿病ケア vol.11(8):742-743, 2014

「人工股関節全置換術後　病棟リハビリテーション」宮下 創ほか, 整形外科看護 vol.20(9):850-863, 2015

「人工股関節置換術とそのリハビリテーション」伊藤 浩, The Japanese Journal of Rehabilitation Medicine vol.54(3): 195-200, 2017

「心疾患のための運動プログラム」牧田 茂・佐藤真治・田中喜代次, 日本体育協会スポーツ医・科学研究報告 2004(1):54-59, 2004

「心臓リハビリテーション:エビデンスと展望」後藤葉一, Journal of Cardiology. Japanese Edition vol. 3(3):195-215, 2009

「心臓リハビリテーション(2)心リハの実際」高橋直人, ハートナーシング vol.31(5):465-468, 2018

「心臓リハビリテーションのプログラム」安澤佳樹, トレーニング・ジャーナル vol.40(2): 18-23, 2018

「身体活動・運動によるフレイル予防」宮地元彦, カレントテラピー vol.40(5):436-439, 2022

「心不全患者に対しての包括的心臓リハビリテーション」白石裕一ほか, The Japanese Journal of Rehabilitation Medicine vol.56(5):398-407, 2019

「遂行機能障害とその認知リハビリテーション治療」原 寛美, The Japanese Journal of Rehabilitation Medicine vol.57(7): 629-637, 2020

「スロージョギング」田中宏暁, 糖尿病ケア vol.13(10):938-942, 2016

『生活期のリハビリテーション医学・医療テキスト』一般社団法人日本リハビリテーション医学教育推進機構・一般社団法人日本生活期リハビリテーション医学会・公益社団法人日本リハビリテーション医学会監修、久保俊一・水間正澄総編集、三上靖夫・角田 亘編、2020(医学書院)

「脆弱性骨折患者に対する二次骨折予防―『再骨折予防手帳』の使い方」山本智章, 日本医事新報 No.5061:18-34, 2021

「脊髄外科研究に用いられるスコアリングシステムおよびその特徴②　腰椎疾患の評価システム」金 景成・井須豊彦, 脊髄外科 vol.29(1):18-25, 2015

「舌筋への次の一手!:舌筋の筋力低下に対する筋力増強訓練」福岡達之, Monthly Book Medical Rehabilitation No.259:1-8, 2021

「摂食・嚥下障害の評価と治療」西尾正輝, 理学療法科学 vol.16(1):5-16, 2001

「摂食嚥下障害の評価と治療立案」柴田斉子, The Japanese Journal of Rehabilitation Medicine vol.57(10):948-955, 2020

「前頭葉機能障害の認知リハビリテーション」柴崎光世, 明星大学心理学年報 No.30:23-40, 2012

「早期変形性膝関節症の治療:日常生活動作指導」大森 豪, 関節外科 vol.40(7):717-721, 2021

『総合力がつくリハビリテーション医学・医療テキスト』一般社団法人 日本リハビリテーション医学教育推進機構/一般社団法人 日本リハビリテーション病院・施設協会/一般社団法人 日本慢性期医療協会/公益社団法人 日本理学療法士協会/一般社団法人 日本作業療法士協会/一般社団法人 日本言語聴覚士協会/公益社団法人 日本義肢装具士協会/公益社団法人 日本リハビリテーション医学会監修、久保俊一・田島文博総編集、2021(一般社団法人 日本リハビリテーション医学教育推進機構)

「体幹と理学療法」藤本鎮也ほか, 理学療法―臨床・研究・教育 vol.20(1):7-14, 2013

「代謝障害患者の理学療法におけるフィジカルアセスメントのポイント」米木 慶・太附広明, 理学療法 vol.37(1):31-39, 2020

「大腿骨近位部骨折手術患者における歩行訓練と退院時歩行能力・退院先の関係」伊藤 淳ほか, 骨折 vol.32(4):849-852, 2010

「大腿骨近位部骨折(人工骨頭置換術後)のADL拡大のコツ」田中好美, 整形外科看護 vol.27(9):851-856, 2022

「大腿骨近位部骨折の治療の現状」伊勢福修司, 仙台医療センター医学雑誌 vol.6(1):10-20, 2016

『大腿骨頚部/転子部骨折診療ガイドライン2021(改訂第3版)』日本整形外科学会・日本骨折治療学会監修、日本整形外科学会診療ガイドライン委員会 大腿骨頚部/転子部骨折診療ガイドライン策定委員会編、2021(南江堂)

「大腿骨頸部骨折の治療戦略」鈴木一太・三ツ木直人・斎藤幸広, リハビリテーション医学 vol.39(4):171-175, 2002

「大腿骨転子部骨折例における杖歩行の可否に影響を与える要因―骨折型によって杖歩行の可否に影響を与える要因は異なるか?―」川端悠士・小川 浩司, 理学療法やまぐち vol.1(1):4-10, 2023

『第4版　リハビリテーション リスク管理ハンドブック』亀田メディカルセンター リハビリテーション科リハビリテーション室編、2020(メジカルビュー社)

「縦版Trail Making Testと横版Trail Making Testにおける成績の違いについての一考察―若年健常者における縦版, 横版Trail Making Test 成績の比較から―」武田千絵ほか, 神経心理学 vol.33(3):207-215, 2017

「中核症状:認知リハビリテーション」松田 修, Geriatric Medicine vol.53(8):890-896, 2015

参考文献

「ウォーキング」浅田史成・明崎禎輝・福住武陽，糖尿病ケア vol.11(8)：736-737, 2014
『動きのコツを教えます～自宅でできる脳卒中当事者のリハビリ・ガイド』生野達也、2021(協同医書出版社)
『運動器疾患・外傷のリハビリテーション医学・医療テキスト』一般社団法人日本リハビリテーション医学教育推進機構・公益社団法人日本リハビリテーション医学会監修、久保俊一・津田英一総編集、佐浦隆一・三上靖夫編、2022(医学書院)
「運動と血糖コントロール(キホンの運動療法)」星野武彦，糖尿病ケア vol.19(1)：73-78, 2022
「運動療法の基本と実践―継続しやすい運動―」松田拓朗，糖尿病プラクティス vol.39(3)：323-325, 2022
「嚥下訓練」伊原武志，みんなの呼吸器 Respica vol.18(5)：660-664, 2020
『嚥下障害診療ガイドライン 2018年版(嚥下内視鏡検査・嚥下造影検査の実際 動画DVD付)』一般社団法人 日本耳鼻咽喉科学会編、2018(金原出版)
「音楽と音リズム刺激を用いた運動療法の試み」松田千明ほか，理学療法の歩み vol.20(1)：16-20, 2009
「音楽療法」佐藤正之，治療 vol.101(10)：1195-1198, 2019
「『開口力』に注目した嚥下訓練」戸原 玄・水口俊介，歯界展望 vol.124(2)：200-204, 2014
「介護施設内での転倒を知っていただくために　～国民の皆様へのメッセージ～」一般社団法人 日本老年医学会・公益社団法人 全国老人保健施設協会，2021
「外出支援へのアプローチの一考察―活動範囲が自宅内から屋外に拡大したケース―」長田深希・田治秀彦・藤井 智，リハビリテーション研究紀要 vol.18：3-6, 2009
「回想法」奥村由美子，日本臨牀 vol.66(増刊号1)：387-390, 2008
『改訂第2版 高齢者リハビリテーション実践マニュアル』宮越浩一編、2022(メジカルビュー社)
「片脚立位時の非支持脚挙上方向の股関節角度の相違が支持脚筋活動に与える影響」會田萌美ほか，理学療法―臨床・研究・教育 vol.23(1)：25-28, 2016
「間隔伸張法(SR法)」綿森淑子・本多留美，JOURNAL OF CLINICAL REHABILITATION vol.14(12)：1135-1137, 2005
「寛骨臼回転骨切り術の手技と工夫」池 裕之・稲葉 裕，整形外科Surgical Technique vol.11(5)：644-650, 2021
「記憶障害のリハビリテーション」原 寛美，BRAIN MEDICAL vol.20(4)：329-338, 2008
「記憶障害のリハビリテーション診療の流れ」大沢愛子・前島伸一郎，Monthly Book Medical Rehabilitation No.246：49-53, 2020
「急性期病院での転倒予防対策チーム：医師として」宮越浩一ほか，Monthly Book Medical Rehabilitation No.221：1-7, 2018
「急性期脳卒中後の上肢麻痺に対する複合的な上肢集中練習の試み―ケースシリーズ―」小渕浩平ほか，作業療法 vol.38(2)：197-204, 2019
「狭窄症とヘルニアの共通点と相違点　術後退院指導と外来フォロー時の看護のポイント」山田 宏，整形外科看護 vol.11(7)：660-663, 2006
「胸腰仙椎・体幹装具　ダーメンコルセット，硬性コルセット(モールドタイプ)，金属枠コルセット(フレーム型)，金属枠コルセット(ジュエット型)」中土 保，整形外科看護 vol.19(1)：20-23, 2014
「近位部に優位な麻痺を呈した急性期脳卒中症例の上肢機能に対し課題特異型訓練と課題指向型訓練を組み合わせた介入の効果」大野翔伺ほか，作業療法 vol.39(3)：327-332, 2020
「筋力増強訓練(1)大腿四頭筋セッティング」千田益生，整形外科看護 vol.14(7)：644-648, 2009
「Quadriceps Settingにおける理学療法士の介入方法が大腿四頭筋の筋活動に及ぼす影響ーInternal focusとExternal focusによる検討ー」光田尚代・高木綾一・鈴木俊明，関西理学療法 vol.12：35-39, 2012
「クモ膜下出血後の記憶障害患者に対する間隔伸張法を中心とした作業療法」永井善大ほか，作業療法 vol.29(1)：29-35, 2010
「訓練法のまとめ(2014版)」日本摂食嚥下リハビリテーション学会医療検討委員会，日本摂食嚥下リハビリテ－ション学会誌 vol.18(1)：55-89, 2014
「軽度痴呆症の注意資源配分に関する研究――二重課題法を用いたP300による検討――」田平隆行・奈良進弘・小川昌宏，老年精神医学雑誌 vol.15(4)：425-432, 2004
『軽度認知障害と認知症の人および家族・介護者のためのリハビリテーションマニュアル 2022年版』荒井秀典・前島伸一郎監修、大沢愛子編集主幹、2022(国立研究開発法人長寿医療研究センター)
「高次脳機能障害のある方への社会復帰支援」渡邉 修，Monthly Book Medical Rehabilitation No.260：39-46, 2021
「巧緻運動障害評価の考え方」藤澤祐基・岡島康友，The Japanese Journal of Rehabilitation Medicine vol.54(3)：219-225, 2017
「高齢者摂食嚥下障害の新しい包括的リハビリテーション」宮城 翠，Geriatric Medicine vol.60(11)：1029-1032, 2022
「高齢者せん妄のケア」粟生田友子，日本老年医学会雑誌 vol.51(5)：436-444, 2014
「高齢者大腿骨頸部骨折における退院前後の歩行バランス能の変化」憲 克彦・戸島雅彦・高村雅二，北海道リハビリテーション学会雑誌 vol.34：81-87, 2006
「高齢者における動的バランス機能向上のための運動プログラムの開発」代 俊・松尾千秋，コーチング学研究 vol.24(1)：57-71, 2010
「高齢者における肥満症・脂質異常症の治療」田村嘉章・荒木 厚，診断と治療 vol.108(10)：1377-1380, 2020
「高齢糖尿病者への運動療法は？」荒木 厚・大竹登志子，肥満と糖尿病 vol.5(1)：102-104, 2006
「高齢者におけるバランス機能と身体的フレイルとの関連」藤谷順三・岸本裕歩，健康科学vol.44：19-31, 2022
「高齢者における肥満症の運動療法と肥満指標」石井好二郎，Geriatric Medicine vol.60(10)：907-912, 2022
「高齢者に対する脳梗塞治療」阿部宗一郎・藏本要二・吉村紳一，医学のあゆみ vol.279(5)：502-509, 2021
「高齢者の医薬品適正使用の指針 総論編」厚生労働省，2018
「高齢者の大腿骨頸部・転子部骨折とリハビリテーション」加賀谷 斉，The Japanese Journal of Rehabilitation Medicine vol.45(10)：677-685, 2008
「高齢者の肥満とメタボリックシンドローム・糖尿病」野村和至・大内尉義，Geriatric Medicine vol.46(5)：449-453, 2008
「股関節寛臼骨回転骨切り術―術前・術後管理―」中村 茂，臨床スポーツ医学 vol.24(8)：905-909, 2007
「股関節手術患者の援助技術」大塚陽介ほか，医療 vol.61(4)：271-277, 2007
「股関節のエビデンス10」おおえ賢一ほか，整形外科看護 vol.20(8)：732-744, 2015
「骨脆弱性をともなう患者さんの『看護・介護』にまつわる骨折の予防と対策」古屋曜子，整形外科看護 vol.22(12)：1162-1165, 2017

【監修】
宮越浩一（みやこし・こういち）
亀田総合病院リハビリテーション科部長

1996年岡山大学医学部卒業後、岡山労災病院、国立岩国病院、兵庫医科大学を経て、2005年亀田リハビリテーション病院副院長として着任。2006年より現職。日本リハ医学会代議員、日本がんリハビリテーション研究会理事なども兼務する。整形外科系疾患から脳神経系疾患、内部疾患まで、臓器別診療では対応できない多様な疾患に対するリハビリ、全人的医療に力を注ぐ。
編著書に『高齢者リハビリテーション実践マニュアル』（メジカルビュー社）、『リハに役立つ治療薬の知識とリスク管理』（羊土社）、『脳卒中リハビリテーションマニュアル』（医学書院）などがある。

STAFF
カバー・本文イラスト……… TARO WORKS
本文デザイン…………………… 八月朔日英子
校正 ……………………………… 渡邉郁夫
DTP……………………………… 朝日メディアインターナショナル
編集制作 ………………………… 柄川昭彦、オフィス２０１（川西雅子）

ぜんぶわかる高齢者のリハビリ事典

2024年５月20日発行

監　修　宮越《みやこし》浩《こう》一《いち》
発行者　深見公子
発行所　成美堂出版
〒162-8445　東京都新宿区新小川町1-7
電話(03)5206-8151　FAX(03)5206-8159
印　刷　共同印刷株式会社

ISBN978-4-415-33364-9
落丁･乱丁などの不良本はお取り替えします
定価はカバーに表示してあります